《全国乡镇（社区）医护人员培训试用教材》丛书

总主编：苗里宁　姜　瑛

精神病学分册

主　编：孙立忠　靳桂丽

副主编：赵立中　蔡　芳　金九淼
　　　　孙秀萍　贾　宏

吉林大学出版社

图书在版编目（CIP）数据

全国乡镇（社区）医护人员培训试用教材.精神病学
分册/苗里宁，姜瑛主编；孙立忠，靳桂丽分册主编.
——长春：吉林大学出版社，2010.6
ISBN978-7-5601-6048-1

Ⅰ.①全… Ⅱ.①苗…②姜…③孙…④靳… Ⅲ.①精神
病学—医药卫生人员—技术培训—教材Ⅳ.①R192

中国版本图书馆CIP数据核字（2012）第082400号

内容提要

本书是《全国乡镇（社区）医护人员培训试用教材》丛书的一个分册。该书共分二十章，包括精神病学基础部分和各论部分。精神病学基础部分为第一章至第四章，主要介绍精神病学的任务、发展、概况与其它学科关系，精神障碍的神经生化基础、遗传学基础、病因学、精神障碍症状学、精神障碍的检查和诊断、精神障碍的分类与诊断。各论部分为第五章至第二十章，主要介绍各种精神障碍（精神疾病）及相关知识，如器质性精神障碍，精神活性物质或非成瘾性物质所致精神障碍、精神分裂症和其他精神病性障碍、心境障碍、意症，应激相关障碍、神经症、心理因素相关生理障碍、人格障碍、习惯和冲动控制障碍、性心理障碍、精神发育迟滞、童年和少年期心理发育障碍、童年和少年期多动障碍、品行障碍和情绪障碍、自杀行为与危机干预。同时还介绍精神药物治疗、电抽搐治疗、心理治疗、心理咨询、精神障碍的预防和康复、司法精神病学鉴定的有关问题，本书可作为中国乡镇医院全科医师上岗培训及各级各类相关学科医务人员继续医学教育培训用书。

书 名：全国乡镇（社区）医护人员培训试用教材
　　　　精神病学分册
作 者：苗里宁，姜瑛 总主编；孙立忠，靳桂丽 分册主编

责任编辑、责任校对：李国宏 宋睿文　　　　　　　　封面设计：孙 群
吉林大学出版社出版、发行　　　　　　　　　　　　长春市择成印刷厂 印刷
开本：787×1092 毫米 1/16　　　　　　　　　　　　2010年06月 第1版
印张：28 字数：500千字　　　　　　　　　　　　　2012年6月 第2次印刷
ISBN 978-7-5601-6048-1　　　　　　　　　　　　　定价：58.00元

社址：长春市明德路501号 邮编：130021
发行部电话：0431-89580029/89580058
网址：http://www.jlup.com.cn
E-mail：jlup@mail.jlu.edu.cn

《全国乡镇(社区)医药卫生技术人员培训试用教材》系列丛书总编辑委员会

顾　　问

钱信忠　中华人民共和国卫生部原部长

黄永昌　中华人民共和国卫生部科教司原司长

彭司勋　中国工程院院士，中国药科大学教授、博士生导师

刘昌孝　中国工程院院士，天津药物研究院研究员、博士生导师

张文周　国家食品药品监督管理局原副局长，中国医药教育协会会长

名誉主任委员

赵　葆　国家食品药品监督管理局培训中心原主任，中国医药教育协会常务副会长兼秘书长

余传隆　国家食品药品监督管理局中国医药科技出版社原社长，中国医药教育协会副会长、教授

李雪飞　国家食品药品监督管理局培训中心办公室原主任，中国医药教育协会常务副秘书长

副主任委员

姜　瑛　（秘书长兼）《全国乡镇（社区）医药卫生技术
人员培训试用教材系列丛书》秘书长,《全国乡镇
（社区)医护人员培训试用教材丛书》总主编,吉林
大学第二医院普外科主任医师、教授、硕士生导师

刘凤芝　中国乡村医生培训中心副主任、教授,《中国实用乡
村医生杂志》副主编

夏云阶　甘肃省人民医院内科主任医师、教授、博士生导师

胡有权　湖南益阳医学高等专科学校校长、主任医师、教授、
硕士生导师

赵　一　广西中医学院主任药师、教授、博士生导师

委　　员　（按姓氏笔画排序）

马跃文　中国医科大学附属第一医院康复理疗科主任、主
任医师、教授、博士生导师

于雅琴　吉林大学公共卫生学院院长、教授、博士生导师

王宝团　福州宏创科技发展有限公司总经理、高级经济师

王铁君　吉林大学第二医院放疗科主任、副主任医师、副
教授、硕士生导师

王华珍　广东医学院附属医院护理部副主任、主任护师

文连姬　吉林大学第二医院耳鼻咽喉科主任医师、教授、
硕士生导师

邓小明　吉林省人民医院骨科主任、教授、硕士生导师

龙　尧　广东医学院附属医院传染病学教研室主任、主任
医师、教授

刘尚友　辽宁绥中工业医院院长、主任医师

刘宇赤　吉林省卫生厅科教处处长

孙立忠　吉林省神经精神病医院院长、主任医师

许倩茹　广东医学院附属医院病区护士长、主任护师

阳小云　广东医学院附属医院主任护师

齐海燕　甘肃省人民医院副院长、主任护师、硕士生导师

3

4

委　员 （按姓氏笔画排序）

徐　蕊　广东医学院附属医院广东医学院第一临床学院副主任护师

高永芳　广东医学院附属医院儿科护士长、主任护师

高桂云　兰州大学政治与行政学院医学伦理教研室主任、主任医师、教授、硕士生导师

秦华珍　广西中医学院药学院主任、主任医师、教授、硕士生导师

崔满华　吉林大学第二医院妇产科主任、主任医师、教授、博士生导师

黄亦武　广东医学院附属医院主任护师

梁裕芬　广西中医学院基础学院主任医师、教授、硕士生导师

谢大志　广东医学院附属佛山市禅城区中心医院院长、主任医师、教授

彭　伟　河北省卫生厅科教处处长

甄汉深　广西中医学院药学院药学分析学术带头人、教授、博士生导师

蔡羲光　甘肃省人民医院副院长、主任医师、硕士生导师

《全国乡镇(社区)医护人员培训试用教材》丛书
编 委 会

主 任 委 员　苗里宁　姜　瑛

副主任委员　(按姓氏笔画为序)

于雅琴　　王铁君　　文连姬　　邓小明　　孙立忠　　宋丽华
吴雅臻　　孟晓萍　　李福秋　　李爱丽　　杨　文　　崔满华

编委会委员　(按姓氏笔画为序)

于挺敏　吉林大学第二医院
于　伟　吉林大学第二医院
牛晓立　吉林省人民医院
王咏梅　吉林大学第二医院
马涤辉　吉林大学第一医院
叶　琳　吉林大学公共卫生学院
田鸿钧　吉林大学中日联谊医院
孙　健　吉林大学第二医院
刘　斌　吉林大学第二医院
刘　阔　吉林大学第二医院
刘晓岚　中国医大四院
刘爱民　吉林大学第二医院
刘林林　吉林大学第二医院
沙春蕊　吉林大学第二医院
曲生明　吉林大学第二医院
曲雅勤　吉林大学第一医院
孙秀萍　白城市洮南神经精神病医院
关瑞祥　长春市第二医院
陈云波　吉林大学第二医院
陈　鸥　吉林大学第二医院
宋丽文　龙井市妇幼保健院
宋志欣　长春中医药大学
李晨玉　吉林省人民医院
李淑梅　吉林大学第二医院
李东复　吉林大学第二医院
李　波　吉林大学公共卫生学院
李　丽　吉林省人民医院
吴　杰　吉林大学第二医院
巫　毅　吉林大学第二医院
张兴义　吉林大学第二医院
张炜阳　吉林大学第二医院

《全国乡镇(社区)医护人员培训试用教材》
精神病学分册编委会

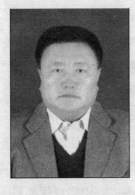

苗里宁，男， 1982年获得白求恩医科大学医疗系学士学位，1985年获得白求恩医科大学肾病内科硕士学位， 1988年晋升为吉林大学第二医院肾病内科主治医生，1995—2002年晋升为教授、肾病内科主任，2005年获得解放军总院博士学位，2005年晋升为博士生导师，2008年晋升为副院长。现任吉林大学第二医院副院长、肾病诊疗中心主任、教授、主任医师、博士生导师，吉林省肾病内科学术带头人、中华医学会肾病学分会常委、中国医师学会肾脏病分会常委、中国医院协会血液净化中心管理委员会常委、吉林省医学会肾病学分会主任委员、吉林省肾病内科质控中心主任、中国老年学学会老年医学委员会长春分会肾病专业委员会主任委员、吉林省医学会常委、中华医院管理学会血液净化委员会常委，《中华肾脏病学》杂志编委、《中国血液净化》杂志常务编委、《中国老年学》杂志编委、《中华老年医学》杂志编委、《吉林医学》副主编、长春市农工民主党副主委、长春市政协常委职务。获得两项国家级专利、吉林省科技成果奖两项、吉林省科技进步奖三项、吉林大学医疗成果奖一项、吉林大学科技成果奖两项。主持完成了国家自然科学基金两项、国家重大项目973项目两项、863项目一项、吉林省科技厅科研项目六项、吉林省卫生厅重点科研项目三项、长春市科技局科研项目一项、发表专业论文百余篇，编写论著两部,包括：《肾脏疾病临床治疗与合理用药》、《肾功能衰竭》。

总主编简介

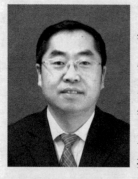

姜瑛，男，1984年毕业于哈尔滨医科大学医疗系，同年被分配到白求恩医科大学第二临床医院普外科任住院医师，1992年晋升为主治医师。1998年任肿瘤外科主任。1999年晋升为副主任医师、副教授，2001年晋升为硕士生导师，2005年晋升为主任医师、教授。现任吉林大学第二医院普通外科主任医师、教授，担任《中华实用医药》杂志常务编委、《中华现代外科学》杂志常务编委、《中国临床医学研究》杂志副主编、《中华医护》杂志常务编委、《中国现代实用医学》杂志编委、吉林省及长春市医疗事故鉴定专家，主持完成了长春市科委课题《放射免疫预定位技术导向乳腺癌早期诊断及治疗研究》，以及横向课题《化疗联合巴曲酶注射液治疗晚期乳腺癌临床研究》，吉林省科委课题《Sfas作为乳腺癌转移标志物的研究》等，发表论文40余篇，编写论著两部，获得吉林大学医疗成果奖三项，获得吉林大学教学成果奖三项，2001年被评为吉林大学先进工作者，2005年被吉林省卫生厅评为"先进个人"，2006年被吉林大学评为师德先进个人。二十多年来一直致力于甲状腺疾病和乳腺疾病的研究，1998年在我省率先开展早期乳腺癌保乳手术，2001年获吉林大学医疗成果奖，于2003年开展在乳腺癌简化根治术中保留肋间臂神经取得了非常好的临床效果，该项成果获2007年吉林大学医疗成果奖。

作者简介

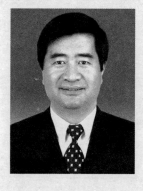

孙立忠，吉林省神经精神病医院院长，主任医师，享受国务院政府特殊津贴，中华医学会精神医学分会委员。1986年7月毕业于白求恩医科大学医学系，毕业后到吉林省神经精神病医院工作。其中2001年4月至9月在宁波市康宁医院工作，任副院长，并兼任宁波大学医学院精神病学教研室主任、教授。

参加工作二十多年，先后撰写论文二十多篇，分别在国际、国家及省级杂志或会议上发表。与他人合作主编15万字的《实用精神药物手册》一书，参与编写6万字的《医务人员必读》一书，2000年由吉林科学技术出版社出版。

作为项目负责人先后承担省科委、省卫生厅"氯氮平缓释片的研制"、"阿尔茨海默病中过氧化损伤机制及褪黑素保护作用研究"、"脑血栓肢体运动障碍早期康复的研究"。作为项目主研者开展的科研项目"脑立体定向术临床应用研究"、"复方脑灵胶囊的制备及临床研究"分别获得省医药科技进步二等奖、四平市科技进步二等奖。

总前言

受中国医药教育协会委托，我们邀请了国内多位各学科医学专家编写《全国乡镇（社区）医护人员培训试用教材》丛书。该丛书共有13个分册，包括内科学、普通外科学、骨科学、妇产科学、皮肤病学与性病学、眼科学、耳鼻喉科学、肿瘤学、神经病学、精神病学、老年医学、预防医学、护理学。近年来，随着医学的迅猛发展，医学基础理论在快速完善和更新，新的诊断技术和治疗方法层出不穷，在这种情况下，如何使得全国众多的乡镇（社区）医院的医生能适应这种变化，紧跟上医学发展的潮流，更好地为广大基层百姓做好医疗服务，这是国家和政府部门十分关心的问题。

目前，我国现有医师600多万，乡村医生102.2万人，由于种种主客观原因，其中64万人没有学历，甚至他们根本没有接受过正规的医学专业教育。按照国家目前的考核标准，他们当中将有大部分人拿不到卫生部颁发的执业医师证。由此带来的医疗差错和事故时常出现，对医疗卫生安全造成较大的影响。所以编写乡镇和社区医护人员试用教材势在必行。我们编写这套教材的目的就是为了帮助广大乡镇医院的医护人员更好地学习先进的医学理论和实践技能，推动继续医学教育工作的普遍开展。到目前为止，国内尚无一套完整的、系列的、完全适合于乡镇医院全科医师学习的教材。为此撰写一部全面系统，具有先进性，又有实用性和可操作性，既通俗易懂，又具广度和深度的一套教材实属必要。经过1年多时间的辛勤工作，我们终于完成了这套丛书的编写。

在新书即将出版之际，我们要衷心感谢中国医药教育协会各位领导和专家对该丛书编写过程中给予的关心和指导。感谢所有参加本丛书的编写人员，他们在日常医疗工作特别繁忙的情况下，牺牲了很多休息时间为丛书编写做了大量工作，才保证了丛书的按时出版和高质量。参加本套丛书编写人员共计有300多名。他们是有多年临床经验的老专家和教授，也有一些正工作在临床第一线的中青年业务骨干。他们注重理论联系实际，查找了大量的文献资料。力图将最新、最前沿的知识编入教材，同时也将实际工作中的经验和教训纳入其中，真正做到了图文并茂，深入浅出。

由于我们的学术水平有限，丛书的编写一定存在缺点和不足，诚挚地希望广大读者和乡镇医院、社区医院的医护人员在使用过程中提出批评和意见。

总主编 苗里宁 姜 瑛

2009年4月15日

前　言

　　当今社会和谐不仅体现在人与自然、人与人、人与社会的和谐，而且还体现在人与自身的和谐即"自我和谐"、"和谐人"以及人的身心和谐。因此说，人的身心健康和全面发展是和谐社会的基本特征。只有普及精神疾病知识，提高精神疾病知晓率，科学防治精神疾病，有效促进全民精神健康水平提高，特别是有效促进广大农民的精神健康水平提高，才能构建安定有序的和谐社会。

　　为了更好地提高中国乡镇医院全科医师诊断及治疗精神疾病水平，推动广大农村精神卫生事业发展，中国乡镇医护人员培训试用教材丛书编辑委员会组织有关专家编写。从2007年9月初开始，经过专家们二年多的编写，《精神病学》试用教材即将付梓。

　　该书主要参考国内有关《精神病学》书籍、《中国精神疾病分类及诊断标准》第三版（CCMD—3）、近几年精神病学发展动态，结合每位专家多年的临床经验，并针对农村精神卫生现状而进行编写。

　　整个编写工作得到了吉林省神经精神病医院、长春市心理医院、白城市洮南神经精神病医院、吉林市第六人民医院、延边脑科医院各位领导和同志们的关心、帮助和支持，在此表示衷心的感谢！同时特别值得提出的是，吉林省神经精神病医院朱枚、吕杰、宋景瑞、冯秋菊等同志在打字、校对、查新等方面做了一些具体工作，值此，一并表示深深的谢意！

　　该书适用于广大乡镇医院全科医师上岗培训之用，也可作为各级各类相关学科医务人员继续医学教育教材。

　　由于时间仓促、个人学识有限，书中内容的疏漏、不妥和错误之处在所难免，恳请同道批评指正。

编　者

2009年12月于四平

目　录

第一章　总　论 ………………………………………… 1
　第一节　概述 ………………………………………… 1
　　一、精神病学 ……………………………………… 1
　　二、精神病学与其它学科关系 …………………… 1
　　三、精神病学简史 ………………………………… 2
　第二节　精神障碍的神经生化基础 ……………… 5
　　一、神经元的结构与功能 ………………………… 5
　　二、神经递质 ……………………………………… 6
　　三、神经内分泌 …………………………………… 8
　　四、精神障碍的神经生化研究 ………………… 10
　第三节　精神障碍的遗传学基础 ……………… 14
　　一、遗传的细胞基础——染色体 ……………… 14
　　二、遗传的分子基础——DNA ………………… 15
　　三、精神障碍的遗传学研究 …………………… 17
　第四节　精神障碍的病因学 …………………… 20
　　一、病因的概念和分类 ………………………… 20
　　二、生物学因素 ………………………………… 21
　　三、心理社会因素 ……………………………… 26
　　四、小结 ………………………………………… 27
第二章　精神障碍的症状学 …………………… 29
　第一节　概述 …………………………………… 29
　第二节　精神障碍常见症状 …………………… 29
　　一、感觉和知觉障碍 …………………………… 29
　　二、思维和思维障碍 …………………………… 34
　　三、注意和注意障碍 …………………………… 42
　　四、记忆和记忆障碍 …………………………… 43
　　五、智能和智能障碍 …………………………… 44
　　六、定向力与定向力障碍 ……………………… 45
　　七、情感障碍 …………………………………… 46
　　八、意志、行为障碍 …………………………… 47

CONTENTS

　　九、动作及行为障碍 ………………………………… 48
　　十、意识和意识障碍 ………………………………… 49
　第三节　精神障碍综合征 …………………………… 51
第三章　精神障碍的检查和诊断 ……………………… 53
　第一节　精神病史采集 ……………………………… 53
　　一、病史来源 ………………………………………… 53
　　二、病史采集时注意事项 …………………………… 53
　第二节　病历格式与内容 …………………………… 54
　第三节　精神检查须知 ……………………………… 56
　第四节　精神检查 …………………………………… 57
　　一、精神状态检查的方式 …………………………… 57
　　二、精神状态检查的方法 …………………………… 57
　　三、检查内容 ………………………………………… 58
　第五节　评定量表 …………………………………… 63
　第六节　物理和实验室检查 ………………………… 77
　第七节　精神科病历书写 …………………………… 78
　　一、住院病历格式 …………………………………… 78
　　二、住院病历书写要求 ……………………………… 79
第四章　精神障碍的分类与诊断 ……………………… 80
　第一节　精神障碍分类发展 ………………………… 80
　第二节　精神障碍的分类与诊断标准 ……………… 81
　　一、国际疾病分类和诊断标准（ICD-10）………… 81
　　二、国内精神疾病分类和诊断标准（CCMD-3）… 92
　　三、多轴诊断 ………………………………………… 99
第五章　器质性精神障碍 ……………………………… 101
　第一节　概述 ………………………………………… 101
　　一、基本概念 ………………………………………… 101
　　二、常见的临床综合征 ……………………………… 101
　　三、诊断标准 ………………………………………… 104
　第二节　脑器质性精神障碍 ………………………… 105

目 录

一、阿尔茨海默病 ……………………………………… 105

二、脑血管病所致精神障碍 ………………………… 107

三、颅脑外伤所致精神障碍 ………………………… 109

四、颅内感染所致精神障碍 ………………………… 111

五、颅内肿瘤所致精神障碍 ………………………… 114

六、癫痫性精神障碍 ………………………………… 116

第三节　躯体疾病所致精神障碍 …………………… 119

一、躯体感染所致精神障碍 ………………………… 120

二、内分泌疾病所致精神障碍 ……………………… 123

三、内脏器官疾病所致精神障碍 …………………… 125

四、结缔组织疾病所致精神障碍 …………………… 129

五、营养代谢疾病所致精神障碍 …………………… 130

第六章　精神活性物质或非成瘾性物质所致精神障碍 ……… 133

第一节　概　述 …………………………………………… 133

第二节　精神活性物质所致精神障碍 ……………… 137

一、酒精所致精神障碍 ……………………………… 137

二、阿片类物质所致精神障碍 ……………………… 140

三、大麻类物质所致精神障碍 ……………………… 143

四、镇静、催眠药或抗焦虑药所致精神障碍 ……… 144

五、兴奋剂所致精神障碍 …………………………… 145

六、致幻剂所致精神障碍 …………………………… 146

七、烟草所致精神障碍 ……………………………… 147

八、挥发性溶剂所致精神障碍 ……………………… 148

第三节　非成瘾性物质所致精神障碍 ……………… 150

一、一氧化碳所致精神障碍 ………………………… 150

二、重金属所致精神障碍 …………………………… 151

三、食物所致精神障碍 ……………………………… 151

第七章　精神分裂症与其它精神病性障碍 ………… 155

第一节　概　述 …………………………………………… 155

第二节　精神分裂症 ………………………………… 156

CONTENTS

一、流行病学 ……………………………………… 156

二、病因和发病机理 ……………………………… 157

三、临床表现 ……………………………………… 159

四、诊断和鉴别诊断 ……………………………… 172

五、治疗 …………………………………………… 176

第三节　偏执型精神障碍 ………………………… 182

一、病因 …………………………………………… 182

二、临床表现 ……………………………………… 182

三、诊断与鉴别诊断 ……………………………… 183

四、治疗 …………………………………………… 183

第四节　分裂情感性精神障碍 …………………… 184

一、流行病学 ……………………………………… 184

二、病因和发病机理 ……………………………… 184

三、临床表现 ……………………………………… 185

四、诊断和鉴别诊断 ……………………………… 185

五、治疗 …………………………………………… 186

第五节　急性短暂性精神病 ……………………… 186

一、临床表现 ……………………………………… 186

二、诊断 …………………………………………… 187

三、鉴别诊断 ……………………………………… 188

四、治疗 …………………………………………… 188

第八章　心境障碍 ………………………………… 190

第一节　概　述 …………………………………… 190

一、患病率 ………………………………………… 190

二、病因和发病机制 ……………………………… 191

第二节　躁狂发作 ………………………………… 194

一、临床表现 ……………………………………… 194

二、诊断和鉴别诊断 ……………………………… 195

三、病程和预后 …………………………………… 198

四、治疗 …………………………………………… 198

目 录

第三节　抑郁发作 ………………………………………… 198

一、概念 ………………………………………………… 198

二、流行病学及防治现状 ……………………………… 198

三、临床表现 …………………………………………… 199

四、诊断及鉴别诊断 …………………………………… 201

五、病程及预后 ………………………………………… 202

六、抑郁障碍的治疗 …………………………………… 202

第四节　双相障碍 ………………………………………… 209

一、概述 ………………………………………………… 209

二、患病率 ……………………………………………… 209

三、诊断及鉴别诊断 …………………………………… 210

四、病程及预后 ………………………………………… 212

五、治疗 ………………………………………………… 212

第五节　持续性心境障碍 ………………………………… 216

一、环性心境障碍 ……………………………………… 216

二、恶劣心境 …………………………………………… 217

第九章　癔症、应激相关障碍、神经症 ………………… 222

第一节　概述 ……………………………………………… 220

第二节　癔症 ……………………………………………… 221

一、病因 ………………………………………………… 221

二、临床表现 …………………………………………… 221

三、病程和愈后 ………………………………………… 223

四、诊断和鉴别诊断 …………………………………… 223

五、治疗 ………………………………………………… 224

第三节　应激相关障碍 …………………………………… 225

一、急性应激障碍 ……………………………………… 225

二、创伤后应激障碍 …………………………………… 227

三、适应障碍 …………………………………………… 230

第四节　与文化相关的精神障碍 ………………………… 232

一、气功所致精神障碍 ………………………………… 232

CONTENTS

二、巫术所致精神障碍 ………………………… 235

第五节 神经症 ………………………………… 236

一、概述 ………………………………………… 236

二、恐惧症 ……………………………………… 241

三、焦虑症 ……………………………………… 244

四、强迫症 ……………………………………… 248

五、躯体形式障碍 ……………………………… 252

六、神经衰弱 …………………………………… 257

第十章 心理因素相关生理障碍 ………………… 261

第一节 进食障碍 ……………………………… 261

一、神经性厌食 ………………………………… 261

二、神经性贪食 ………………………………… 263

三、神经性呕吐 ………………………………… 265

第二节 非器质性睡眠障碍 …………………… 265

一、失眠症 ……………………………………… 265

二、嗜睡症 ……………………………………… 267

三、睡眠觉醒节律障碍 ………………………… 268

四、睡行症 ……………………………………… 269

五、夜惊 ………………………………………… 270

六、梦魇 ………………………………………… 270

第三节 非器质性性功能障碍 ………………… 271

第十一章 人格障碍、习惯与冲突控制障碍、性心理障碍 … 275

第一节 人格障碍 ……………………………… 275

第二节 习惯与冲动控制障碍 ………………… 281

第三节 性心理障碍 …………………………… 283

一、病因及发病机制 …………………………… 283

二、临床表现 …………………………………… 284

三、诊断 ………………………………………… 288

四、治疗 ………………………………………… 288

第十二章 精神发育迟滞与儿童和少年期的心理发育障碍 … 290

目录

第一节　精神发育迟滞 ················· 290

一、流行病学 ················· 291

二、病因 ················· 291

三、临床表现 ················· 292

四、几种常见的临床类型 ················· 293

五、诊断 ················· 294

六、鉴别诊断 ················· 295

七、治疗 ················· 295

八、预防 ················· 297

第二节　广泛性发育障碍 ················· 298

第十三章　儿童和少年期多动障碍、品行障碍和情绪障碍 ··· 305

第一节　儿童多动症 ················· 305

一、病因与发病机制 ················· 305

二、临床表现 ················· 306

三、诊断与鉴别诊断 ················· 307

四、治疗 ················· 308

第二节　品行障碍 ················· 309

一、病因与发病机制 ················· 310

二、临床表现 ················· 310

三、诊断与鉴别诊断 ················· 311

四、治疗 ················· 313

第三节　情绪障碍 ················· 313

一、病因与发病机制 ················· 314

二、临床表现 ················· 314

三、诊断 ················· 315

四、治疗 ················· 316

第四节　抽动障碍 ················· 316

一、病因及发病机制 ················· 317

二、临床表现 ················· 318

三、诊断与鉴别诊断 ················· 319

CONTENTS

四、治疗 ……………………………………………… 320
第十四章 自杀行为与危机干预 ……………………… 322
　第一节 自杀行为 …………………………………… 322
　　一、概述 ……………………………………………… 322
　　二、自杀的定义与分类 …………………………… 322
　　三、自杀的流行病学 ……………………………… 323
　　四、自杀的相关因素 ……………………………… 323
　　五、自杀危险性评估 ……………………………… 324
　　六、自杀的预防 …………………………………… 325
　第二节 危机与危机干预 ………………………… 325
　　一、危机与危机干预的概念 ……………………… 326
　　二、危机的类型和结局 …………………………… 326
　　三、危机干预的目的、方式与步骤 ……………… 326
第十五章 精神药物治疗 …………………………… 328
　第一节 抗精神病药 ……………………………… 328
　　一、经典抗精神病药 ……………………………… 331
　　二、长效抗精神病药 ……………………………… 338
　　三、非典型抗精神病药 …………………………… 339
　第二节 抗抑郁药 ………………………………… 347
　　一、概述 …………………………………………… 347
　　二、三环类抗抑郁药 (TCAs) …………………… 348
　　三、选择性5-HT再摄取抑制剂 ………………… 351
　第三节 心境稳定剂 ……………………………… 355
　　一、锂盐 …………………………………………… 355
　　二、酰胺咪嗪 ……………………………………… 360
　　三、丙戊酸盐 ……………………………………… 361
　　四、新型抗癫痫药 ………………………………… 363
　第四节 抗焦虑药 ………………………………… 363
　　一、概述 …………………………………………… 363
　　二、苯二氮䓬类(BDZ) …………………………… 364

目 录

三、非BDZ类抗焦虑药 ……………………………………… 368

第十六章　电痉挛治疗 …………………………………… 370

第一节　概述 …………………………………………………… 370

第二节　适应症和禁忌症 …………………………………… 370

一、适应症 …………………………………………………… 370

二、禁忌症 …………………………………………………… 371

第三节　治疗方法 …………………………………………… 371

一、改良电痉挛治疗 ………………………………………… 371

二、传统电抽搐治疗 ………………………………………… 373

第四节　并发症及处理 ……………………………………… 374

第十七章　心理治疗 ……………………………………… 375

第一节　支持性心理治疗 …………………………………… 375

一、定义与概念 ……………………………………………… 375

二、方法 ……………………………………………………… 375

三、适用范围 ………………………………………………… 377

第二节　行为疗法 …………………………………………… 378

一、定义 ……………………………………………………… 378

二、行为疗法的发展过程 …………………………………… 378

三、理论基础 ………………………………………………… 378

四、基本治疗方法 …………………………………………… 379

五、行为疗法的特点 ………………………………………… 380

六、行为疗法的现状 ………………………………………… 380

七、适应症与禁忌症 ………………………………………… 381

第三节　生物反馈疗法 ……………………………………… 381

一、概念 ……………………………………………………… 381

二、理论基础与心理生理机制 ……………………………… 381

三、种类 ……………………………………………………… 382

四、方法与技术 ……………………………………………… 383

五、适应范围 ………………………………………………… 383

第四节　森田疗法 …………………………………………… 384

CONTENTS

一、概述 …………………………………… 384

二、森田疗法的理论 ……………………… 384

三、森田疗法实施 ………………………… 385

四、森田疗法的特点 ……………………… 387

五、森田疗法的适应症 …………………… 387

第五节 催眠疗法 ………………………… 389

一、定义 …………………………………… 389

二、催眠的理论 …………………………… 389

三、催眠的特点和分类 …………………… 390

四、催眠感受性的测定法 ………………… 391

五、影响催眠的因素 ……………………… 392

六、催眠的临床适应症、不良反应和禁忌 ……… 392

第十八章 心理咨询 ……………………… 394

第一节 心理咨询概述 …………………… 394

第二节 心理咨询的原则、内容和形式 ………… 395

第三节 心理咨询的实施过程 …………… 398

第四节 咨询过程的相关技术 …………… 400

第十九章 精神障碍的预防与康复 ……… 406

第一节 精神障碍的预防 ………………… 406

一、一级预防 ……………………………… 406

二、二级预防 ……………………………… 407

三、三级预防 ……………………………… 408

四、关于危机干预（心理热线） ………… 409

第二节 精神障碍的康复 ………………… 409

第二十章 司法精神病学鉴定 …………… 412

第一节 司法精神病学概述 ……………… 412

第二节 责任能力及其评定 ……………… 413

一、刑事责任能力及其评定 ……………… 413

二、民事行为能力及其评定 ……………… 414

第三节 各类精神障碍法律能力评定 …… 414

目　录

一、精神分裂症 …………………………… 414

二、心境障碍 ……………………………… 415

三、癫痫所致精神障碍 …………………… 415

四、精神活性物质所致精神障碍 ………… 416

五、精神发育迟滞 ………………………… 417

六、人格障碍和性心理障碍 ……………… 417

七、神经症 ………………………………… 418

参考文献 ………………………………… 419

目 录

一、绪论 .... (1)

二、 .... (15)

三、 .... (45)

四、 .... (89)

五、 .... (135)

六、 .... (175)

第一章 总 论

第一节 概 述

一、精神病学

精神病学是临床医学的一个分支。它是以研究各种精神疾病的病因、发病机理、临床病相、疾病的发展规律、治疗和预防各种精神疾病为目的的一门学科。

随着科学的发展和社会的需要，近半个世纪以来，精神病学学科研究范畴日益扩大，相继派生出了许多新的分支学科，主要有以下三个学科群，一是临床精神病学，除一般意义的临床精神病学实践外，精神疾病分类学、联络-会诊精神病学、儿童精神病学、老年精神病学、司法精神病学、职业精神病学、军事精神病学等也包括在这一类中；二是生物精神病学，主要包括遗传精神病学、精神生物化学、精神药理学、精神疾病影像诊断学等；三是社会精神病学，包括社区精神病学、文化精神病学、跨文化精神病学（比较精神病学）、精神疾病流行学、预防精神病学等。

精神卫生（mental health）这一术语，自 20 世纪 70 年代以来在国际和国内开始广泛应用。广义的精神卫生含义较精神病学更为广泛，它不仅研究各类精神疾病的防治，同时探讨保障人群心理健康，减少和预防各种心理和行为问题的发生。

近年来，有学者主张把作为临床医学分支的"精神病学"改称为范围更广泛的"精神医学"，主要是指除了研究精神疾病的发生、发展、预防和治疗等精神病学的传统内容外，还包括各种因素对精神活动影响的研究以及精神卫生服务。但此概念未获公认。

二、精神病学与其它学科关系

人的机体是一个有机的整体。前面已经提出，精神病学是临床医学的一个分支，其研究对象是人，而人体是一个统一的有机整体，各系统、各器官之间有着密不可分的关系。中枢神经系统，特别是它的高级部位大脑，在协调、筛

1

选和整合来自机体内外环境的各种刺激、保持机体的稳态平衡中起着主导作用。因此，精神病学与临床其它学科的关系是十分密切的。概括起来可分为如下4类：

1. 第一类是神经科学。这是一个学科群，主要包括神经解剖学、神经生理学、神经生物化学、神经病理学、神经药理学、脑影像技术等等。这些学科是精神病学的主要生物学基础知识来源，是研究和理解精神疾病的发生、发展、转变规律和治疗的重要基础。近年来，这些学科及其与精神病学的交叉学科的发展，促进了对精神疾病产生和发展的生物学机制、药物治疗机制的研究。

2. 第二类是临床医学的其它分支学科，如内科、外科、妇产科、儿科、传染科等。这些学科与精神病学在学科地位上是平行的，二者之间具有密切的合作关系。各种躯体疾病，如心血管功能障碍、内分泌功能紊乱、营养和代谢失调、体内解毒功能障碍等，均可影响大脑机能而出现精神症状。躯体疾病出现的症状，又可以作为心理应激，导致病人的负性情绪反应，如焦虑、抑郁等。精神疾病也可以伴有一系列的内脏和代谢功能紊乱，如慢性抑郁症患者可因闭经、食欲下降、体重减轻、便秘等症状而首先向内科和妇产科求诊。至于精神病学与神经内、外科学的关系就更密切了，大脑疾病即可导致精神活动失常，又可导致神经系统症状。

3. 第三类是心理学及其分支。精神病学与心理学均以人类的精神活动作为自己的主要研究对象，不同的是后者更重视对正常心理活动及其规律的研究，而前者则以异常心理活动为主要研究对象。医学心理学、临床心理学作为心理学的重要分支，与精神病学的关系更为密切，心理测量学提供了评估精神状况的重要手段。心理学的研究成果对于精神疾病本质的认识、精神疾病的诊断和治疗等各方面都具有重要的意义。同时，现代精神病学的许多发展，对心理学也具有重要的借鉴意义。

4. 第四类是行为科学和社会科学，包括社会学、人类学（特别是文化人类学）、经济学和社会心理学等。随着医学模式的转变，对精神疾病的社会属性的认识已越来越深入，近几十年来，已有大量研究表明，心理社会因素是精神疾病产生的重要原因或诱因之一，精神疾病患者的康复与所处的社会环境具有极为密切的关系，这些成果促进了社会和文化精神病学的发展和精神病学领域中医学模式的转变。

因此，一个精神科医生必须掌握临床其它各科知识，就像其它各科临床医生必须掌握精神病学的基本知识一样，才能对精神和躯体的疾病有一整体的全面了解，并及时作出正确的诊断和治疗。

三、精神病学简史

精神病学是古老医学的一个组成部分。由于它的研究对象是复杂的精神疾病，受历史背景和科学发展水平的限制，作为医学的一个科目来说，精神病学的发展落后于其他科目。现代精神病学的发展只有 100 多年的历史。

（一）古代朴素唯物主义观点在精神病学中的反映

精神病学（Psyohiatry）一词，源出希腊语。Psyche 即精神、灵魂之意，iatria 为治疗之意，即精神病学是治疗灵魂疾病的意思。这是因为在古代认为有不依赖躯体的灵魂存在，灵魂可以生病，也可以受到治疗。

公元前 5～4 世纪，古希腊罗马时代，已有了朴素唯物主义的萌芽。希腊医学家希波克拉底被认为是科学的医学奠基人，也被称为精神病学之父。他也是一位唯物主义的哲学家。他认为脑是思维活动的器官，提出了精神病的体液病理学说。他认为人体存在四种基本体液：血液、粘液、黄胆汁和黑胆汁，就像自然界存在四种现象——火、土、空气、水一样。四种体液如果正常地混合起来则健康，如果其中某一种过多或过少，或它们之间的相互关系失常，人就生病。抑郁症是由于人体内黑胆汁过多，进入脑内而破坏它的活动而引起。他对于解剖各种疾病死者的尸体非常重视，他的学说对医学的发展有很大影响。

古希腊对"精神"来源看法不一。如亚里士多德认为心脏是精神的发展源地；也有精神位于横膈、子宫等看法。

祖国医学有关精神疾病也有丰富的论述。公元前 3～2 世纪战国时代的医学典籍《内经》把人的精神活动归之于"心神"，"心神"不仅主持人的精神活动，而且统管人的五脏六腑。《素问·阴阳应象大论》："人有五脏化五气，以生喜怒悲忧恐"。《内经》论述剧烈的情志变化能引起精神异常，且能影响体内功能。如有所谓"百病皆生于气"，"大怒伤肝，大喜伤心，思虑伤脾，悲忧伤肺，惊恐伤肾"的七情内伤论。这对精神和躯体功能的关系是十分精辟的论述。

（二）18 世纪工业革命对西欧精神病学的影响

17 世纪以后，工业革命开始高涨，资产阶级兴起，科学有了很大的进步，医学也逐渐摆脱了中世纪神学的束缚。18 世纪对西欧精神病学来说是一个转折点，从这时开始精神病才被看做是一种需要治疗的疾病。

18 世纪法国大革命后，社会结构发生了根本性变化。比奈尔是第一位被任命当"疯人院"院长的医生。他去掉了精神病人身上的铁链和枷锁，把他们从终生囚禁的监狱生活中解放出来，把"疯人院"变成了医院，从而使医生有可能观察研究精神疾病的症状，使当时法国精神病学有了显著发展。如比奈尔的学生 Esquirol 发现了错觉与幻觉的区别，Bayle 等对麻痹性痴呆进行了临床和病理解剖研究等。随着自然科学，包括基础医学，如大脑解剖学、生理和病理学的发展以及临床资料的积累，到 19 世纪中叶，得出精神病是由于脑病变所致的结论。德国 Griesinger（1817—1868）在他所发表的专著中，引用当代大脑生理和病理解剖的科学资料，论述了所谓的精神失常是一种脑病的观点。

19 世纪末至 20 世纪初期，在精神病学的发展史上也是一个重要时期。德国克雷丕林（E.Kraepelin, 1856—1926）以临床观察为基础，以病因学为根据，提出了临床疾病分类学原则。他认为精神病是一个有客观规律的生物学过程，可以分为数类。每一类都有自己的病因、特征性的躯体和精神症状、典型的病程经过和病理解剖所见，以及与疾病本质相联系的转归。第一次将早发性痴呆作为疾病单元来描述，认为青春痴呆、紧张症和早发性痴呆的表现虽然不同，却是同一疾病的不同亚型。躁狂症和抑郁症临床表现虽然完全相反，却是同一疾病的不同表现。使精神病学的研究从症候群的研究进入了自然疾病单元的研究。这一学派的观点在当前国际精神病学中仍有重要影响，如 K.Schneider 提出的精神分裂症具有特征性的一级症状。

20 世纪以来，许多精神病学家对精神疾病的病因、发病机理分别从大脑解剖学、生理学和心理学等不同角度进行了大量的研究和探讨，以期阐明精神现象的实质和精神病理现象的发生机理，形成了精神病学中的各种学派。弗洛伊德创建的精神分析学派，以癔症患者在催眠过程中说出自己精神创伤的经历为基础，认为患病的病因是被压抑在意识深处的、伴有情感的事件。这一学派认为无意识所包含的各种本能欲望，是人类心理的原动力所在。俄国生理学家巴甫洛夫在大量实验室研究基础上，建立了条件反射学说，认为动物的一切行为都可用条件反射来说明，不必用本能来解释。条件反射过程是一种不断变化着的过程，新的不断形成，旧的不断消失，以很好适应环境要求。对于人的心理活动来说，起主要作用的是意识，而不是无意识。以德国 Jaspers 为代表的精神病现象学派的研究方法是深入到病人的体验中去研究病人的精神功能，如认为精神分裂症的所谓原发性体验（受控制体验和被动体验等）是不可了解的，而心因性反应的某些症状是可以了解的，其主要著作是《精神病理学总论》。不同学派都从不同方面研究和探讨精神病现象产生的机理。

（三）80 年代以来我国精神病学取得的主要进展

自 80 年代以来我国精神病学取得的主要进展可以概括为以下几个方面：

（1）范围不断扩大。与社会经济发展、健康状况和需求转变相适应，精神病学的研究和实践从以重性和轻性精神疾病为主，扩大到各种心理和行为问题；从临床治疗为主，扩大到精神疾病的预防和控制，并把促进人群的心理健康水平提到了议事日程。

（2）专业队伍迅速发展。十多年来，我国精神病学专业队伍无论在数量上还是在质量方面都取得了迅速的发展，已有一大批精神卫生专业的本科、硕士、博士毕业生充实到了精神卫生的各个领域。

（3）在精神疾病的理论研究方面，最为突出的是逐渐建立了我国的精神疾病分类系统，并制定了各种精神疾病的诊断标准。我国的分类体系和诊断既与国际通用的 ICD-9、ICD-10、DSM-Ⅲ、DSM-Ⅳ 保持一定的兼容性，又反映了中国精神病学的现状和中国文化的特点。

（4）在学科建设方面，1995 年成立了独立的中华精神科学会（原有和神经病学联合的中华神经精神科学会），并建立了多个专业学组，出版了多种学术性杂志和 20 种以上的精神病学专著。

（5）在临床精神病学方面，除传统的门诊和住院治疗外，很多地区已开展了联络-会诊精神病学实践，有中国特色的心理治疗手段也正在探索和发展之中。

（6）在社会精神病学方面，已多次进行了大规模的精神疾病流行病学研究，包括对饮酒和吸毒的流行病学调查；应激及其中介机制的研究并取得了一定的成果；若干跨文化精神病学研究（如恐缩症、神经衰弱与慢性疲劳综合症、日本孤儿返回日本后的适应问题等）已在国际上产生了一定的影响；精神疾病的社区康复方面，也在部分城市和农村地区开展了起来。

（7）在生物精神病学方面，国内已建立了一批初具规模的生物精神病学实验室，并在某些项目的研究方面取得了可喜的成绩。

（8）对外交流方面从无到有，已在不同层次上与国际组织、国外相关机构建立了密切的联系。相当一部分学者曾到国外学习、研究和交流。国外学者对我国的访问也日趋频繁，其中与 WHO 合作，已在我国建立了 4 个 WHO 合作研究和培训中心。此外，近年来我国还多次主办了各种层次的世界精神病学学术会议。

第二节　精神障碍的神经生化基础

一、神经元的结构与功能

（一）神经元的基本结构

神经元是神经组织的结构单位，它由神经细胞胞体及其突起构成。神经细胞胞体内的高尔基体参与形成多肽类或激素类的神经分泌颗粒，合成某些神经递质如儿茶酚胺以及与神经递质合成有关的酶，然后以囊泡的形式输送到神经末梢。突起包括一个或多个树状突和一个细长的轴状突，神经元是神经系统唯一能传递神经冲动的结构。其中树突和胞体是接受其他神经细胞传来冲动的部分，而轴突则把神经元的冲动传递到末梢。神经元之间的交接点被称为突触，它包括前一个神经元的末梢部分，即突触前部；后一个神经元的细胞膜，即突触后部；突触的前后部之间有 150～250A 的裂隙，即为突触间隙。

（二）神经元的功能

神经元最主要的功能是合成代谢，即合成各种神经物质，作为构建中枢神经系统结构成分及大脑活动能量的需要。神经元之间的相互作用是以化学物质即神经递质传递的方式进行的。前一个神经元在神经冲动时从末梢向突触间隙释放神经递质，后者与突触后膜上的受体发生作用，引起一系列生理反应。突触前膜上有神经递质的转运体，将突触间隙的神经递质摄取回神经末梢，这是突触间隙神经递质移除的主要方式。

突触是神经元之间相互发生功能联系的部分。如一个神经元轴突末端的突触体与另一个神经元胞体或树突之间形成特殊的接触点，称为突触，机体的信息传递主要由突触担负。突触可分为两类。一类是电突触，属神经生物学范畴；一类是化学突触，这是中枢神经信息传递的主要方式，也是突触的功能。即神经元彼此间、神经元与靶细胞之间的信息传递是通过一定的化学物质（神经递质）的释放而完成的。其结构包括突触前部分，含突触体和突触小泡（内有神经递质）；突触间隙，允许前膜释放的递质向后膜扩散；以及具有专一性神经受体部位的突触后膜。

受体药理学是分子药理学的一个分支学科，是在受体研究的基础上，研究包括药物在体内的一些生物学活性物质与机体发生相互作用的科学。其核心是对药物的作用机制进行研究。这是一门在分子生物学的基础上，结合药理学、神经生物学、酶学、细胞生物学、病理生理学等学科发展而形成的新型学科。

神经精神药理学主要是研究药理和内源性活性物质对神经系统的相互作用，以及药物通过这种作用机制影响神经系统的功能，改变情绪、认知和行为活动等。受体药理学理论贯穿于神经精神药理学研究的每个环节，是神经精神药理学的主要内容。

受体和突触后效应两种类型的受体及其突触传递方式：受体是镶嵌在双层脂质构成的细胞膜上的跨膜蛋白，主要功能：第一是通过突出于细胞表面的部分识别和结合递质；第二是通过受体蛋白构像的改变影响离子通道的开启或关闭，引起效应。根据控制离子通道是直接的还是间接的，通常将与递质传递有关的受体分为两类：

1. 直接控制离子通道的受体。
2. 间接控制离子通道的受体。

二、神经递质

神经递质是指一些小分子的极性化合物，在中枢神经系统内合成，并可以透过血-脑屏障，起到神经传递的作用。

（一）构成神经递质的必要条件

构成神经递质应具备的基本条件是：

1. 存在：神经元中具有这种物质而非外来的；
2. 合成：该物质是在神经元中合成的，神经元内含有合成酶；
3. 储存：储存于神经末梢的囊泡内；
4. 受体：在突触后膜或前膜上有与该物质发生特异性结合的受体；
5. 灭活：作用于神经递质后，需迅速灭活，以保证神经传导的灵活和有效。灭活的方式一是再摄取，二是酶破坏，单胺类的灭活以再摄取为主。

（二）神经递质的分类

1. 胆碱类：酰胆碱。

2. 胺类：多巴胺、去甲肾上腺素、肾上腺素、5-羟色胺、组胺。

3. 氨基酸类：

（1）兴奋性氨基酸：谷氨酸、天门冬氨酸。

（2）抑制性氨基酸：γ-氨基丁酸（GABA）、甘氨。

4. 神经肽类：下丘脑释放激素类、神经垂体激素类、阿片肽类、垂体肽类、脑肠肽类、其他肽类。

5. 气体类：一氧化氮、一氧化碳。

（三）神经递质的功能

1. 中枢多巴胺（DA）系统的功能：

（1）躯体运动 DA 是锥体系统中重要递质，主要通过黑质-纹状体通路调节锥体外系功能，DA 系统是一切躯体运动的基本条件。

（2）影响人类情绪和一般行为主要通过中脑-边缘系统和中脑皮质通路发挥作用，给予 DA 受体兴奋剂可产生类似精神分裂症的行为改变。

（3）对内分泌影响 主要通过下丘脑-垂体 DA 通路起作用，可促进性腺激素和抗利尿激素的分泌，抑制生长激素释放因子和催乳素分泌。

2. 乙酰胆碱的功能：

（1）感觉机能：感觉特异投射系统的第二、三级神经元是乙酰胆碱能神经元。

（2）运动机能：锥体外系运动的高级中枢在纹状体，内含毒蕈碱样受体，此中间神经元与帕金森氏病关系密切。

（3）学习、记忆与意识：海马胆碱能系统的兴奋是学习、记忆和意识的基础，胆碱能受体激动剂具有增强学习和记忆的功能。

（4）对行为、脑电及摄食、饮水、体温、血压调节等均起一定作用。

3. 中枢去甲肾上腺素（NE）的功能

（1）NE 对维持脑电和行为的觉醒有一定的作用，其适当兴奋可产生兴奋和欣快，过度兴奋则导致狂躁和攻击行为。

（2）NE 类似物可产生拟精神病的作用，利血平耗竭 NE 则可引起抑郁。

（3）NE 还参与体温调节，NE 兴奋可抑制饮水和摄食等。

4. 中枢 5-羟色胺（5-HT）的功能

（1）对睡眠、痛觉的影响 5-HT 在中枢属抑制性递质，对大脑表现抑制作用，可介导睡眠同时有提高痛阈的作用。

（2）一些精神活动与 5-HT 有关，5-HT$_1$ 受体与焦虑障碍和抑郁症有关，利血平耗竭中枢 5-HT 后产生抑郁，同时 5-HT$_2$ 与精神活性物质 LSD 亲和力较强，该物质可引起类似精神分裂症的症状，这也说明 5-HT 与精神活动的关系。

5. 中枢氨基酸类递质的功能

（1）γ-氨基丁酸（GABA）的功能：①对神经元的作用：GABA 对脑产生抑制性作用十分显著，几乎对所有神经元都呈抑制作用；②对垂体激素的作用：GABA 通过对多巴胺神经元的影响而发挥作用，可引起催乳素增多和促甲状腺素释放因子的分泌。

（2）兴奋性氨基酸的作用：①参与物质代谢：这类氨基酸可影响脂肪代谢、环磷酸鸟苷（cGMP）的生成、细胞内外钙离子的动态等；②与大脑机能的可塑性有关；③在脑缺血、缺氧、低血糖及神经变性过程中，其神经细胞选择性破坏作用有重要的病理意义。

三、神经内分泌

（一）概 述

医学一直都将神经内分泌学视为研究神经系统与内分泌之间相互关系的分支学科。中枢神经系统通过和各种内分泌器官间互相连接的网络保持着彼此之间的动态联系，从而导致它们对不断变化的内外环境产生短程或长程的适应性改变。精神神经内分泌学的出现综合了精神病学、神经病学、神经生物学和神经内分泌学的发展成就，它是一门研究思维、大脑和激素三者间关系的医学学科。

大脑本身就是一个内分泌的器官，其旁神经元细胞含有神经内分泌的或囊泡样的颗粒，一旦受到某种刺激时可释放神经递质或激素样的物质到突触间隙，经细胞内短距离移动后作用于靶细胞或通过血液被输送到较远的作用位点而产生作用。激素的结构包括蛋白、多肽（如 ACTH、β 内啡肽、CCK）、苯的衍生物（如甲状腺素）和类固醇（如皮质醇、雌激素、睾丸酮）等。激素以扩散的方式发生作用，与神经递质相比不太精确，历时也较长，往往与整体行为的关系比较密切。大多数激素在功能上有极大的变异性和多样性，结构上差别很大的激素往往以非常类似的方式起作用。行为与神经内分泌的调节之间的关系非常密切，人们把神经内分泌的改变作为认识大脑功能的窗口。

（二）神经内分泌轴与精神疾病的关系

腺垂体是脑垂体的一个组成部分，其细胞所分泌的激素至少有七种，涉及生长、发育、行为、生殖、泌乳，并影响蛋白、糖和脂肪的代谢及色素调节功能，而下丘脑对维持腺垂体的功能有重要作用。下丘脑、垂体和靶器官之间的功能调节关系，连成几个轴，重要的有：下丘脑-垂体-肾上腺轴；下丘脑-垂体-甲状腺轴；下丘脑-垂体-性腺轴。

1. 下丘脑-垂体-肾上腺轴：脑对应激的反应是激活下丘脑神经元，释放促肾上腺皮质激素释放因子（CRF）。这种肽由下丘脑室周核产生，此核的细胞投射到正中隆起的最外层，将肽释放到围绕垂体的门脉毛细血管系统。在垂体前叶有一个促肾上腺皮质区，CRF 达到一定浓度后即与促肾上腺皮质区上各自的受体结合，促使 ACTH、β-LPH 和 γ-3-MSH 生成并释放到外周循环。ACTH 使肾上腺皮质释放皮质类固醇。

CRF 是机体调节全身应激反应的关键调节因子。CRF 在垂体水平调节 ACTH 的释放有关激素作用，它可以协调肾上腺皮质合成和分泌糖皮质激素。同样，对于中枢神经系统，CRF 也是一种神经递质。CRF 神经元和受体广泛分布于中枢神经系统，而且在自主电生理和应激行为反应中，起着至关重要的作用。资料表明，CRF 能对外周组织产生直接的局部作用，在某种意义上这属于旁分泌作用，其中包括了对免疫系统的类细胞因子作用。

CRF 与多种内分泌疾病、精神疾病、神经疾病和炎症性疾病的病因和病理生理学都有关。脑部 CRF 的分泌亢进会导致某些精神障碍，如抑郁症、焦虑相关障碍和神经性厌食。更重要的是，外周炎症部位 CRF 的过剩会导致自身免疫性疾病，例如风湿性关节炎。脑部 CRF 的不足同样会导致神经变性性疾病，如阿尔茨海默病（AD）、帕金森病和亨廷顿病，这些疾病的产生都是因为有相关脑区 CRF 神经元的功能障碍。

2. 下丘脑-垂体-甲状腺（HPT）轴的功能：（HPT 轴由下丘脑所释放的激素是促甲状腺激素释放激素（TRH），垂体所释放的激素是促甲状腺激素（TSH）、外周器官甲状腺所释放的激素是甲状腺素，包括 T_3 和 T_4。）TRH 由下丘脑释放，经垂体门脉系统到达垂体，作用于垂体的促甲状腺细胞，使之合成并释放 TSH。此外，它还能刺激垂体分泌催乳素。甲状腺素对中枢神经系统的发育有重要意义，它们被认为是中枢的神经递质或神经调质。甲状腺素反过来又是中枢肾上腺素能受体的调节物，使突触前 NE 的释放减少，突触后 β 受体的数目增加。抗抑郁药和电休克可以改变 β、α 受体的敏感性，因而补充甲状腺素有助于难治性抑郁症的治疗。此外，部分进食障碍、精神分裂症、酒中毒的病人也可有 TRH-ST 迟钝反应及其它甲状腺功能的改变。精神活性药物碳酸锂使抗甲状腺的抗体升高，抑制甲状腺对碘的吸收，抑制 T_3 转为 T_4，以及抑制 T_3、T_4 从甲状腺的释放，还加速外周甲状腺素的破坏，阻断 TRH 对甲状腺的兴奋作用。大约 30% 接受碳酸锂治疗的病人有 TSH 升高。

迄今为止，较为明确的事实是甲状腺功能和行为之间存在着肯定的联系。无论何种精神疾病患者，其出现 HPT 轴异常的比例远较正常人群多见。依据甲状腺功能减退或增高的不同严重程度，会诱发出现多种神经精神症状和症候群，如抑郁、痴呆或妄想等。相反，许多精神障碍，如重度抑郁、双相情感障碍，也会合并存在外周甲状腺激素代谢的异常。

3. 下丘脑-垂体-性腺轴、促性腺激素和性类固醇：促性腺激素释放激素（GnRH）是一种 10 肽，它可促使黄体激素（LH）和卵泡刺激素（FSH）从垂体释放。GnRH 对性行为有直接的中枢兴奋作用，并能提高警觉和注意的水平。雌激素可影响下丘脑和边缘系统的神经活动。它直接作用于神经元的兴奋性并对黑质 DA 受体的敏感性有复杂的影响。抗精神病药物常改变月经周期，而药物引起迟发性运动障碍的危险性与病人雌激素水平的关系特别密切。性激素可以用来治疗产后精神病、月经周期相关的精神障碍、精神疾病恶化、难治性抑郁和月经前紧张综合征。

4. 催乳素（PRL）：PRL 是由腺垂体中约占细胞总数 10% ~ 30% 的催乳素细胞所分泌的多肽。PRL 的主要作用器官是乳腺，其分泌受下丘脑多种神经递质、神经肽的多种受体亚型相互作用的调节而实现。DA、5-HT、GABA 以及鸦片样物质系统均可以显著的影响 PRL 的分泌调节。

PRL 为一种垂体前叶激素，在对精神病人中枢神经系统功能的研究中发现，它能影响 DA 的活动并改变 DA 受体的敏感性。血清 PRL 水平与迟发性运动障碍，特别是妇女服用抗精神病药物所出现的迟发性运动障碍的程度相关。精神分裂症和抑郁症病人可有 PRL 水平下降，及 PRL 日夜节律的改变。由于垂体瘤导致 PRL 释放过高的病人，其精神症状与 PRL 水平相关。此外，月经过少、泌乳和各种原因的 PRL 分泌过高都可有抑郁、精力不足、焦虑、对应激的耐受能力降低等表现。通过治疗使血清 PRL 下降以后上述症状可获改善。

四、精神障碍的神经生化研究

（一）精神分裂症的神经生化研究

1. 单胺递质研究

精神分裂症的多巴胺功能亢进或功能异常假说：这一假说主要认为精神分裂症病人有中枢 DA 功能的亢进或异常。支持这一假说的主要证据是①苯丙胺的致精神病作用。苯丙胺是具有中枢兴奋作用的药物，它可促进神经末梢对儿茶酚胺的释放，阻断突触前膜对儿茶酚胺的摄取，从而使突触间隙 DA 的含量升高。慢性苯丙胺中毒可出现偏执性精神病，其症状类似精神分裂症的阳性症状，特别是有丰富的幻觉。它支持精神分裂症有中枢 DA 的功能亢进。此外，使用左旋多巴治疗帕金森氏病时病人也出现精神症状。左旋多巴是 DA 合成的前体物质，可使 DA 的合成增加，这也支持以上假说；②抗精神病药物的药理机制。以氟哌啶醇为代表的抗精神病药物对脑内 D_2 受体有特异性的阻断作用，其临床疗效与其阻断 D_2 受体的效价成正比，因而推测抗精神病药物通过阻断 DA 受体使精神分裂症过高的 DA 功能减低，从而达到治疗的目的。这一假说尚缺乏更为直接的证据，本身也有不完善之处和解释不了的现象。例如，苯丙胺和左旋多巴不但使中枢 DA 水平升高，也使 NE 水平升高。此外，虽然多数抗精神病药物有 D_2 受体阻断作用，它们对精神分裂症的阴性症状却不如对阳性症状那么有效。而对精神分裂症疗效很好的氯氮平却并无阻断 D_2 受体的作用。

在精神分裂症的神经递质异常方面，除 DA 外，NE 和 5-HT 也受到充分重视。NE 在中枢神经系统有重要的功能，它所参与的学习和记忆，睡眠和觉醒，焦虑和痛觉的感知，以及犒赏系统的功能，对维持正常的精神活动有重要意义。NE 功能不足使犒赏系统失调可使快感和意向活动减低，推测可能与精神分裂症的阴性症状有关，而 NE 活动过盛则可能与偏执性症状有关。对于病人脑、CSF、血浆和尿中 NE 及其代谢物的研究虽然报告很多，但结果不一，难以做出结论。5-HT 对中枢神经系统有抑制的作用。在某些神经元中，它与神经肽 P 物质和 TRH 共存。5-HT 的类似物 LSD 有明显的致幻作用，它通过阻断 5-TH$_2$ 受体而抑制 5-HT 的功能，引起的症状与精神分裂症的阳性症状类似。5-HT 耗竭剂利血平可缓解精神分裂症的某些症状，如孤僻、行为退缩和情感不协调。5-HT 功能的改变，无论过高或过低似乎都可能引起精神分裂症症状，但对病人 5-HT 功能的研究结果很不一致，尚难以确立 5-HT 功能改变导致精神分裂症的说法。

2. 有关神经肽的研究

关于神经肽在精神分裂症病理机制中的作用已有过大量的研究。大多数神经肽被认为是神经递质，其中阿片肽较早受到重视，包括内啡肽、脑啡肽和强啡肽。一类意见认为精神分裂症病人可能有这类肽的功能过高，应用其特异性的拮抗剂纳洛酮或纳屈酮可能改善其症状；另一类意见则认为本病有阿片肽功能的不足，补充这类肽可能有益。大量的临床研究未能取得一致的、可重复的结果，两种假说都缺乏支持性的证据。

近年来更受重视的是 CCK，它在脑中特异性地与 DA 存在于共同的神经元内，有调节 DA 系统功能的作用。脑中 CCK 不足时，DA 的功能过高。Ferror 等在精神分裂症病人脑的尸检中发现边缘系统 CCK 含量减低，提示 CCK 的功能障碍以及由它调节的 DA 功能改变可导致精神分裂症的病理生理改变。这方面的研究正在进行中。

（二）情感障碍的神经生化研究

1. 单胺递质的研究：利血平在治疗高血压过程中导致病人抑郁体验甚至自杀，而动物试验发现利血平有耗竭脑内单胺的作用，使人们想到单胺神经递质的不足是抑郁症的发病机制。单胺氧化酶抑制剂（MAOI）和三环类抗抑郁药（TCA）的药理作用分别通过阻断单胺的降解或阻断突触前膜对单胺的摄取，提高单胺在突触间隙的水平，更进一步支持单胺不足导致抑郁症的看法。

2. 有关 NE 系统功能的临床研究：自 Bunney 等最早提出抑郁症 NE 功能改变的假说以来，已有较多的研究报告双相抑郁病人尿中 NE 的代谢产物 MHPG 排泄量在抑郁时减低，而躁狂时升高。经抗抑郁药治疗缓解的病人 MHPG 量回升。单相抑郁病人尿 MHPG 排泄量很大，其中明显减低者，可能一部分最终属于双相障碍，尚未出现过躁狂发作。尿 MHPG 升高者常伴随尿中皮质醇的升高，这可能存在着神经内分泌 HPA 轴功能过高。

3. 有关 5-HT 功能改变的研究：不少研究报告提出抑郁症有 5-HT 功能不足，表现在 CSF 中 5-HT 的代谢产物 5-HIAA 水平减低。此外还报告 CSF 中 5-HIAA 的水平与自杀、自杀企图及攻击行为呈负相关。近年来人们对季节性抑郁症比较重视，发现冬季抑郁症发作伴随 CSF 中 5-HIAA 的减低。这可能与冬季日照时间短，使胸腺褪黑素生成过多，从而反馈性抑制 5-HT 的生成有关。受体的研究发现，抗抑郁药与 5-TH$_2$ 受体的关系密切。长期用药可使突触后 5-TH$_2$ 受体数下降。这可能与长期阻断突触前膜 5-HT 的摄取，突触间隙 5-HT 水平升高，使突触后受体去敏有关。外周 5-HT 功能的研究发现抑郁症病人血小板 5-HT 摄取功能位点的密度下降，这种改变可能是状态性的，随病情缓解而恢复到正常。

4. 其他神经递质的研究：在本病的神经递质研究中，近年来也注意到其它递质系统以及不同递质系统的相互关系。Janowsky 等提出情感障碍的中枢胆碱能-肾上腺素能失衡假说，当中枢 Ach 系统功能过高时，病人出现抑郁，而中枢 NE 功能过高时病人发生躁狂。有实验发现抗胆碱酯酶药物毒扁豆碱可使正常人产生抑郁体验，同时伴随血浆皮质醇的升高。已知 Ach 对 HPA 轴有激活作用，而 NE 对 HPA 轴有抑制作用，因此抑郁症所见的 HPA 轴释放现象，既可能是由于中枢神经系统 NE 功能不足，也可能是由于 Ach 系统功能亢进。此外，关于抑郁症 DA 代谢的改变也有一些报告。

（三）焦虑和惊恐发作的神经生化研究

苯二氮䓬类药物（BZ）的药理作用和 GABA 功能的研究：对 BZ 的药理学研究大大地推动了对焦虑症的神经生化研究。70 年代以来发展起来的放射受体分析方法使人们在脑中发现了能与 BZ 特异性结合的 BZ 受体。BZ 受体的分布与部分 GABA 受体非常重合。80 年代以来，应用分子生物学技术可以将受体分离、克隆化，更清楚地显示出它的结构，从而发现 BZ 受体在结构和功能上与 GABA 受体有密切关系。近年来许多研究者在动物与人的脑和外周组织中寻找 BZ 受体的内源性配基。目前已从动物脑和外周组织以及人的外周组织中发现一系列物质，分别有 BZ 受体激动剂和反向激动剂的作用，前者有抗焦虑的作用，而后者有引起焦虑的作用。人脑中只分离出一种叫 Nephentin 的物质，对 BZ 受体有特异性结合并有致焦虑作用。动物实验发现多种应激性刺激都能引起这类物质的改变，它们进一步使低亲和力的 GABA 受体发生改变。这类物质的提取、分离和确认工作正在进行中，如能证实它们即为脑中固有的 BZ 受体内源性配基，将会使人类对焦虑的生物学本质的认识大大提高。

（四）Alzheimer 病（AD）的神经生化研究

已有充分的证据表明 AD 有中枢神经系统多种神经递质和神经调质的改变，其主要的改变在于中枢 Ach 系统。已知中枢 Ach 对维持正常的学习和记忆功能有重要作用，对 AD 病人的研究发现，AD 病人脑脊液中 Ach 合成酶，即胆碱乙酰转移酶（ChAT）活性减低，尸检发现 AD 病人与死于其他原因的同龄人相比，脑皮层和海马 ChAT 活性下降可达 50% ~ 95%，而且此酶的活性减低与病人认知障碍的程度相关。此外这些部位 Ach 释放减少，Ach 降解酶，即乙酰胆碱酯酶（AChE）的活性也有减低，脑脊液中 AChE 的活性和胆碱水平还与

AD 的严重程度相关。受体水平的研究发现，AD 病人皮层的胆碱能受体密度减低，其中突触前 N 受体减低最明显，突触前 M 受体也有所减低，突触后 M 受体的功能相对不受损害。对 Ach 神经元集中的核团的研究发现，主要向皮层发出投射的额叶层下的 Basalic Meynert 核 Ach 神经元在 AD 病人有严重的损伤，神经元数目减少，体积也缩小，并出现神经纤维缠结，损伤的程度也与 AD 的严重程度相关。在人类，Basalic Meynert 核所含的神经元 94% 属于胆碱能神经元，同时也含有其它神经元。这些神经元在 AD 病人也有一定程度的改变，如 α_2、D_2、5-HT_2 受体减少、DA、5-HT 和 NE 含量减低。动物试验损毁这一核团，可使由此向额叶、颞叶、顶叶皮层和海马的投射大大减低，以上区域 Ach 合成酶 ChAT 也随之减低。因此，有的研究者认为，Basalic Meynert 核的病变可能是 AD 的原发改变，由于此核团向海马的投射减少，从而出现广泛的 Ach 功能减低。

除了脑 Ach 功能的损害以外，AD 病人还可以有其它神经递质系统的改变，这些系统与 Ach 系统有复杂的相互关系，例如中枢 NE 可调节海马和皮层对 Ach 的利用，降低胆碱能神经末梢 Ach 的释放，反之，Ach 又能降低 NE 在海马的合成和释放。

不少肽类物质可参与认知功能，如阿片肽、血管紧张素可降低认知功能，二 P 物质则可增强认知功能，生长抑素可以改善 AD 的症状。另一种神经肽 Galanin，1984 年开始从肠中被分离出来，它在脑中有非常广泛的分布，与 Ach、NE 和 5-HT 都有共存现象，在胆碱能神经元集中的 Basalic Meyenert 核中央膈区，50%~70% 的胆碱能神经元含有 Galanin。实验证明，Galanin 有抑制 Ach 释放的作用，使 Ach 投射区 ChAT 减低，并能损害动物的认知功能。在 AD 病人的 Basalic Meyenert 核 Galanin 的免疫反应升高，而在边缘系统的一些结构中，有高亲和力的 Galanin 结合位点存在。提示 AD 病人这些脑区有 Galanin 的活性升高，并进一步加重 Ach 系统的损害。

（五）强迫症的神经生化研究

近年来，氯丙咪嗪应用于强迫症的治疗取得了突出的进展。氯丙咪嗪是 TCA 类药物，与其它 TCA 在治疗抑郁症方面的疗效不相上下，但对强迫症的疗效却肯定优于其它 TCA，从药理作用机理上分析，氯丙咪嗪是选择性阻断突触间隙 5-HT 摄取的药物，而其它 TCA 或为阻断 NE 摄取的药物，或为混合性阻断 NE 和 5-HT 摄取的药物。近年用于临床的选择性 5-HT 摄取阻断剂氟西汀、氟伏沙明等都可减轻强迫症的症状。氯丙咪嗪选择性阻断 5-HT 摄取作用及其独特的对强迫症的疗效使人们推测强迫症可能与 5-HT 功能不足或障碍有关。

强迫症也存在其它神经递质系统的改变：如 NE 系统，病人 GH 对氯压定的反应迟钝，这反映了 α_2-肾上腺素能受体功能异常；DA 系统也有改变，病人脑脊液 DA 的代谢产物 HVA 升高，并与强迫症呈正相关。

第三节　精神障碍的遗传学基础

最新人类基因组图谱研究的发现是：①基因数量少得惊人。科学家曾经预测人类约有 14 万个基因，但新的研究发现仅有 3 万个左右。②人类基因组中存在"热点"和大片"荒漠"。人类基因组序列中所谓的"荒漠"就是包含极少或根本不包含基因的部分，基因组上大约 1/4 的区域是长长的、没有基因的片段。③35.3%的基因组包含重复的序列。这意味着所有这些重复序列，即原来被认为是"垃圾 DNA"的序列应该被进一步研究。④地球上人与人之间99.99%的基因密码是相同的。在整个基因组序列中，人与人之间的变异仅为万分之一。

遗传是生命现象中的一个核心问题。人们很早就认识到孩子不仅在容貌、体格、行为等特征方面体现出亲子间的相似。某些遗传性疾病的特征是怎么传递给后代的，如何预防和治疗这些遗传疾病，需要借助遗传的基本规律来阐明。

一、遗传的细胞基础——染色体

（一）概　述

细胞遗传学是遗传学的一个分支学科，是遗传学研究和细胞学方法结合的产物。主要从染色体的结构和数目来研究遗传现象，找出遗传机理和规律，也包括对细胞质和细胞器遗传作用的研究。经典细胞遗传学的主要基础由美国遗传学家摩尔根（T.H.Morgan，1866—1946）及其同事建立。1910 年，摩尔根发表了具有划时代意义的《果蝇性连锁遗传》一文，不但证实了孟德尔因子（即后来所说的基因）的分离和自由组合律及其染色体机理，同时还揭示了遗传的新规律—连锁与交换律。摩尔根采用了基因这一术语代替孟德尔遗传因子。

（二）染色体的结构和功能

在细胞水平上，染色体是最重要的遗传结构。其主要成分是 DNA 和组蛋白，而目前已知携带遗传信息基因的是 DNA 的一个功能片段，所以染色体在遗传中的作用是充当遗传基因或遗传信息的载体，是遗传的物质基础。它是细胞核中的一种线性结构，细胞分裂中期表现出明显的形态特征。每条染色体都是由两条染色单体连接于着丝粒构成。一个染色单体由长短两个臂和中间的着丝粒点构成。臂的末端为端粒。人的正常体细胞中有 23 对染色体。22 对常染色体，分别称为 1-22 号染色体。一对性染色体，男性为 XY，女性为 XX。正常男性的染色体描述为 46，XY，正常女性的染色体描述为 46，XX，我们把这种对染色体数目、组成、结构等的描述称为核型。用显带技术如 G 显带可以区别出每条染色体以及染色体的一些区域。

对显带结果的大量总结和模式化，形成了染色体显带的国际标准。常用来标定基因的位置，按染色体号-染色体臂-染色体区-染色体带-染色体亚带的顺序标定。如 11p 指 11 号染色体短臂，Xq28 指 X 染色体长臂 2 区 8 带，4p16.2 指 4 号染色体短臂 1 区 6 带 2 亚带。我们把这些位置叫做基因座，另一个习惯译名叫做位点。

根据着丝粒的位置，人类染色体可以分为三种：

1. 近中着丝粒染色体，着丝粒位于或靠近染色体中点，将染色体分为长度相近的两个臂；

2. 亚中着丝粒染色体，着丝粒偏于一端，将染色体分为长短明显不同的两个臂；

3. 近端着丝粒染色体，着丝粒靠近一端，人类没有真正的近端着丝粒染色体。

（三）染色体病

人类染色体数目及结构是比较稳定的，不同种族、肤色及地区而有所不同。染色体的数目及染色体上基因间的一定排列顺序和空间关系的完整性，对人体的正常发育是不可缺少的。如果由于某种内因或外因引起染色体数目或结构上发生了变化，便称为染色体畸变。如常染色体数目异常：第 21 号染色体多了一条即 21 三体 47，XX（或 XY），+ 21，是先天愚型（Down 综合征，Down syndrome）患者；第 18 号染色体多了一条即 18 三体，其症状为智力低下、眼裂小、头骨、胸骨和骨盆异常等；又如性染色体数目异常会引起性别发育畸形，伴随精神发育迟滞，如 Klinefelter 综合征（即先天性睾丸发育不全症）患者为 47，XXY，比正常者多了一条 X 染色体，Turner 综合征（即先天性卵巢发育不全症）患者为 45，XO，比正常者少了一条 X 染色体。

另一种染色体异常是染色体结构畸变。在一些内、外诱因作用下，染色体发生了断裂，这是造成染色体结构畸变的根本原因。染色体结构畸变往往有极其明显的症状，如 5 号染色体短臂末端缺失的患儿，哭声微弱如猫叫，小头，智力发育迟缓，称为猫叫综合征。

临床上应用羊水穿刺技术或绒毛膜培养技术，可在妊娠早期发现胎儿的染色体异常，通过中止妊娠防治染色体病患者的出生。

细胞遗传学是分子遗传学的基础。所以一个染色体条带的异常可能涉及数百基因。很多的染色体异常都可以导致精神异常。

二、遗传的分子基础——DNA

分子遗传学是在分子水平上研究遗传学问题。1944 年，Avery（Avery OT，1944）等做了著名的肺炎球菌转化试验。将致病性肺炎球菌的 DNA 转给非致病性肺炎球菌，后者产生了致病性，这种获得的致病性可以稳定地遗传，证实了 DNA 是遗传物质。1953 年 Watson 和 Crick 阐述 DNA 双螺旋结构模型,为基因如何复制、表达、突变以及遗传信息的传递等奠定了基础,开创了分子遗传学的新纪元。

（一）DNA 和基因

在 20 世纪 40 年代以前,基因的学说中没有 DNA 的概念。它是指一种遗传的功能单位,按遗传规律在世代中传递,影响着个体的发生、发展和性格。在 DNA 作为遗传物质被确立之后,特别是 DNA 的双螺旋结构被阐述清楚之后,基因的概念在分子水平上获得了具体化。基因是遗传的基本单位,携带着关于一个特定的蛋白质和/或核糖核酸（RNA）的遗传信息。这样描述的基因称为结构基因或功能基因。一般来讲,基因在现在的文献中常指一段具有遗传功能（编码蛋白质、起调节作用、作为遗传标记的作用）的,按遗传规律传递遗传信息的 DNA 片段。

DNA 是基因的化学本质,有核糖和碱基（腺嘌呤 A、胞嘧啶 C、鸟嘌呤 G、胸腺嘧啶 T）形成核苷,核苷和磷酸组成核苷酸,核苷酸串联起来形成为 DNA 单链,两条 DNA 单链按碱基配对原则（A 配 T,G 配 C）组成双螺旋结构就成了完整的 DNA 分子。如果把遗传信息比作一本书,那么这本书只有四种文字,就是 A、T、G、C 四种碱基,DNA 就是用四种碱基记录了全部的遗传信息。通过碱基配对原则,只要知道一个 DNA 单链,另一个单链的顺序是确定的,这构成了 DNA 复制的基础。在复制时,每一条单链都会复制出和原先一样的 DNA 分子。

（二）基因的复制

基因的复制是以 DNA 复制为基础的。DNA 的复制是在细胞进入分裂间期的 S 期进行。两条链分开,每条链都作为一个模板,在 DNA 多聚酶的作用下,按互补法则,合成一条新的互补链。新链与模板链组成子代 DNA 分子,两个子代 DNA 分子结构与亲代的结构完全一样,保证了遗传信息从亲代传给子代。

基因编码蛋白质是通过碱基的线性排列实现的,三个碱基组成一个三联密码子,每个密码子编码一个氨基酸,但一个氨基酸可以有若干个密码子编码。这样一段 DNA 就可以编码一个多肽链了。一个完整的基因中,并非所有的碱基都编码氨基酸,我们把编码氨基酸的 DNA 片段称为编码区。

（三）基因的表达

DNA 指导蛋白质合成时需要先转录成信使 RNA（mRNA）,mRNA 还要经过加工,如首尾修饰、剪接等,形成成熟 mRNA。再由 mRNA 把所携带的遗传信息翻译成特定的蛋白质多肽链。DNA 中编码成熟 mRNA 的部分称为外显子,在 mRNA 前体形成成熟 mRNA 这一过程被剪切掉的部分称为内含子。内含子的功能目前尚不清楚,但在目前的医学遗传研究中正逐步引起重视,例如已有研究探讨了基因剪切框架的变化和疾病的关系。

三、精神障碍的遗传学研究

精神障碍的遗传学研究，自 50 年代以来有着十分迅速的发展，80 年代以来，由于分子遗传学技术的进展，在很多疾病的研究中获得成功，如 Huntington 氏舞蹈病等。精神病的分子遗传学研究虽比其他疾病更为复杂，但也取得一定的进展。

主要精神病的遗传学研究，介绍如下：

（一）阿尔茨海默病（Alzheimer's disease，AD）

遗传因素在阿尔茨海默病发生中的作用的研究，在近 20～30 年来取得了某些实质性的进展，特别在病例对照研究和分子遗传学研究方面。

早在 1930 年就已提出某些阿尔茨海默病人有遗传学基础。以后又有许多家族性病例的报导，据文献统计已有 80 多例系统调查报告，大多均有二代或三代的成年成员中患有进行性类似阿尔茨海默痴呆。这些病人在家系成年人成员中约占 48.6%，提示此病在这些家族性病例中可能为常染色体显性遗传。但在人群中，据美国学者的估计，这类病人约占 10%～30%，多数为散发性病例。

一般认为，在散发性病例中，环境因素和非遗传性因素所起的作用，比家族性病例更为明显。目前的资料，在阿尔茨海默病发生的危险因素中，较肯定的是年龄、性别，患病率随年龄的老化而上升，女性患病率高于男性。其他危险因素如低教育水平、脑外伤史、既往病毒感染、生活中摄入过量铝等，但尚未取得较一致意见。我国资料提出家族中精神病患者史，病前性格和生活经历中承受的应激在病例组明显高于对照组，这一发现亦有待验证。表（1-1）。

表 1-1　AD 危险因素条件 Logistic 回归结果

危险因素	OR 值	95%可信限
父母痴呆家族史	4.3387	1.2396～15.1856*
一级亲属精神病家族史	3.6672	1.3546～9.9281*
Parkinson 氏病家族史	2.8661	0.4856～l6.9157
过敏性疾病史	1.3374	0.7557～2.3669
带状疱疹感染史	3.0758	0.8015～11.8031
动物接触史	0.9494	0.5302～1.7000
不良环境暴露史	1.6010	0.8235～3.1127
铝剂摄入史	0.8998	0.4495～1.7969
左利或混合利	2.5100	1.0338～6.0945*
经济状况差	1.2026	0.6235～2.3195
兴趣狭窄	3.1110	1.5736～6.1507*
重大不良生活事件	1.9715	1.0517～0.6958*

表（1-1）引自沈渔邨等 1991 Alzheimer 性痴呆危险因素的病例对照研究.

* 表示为有显著性差异的危险因素

双生子研究，比较单卵孪生和双卵孪生的同病率是探讨遗传因素和环境因素的有效方法。由于在应用时方法学上的困难和偏性的限制,未在本病中较广泛应用。分子遗传学研究:本世纪 60 和 70 年代发现了阿尔茨海默痴呆与先天愚型 (Down's syndrome) 的关系:Down 氏病人若能活到 40 岁以上,几乎所有病人的大脑中都出现 AD 病人的特征性神经病理变化。George-Hyslop (1987) 对 4 个来自美国、加拿大、西德和意大利的 AD 病人大家系为研究对象(每个家系均有大量 AD 病人,其分布呈常染色体显性遗传),以多种 DNA 标记作探针,发现 21 号染色体上的 D21S1/S11 和 D21S16,获得较高的正性对数计数 (Log score),支持 AD 和 21 号染色体上的二个位点有连锁。目前的资料分析提示可能与发病年龄早晚有关:在发病年龄较早的家族性 AD 家系中,能获得与第 21 号染色体连锁的阳性结果。

AD 病人脑组织内神经斑块的组成 β-淀粉样蛋白 (amyloid protein) 的基因定位研究,将这一蛋白编码也定位于 21 号染色体,靠近 D21S1/D21S11 和 D21S16 区域。初步结果支持 AD 病理基因位于 21 号染色体。

最近有作者的研究提出 AD 的一个亚组,可能与第 19 号染色体上的基因有关。Pa-ricak-Vance 等 (1990) 对 32 个家族性 AD 家庭的研究,其中大多数为晚发性(平均发病年龄为 66.1 ± 10.3 岁),连锁分析的结果提示晚发性 AD 的基因可能位于第 19 号染色体。这一线索有待重复。

(二) 精神分裂症

为探索精神分裂症是否为遗传病,很多学者从家谱分析、孪生子研究及寄养子女调查等方面做了大量的工作。

近 50 年来,有关精神分裂症患者的家谱调查,说明遗传因素在精神分裂症的发生中起有重要作用。上海精神卫生中心 (1964) 对 1196 名精神分裂症患者上下五代两系亲属成员 54576 名的调查中,发现一级亲属患病率最高,30.1‰～33.21‰,二级亲属为 12.66‰～13.54‰,以血缘关系最近的直系亲属患病率最高。

调查 91 名精神分裂患者与健康人婚配后所生子女的发病情况:共生子 220 名,其中精神分裂症患者 77 名,患病率高达 350‰;生女 195 名,精神分裂症患者 41 名,患病率 210‰。

国外也有类似的调查研究报告,如 Москалежо (1972) 调查 44 个父母一方为精神分裂症的家庭,其子女的发病机率 (morbidity risk rate) 为 28.7%,该作者又调查了 30 对父母双方均为精神分裂症患者的家庭,其子女的发病机率为 57.8%,两者相差一倍。该作者还统计了 Kla (1923)、Kallmann (1938) 等五个作者所报告的 65 个父母双方为精神分裂症患者家庭中子女的发病情况,发现精神分裂症发病机率为 38.6%～55.3%,如包括可疑的精神分裂症患者,则可高达 68.1%。

国外不同地区对孪生子调查资料,发现精神分裂症单卵孪生子的同病率 (concordance) 较双卵孪生子高(表 1-2)。单卵孪生子的同病率为 6%～73%;

双卵孪生者为 2.1%～12.3%。这些资料说明精神分裂症的发生与遗传有关。

表 1-2　精神分裂症单卵孪生子和双卵孪生子的同病率

作　者	年　代	同病率%	
		单卵孪生	双卵孪生
Luxenberger,	1928～1934	55	2.1
Rosanoff，等	1334～1935	61	10.0
Essen-Möller,	1941	42	13.0
Kallmann,	1946	73	12.2
Slater,	1953	70	12.3
Inouye,	1961	48	9.0
Tienari,	1963，1968	6	4.8
Gottesman and Shields,	1966	50	9.1
Kringlen,	1967	31	9.0
Fischer，等，	1969	37	9.5
Pollin，等，	1969	15.5	4.4

（引自 D. Rosen thal, The Genetics of Schizophrenia, in "Amer. Handbook of Pstych" 1974）

　　为了进一步分析家庭环境因素与遗传因素在本病发生中的作用，有的作者采取了寄养子女的方法。即将精神分裂症患者子女出生后，从小与其有病的父母分离，寄养于正常健康家庭，与健康父母寄养的子女作对照。成年后逐个进行检查，发现前者患精神分裂症、病态人格以及精神发育不全等的人数，远较对照组为高，有显著差异。另一种方法是调查研究早年由别人抚养长大、成年后患精神分裂症者的血统亲属和寄养亲属作对比。如果精神分裂症是环境影响造成的，则患者寄养父母就应有较高的精神病发病率；如果是遗传传递的，则血统亲属中精神分裂症等的发病率就较高。结果是寄养长大的精神分裂症患者，其血统亲属中有较高的精神病发病率。以上两种寄养子女的研究，均支持遗传因素在发病中起有作用的观点。但在肯定遗传因素有重要意义的同时，不应忽视非遗传因素的作用。单卵孪生子发病有很大的不一致性，这一点本身即可说明这一问题。

（三）情感障碍或双相情感障碍

　　情感障碍患者家属中有不少同类病人，而精神分裂症病人并不多，这一现象早在克雷丕林的经典研究中即已指出。国外统计资料，一般居民中患病率不超过 0.4%，而病人家属中这种疾病的患病人数，要比一般居民高 30 倍左右。群体调查报告（Stendstedt，1950），患者同胞患病率为 12.3%，父母为 7.4%，子女为 9.4%。孪生子的同病率研究（Kallmann，1950），双卵孪生为 22.7%～25.5%，单卵孪生最高可达 100%。

19

近年研究的趋向是将情感障碍分成双相（Bipolar）和单相（Unipolar）两组。双相患者家属中的发病率高于单相患者，且以双相患者居多。单相多为单相性抑郁，家属中也以单相患者为多。

有关遗传途径的探讨，有的学者认为情感障碍是单基因染色体显性遗传。有的学者则认为可能由于位于 X 染色体上的显性基因所引起，因患者家属成员调查中，发现女性患者多于男性。有的报告中指出，色盲可与躁郁症在同一患者身上出现，故认为情感障碍是性连锁遗传。但用性连锁显性遗传尚不能完全解释实际发病情况。因 X 染色体显性基因如不受其他基因的修饰，则女性患者子女的患病率为 50%，男性患者的子女中，儿子不应受累，女儿应全部受累，但事实证明并非如此。因此有的学者推测可能因外显率不充分，或者情感障碍由两个显性基因产生，其中一个位于 X 染色体上，有的学者则认为，单相疾病可能是通过多基因遗传。

分子遗传学的研究提出情感障碍与 X 染色体连锁的资料最早见于色盲的报告，但在一系列家系的研究中，未能得到重复。有的学者对已发表的资料重新分析，认为双相与色盲的连锁存在异质性。Baron 等（1987）收集了 5 个犹太人的家系，对色盲和 G-6-PD 缺乏症的位点（glucose-6-phosphgte dehydtogenasell 位点为 Xq28）进行连锁分析，在 4 个西班牙犹太人家系中未发现有连锁，但在一个以色列的家系中发现有连锁。其他作者（Mendlewiz 等，Brrettni 等）所得的结果亦有分歧。

至今所得的分子遗传学研究的资料，似乎支持情感障碍遗传异质性的假设。

第四节　精神障碍的病因学

一、病因的概念和分类

(一) 概念

精神障碍的病因学研究有不同的理论设想和探讨途径，这些不同的理论设想和探讨途径构成不同的理论模式。不同模式从不同的角度对精神障碍的病因进行探索，它们并不互相排斥，而是互相补充。多方面的研究更有利于对病人深入、全面的了解。

1. 还原论模式和非还原论模式　还原论模式试图回溯到较简单、较早的阶段去理解病人，这种模式常用于生物精神病学研究；非还原论模式则从事物的横向联系去理解病人，这种模式常用于社会精神病学研究。

2. 医学模式和行为模式　医学模式采用一般医学通常行之有效的研究方法来探索精神障碍的原因，即区分出一些常见的精神症状或综合征与脑的某些病理改变联系起来，这种模式特别适用于研究脑器质性精神障碍；行为模式则采用决定正常行为的一些因素，例如动机和强化、态度和信念，以及文化影响等来解释精神障碍的原因。

3. 解释模式和理解模式　解释模式是基于既往的研究结果，采用定量分析方法对精神障碍的原因作出合理解释；理解模式则是基于对人类行为进行涉身处地的理解，采用定性分析的方法，在事件和事件之间建立起因果联系。

（二）分　类

精神障碍的病因可根据研究的角度不同进行如下分类：

1. 遗传因素和环境因素　遗传学家认为任何精神障碍都是个体的遗传因素与环境因素共同作用的结果。

2. 素质因素、诱发因素和附加因素　（1）素质因素：是指决定疾病易感性的个体因素，这类因素表现为个体对其他有害因素的承受能力。通常形成于生命早期，是遗传负荷、母体子宫内环境、围产期损伤以及婴幼儿时期心理和社会因素共同作用的结果。（2）诱发因素：是指紧接起病前作用于个体促使疾病发生的事件，可以是躯体的、心理的或社会的。（3）附加因素：是指疾病发生之后附加于个体，使疾病加剧或使病程持续下去的事件。有时疾病本身产生的后果可使病情加重，形成恶性循环。

3. 致病因素和条件因素　导致发病所必需的因素称为致病因素。条件因素是指为致病因素发挥作用提供必要条件的因素，其本身并无致病作用。

4. 生物因素、心理因素和社会因素　按照致病因素的性质及其作用机理，又可以把精神障碍的诱因划分为生物因素、心理因素和社会因素三大类，分别反映个体从三个不同的层面接受各种有害因素的影响。

二、生物学因素

（一）遗传因素

1. 遗传因素与精神疾病　遗传因素与精神疾病发生的关系确系一个重要问题。它在某些精神疾病发病中有一定作用，如精神分裂症、情感障碍。人格障碍，精神发育迟滞的某些类型和偏执性精神障碍，常具有明显的遗传倾向。

（1）对精神分裂症的遗传因素有以下研究发现：①家庭遗传因素的研究：上海精神卫生中心（1964）对 1196 例精神分裂症的 54576 个亲属作了调查，发现 956 例患精神疾病，患病率为 17.5‰，较当地一般居民的患病率 2.8‰高 6 倍多。有人对父母双方都是精神分裂症病人的 85 个家庭的调查发现，子女发病率为 35%～68%，较一般居民高 80～100 倍。血缘关系愈近，发病率愈高。②孪生子遗传因素的研究：陈寿康等（1990）报告 100 例孪生子的调查，单卵孪生子同病率为 57%，双卵孪生子为 10%。方惠泰等（1980）报道 17 对同卵孪生子同病率为 45.5%，异卵孪生子同病率为 37.5%。Luxeuburger、Slater、Kallm-Rnn、Rosanoff 和栗原雅直，自 1928—1961 年报告单卵孪生子同病率为

6%～73%，双卵孪生子同病率为2.1%～12.3%。③寄养子遗传因素的研究：罗开林（1986）在观察组31例生身父母为精神分裂症的家系发现有精神分裂症13例，对照组24例无家族史的家只有两例精神分裂症。Heson等（1966）的研究组47例生身父母均为精神分裂症，对照组50例双亲无精神病史，成年后发现研究组有5例出现精神分裂症，4例智力缺陷，对照组则无1例精神异常。Kely等（1972）发现有精神分裂症家族史者精神病发病率为9%～10%。而无家族史者仅为0%～2%。

（2）情感障碍的遗传因素研究：①家系遗传因素的研究：上海、北京、南京、烟台地区（1964）研究发现，精神疾病患者有阳性家族史者占23.2%～41.8%。Tenstedj（1966）报告情感障碍家族中10%～15%患各种精神疾病，且血缘关系愈近，发病机率越高。②孪生子遗传因素的研究：颜文伟（1979）综述了7个对孪生子遗传因素的研究资料，发现单卵孪生子146例中95例同病，占65%，双卵孪生278例中39例同病，占14%。Bertetson（1937）报告单卵孪生子55例中32例同病，占58.3%，双卵孪生子52例中9例同病，占17.5%。可以看出情感障碍的遗传因素影响在病因学上较精神分裂症为高。

（3）人格障碍遗传因素的研究：据国内统计的人格障碍家族中有精神疾病者为20%。国外调查精神分裂症的子女中，人格障碍、社会适应不良者为20%。

根据遗传生物学的资料看来，它在某些精神疾病的发病因素中占有一定的地位，但社会环境和其他因素在其病因学中的重要作用亦不容忽视。

2. 遗传方式 关于精神分裂症、情感障碍与其他精神疾病的遗传方式，尚未完全阐明。

细胞遗传学研究业已揭示出，遗传的物质基础是性细胞中核染色体上的基因。但精神疾病的遗传方式各有不同。是单基因亦或多基因，还是显性遗传，各学者对此持有不同的观点。

精神分裂症的病理基因是否在第五号染色体长臂近端和/或在其他染色体易变基因区尚需今后研究。分子遗传学的研究可能有助于最终确定精神分裂症的DNA病理改变。

遗传性是先天既得性和后天获得性两者相互作用形成的。而且遗传性能否显现还需病前和发病当时社会环境对病人的影响来决定。遗传因素对某些精神疾病的发生有一定的重要性，但决不能忽视外在社会环境的影响。如良好的环境及心理应激的控制有可能减少和避免发病。

遗传易患性是指由于遗传负荷的不同，个体对某些疾病具有易感倾向。实践证明，就临床上常见的某些疾病而言，多数人的易患性属于正常范围。易患性高于正常者在发病中遗传因素作用较大，即遗传度高。一种多基因遗传病受环境影响越大，其遗传度越低。凡是遗传度高于60%者可以认为有遗传倾向，而精神分裂症的遗传度为80%，Rao等（1981）估计精神分裂症的遗传度为

70%，因而具有较高的遗传倾向。

（二）体质和性格因素

1. 体质因素　体质是指在遗传的基础上，个体在发育过程中内、外环境相互作用下所形成的整个有机体机能的状态。它表现为个体的反应潜力并作为决定个体意志行为方式的生物学基础。临床可见到同一疾病在不同的个体表现出较大的差异。其原因在某些程度上与体质有关。但就体质与精神疾病发生的关系，迄今为止仍未得出结论。历代不少学者曾提出不同体质和性格特征容易发生某种类型的精神疾病。如 Krelschmer（1938）分析了 100 例精神分裂症患者的病史后提出了分裂气质和分裂素质的性格特征和体型特点。分裂气质是指具有轻微的特征，尚属正常范畴以内的气质变异。在临床实践中精神分裂症病人在病前表现为分裂气质者较多。分裂素质是指具有分裂性特征，而未达到临床发病的程度。Krelschmer（1921）从形态学、生理学和心理学的观点出发提出气质和体型学说。把人们分为四种体型，有瘦长型（leptosomic）、肥胖型（pyk-nic）、力士型（athletic）和发育异常型（dysplastic）。并提出体型和性格两者的关系以及它们和精神分裂症、情感障碍的关系。他认为精神分裂症多见于瘦长型，占 50.3%。情感障碍常见于肥胖型，占 64.6%。疑病可见于力士型，占 28.9%，及发育异常型，占 11.3%。

2. 性格特征　是指个体在先天的禀赋素质和后天社会环境的共同作用下所形成的心理特点。早有学者提出病前性格特征与精神疾病的发生密切相关，认为在精神疾病发生以前具有某些性格特征，且指出具有不同性格特征的个体易患不同的精神疾病。Bleuler（E）（1916）重视精神疾病性格特征与产生的关系。他指出与精神分裂症发病有关的因素有三种，即遗传、素质和年龄。他认为素质也是性格的表现，并提出潜隐性精神分裂症的概念，认为精神分裂症的病象，只不过是病前性格特征的伸延而已。即病前就已具有分裂性人格（schizoid persondity），只是尚未发展到临床精神分裂症。BLeuler（M）（1972）对 208 例精神分裂症衰退型病人的病前性格进行随访和分析，发现有 34% 为分裂素质，28% 非分裂素质。Mayer-Gross 指出有 30%～50% 精神分裂症在发病前无心理因素，他认为其发病与分裂性格有关。又如情感障碍与循环型人格（cyclothymic personality）的关系也与精神分裂症相似。上述学者的观点，迄今仍受到某些学者的重视。

关于体质和性格特征与精神疾病的关系，要涉及到大脑生理学、病理生理学、心理学和社会学等多学科的知识，应引起重视并开展相应的综合性研究。

（三）性别和年龄因素

由于性别和年龄的不同，机体的发育、心理活动、生理机能等都有明显的个体差异，精神疾病的发生亦与不同的年龄和性别有一定关系。

1. 性别因素　女性由于性腺内分泌和某些生理过程的特点如月经、妊娠、分娩、泌乳和产褥等影响，常可出现情感不稳、多变、冲动、兴奋、抑郁、焦虑或喜悦等症状，同时女性感情丰富而脆弱，易伤感。月经期前期，由于雌激素水平增高，黄体酮缺乏等影响，常可引起性激素间的不平衡，导致钠和水份积蓄，容易引起烦闷、焦虑、过敏、急躁或悲伤、抑郁等。产褥期，在产后由于胎盘分泌的黄体酮，雌激素值下降，可招致儿茶酚胺类激素减少，引起脑机能障碍，出现精神症状。

另外，男性患颅脑外伤、动脉硬化、性病的机会较多，往往易患颅脑损伤性、动脉硬化性精神障碍和神经症等。

2. 年龄因素　在临床上，不同的年龄可发生不同的精神疾病。儿童期，由于精神和躯体发育未达到成熟阶段，因而缺乏控制自己的情感和行为的能力，且保持幼稚情感、行动和原始反射，从而对外界环境不能适应，对各种心理因素过于敏感，容易出现情感和行为障碍，如儿童期特种症状、行为和情绪障碍等。青春期由于内分泌系统特别是性发育的逐渐成熟，植物神经系统不稳定，情绪易波动，对外界应激因素敏感。在遭遇到生活事件中的应激因素时容易出现神经衰弱、强迫症、癔症，而情感障碍、精神分裂症亦好发于该年龄段等。中年期，正处在脑力和体力最活跃、最充沛的时期，思维活动丰富，思考问题较多，日常工作和生活处于兴奋、紧张状态。如遇到生活应激事件，易引起妄想观念、抑郁性疾病、心身疾病乃至其他精神障碍。更年期，主要由于内分泌系统特别是性腺功能和其他生理机能的减弱或开始衰退，导致情感脆弱、易激动、伤感、抑郁、多疑、过敏、多虑等。在此基础上，如发生生活应激事件，就容易出现抑郁、焦虑、妄想等状态和植物神经功能障碍等。老年期，脑和全身的生理机能处于高龄衰老时期。此时，内分泌系统、神经系统、心脑血管和精神活动等都出现衰退，容易罹患脑动脉硬化性精神障碍、帕金森氏病、阿尔茨海默病和其他脑退行性疾病伴发的精神障碍。

(四) 器质性因素

1. 感染　包括急性、慢性躯体感染和颅内感染。由于细菌、病毒、螺旋体、原虫及其它病原体的感染所引起的高热，病原体毒性代谢产物的蓄积和吸收，电解质平衡失调、衰竭、缺氧、维生素缺乏、血管病变均可招致脑功能或脑器质性病变，从而引起各种精神障碍。常见的感染有肺炎、疟疾、流行性出血热、脑膜炎等。随着人类急性传染病的被控制，由急性传染病引起的精神障碍已经很少见到。但近些年来，性传播和注射海洛因引起的感染迅速扩展，由这类病原体侵袭中枢神经系统引起的精神障碍受到关注。

2. 躯体疾病　如内脏各器官、内分泌、代谢、营养、结缔组织和血液系统等疾病，可由于各种原因招致脑缺氧、脑血流量减少、电解质平衡失调、毒性中间代谢产物、神经递质改变，进而引起脑功能障碍和精神障碍，如肝性脑病、肺性脑病、肾性脑病、甲状腺、脑垂体、肾上腺等机能障碍，糖尿病、低血糖、系统性红斑狼疮、皮肌炎和白血病等疾病伴发的精神障碍。

3. 精神活性物质伴发的精神障碍　包括中毒和依赖。由于某些体外毒性物质侵入体内，如医用药物中的镇静药、催眠药、阿托品等；成瘾药中的大麻、鸦片类和麦角酸二乙酰胺等；工业废品中的一氧化碳、二硫化碳、四乙基铅等；农药中的有机磷等，均可影响到中枢神经系统导致意识和精神障碍。其中特别是鸦片类、吗啡、海洛因、可待因、美沙酮等依赖形成新毒瘾，是当今世界上的一大公害。近年来我国的患病人数也呈上升趋势，已引起人们的重视。鸦片类依赖性的形成，是由于个体素质、社会环境和鸦片类的成瘾特性之间相互作用的结果。

4. 颅脑损伤　是指颅脑被冲击、坠跌或炮弹、炸弹爆破的气浪等直接作用招致颅内血液循环和脑脊液动力失去平衡或脑皮质散在小出血点、脑水肿等引起短暂的或持续的精神障碍，如脑振荡、脑挫伤、脑裂伤、脑气浪伤和脑血肿等。

（五）神经生化学

有关神经生化学改变与精神疾病的关系，在 Kraeplin 时代早就已提过。当时认为精神分裂症是由于代谢障碍引起的"自体中毒"，称为"自体中毒"学说，但未得到证实。自 50 年代以来抗精神病药物用于临床，取得较好效果。因而促进了对精神疾病进行生物化学的研究。Owen 等（1978）提出精神分裂症患者脑内伏隔核（acumbens neuclus）和尾状核中多巴胺受体密度增高，这和抗精神药物长期治疗的结果相同。即由于药物长期阻断多巴胺受体，引起受体密度的代偿性增高。但 Owen 在 2 例从未用过抗精神病药物的病人中发现相似的改变，支持精神分裂症是由于脑内某些区域多巴胺功能改变所引起的假说。

80 年代以来，可在病人正常生活的情况下研究其生化特点的新方法已用于精神分裂症的研究。这类方法有正电子发射扫描（PET）和单光子发射电子计算机断层扫描（single photon ernission computerized tomography，SPECT）。

1. 正电子发射扫描（PET）　可提供大脑各部分的代谢信息，采用这一方法已证实精神分裂症额叶代谢功能减退，皮质下区域特别是基底神经核的 DA 代谢增加。正电子发射扫描也适用于神经症的研究，并发现惊恐发作患者存在右旁海马回功能亢进，强迫症病人则有额叶和基底节的代谢亢进。

2. 单光子发射计算机断层扫描（SPECT）　能用于探测脑内放射性元素的分布情况，也适用于研究活体多巴胺和乙酰胆碱受体的活性，并由此发现了精神分裂症患者基底节多巴胺受体增多，阿尔茨海默病人额顶区血流不足等。

（六）精神药理学

精神药理学研究资料指出，精神药物主要通过对脑内神经介质代谢和受体功能发生影响而起作用，从而推测精神疾病发病的生化机理。由此得出的病理结论应在临床实践中加以验证，或得到来自其他方法的研究结果的证实。例如帕金森病的运动不能可用抗胆碱能药物改善症状，随后的研究资料表明该病是由于缺乏多巴胺能传递介质，导致胆碱能传递和多巴胺能传递系统功能的不平衡所致。

三、心理社会因素

(一) 心理因素

1. 应激和生活事件因素　应激和生活事件与某些精神疾病的发生密切相关,如神经症、心因性精神障碍、心身疾病和与文化密切相关的精神障碍等。

应激通常是指紧张、压力而言,它对精神状态有两种影响。一种是某些疾病可由应激事件直接引起,起主导作用。另一种是某些疾病可由应激事件诱发,它不起决定性作用。第一种应激事件被称为应激源,包括许多因素,有心理的、社会的和躯体的。例如在紧张竞赛的当时感到愉快,事后可有较长时间的不适感。应激事件引起的反应不仅包括心理反应,也包括植物神经和内分泌系统的改变。

生活事件因素,包括童年期家庭教养和境遇;青年期的学校教育和社会活动;成年期社会环境和生活影响等。即由儿童期到老年期一生中所遇到的各种生活事件。

应激事件是否引起疾病的问题,较为复杂,其可以在某些疾病的发病中起着主导作用,但不是唯一的致病因素。

2. 应激和自然灾害因素　强烈而急剧的应激事件,如地震、水灾、火灾、滑坡、爆炸、空难、车祸、亲人暴死等,多迅速引起短暂或持久的精神障碍。

为了判断心理状态是否是对某一特定应激事件的反应,Jaspers(1963)提出三条标准:①应激事件必须有适当的严重程度,与心理活动的变化在发生的时间上有紧密联系;②事件的性质和心理障碍的内容之间必须有明显的联系;③当事件结束后,心理障碍应开始消失,除非有长期应激因素存在。

(二) 社会因素

1. 环境因素　是指社会上或环境中应激事件的影响,如大气污染、噪音、交通混乱、居住拥挤、环境污秽、人际关系紧张、社会变动巨大等等因素,可增加心理和躯体应激,使人们长期处于烦闷、紧张、兴奋或焦虑、抑郁、不安等状态下,易患心身疾病、神经症或精神障碍等。

2. 文化因素　民族文化、社会风俗、宗教信仰、生活习惯等与精神疾病的发生有着密切关系。不同的文化和环境背景下所产生的精神疾病的病种、症状、内容和频率多不相同。从症状上的差异来看,妄想或幻觉的内容、结构、性质等受文化、地域和民族的影响而有显著不同。以精神分裂症为例,文化偏低的农村居民或民族所见到的妄想或幻觉的内容多简单、贫乏,常与迷信、封建思想活动有关。其妄想内容多为被害、化身、附体等,幻觉往往以神、鬼、鼠、狐、怪物或死亡的家人、亲族等的形象幻视为多。从病种上看,以癔症性精神障碍、反应性精神障碍以及与迷信、巫术相关的精神障碍、民间健身术等引起的精神障碍较常见。文化较高的地域居民或民族的妄想常以电波、光线、电子、卫星或物理性仪器摇控等或被控制感居多。幻觉中以幻听最为常见。在病种上，以偏执性精神障碍、妄想性精神分裂症和强迫症、神经衰弱、疑病症等多见。

在某些特定的民族、文化和地域之中，可出现一些特殊的精神障碍，如马来西亚、印尼等东南亚国家或地区有拉塔病（Latch）、行凶狂（Amok）和恐缩症（Koro）（亦见于我国南部地区）。日本冲绳岛的伊木、蒙古的比伦奇、加拿大森林地区的冰神附体（Withigo）、澳大利亚北部的灵魂附体（Molgri）等精神障碍。

3. 移民因素　移民和难民移往国外或到本国的陌生地区居住或避难，都可作为引起精神障碍的因素。移居国外和移居本国的人群相比，前者出现精神障碍较多。Pdeg-aard（1932）发现移居美国的挪威移民中精神分裂症患病率较挪威居民为高。田春幸雄（1944）调查第二次世界大战中，日本到我国黑龙江省进行开垦的移民，由于荒凉、草原和寒冷等生活环境的影响，心理活动受到冲击，有 10~20% 的人出现抑郁、焦虑、紧张、孤独或幻听、妄想、自卑、自罪等症状。Hussain 等（1978）发现亚洲移民中反应性抑郁发生率较高。

从上述各家报告来看，迁徙引起精神障碍的原因主要是由于移民或难民怕失业、怕歧视、怕疾病等，且存在言语不通、生活困难、环境改变等诸多适应上的问题。性格特征可能是易患因素之一。

四、小　结

精神疾病的发生从生物学和心理社会学两方面，已得到许多精神医学工作者的支持。但也有学者提出不同的看法，如 Meyer（1927）崇尚心因论，即认为精神疾病的发生是由单一的心理因素所造成的。不只是环境的影响，更重要的是本人对外界影响的体验方式，与精神障碍的发生有关，而主观体验方式与个人的生活经历、当时处境及心身状态有关。Mayer-Gross（1954）认为心理因素只不过是精神分裂症的促发因素之一，并强调一种引起人格衰退的严重精神疾病，不管它是否具有明显的遗传因素，都很难想象完全是由于心理因素所造成的。

在临床实践中经常可以遇到同一原因在不同的个体可以产生不同的致病作用，引起不同的精神症状；相同的精神病理现象可以由不同原因引起。除了单基因遗传病之外，几乎很难见到病因与精神症状之间存在严格的因果对应关系。这种情况与躯体疾病有所不同，从而为临床诊断和治疗以及病因学研究带来困难。产生这种情况的原因不仅在于人脑结构和功能较人体其他系统器官复杂得多，而且精神障碍的产生往往由多种原因引起，各类因素之间存在着相互作用，在分析多种元素的相互作用时，常需要考虑以下几种关系：即外因与内因的关系、远因与近因的关系、主要因素与次要因素的关系、原发因素与继发因素的关系。

综观上述对精神疾病的病因学探讨可见，生物学因素和心理因素，即内在因素和外在因素在其发病中共同起着决定性的作用。但应注意到两者的作用并非平分秋色。在某些精神疾病中某种因素起着主导作用，而在另一些疾病中则另一些因素起决定性影响。大量临床实践证明，许多精神疾病的起因，不是单一因素，而是多种因素共同作用的结果。如在神经症、心因性精神障碍中心理社会因素起着重要影响，是发病的主要因素之一，但也同时发现有神经生理学的改变。如焦虑症时 NE 系统的改变，强迫症时的 5-HT 含量的减少等，都说明对神经症的生理学研究具有同样重要的意义。另一方面，精神分裂症、情感障碍等所谓内因性精神病、人格障碍、精神发育迟滞的某些类型等，则主要是生物学因素（如遗传因素）或性格特征、发病年龄的某个特点起着主导作用。当然心理社会因素的影响同样不能忽视，它可能作为发病的促发因素而起作用。又如在颅脑损伤、感染、中毒和躯体疾病等伴发的精神障碍中，躯体因素则成为引起精神障碍的直接主要因素。但也应看到同样的外伤、感染、中毒和躯体疾病等，在某些人可产生精神障碍，而另一些人则不出现精神障碍，因此不能不认为这种差异与病人的遗传因素、性格特征、年龄和当时的躯体机能状态等因素有关。同时，直接致病的躯体因素的不同也会影响到起病及其转归中损伤的程度、意识丧失持续时间等。中毒性疾病的毒品种类、剂量和中毒后的时间等，感染疾病的病种、病原体毒素的种类、发热的高度等，这些情况与精神障碍的产生也有一定的联系。

研究精神疾病的病因学应注意以下几方面的问题：

（一）进行深入、细致、大量的临床及实验研究。

（二）加强基础理论研究，进一步大力开展多学科、多部门的综合性研究，从生物遗传学、大脑生理学、形态学、神经生物学、神经内分泌学、精神药理学、免疫学、流行病学、临床心理学、社会学、人类学等多个领域进行探讨，使精神疾病病因学的研究工作不断深入。

思考题

1. 神经元的结构与功能。

2. 基因的定义及化学本质。

3. 精神障碍的生物学因素。

（孙立忠）

第二章 精神障碍的症状学

第一节 概 述

精神障碍是以感知觉、思维、情感、注意、记忆、意志活动等心理（精神）活动的异常为主要表现的一类障碍。按着心理活动、心理过程的不同，应用医学概念将它们概括为感觉和知觉障碍、思维障碍、注意障碍、记忆障碍、智能障碍、定向力障碍、自知力障碍、情感障碍、意志行为障碍和意识障碍。各类障碍都有它们特殊的具体的临床表现，我们用语言对其各自的表现进行归纳总结，并加以描述，所得到的称之为某种精神（或心理）症状。每种精神症状的名称具有独特的专指性，症状的内容具有固定的单一性，每个症状都具有一定的临床意义，这些精神症状的不同组合，形成了不同的精神障碍。专门研究精神（或心理）症状的科学称之为精神障碍症状学或精神病理学。它是临床精神障碍的一个基本内容。精神科临床医生依靠症状学的理论知识和临床基本技能做出精神障碍症状学诊断，并进一步结合其它特征如人格特征、病史、严重程度等做出精神障碍分类诊断。所以说精神障碍的症状学的训练是精神科医生必不可少的基本功。

第二节 精神障碍常见症状

一、感觉和知觉障碍

感觉是客观事物的个别属性作用于感觉器官，并在大脑中形成的反映。如大、小、轻、重、凉、热等。感觉反映了事物的个别属性。

知觉是客观事物的各种属性通过大脑的综合，并借助以往的经验所形成的整体的综合映象。知觉不仅包含感觉部分，并借助以往的经验，将客观事物的各种属性综合起来，形成一个完整的印象。如产生"飞机"这一知觉时，不仅包含着飞机的形状、大小、色泽，还包含着飞机的质地、结构、性能等。所以知觉是在感觉的基础上，反映了事物的整体属性。

(一) 感觉障碍

精神障碍中的感觉障碍难以通过神经解剖定位加以解释，且多有变动，是一种精神症状。

1. 感觉过敏　患者对一般强度的刺激感觉过于强烈，甚至难以忍受。多见于神经衰弱、癔症、脑外伤综合征、感染后的虚弱状态。例如：某女性神经衰弱患者，对皮肤的轻触觉得疼痛难忍、对轻微的响动觉得震耳欲聋。

2. 感觉减退或消失　患者对强烈的刺激感觉轻微或者不能感知。多见于神经衰弱、癔症、抑郁状态、木僵、意识障碍。例如：癔症病人的手和脚出现手套和袜套样的感觉减退或消失，有些患者出现某一侧肢体的活动不能和感觉的减退，均找不出神经系统器质性损害的依据，往往通过心理暗示作用，使病情迅速得到缓解。

3. 内感性不适　患者体内有某种难以名状的不愉快的异常体验。如虫爬、牵扯、流动、气往上冲等。这些不适感，常使患者不安，可成为疑病观念的基础。多见于精神分裂症、抑郁状态、头外伤所致精神障碍、神经衰弱、癔症。如癔症患者的"歇斯底里球"，祖国医学又叫"梅核气"，是指患者喉部有异物的梗阻感，想吐吐不出来，想咽又咽不下去。又如癔症患者头部的紧压不适感，被称之为"歇斯底里盔"。

(二) 知觉障碍

1. 错觉　是一种被歪曲了的知觉，患者能感觉客观物体的存在，但对客观事物的整体和本质发生错误的感知。多见于症状性精神病，也可见于癔症、精神分裂症。在光线不明、精神紧张时，正常人也可出现错觉，但很快能被自己或别人所纠正。

幻想性错觉　是对客观存在的事物，通过自己的想象、加工，使之成为生动、逼真带有幻想成分的知觉体验。例如把墙上的污渍，加上自己的想象，幻想成嫦娥。随着幻想的演变可改变其错觉的内容。可见于癔症、轻度意识障碍，也可见于好幻想的健康人。幻想性错觉与一般错觉的区别在于：前者在出现错觉的同时能够意识到原事物是什么，如污渍；幻想性错觉的内容与幻想有关。而后者是对事物本质属性的错误感知，也就是说根本没有正确地感知到原事物是什么。

2. 幻觉　是一种虚幻的知觉，是指在没有现实刺激作用于感觉器官的情况下，却出现了知觉体验。如无人在场时患者能听到有声音与他对话或看到有人拿刀站在他面前。

按照不同的感觉器官，幻觉可分为：

(1) 听幻觉(幻听)　是幻觉中最常见的一种，幻听内容多种多样，可听到不同种类和不同性质的声音，如漫骂声、讲话声、喊叫声、表扬声、广播声。最多见的是言语性幻听。声音比较清晰，能辨别是男、是女，熟悉的还是陌生的，能明确地指出声音所在地。一般多为直接与病人讲话，有时是一个人的声音，有时是几个人或一群人在议论、争论（争议性幻听）、评论（评论性幻听）病人的好与坏的声音。内容多为辱骂、嘲笑、威胁或者是命令，有时患者也可听到为他辩护、对他赞扬的声音。患者受声音内容支配可与声音对骂、自伤或伤人，也可洋洋自得。幻听命令患者做某事（命令性幻听），患者对这些命令无法抗拒，必须遵照执行，因而易发生危害自己及他人的行为。多见于精神分裂症。对精神分裂症有诊断价值的幻听有：评论性幻听、争议性幻听、命令性幻听、思维鸣响或回响。

例如：某22岁的男性精神分裂症患者，近一个月来经常听到几个屯邻议论他和他父亲的声音，说他笨，说他父亲作风有问题，并听到"打死他、打死他"的声音，出去一找根本就没有看到人。患者搞不懂是要打死他自己，还是要打死他父亲，就反复问他父亲，到底要打死谁，此时其父亲才意识到孩子有问题而来医院就诊。

（2）视幻觉（幻视）　幻视持续时间多较短，多见于意识障碍时。视觉的内容较丰富、形象、生动，容易引起患者的情绪反应，如谵妄状态时的恐怖性幻视。在感染或中毒时，幻视形象较实物小，如酒中毒时的矮小幻视；较实物大很多则称为巨型幻视。精神分裂症的幻视常在意识清晰状态时出现，一般比较单调，不容易引起患者的情感反应，对病人行为的影响也较幻听小。

如某男性患者，58岁，习惯性饮酒20年，近一周因故心情不快，饮酒量加大，并出现翻箱倒柜，说看到满地是一寸长的蜈蚣，还有小蜘蛛，跑到柜子里去了，甚至把电风扇拆掉，去抓蜈蚣和蜘蛛。伴有意识不清、震颤、大汗等，尤其以晚上为重。临床诊断：酒精所致精神障碍（震颤谵妄）。

（3）嗅幻觉（幻嗅）　患者无中生有地闻到一些不愉快的气味，如腐臭、烧焦、血腥气，因而以手捂鼻或有厌恶表情。在精神分裂症中，幻嗅常与其它幻觉和妄想结合在一起，病人认为所闻到的气味是别人故意放的，因而加重妄想。在颞叶损害的病例中，幻嗅常是首发症状。

某男性患者，20岁，临床诊断：精神分裂症。入院后拒食、拒药，一给他吃药、喝水他就捂鼻子，医院的送饭车一进疗区，就用被子把头盖上，问其原因不答。经无抽搐电休克治疗三次后，上述症状缓解，问其当时拒食、拒药的原因，称有一种说不出来的气味，特别难闻，吃了怕被害死。

味幻觉（幻味）　患者尝到有某种特殊的味道，因而拒食，或促使某些患者的被害妄想更为牢固，可见于精神分裂症。

（4）触幻觉（幻触）　也称皮肤和粘膜幻觉。患者述说有刀割、通电、虫爬、液体流动感。在可卡因中毒的病历中，幻触常与被害妄想并存而成为可卡因狂。可见于精神分裂症、脑器质性精神障碍。

（5）内脏幻觉　患者的内脏器官产生异常的感觉，一般可清楚地描述。例如：患者感到心脏压缩、肠扭转、肝破裂等。多与疑病妄想、虚无妄想、被害妄想同时出现。内脏性幻觉不仅有感觉性质的改变，而且部位比较固定，并且有虚幻荒谬的成分。多见于精神分裂症、抑郁状态,有时提示有明显的脑器质性病变。

(6) 运动性幻觉　是本体感受器如肌肉、关节等运动和位置的幻觉。如病人躺在床上却有颠簸的感觉。病人沉默不语却感到自己的唇舌在讲话,对此也称之为"言语运动性幻觉",可见于精神分裂症。

根据幻觉体验的来源、清晰度、结构完整程度可将幻觉分为:

(1) 真性幻觉　通过感觉器官感受到,存在于客观空间,幻觉形象鲜明、生动,结构完整,病人常说是他亲眼看到,亲耳听到,因而坚信不疑,并有与幻觉内容相应的情感与行为表现。如上述幻觉。

(2) 假性幻觉　幻觉不是通过感觉器官来获得,没有明确的空间定位,形象不够鲜明生动,结构不完整,与一般知觉不同。虽具有知觉的成分,但又与生动的表象很相似,可以把它看成从知觉到表象过渡的一种形式。这类幻觉由俄国精神病学家康金斯基于 1890 年描述过,又称康金斯基伪幻觉。患者对此仍坚信。

如某患者,女性,38 岁,病期一年半,临床诊断:精神分裂症。患者常肯定地对医生说,能听到心灵里有人说话。问其是否像听到医生和患者之间的对话一样,亲耳听到的,患者回答说:"像听到的,又好像和想象的掺到了一起,声音不很清楚,有时根本没有声音,但我明白它的意思。"问其声音的来源,患者回答:"是来自心灵?还是来自灵魂?说不清楚,但不像是来自外部。"

几种特殊形式的幻觉,对精神分裂症的诊断有一定价值。

(1) 思维鸣响(思维化声)、思维回响　患者想什么,就有声音同时或相继讲出他所想的内容。前者叫思维鸣响(思维化声),后者叫思维回响。如患者想吃饭,同时或相继出现"吃饭、吃饭"的声音。患者想睡觉,同时或相继听到"睡觉去、睡觉去"的声音。患者的体会是自己的思想变成了声音。这是一种知觉障碍,而不是思维障碍,临床上要注意加以鉴别。多见于精神分裂症。

(2) 机能性幻听　它由俄国精神病学家康金斯基首先加以描述。是由现实刺激引起同类感觉器官出现的幻觉。特征是现实刺激与幻觉共同作用于同一感官,同时出现,同时存在,同时消失。但二者不融为一体(与错觉不同)。一般现实刺激的声音较单调。患者听到现实刺激的声音,同时产生的言语性幻听的内容一般也较单调固定。主要见于精神分裂症。

如某男患者,23 岁,在洗漱时总是对着水管子小声嘟囔,面部表情比较平淡,无相应的气愤感觉,回到病室就好,几次追问其原因,患者回答说:"我一打开水龙头,就听到有人骂我,总是那么几句话,关闭水龙头,骂我的声音就没有了。我也搞不清楚到底是怎么回事。"

(3) 反射性幻觉　现实刺激作用于某种感觉器官产生知觉体验后,立即出现另外一种感觉器官的幻觉体验。其特征是现实刺激和幻觉作用于不同的感官，应与机能性幻听相鉴别。如某患者一看到蓝色，就听到"下雨了、下雨了"的声音，即现实刺激作用于视觉器官，立即出现了听觉器官的幻觉体验。主要见于癔症，也可见于癫痫发作的先兆阶段。

（三）感知综合障碍

患者对客观事物的本质能够正确感知，但对它的部分属性如大小、远近、比例等空间结构或时间关系产生了与实际情况不相符的感知。它与错觉不同，因为错觉被歪曲的是事物的本质，而感知综合障碍对客观事物的本质感知是正确的，只是对客观事物的部分属性感知错误。临床上常见的感知障碍：

1. 视物变形症   患者看到外界物体或人的形状发生了改变，与实物不相符，称视物变形症。如果被看到的形象比实物大得多，则称为视物显大症。如果被看到的形象比实物小得多，则称为视物显小症。多见于癫痫和精神分裂症。

如一男性，19岁的精神分裂症患者，突然看到父亲的耳朵出奇的大，脸特别的长，颧骨突出的特别明显，面色非常难看，忽明忽暗，犹如妖魔鬼怪一般，患者感觉非常恐惧，用身边的水果刀向其父亲连刺数刀，将父亲刺成重伤。

2. 空间感知综合障碍   是指患者对周围物体与自己的距离产生了歪曲的知觉，不能准确地判断周围事物与自己之间的距离，把远距离的物体看得很近或把近距离的物体看得很远，也称为视物错位症。多见于癫痫和精神分裂症。有的患者因为存在空间感知综合障碍，常给自己的生活造成很大麻烦，如火车已经驶进站台，但仍觉火车距离自己很远，而错过上车的机会。又如某一癫痫患者，把平坦的地面看得凹凸不平，所以一会儿高抬腿，一会儿又小心翼翼地把腿放下，还告诉周围人多加注意，路面不平，别摔着。

3. 周围环境改变的感知综合障碍   患者对正在运动的物体觉得是静止不动的，而对静止的物体觉得正在剧烈地运动、急速地变化着。多见于癫痫和精神分裂症。另外患者感觉到周围的事物变得模糊、不清晰，中间隔着一道不可逾越的鸿沟，周围的一切变得陌生和不真实，似乎隔了一层膜，蒙上了一层纱，比如听声音像耳朵塞了棉花，对此称为非真实感。多见于抑郁症、精神分裂症。

4. 对自身躯体结构的感知综合障碍   患者把自己的身体作为感知对象，感到自己身体某个部位的大小、轻重、长短、颜色、形态发生了变化，如头变的特别大，两只手明显地不一样大，有的病人坐在教室里不敢抬腿，怕一抬腿把两米远的讲台给踢翻了。有些精神分裂症初期的病人，一反常态地总爱照镜子（窥镜症），即看到自己面目全非，非常难看而长时间地凝视自己，有时还转动头颈或做某些表情，这是由于病人感到自己的形象发生了变化。多见于脑瘤、癫痫和精神分裂症。

二、思维和思维障碍

思维是一个复杂、高级的认识过程，它在感知客观事物的基础上，大脑对感知的事物进行分析、综合、比较、抽象、概括、判断和推理等基本过程，间接地反映事物的本质。思维具有具体性、目的性、连贯性、实践性和逻辑性。思维障碍主要包括思维形式障碍和思维内容障碍。

(一) 思维形式障碍

包括联想过程障碍、思维联想连贯性障碍、思维逻辑障碍、思维活动形式障碍。

1. 联想过程障碍

(1) 思维奔逸（观念飘忽）是一种兴奋性的思维联想过程障碍。联想速度加快，联想数量增多，内容丰富生动，有一定的目的性，但方向不固定，病人的注意受环境影响而转移到新接触的事物上（随境转移）。临床表现：病人语调增高，语流加快，与平时相比明显地健谈，甚至声音嘶哑也说个不停。病人的思维迅速，从一个题目转移到另一个题目，一个想法没有完，另一个想法便又冒了出来。我们也有这种联想，但没有病人来得那么快。患者感觉自身言语速度来不及表达自己的思想，有时发生音联、意联，甚至口若悬河，滔滔不绝，给别人以缺乏深思熟虑、信口开河、逻辑关系非常肤浅的感觉。多见于躁狂状态。

病例：女性患者，34 岁，会计，临床诊断：无精神病性症状的躁狂症。医生一进病室还没来得及说话，病人就主动对医生说："你的气质太好了，我就让你给我打针，你打得不疼。你的衣服真漂亮，快脱下白大衣，让我看看，老公你看漂亮不漂亮，明天你也给我买一件。"医生说："这件毛衫已经买好几年了。"病人马上兴高采烈地说："我已经喝咖啡好几年了，你们这儿的咖啡更好喝，明天我请你喝咖啡。"这时进来一位医生和一位护士，病人马上指着护士说："你像凶神，我不用你量血压，一点也不温柔。"又指着刚进来的医生说："你给我量吧，你虽然胖点，但还挺面善，好好量，不好好量我找你们院长让你下岗，我老公马上就要下岗了，我马上就能傍个有钱的大款给你们看……。"

(2) 思维迟缓 是一种抑制性的思维联想过程障碍。思维联想困难、速度减慢、数量减少，有时思维停留在某一概念上很长时间不能顺利地表达出来。表现为言语的数量减少，言语的速度减慢，语声低沉，回答问题吃力。患者自身有脑子变得迟钝、好像机器生了锈、转动非常困难、难以启动的感觉。是抑郁症的典型临床表现之一。

(3) 思维贫乏 除思维速度减慢外，主要表现为联想数量减少，思维内容、概念缺乏。对问题的回答简单、枯燥。如"不知道"，"没什么"。患者自身感觉脑子空洞，没什么可想，也没什么可说，并且病人对此默然处之。思维贫乏可见于痴呆状态，常与情感平淡、意志行为缺乏构成精神分裂症的三项基本症状。

（4）病理性赘述（思维迂远）　思维联想过程粘滞，主题转换困难，枝节联想及述说过多，主题不突出。表现为患者在谈话过程中过多地谈及与主题有关的旁枝末节问题，其过细、繁琐的叙述掩盖了基本内容，花了许多时间，虽然能回到所要述说的主题，但重点不突出。给人的感觉是说话啰嗦，抓不住重点，不必要的细节和无关的分枝太多，思维进程举步为艰，说明病人的抽象思维能力和概括能力低下。多见于癫痫病人。

如癫痫患者刘某，问他为何与患友争执？答："我家在 XX，家里有妈妈、哥哥、继父，我家一天三顿饭，晚饭后我爱看电视，我的同学有时来我家，我们一起看电视或出去玩，有时我也去他家，我妈说我有病，不愿意让我出去，我在家一天抽一盒烟，昨天吃完晚饭在病室，他管我要烟，我的烟是我妈花钱买的，让亲属从家里带来的，有三元钱一盒的，也有两元钱一盒的，护士说我还有七盒烟，护士给他发烟了，也给我发烟了，也给王某发烟了，他抽完了，他的烟是红梅，我抽的是芙蓉和旱烟，快睡觉了管我要烟，烟给他了我抽啥？我不给他，就吵起来了。"

2. 思维联想连贯性障碍

（1）思维散漫或思维松散　联想结构松弛，内容散漫。对问题的叙述不很切题，思维内容虽有关联，但缺乏必然的逻辑关系，让人感到在与之交谈过程中，表现的态度不中肯，主题及用意不好理解，交谈困难，进一步可发展为思维破裂。多见于精神分裂症的初期。

（2）思维破裂　在意识清楚的情况下，联想断裂，思维内容缺乏内在联系。在病人的言语表达过程中，就每一个独立的句子来讲，语法结构正确，意义可以理解，但主题与主题之间、句子与句子之间缺乏内在意义上的联系，让人无法理解他所要表达的主题和用意。如某精神分裂症患者发给妈妈的短信：药碎了，春天到了，你在哪里，我考大学了，票卖完了，我要买运动服，快要考试了。严重时词语之间也缺乏联系，言语支离破碎，成为词语的杂乱堆积，也称"词的杂拌"。是精神分裂症的特征性思维障碍，对疾病的诊断很有意义。对问话不回答、精神检查不合作的病人，可以通过家属寻找他们的日记、笔记等或临时让患者写一些东西，从中可以发现他们的联想结构障碍。如某大学生患者在日记中写到：下雪了，他们为什么那么高兴和卑鄙，毛衣放在哪里了，妈妈一定会知道，网上说快开十七大了，快考试吧，就去澳大利亚，到那里看看再说，一会去吃饭，我的体质太差劲，牙疼，我要睡觉了，写到这里吧。病人在疾病状态中，对此丝毫不能觉察他的错误所在；在疾病缓解、自知力恢复后，病人自己也不能理解当时是怎么写出来的，会觉得特别荒唐可笑。

（3）思维不连贯　与思维破裂产生的背景不同，多在感染中毒、癫痫性精神障碍及颅脑损伤所致的严重意识障碍背景下出现。联想断裂程度比思维破裂更为严重，不仅句子与句子之间缺乏联系，概念与概念之间也毫无关联，谈话内容更加零碎、片段，毫无主题可言。

如处于酒精中毒谵妄状态的某 73 岁男性患者，医生问话不答，对周围环境的变换没有任何反应，旁若无人，手舞足蹈，不停地喊叫："爸爸妈妈、爸爸妈妈、我的是我的、前进、吃菜、喝酒、蜘蛛、门、打死、车飞了、上刑、吐血、你去哪里、一条鱼几条腿、关灯、什么问题、做手术吧、做手术了。"

（4）思维中断　联想断裂，此时患者无意识障碍，也无外界干扰，在谈话中言语突然停止，片刻后又继续谈下去，但谈话内容往往不能接续原有的话题。

（5）思维插入　在意识清晰的状态下，有些病人在思考的过程中，脑子中突然出现一些与思考内容无关的意外联想，称思维插入。

（6）思维云集　又叫强制性思维，是指这种思维不受患者主观意愿的控制，在脑子里突然地、强制性地涌现大量的思潮和缺乏现实意义的联想，且迅速消失。内容杂乱、变换多端，出乎患者的意料并感到陌生，但病人对此没有痛苦感和被纠缠感（可以与强迫性思维相鉴别）。是康金斯基精神自动症的表现之一，多见于精神分裂症。

病例：患者女性，18 岁，高中生，病期半年，临床诊断：精神分裂症。表现发呆，少语，少动，与同学接触减少，上课注意力不集中，学习成绩明显下降。精神检查：患者述：我中邪了，脑子好像已经不是我的了，脑子乱透了，突然间脑子里会出现很多的东西，什么意义都没有，有时你还没来得及捋顺好塞进脑子里的东西是什么，一下子又什么都没有了。情感平淡，对自身感受无焦急感，对自身状态不关心。强制性思维可以与思维中断交替出现。

思维中断、思维插入、思维云集均与自己的主观愿望无关，不受主观意愿支配，有一种不能自主的感觉。多见于精神分裂症。

3.思维逻辑障碍

（1）象征性思维　它是形象概念与抽象思维之间的联想障碍。患者对一些很普通的物品、动作、词语、概念赋予特殊的意义，除病人以外，别人无法理解其意义。使抽象概念得以形象化的理解。

如某女性精神分裂症患者，在家一年四季总是穿着白上衣、黑裤子，入院时无论如何也不换掉自己的白上衣、黑裤子，并让医护人员在她左侧站一排，家属在她右侧站一排，她在中间，否则不进病房。经耐心询问，患者说："我是黑白两道，你们是白道（白大衣），他们（护送人）是黑道，只有我这身衣服才能把你们紧密地联系在一起，协调好你们的医患关系，连这你们都不懂，还让我来干什么。"多见于精神分裂症。

（2）语词新作　患者用图形、符号或自创新词、新字代替某些概念，赋予除他本人之外别人无法理解的特殊意义。其新造的词和字可能由常用字加工改造而成，也可将几个概念拼凑而成。如"÷"代表一家三口；"讠女"代表丈夫行为出轨。多见于青春型精神分裂症。

（3）逻辑倒错　是指在思维联想过程中逻辑推理存在明显障碍，或者无前提，或者无逻辑依据，甚至因果倒置，或让人感到逻辑推理过程离奇古怪，十分荒谬，无法理解。如某精神分裂症病人说："太阳下山了，手机没电了，我要死了。"又如某精神分裂症患者将自己亲生的6岁男孩用刀刺死，在对其进行司法精神医学鉴定时，问其为什么要亲手将孩子杀死？回答说："孩子特别淘气，不听话，总与别的小孩打架，别的家长总来找，孩子一不听话或有点啥事，我爱人就骂我，要是孩子没有了，也没有人来找了，我也就不挨骂了，我和我爱人也不用打仗了。"患者对此不感痛苦和后悔。逻辑倒错多见于精神分裂症，也可见于偏执性精神病和某些人格障碍。

（4）内向性思维　病人的思维不具有现实性，整日沉湎于一些抽象而无现实意义的问题，甚至其思维内容与现实完全隔绝，对现实不予理睬，我们称其为内向性思维。如患者李某，每天在室内徘徊，周围的一切均不能引起他的注意。整日独自叨咕，"太阳黑子是什么，我是什么，找得到、找得到"，并独自发笑，患者对此感觉不到有任何异常。内向性思维多见于精神分裂症。

（5）诡辩性思维　特点是就某一无现实意义的主题，无限制地运用一些内容空洞的词句，发表毫无意义的长篇辩论或演说。给人的感觉是，句子的语法结构是正确的，但用内容空洞、缺乏现实意义的依据，不厌其烦地述说最简单的问题，给人一种牵强附会、似是而非、进行诡辩的印象。是思维联想过程中表象和概念在逻辑论证上的联想障碍。多见于精神分裂症。

4. 思维活动形式障碍

（1）刻板言语　指病人机械而刻板地重复某一无意义的词语或句子。如病人不停地说："气死我了，气死我了，气死我了……"周围并没有让他生气的事情。

（2）重复言语　指病人常重复自己所说的一句话的最后几个字或词。如病人说："我想唱歌，唱歌，唱歌，唱歌……"无数遍地重复。多见于脑器质性及癫痫性精神障碍。

（3）持续言语　病人的思维联想在某一概念上停滞不前，单调地重复某一概念或对不同的问题总是以第一次的答案来回答。如一患者刚入院，医生问："你叫什么名字？"回答："丁XX。"接着医生又问其各种不同的问题，病人给出的答案都是一样的。见于癫痫性精神障碍或脑器质性精神障碍。

（4）模仿言语　是指周围人说什么，病人就模仿什么。如医生说："你吃药了吗？"病人回答说："你吃药了吗？"医生说："你上床吧。"病人也说："你上床吧。"常见于紧张型精神分裂症，并常与模仿动作、刻板动作同时存在。

（二）思维内容障碍

妄想是在病理的基础上产生的歪曲的信念、病态的推理与判断。妄想具有三个典型的特征。

1. 妄想是一种坚信和确信，无论其内容是多么不符合现实，甚至荒谬至极（某男性精神分裂症患者坚信自己怀孕6个月），逻辑错误多么显而易见，但患者仍坚信不移，事实和理性不能对其加以动摇和纠正。正常人也可以有错误的想法、看法，但比较容易通过实践验证而得到纠正。误解是一种错误的理解和判断，可一旦被事实澄清，误解就会被解除，而变成理解。

2. 妄想的核心总是涉及"我"。如："他们在监视我"，"他们在议论我"，"他们在吐我"。

3. 妄想是个人所独有的信念，不被病人的文化群或亚文化群的其他成员所接受。妄想是思维内容障碍最常见、最重要的一种症状。

妄想的产生可以起源于某种突然发生的病理性体验，与既往经历和当时的现实处境缺乏联系；也可在幻觉、内感性不适、心境低落等心理学基础上产生。前者称为原发性妄想，是精神分裂症的基本症状之一。后者称为继发性妄想，可见于多种精神障碍。

妄想从结构上可分为系统性妄想和非系统性妄想。系统性妄想是以某种病理信念为前提，发展缓慢，把一些本来与其无关的事情牵强附会地联系进去，使内容更复杂，结构更严密，范围更泛化，最终形成一个比较固定的妄想系统。多见于偏执性精神障碍。非系统性妄想是指结构松散，内容零碎、片段、多变、杂乱无章、不固定的病理信念。多见于精神分裂症。

根据妄想的内容，临床上可分为：

1. 关系妄想 患者坚信现实中本来与其无关的事情都与他有关。如与其无关的人的谈话是在议论他，报纸、电视的新闻报道是针对他，常与被害妄想相伴随出现，但也有引起钟情妄想者，如偶然的目光相对，认为对方钟情与他。多见于精神分裂症。

病例：某女性，24岁，留学生，病期一年半，临床诊断：精神分裂症。对医生叙述如下：一年半来，我的生活发生了很大变化，开始在国外，班里的同学对我的态度与以往不一样，总是用异样的眼神看我，并三五成群地、比比划划地用各种语言在议论我，没听清楚他们在说什么，但肯定是在说我，老师也在讲台上指桑骂槐地说我。在回国后，父母、邻居对我和原先也不一样，父母总是小声说话，在背后嘀咕我，邻居一见我就吐我。报纸上报道的"一女留学生的国外经历"，也在含沙射影地报道我。在新闻联播时，赵XX总是含情脉脉地看着我，尽管我给他写信，他不回，那是在考验我，他对我的眼神足可以说明一切。

2. 释义妄想（特殊意义妄想） 患者对一般客观事物赋予特殊的含义，并与其密切相关。对正常人来讲，是无法从事物本身引申出来的，是毫无关联的，无法理解的，但患者却深信不移，可在关系妄想的基础上产生。如患者王某，看见迎面汽车的车灯亮了一下，马上认为这是暗示自己将要退出领导岗位。对于正常人来讲，无论如何也不会把车灯亮了和退出领导岗位联系在一起。多见于精神分裂症。

3. 被害妄想　患者无中生有地认为自己和（或）家人正在被攻击和迫害，如被跟踪、被监视、家里被人安装窃听器，甚至无端地认为家人和外人合谋在饭里、水里、药里下毒害自己。是临床上最常见的一种妄想，多见于精神分裂症和偏执性精神障碍。

如某男性精神分裂症患者，39岁，干部。无故认为妻子睡觉姿势的变化是故意刺激他，认为妻子借买菜之机去向单位领导打小汇报，把他的一举一动都毫无保留地汇报给领导。无端地认为妻子和单位领导正在合谋要害死他，认为在饭里、水里、米面里都放了毒，因而不喝家里的水、不吃妻子做的饭菜，把米面扬得满屋都是，并认为单位派汽车跟踪他。患者的父母、妹妹来劝说无效，并且患者对父母说："你们知道什么，我的鼻子、耳朵里都流脓，我每天吃白菜、萝卜解毒，你们也得注意，不要随便到我家里来。"并在当晚趁妻子睡觉时突然离家出走。

4. 被窃妄想　处于老年期抑郁、脑器质性精神障碍的病人，无故认为自己的东西被人偷窃了，我们称之为被窃妄想，实质上属于被害妄想。多与老年人的心理、生理特点，如不自信、好猜疑、记忆减退、体弱多病等有关。

病例：患者女性，68岁，农民。近一年来，总是叨咕丢东西，不是丢这个，就是丢那个，甚至连破布条也被偷了，并骂儿媳妇和邻居，晚上不睡觉，抓贼。柜子也换了好几把锁，如果"丢"的东西一旦找到了，就说是人家给送回来了，弄得婆媳关系不和。到医院就诊，头颅CT显示：皮质下动脉硬化性脑病。

5. 物理影响妄想　患者认为自己的心脏、血压、脉搏及自己的思维、情感、意志活动均受外力支配、干扰、操纵、控制或影响，而产生种种不适感。患者对这种体验的感受是受某种光线、电波、仪器的影响，故称为物理影响妄想。患者有时伴有明显的不自主感、被控制感，是构成精神自动症的成分之一，也是精神分裂症的特征性症状之一。

如某精神分裂症患者，屋内总是挂着黑窗帘，不开灯，也不出屋，问其原因，回答说："就是这样，光线中仍然好像有种射线，穿透我的五脏六腑，把我的大脑也搞的乱七八糟，把一些不属于我的想法也塞进我的脑子里。"

6. 内心被揭露感（被洞悉感）　自己的想法尽管自己肯定没说，但已暴露无疑，尽人皆知，甚至已经是满城风雨，大家都在议论这件事。患者的体会是自己的想法被洞悉了，病人不是根据别人的言行作出这种判断，也不是妄想、幻听、恐惧、猜疑等心情所致，患者虽然说不清楚自己的想法是怎样被人知道的，但病人凭直觉坚信：自己的想法已经被所有的人知道了。是精神分裂症的特征性症状之一。与假性幻觉、被控制感组合为康金斯基综合征。

病例：患者男性，46岁，技术员，病期三年，临床诊断：精神分裂症。患者近三年来一直不出门，不见人，不敢说话，不上班，单位同事来电话，自己也不亲自接,尽管这样,也总和妻子叨咕,这些事他们是怎么知道的呢?来院后,对医生讲:"我变成透明的了,我的想法,我的一个心愿,连我自己还没想好,就被别人知道了,也许是现在的一些波,把我的想法变成了声音?有时我正在想,今天还是不能上班,马上就会有电话打进来,询问一些技术上的事情。不用多说了,我的内心想法你们已经都知道了。"

7. 夸大妄想 患者坚信自己有超出事实的权利、能力、财力和精力,因患者的文化水平和经历不同,超出的程度也不同,多与心境高扬、意志行为增多相伴随出现。见于躁狂状态。

病例:男性患者,52 岁,工人,病期一个月,临床诊断:无精神病性症状的躁狂症。患者一入院,就主动与医护人员打招呼,问你们的工资多少,说这里的住院环境急需改变,并赶紧让人拿纸、拿笔,写了两千万人民币的批条,让医生转交给医院,用于改建房舍。又无中生有地说,自己有上亿资产的林场,木料就不用买了,拿他的批条可以直接到林场去取。让家人买中华烟,要软包的,不给买便大发脾气,买了烟后,把烟全都分发给了住院患者。20余天后病人病情缓解,看到入院时写的批条,病人不好意思地说:"那时自我感觉好极了。我就是个工人,哪有那实力。"

8. 罪恶妄想 患者无根据地认为犯了不可饶恕的错误,罪大恶极,连累亲人,甚至认为因为自己的罪过使国家和人民也遭受了不可弥补的损失。不仅应该受人鄙视、唾骂,而且死有余辜,因而用拒食、自杀的方式来赎罪。常见于抑郁症和精神分裂症。

病例:患者,男性,41 岁,干部,病期 2 个月,临床诊断:有精神病性症状的抑郁症。患者于 2 个月前无故地发愁,认为自己的生活不如别人,自己经营的公司效益不好。因为自己经营这个公司,别人没竞争上,而对不起单位同事,得罪了人,没脸见人,因此妻子也跟着受连累;认为自己跟别的女性在一起喝过酒,更是对妻子不忠;在经营公司期间,进过廉价的原材料,犯有欺骗罪。故写下遗书,一次卧轨、一次喝农药自杀,被家人及时发现,最后被送入医院。病人对自己的自杀行为不感到后悔,并认为自己罪大恶极,死有余辜,认为家人、医生没有救自己的必要,只有死才是最好的解脱。

9. 疑病妄想 患者坚信自己患了某种不治之症,尽管经过反复的医学检验证实这类疾病并不存在,患者仍坚信不移。可在内感性不适、幻触、内脏性幻觉的基础上产生。病情严重时,患者认为"自己的内脏已经烂了,只剩下一个空壳了(虚无妄想)"。常见于精神分裂症、抑郁症和脑器质性精神障碍。

病例:女性患者,46 岁,临床诊断:抑郁症。一年半前,患者坚信自己患有心脏病,心肌已经溃烂,甚至波及到肠胃,家属带其反复到医院做心电图,均没有异常发现,医生也认为目前没有心脏病的依据,而患者认为自己的病情特殊,没被检查出来,虽多次到发达省市的大医院,用各种先进的仪器检查,找有名望的教授会诊,均没有找到患有心脏病及肠胃疾病的根据。但患者仍坚信自己患有严重的躯体疾病，已经病入膏肓，不可救要，等死算了，而不再配合检查，并拒食。

10. 嫉妒妄想　患者毫无根据地认为爱人对自己不忠，另有所爱，因此不让爱人与异性讲话，检查爱人的物品，甚至跟踪或监视爱人的活动。一定要在事实清楚的前提下，来判定嫉妒妄想是否成立。可见于精神分裂症和偏执性精神障碍，慢性酒精中毒病人的嫉妒妄想多由自身的性功能减退继发而来。

病例 1：患者，女性，29 岁，大学讲师，结婚已三年。丈夫介绍病史：近一年来，她特别磨人，只要我俩不在一起，就给我打手机，问我在哪儿，跟谁在一起，回家后总是查看我的手机、短信，见到新的电话号码，就追问是谁打来的，有时还给人打回去，听听是男的声还是女的声。我跟她在一个学校当老师，有时我跟女老师、女学生打招呼、说话，她要看到了，也追问起没完，一个劲地问我，是不是不爱她了，另有所爱了。近半年来，不怎么回她母亲那儿，有时过节我去给她母亲送点东西她也不高兴，有时在我的短裤上做标记……精神检查：患者不愿暴露内心体验，问其丈夫对你怎么样，回答说："还行。"问其夫妻感情怎么样，也回答说："还行。"再三询问下认为丈夫跟自己的母亲关系不可理解。最后临床诊断为精神分裂症。

病例 2：一女患，23 岁，已婚三年，婚后夫妻感情恩爱，丈夫作风正派。近半年来，患者坚信爱人行为不轨、有外遇。因此，当爱人去田里劳动或上街，常常尾随。途中爱人与过路妇女说话，患者则大吵大闹，认为丈夫与其关系不正常，爱上人家了。甚至还坚信丈夫与自己的母亲也有不正常的男女关系，所以大骂丈夫与母亲。因为患者多疑，整日弄得家中不得安宁，送来住院。临床诊断：偏执型精神分裂症。

11. 钟情妄想　患者毫无根据地认为自己被某异性所迷恋，尽管遭到对方的严辞拒绝，仍坚信对方是在以这种方式来考验自己对爱情的忠贞。多见于精神分裂症。

病例：男性患者，24 岁，已婚，临床诊断：精神分裂症。一年前在某公司打工期间，自认为自己的女上司爱上了自己，每天趁人不备时就去给女上司送花，遭到拒绝，也被同事取笑，有些同事也劝慰他，他都不接受，反而认为这都是女上司故意安排的，实质上是在用各种方式考验他对女上司的感情。一天，女上司过生日，女上司的丈夫来接女上司一同去吃饭，患者仍然认为女上司在用这种方式考验他，而将女上司的丈夫打伤，病人被送入医院。

12. 超价观念　是以某种事实为基础，受强烈情绪的影响，对客观事实作出超出现实的评价，在意识中占主导地位并影响其行为的观念。这种观念的形成，一般都有一定的事实作为基础，由于强烈情绪的存在，病人对这些事实做出超乎寻常的评价，并坚持这种观念，认为这种观念对其本人有十分重要的意义，所以直接影响其行为。超价观念实质上是在一定时期、一定条件下的一种错误的判断，其逻辑推理并不荒谬，有一定的可接受性。

13. 强迫观念 是指某些观念或概念多次重复地出现于病人的脑内，尽管病人清楚地认识到这种观念来源于自我，而且是没有必要的、毫无意义的，有摆脱的愿望但难以摆脱，伴有明显的被纠缠感、痛苦感。强迫观念可表现为强迫性计数、强迫性回忆、强迫性穷思竭虑、强迫性冲动、强迫性对立观念等。多见于强迫症、精神分裂症。

病例：某女性患者，22 岁，近 2 年来不能坚持上学，每天下楼必须查楼梯的台阶数，反复查，一遍一遍地查，有时被上、下楼的邻居打断，必须再从头查，自己知道没有人要求自己这样做，也没有必要这样做，但控制不了自己，因而非常痛苦。有时这个情况好一些，又出现新的问题，如正在走路时突然就想人为什么要长眼睛，为什么长两只眼睛，眼睛为什么能看到东西，耳朵为什么不能看东西。自己为有这些不必要、反复出现的想法而生气，有时一出现这些想法时，就气得直跺脚，控制不住地喊："怎么又来了，我还没想明白呢，别打扰我。"临床诊断：强迫症（有强迫性计数和强迫性穷思竭虑）。

三、注意和注意障碍

注意是人的精神活动有选择地集中一定对象的现象。注意可分为两类，一类是被动注意，又称为不随意注意，是对外界刺激简单的、原始的反应，是没有任何目的、不加任何努力、自主地、自然指向某一事物。被动注意的产生取决于外界刺激的强度。强度愈大，愈易引起被动注意。另一类是主动注意，又称为随意注意，是精神活动有既定目的的、自觉的，并且需要一定努力方能达到的指向某一事物。注意有注意的广度、注意的稳定性、注意的紧张性、注意的分配与转移四大特征。

1. 注意增强 在病态心理的影响下，患者特别易于注意某些事物。如有嫉妒妄想的病人，特别注意爱人的手机短信、来电号码。厌食症的病人特别关注自身体重的变化。可见于心理生理障碍、神经症、精神分裂症。

2. 注意减弱 主动注意、被动注意的兴奋性难以被唤醒，注意的范围缩小，注意的稳定性下降，注意的持续时间缩短，是注意的全面减退。多见于意识障碍。

3. 注意缓慢 是指注意集中缓慢，转移困难，但稳定性尚可。多见于抑郁症。

4. 注意涣散 主动注意很快活跃起来，但不宜保持，稳定性下降，注意很容易分散，学生的课堂学习效果不好多由于注意力不集中所致。

5. 注意狭窄 属于注意广度障碍，注意范围显著地缩小，当病人集中某一事物时，主动注意明显减弱，被动注意难以唤起。多见于朦胧状态和痴呆患者。

6. 注意固定 是注意稳定性障碍，注意的稳定性极强，难以转移。

7. 注意转移 是注意稳定性极差，被动注意明显增强，但不持久，注意的对象常因外界环境的变化而转移，也称之为随境转移，多与思维奔逸、情绪高扬、意志活动增强相伴随出现。见于躁狂状态。

四、记忆和记忆障碍

记忆是高级、复杂的心理活动的基础。记忆是在感知觉和思维活动基础上建立起来的、对以往经验的再认和回忆。记忆包括识记、保存、认知、回忆四个基本过程。识记是事物和经验在脑子里留下痕迹的过程；保存是使这些痕迹储存起来免于消失的过程；认知是现实刺激与以往痕迹联系的过程；回忆是痕迹的再现和重新活跃的过程。认知和回忆是通过表象的形式实现的。表象是客观事物与我们感觉器官脱离后，在脑子里留下该类事物的形象。与知觉相比它有如下特点：没有相应的客观刺激作用于感官，表象的来源没有明确的空间定位，表象的清晰度、鲜明和生动程度比知觉低，当事人能感受到表象是自己意志的产物。

1. 记忆增强　对相当久远的事件，甚至微不足道的细节又重新回忆起来，且毫不遗漏。这是一种病理性的记忆障碍。处于偏执状态有系统妄想的病人，把以往生活中的一个细节也赋予妄想性解释。抑郁症的病人自责其上小学时撒过谎，而对不起父母。可在平时或病情缓解后，患者根本想不起来这些事情。

2. 记忆减退　对以往记忆深刻的重大事件或经历难于回忆，新近印象也转眼即逝。是识记、保存、认知、回忆所有记忆过程的普遍减退。表现为远、近记忆同时或分别减退，尤其以近记忆减退为明显。多见于有脑器质性损害的病人，也可见于正常的老年人。

3. 遗忘　是对某一重大事件或某一时期经历的记忆的缺失、回忆的空白，而不是记忆的普遍减弱。有以下几种表现：

（1）顺行性遗忘　发生遗忘的时间和疾病同时开始，即患者不能回忆紧接着疾病发生后的一段时间内所经历的事情。如脑挫裂伤的病人，对他的受伤经过不能完全回忆，对其被搬运、被抢救过程不能回忆。

（2）逆行性遗忘　患者不能回忆紧接着疾病发生前的一段时间内所经历的事情。大多数只涉及疾病发生前较短的一段时间。有些脑震荡患者不能回忆受伤前片刻他正在做什么。

（3）进行性遗忘　是大脑弥漫性损害所引起的，主要见于阿尔茨海默病的病人，识记、保存过程没有障碍，而对认知、回忆过程有较大影响，也就是说，远记忆保存尚好，而近记忆损害明显，同时伴有日益加重的淡漠和智能损害。

（4）心因性遗忘　由强烈的精神创伤引起的，遗忘的内容和时间段与强烈的情感体验密切相关。

4. 错构　是记忆错误。把本来不是在那一时间段发生的事情（生活中确有此事）硬说成是那段时间发生的事情。对事情的情节也可有错误的回忆。见于酒精所致精神障碍、脑器质性疾病、外伤性痴呆等。

5. 虚构　用虚构的事实来填补记忆的空白。是病人把从未发生的事情和经历作为回忆的内容，常见于酒精所致精神障碍的柯萨可夫综合征、麻痹性痴呆。错构和虚构鉴别要点是了解患者既往的生活事件和经历。

6. 潜隐记忆　是对记忆的歪曲。把自己亲身经历的事情和道听途说、耳闻目睹的事情互相颠倒。如在报纸上学习到了某种新知识，过一段时间忘记了，再想起来的时候，不认为是从外界获得的，而认为是自己发明的。

7. 似曾相识感(熟悉感)、旧事如新感(生疏感)　前者是指对新感知的事物有已经被感知过的熟悉感；后者是指对已经感知过的事物有从未感知过的生疏感。这两种症状与识记障碍有关，多见于癫痫病人。

五、智能和智能障碍

智能是智慧和能力的统称。是指运用以往积累的知识和经验，解决实际问题，形成新概念，调节和适应新环境的能力。注意和记忆是智能活动的前提，智能活动和思维密切相关。智能水平的高低通过注意力、记忆力、计算力、理解能力、分析判断能力、社会适应能力进行综合判断。在临床上判定智能损害程度时，一定注意询问其社会适应能力如何。

1. 精神发育迟滞　这种智能损害是先天的、与生俱来的。是指在母孕期或分娩时，由于遗传缺陷、感染、中毒、头部创伤等因素使大脑发育不良或受阻引起智能低下。其智能损害不是进行性的，而是智能发育停留在某一阶段。随着患儿年龄的增长，智能缺陷的程度相对地越来越突出。

2. 痴呆　是一种综合征，其三个组成成分为智力、记忆、人格。表现为注意、记忆、定向、计算、理解、分析判断、社会适应等不同范围、不同程度的障碍。这种智能损害是后天形成的。是指患者大脑发育本来正常，以后由于各种有害因素如感染、中毒、头外伤、脑变性疾病，使大脑受到弥漫性或局限性的器质性损害，继而发生不同程度的智能缺陷。

(1) 全面性痴呆　当大脑受到弥漫性器质性损害时，脑功能全面受损，智能活动受损较全面，如出现记忆力、定向力、分析判断力等方面的障碍，这种痴呆的起病时间不能精确地确定、进展缓慢、进行性加重，并且人格方面的改变越来越突出。如常见的阿尔茨海默病性痴呆、麻痹性痴呆。

(2) 部分性痴呆　当大脑受到局限性器质性损害时，脑功能部分受损，智能活动产生部分障碍。如记忆减退，理解、综合困难，但定向力完整，分析判断力较好，人格特征改变不明显，如常见的血管性痴呆。

(3) 心因性假性痴呆(刚塞氏综合征)　是由强烈的精神创伤引起的，没有脑器质性损害的基础，病变的性质是功能性的，其智能障碍随着精神创伤强度的减弱和时间的过度、心理疏导、药物治疗等适当的处理，短期内可恢复，是可逆的。临床上表现为对问题的实质能够理解，对简单问题给以近似而错误的回答，如问："2 + 2 = ?"，答："5."又如把筷子倒过来用，有时给人以故意、做作的感觉，但能处理复杂问题。这种假性痴呆多见于癔症和强烈精神创伤引起的应激障碍。

（4）抑郁性假性痴呆　是指重度抑郁的患者，在精神运动抑制的状态下，表现思维迟缓，反应迟钝，理解判断能力下降，主动性减退，行动迟缓，给人以痴呆早期的感觉，这种痴呆起病日期较精确，症状持续时间相对较短、发展快，随着抑郁状态的缓解，痴呆现象马上消失。

（5）童样痴呆　病人精神活动表现的是一种童年的稚气，给人以做作、讨厌的感觉。如不管年龄长幼，逢人就用幼儿的腔调叫"叔叔、阿姨"，自称"宝贝、乖乖"。见于癔症。

六、定向力与定向力障碍

定向力是指一个人对时间、地点、人物及自身状态的认识能力。前者称为周围定向力，后者称为自我定向力。定向障碍是意识障碍的一个标志，但有定向障碍，不一定有意识障碍。

1. 时间定向障碍　是指患者对昼夜、上下午、季节、月份日期不能准确地判断。

2. 空间定向障碍　是指患者对自己所处的地点、地理位置及东南西北的走向不能作出准确地判断。

3. 双重定向　在同一时间内患者认定自己处于两个不同的空间。如一位患者说他在医院，同时又说他在受迫害的特务机关。其中一种体验是正确的，另外一种体验是妄想性的判断与解释，患者觉察不到两种体验之间的矛盾，也是矛盾观念的表现。见于精神分裂症。

4. 自知力　又称内省力，是患者对自身精神疾病状态的认识能力，多针对精神分裂症而言。即患者是否觉察到自己的精神状态与以往不同（病体感），是否能够分析、判断哪些是疾病症状，是否能够积极要求治疗并预防复发（病识感）。在疾病的不同时期自知力水平是不同的。在疾病初期，患者能够觉察自己精神状态的变化，自知力尚保存。随着疾病的进展，患者对病理体验坚信不移，否认有病，拒绝治疗，此时自知力丧失。经过治疗，病情好转，精神症状逐步消失，自知力也随着逐渐恢复。在此阶段，虽然患者的精神症状完全消失，但病人对疾病仍然缺乏正确的分析和认识，我们称之为自知力缺乏（部分自知力）；而有些病人对疾病有明确、深刻的认识，并积极要求治疗，我们称之为自知力恢复（完整）。自知力完整是精神疾病痊愈的重要标志。有些住院病人为了尽快出院、不再继续服药也自称有病，但问其疾病的具体表现，病人却答不出，所以不要为病人的假自知力而对病人的病情做出错误的判断。

七、情感障碍

情感是人们对客观事物的主观态度。每个人不论是对来自躯体内部的感觉，还是对外部世界的感知，必然会产生相应的态度和外部表现，如喜、怒、哀、乐等体验和表情，称之为情感活动。在理解情感障碍之前，首先明确与情感障碍有关的几个基本概念。

情绪　是指生物性的、与机体活动相联系的、与满足欲望直接相关的内心体验。广义的情绪包括情感。

情感　是指高级的、复杂的、与社会活动相联系的、对现实事物采取各种不同态度的内心体验。

心境　是持续较久的一种情绪状态，是一段时间内精神活动的基本背景。内、外因均可引起，但强度不大，自我感觉不强烈。

1. **情感高涨**　是一种正性情感，精神活动显著增强，具有精神的多产性和外界的指向性，但具有不稳定性。表现为自我感觉良好，心情特别愉快，对外界一切都感兴趣，喜欢主动与人接触，语音高扬，乐观程度超越现实环境，或傲慢自负、盛气凌人，具有感染性。容易引起感情上的共鸣。多见于躁狂状态。

2. **欣快**　是指向于自我身体极度舒适感的、高度的心满意足状态，是指不明原因地沉浸于被动的心满意足的体验当中，给人以愚蠢、幼稚的感觉，不具感染性，精神活动的多产性、知识及智力的利用性下降，有人形象的比喻成很像微醉状态或处于性乐高潮的状态，病人的体会是已经满足了自己本能的渴求。多见于器质性精神障碍、老年性痴呆、麻痹性痴呆。

3. **情感低落**　是一种负性情感。精神活动减弱，外界的指向性下降。表现为自我感觉不佳，心境低沉，忧愁伤感，眉头紧锁，低头少语，语量减少，语声低微，语速减慢，反应迟钝，有"死气沉沉"、"度日如年"之感。多与思维缓慢、意志行为减退相伴随出现。见于抑郁状态。

4. **焦虑**　是指没有明确对象和客观内容的内心极度不安的状态。一方面对现实作出过分严重的估计，惧怕遭到不幸，企图摆脱目前处境；另一方面又感到面对困难无能为力，因而坐立不安，搓手顿足，惶惶不可终日，反复找人述说。伴有心悸、出汗、四肢发冷、厌食、少眠等植物神经功能紊乱的症状。见于焦虑症。

5. **情感迟钝**　对平时能引起强烈情感反应的刺激，情感反应缓慢，并缺乏与之相应的情感强度。多指细微的情感，如精神分裂症早期的病人，与父母的感情逐渐疏远，进一步发展为情感淡漠。

6. **情感淡漠**　对外界任何刺激均缺乏相应的情感体验。周围环境的任何变化，如病人对极度的悲伤和高度的愉快都无动于衷。多见于精神分裂症。

7. **情感爆发**　是在精神因素的作用下突然发作、强度较大、具有发泄性的情感障碍。其特点为发作时间短、强度大、变换迅速、情感色彩浓厚，具有做作性、表演性。如癔症患者，突然嚎啕大哭、满地打滚，马上又破涕为笑、兴高采烈、手舞足蹈。

8.病理性激情　这是在意识障碍的背景下，一种突如其来的、强烈而短暂的情感爆发，一般意识不到行为后果，也不能加以控制，往往有凶狠的伤人、毁物行为。随着激情的强度的不同而出现不同程度的冲动行为，对发作经过不能完全回忆。见于脑器质性精神障碍、中毒性精神病，也可见于精神分裂症。

9.易激惹　平时微不足道的小事，此时对患者也构成了刺激，引起短暂、剧烈的情感反应。患者经常表现为容易激动、生气、发脾气，甚至大发雷霆。多见于神经衰弱、躁狂状态、甲状腺功能亢进、脑器质性精神障碍。

10.情感倒错　患者的情感反应与外界刺激的性质不配合或相反。实质是情感反应与思维内容的不协调。如噩耗传来，患者反而哈哈大笑，遇到令人十分高兴的事儿又痛哭流涕。见于精神分裂症。

11.表情倒错　患者的面部表情与情感的内心体验不配合或相反。如面带笑容，内心却无相应的情感体验，甚至悲痛不已。见于精神分裂症，尤其青春型分裂症病人较多见。

12.矛盾情感　是精神分裂症的特征性症状。是患者情感活动本身的不协调。如同一病人面对同一事情，同时产生既爱又恨、截然相反的相互矛盾的情感体验，病人对此泰然处之，不感焦虑和痛苦。

八、意志、行为障碍

意志是指人们在生活和社会实践中自觉地确定目标、克服困难、用自己的行动实现目标的心理过程。在意志活动过程中，受意志支配和控制的行为叫意志行为。意志以认识活动为基础，意志行为靠情感活动来推动。

1.意志增强　意志活动增多，具有极大的顽固性。如患者受疑病妄想的支配，反复求医、四处检查；处于偏执状态的病人，常年坚持不懈地克服种种困难、反复上告；躁狂病人情感高涨时活动增多、忙碌、愿意干涉等。

病例：某女性，56岁，护士。三年来反复去当地政府、省政府甚至北京去上告。上告的内容是自己家的楼上是制造黑冰的加工厂，尽管楼上已经换了几个房主，不同级别的公安部门亲自派人到当地蹲坑、调研，证实并无此事，但均不能打消病人的病态想法，并认为公安人员与楼上户主狼狈为奸，所以不顾自己体弱多病，不惜自己低微的收入，写了成千上万的上告材料，认可不上班，克服种种困难也去上告。临床诊断：偏执性精神病，病理性意志行为增强。

2.意志减弱　意志活动减少。对任何事情缺乏热情与主动性，做事动机不足，与情感淡漠及情绪低落有关。表现兴趣减退，活动减少，遇事为难感，不去克服困难，随波逐流。见于抑郁症和慢性精神分裂症。

3. 意志缺乏　意志活动缺乏。患者的一切活动都需要外力的督促，生活处于被动状态，凡事动机明显地缺乏，严重时连本能的生活需求也减退或消失，与思维贫乏、情感淡漠相伴。见于单纯型精神分裂症。

4. 意向倒错　患者的意向要求与常理相违背或为常人所不理解。如患者吃牙膏、大便、卫生纸等（又称异食症）。患者对此行为不感异常，也无任何目的和动机，患者的这些行为让人感到无法理解。见于青春型精神分裂症。

5. 矛盾意向　表现为面对同一事物，产生截然相反的情感和意向，患者不能意识到其中的矛盾性。多见于精神分裂症。如患者来诊室时，迈进一步，又退后一步，表现一脚门里、一脚门外状。

九、动作及行为障碍

单一的随意和不随意的行动称为动作；有动机、有目的地进行一系列有联系的复杂意志活动称为行为。动作行为障碍被称之为精神运动性障碍。

1. 协调性精神运动性兴奋（躁狂性兴奋）　是指思维、情感、意志行为协调性地增强。临床特征为兴奋遍及精神活动各方面，表现为情感高涨、思维奔逸、意志增强三主症，但以情感高涨更为突出，与患者当时思维、内心的体验和愿望相一致，并与周围环境相配合，具有感染性，容易引起别人感情上的共鸣。兴奋持续时间较长。

2. 不协调性精神运动性兴奋　是指与思维、情感不一致，不协调的动作、言语增多，其动作、言语单调杂乱，缺乏目的、意义，令人难以理解。使整个精神活动的统一性、完整性、协调性遭到破坏。临床上常见的类型有：

（1）青春型兴奋　见于青春型精神分裂症。表现为行为、动作离奇、古怪、没有目的性，或有意向倒错，给人一种特殊的愚蠢、幼稚、荒谬、离奇的感觉，偶而带有冲动性。兴奋持续时间较长。

（2）紧张性兴奋　见于紧张型精神分裂症。临床表现为从木僵状态中突然兴奋发作，冲动、杂乱、强烈粗暴，但又单调刻板，持续时间较短，难以防御，容易出现伤人、毁物行为。兴奋持续时间较短。

（3）器质性兴奋　见于脑器质性损害的病人。表现为动作行为杂乱、具有冲动性、攻击性，伴有情感不稳定、易激惹、重复言语、持续言语等。兴奋持续时间较短。

3. 木僵状态　患者的动作和言语明显、普遍地减少，很少活动或完全不动，经常保持一种固定的姿势，是较深的精神运动性抑制。

（1）紧张性木僵　与紧张性兴奋交替出现，见于紧张型精神分裂症。是指患者全身骨骼肌发生不同程度的紧张，主动活动近乎完全消失，患者不说话，也不回答问题，面部表情固定不变，整个身体长时间地僵住不动，站便一直站着，侧卧便一直侧卧。对体内外的任何刺激都没有反应，口内积满唾液，大小便潴留在体内也不主动排出。有时患者在晚上趁人不备，会主动去进食，接着又维持原样。事后病人能够回忆整个过程，但说不清当时为什么。严重时病人的肢体任人摆布，把其肢体抬高并弯曲成不同的角度，也能维持很久，像蜡做的人一样，我们形象地称之为蜡样屈曲。如果病人卧于床上，抽去他头下的枕头，他的头能保持很长时间的悬空状态，好像枕头没被拿走似的，我们称之为空气枕。

（2）抑郁性木僵　见于严重的抑郁状态。随着抑郁情绪的加重，躯体运动的抑制越来越明显，甚至僵住不动，不食不语，任其口内积满唾液，大小便积于裤内。如果反复提问患者或许可以以头示意、轻声回答。在抑郁缓解的过程中容易出现自杀行为。

（3）器质性木僵　见于感染、中毒、外伤所致的急性脑损害后，躯体僵住不动，但可被动进食，神经系统检查有阳性所见，也可有意识障碍和痴呆的一些表现。

（4）心因性木僵　是在强烈的精神应激下出现的一种普遍的抑制状态。可伴有轻度的意识障碍及出汗、面色苍白、心跳加快等植物神经功能紊乱的症状。如突然的离伤反应，病人不知道哭，也不说话，呈现茫然状，历时较短，心理疏导后木僵状态可缓解。

4.违拗症　分为主动性违拗和被动性违拗。前者是指患者作出与对方要求完全相反的动作，如让他睁眼他闭眼，让他闭眼他睁眼。后者是指对患者提出的要求一概不理睬。

5.刻板动作　单调、持续地重复没有任何目的和意义的动作。

6.模仿动作　别人做什么，他就跟着做什么，让人无法理解其用意。

7.持续动作　别人对其提出新的要求，仍以第一次做的动作来对应。

8.作态　见于青春型精神分裂症。病人作出扮鬼脸、把痰盂扣在自己的脑袋上、尖声尖气地讲话、用脚后跟走路等古怪、愚蠢、幼稚、做作的表情、姿势和动作。

9.强迫动作　在来源于自我、但违背个人意愿的意向驱使下重复地做某种动作，如反复洗手、反复关门、反复检查，患者清楚地知道这样做毫无意义，仍控制不住还要这样做。故有一种被纠缠感、痛苦感，伴有焦虑感。患者极力想摆脱，积极求治。见于强迫症；也见于精神分裂症，但痛苦感不明显。

十、意识和意识障碍

意识是相对于物质而言的。是全部心理活动的总和。是个体对外界环境、自身状况的确认，是人的清醒程度和理解自己与环境的完整程度。意识分为周围意识和自我意识。大脑皮层及网状上行系统的兴奋性决定了意识状态。意识障碍表现在感知觉、注意、记忆、思维、情感、定向、意志行为不同程度及范围的障碍。感知觉的削弱是意识障碍的基本特征，注意障碍和记忆障碍是意识障碍的重要特征，定向障碍为意识障碍的重要标志。但有定向障碍不一定有意识障碍。周围意识障碍包括意识清晰度、意识范围及意识内容的改变。

(一) 以意识清晰度降低为主的意识障碍有：

1. 嗜睡　意识清晰水平降低轻微，在安静的环境下处于较正常睡眠程度要深的状态，推动或呼叫病人能醒，对一些简单的提问可以正确对答和做一些会意动作，但维持时间短暂，刺激一消失，马上进入睡眠状态，各种反射均存在。

2. 意识混浊状态　意识清晰度轻度受损，处于半睡半醒状态，对刺激的阈值增高，较强的刺激才能引起反应。病人对环境的感知模糊，也许是感到迷惑，有时自言自语：我这是怎么了，有时重复别人的问话。所有的心理过程变慢，注意力不集中，记忆、理解判断困难，表情呆板，反应迟钝，出现一些本能的原始动作，吞咽反射、角膜反射、对光反射尚存在。

3. 昏睡状态　意识清晰度受损程度较前为重。处于深睡状态，推动或呼叫病人无反应，对强烈的疼痛刺激出现防御反应。各种心理活动不能进行。没有自主性动作，有震颤和不自主运动，吞咽反射、对光反射尚存在，角膜反射、睫毛反射减弱，深反射亢进，可出现病理反射。

4. 昏迷　意识完全丧失，对任何刺激无反应，无任何心理活动，无自发动作，吞咽、防御甚至对光反射消失，可引出病理反射。

(二) 以意识范围改变为主的意识障碍有：

意识朦胧状态　是指意识活动范围缩小，伴有意识清晰度的降低。对意识范围以内的活动能相对正常地感知。在旁观者看来，言语连贯，可完成某种连续的动作。行为具有一定的协调性。但对意识范围以外的事物，患者的感知、判断均有障碍。意识朦胧状态一般是发作性的，突然发生、突然停止，持续时间一般不长。在这种状态下，患者神态茫然，有片段的错觉、幻觉和妄想，在幻觉妄想的支配下可出现攻击伤害行为。意识恢复后多出现完全遗忘。

临床常见的意识朦胧状态有：

(1) 神游症　多发生在白天，尤其以早晨多见。表现患者突然无目的的出走或漫游旅行，在此过程中可做复杂的协调动作，如伤害他人、闯入禁区、赠送他人财物、扒包米等。持续数小时至数天，突然清醒，可部分或完全遗忘。多见于癫痫，也可见于癔症。

(2) 梦游症　多发生在入睡后 1~2 小时，突然起床，做一些单调、刻板、无目的的动作，如无目的地来回走动、反复拍手，持续数分钟或数十分钟，自动终止，回床入睡，醒后完全遗忘。多见于癫痫。

(三) 以意识内容改变为主的意识障碍

谵妄状态　在意识清晰度水平降低的基础上，存在大量的感知觉障碍。表现为大量的错觉、幻觉（以幻视为主），幻觉内容多为生动、逼真的动物和场面，如动物、昆虫、魔鬼猛兽及战争的打杀等片段、零散的场面，此时患者作为旁观者。在感知觉障碍的影响下，患者多伴有紧张、恐惧的情绪反应和相应的行为表现，如行为紊乱、兴奋不安、行为瓦解、动作无目的性或是习惯性的。思维障碍表现为喃喃自语、言语不连贯、思维破裂，有时出现短暂、片段的妄想。同时有时间、地点、人物的定向障碍，多以晚间加重，持续时间长短不一，意识障碍恢复后可部分或完全遗忘。多见于感染、中毒、脑器质性精神障碍。

（四）自我意识障碍

1. 人格解体　患者感觉到自己变得不真实、什么也感觉不到，甚至丧失了情感体验能力，不能爱也不能恨，似乎自己已不存在。对周围的事物（现实解体）也感觉不真实，没有生气，变得陌生、疏远，好像罩上了一层雾，变得朦胧不清。患者知道这种不愉快的体验是他主观世界的异常变化，因此用"似乎、好像"等词汇来形容，因而患者对此具有自知力。见于神经症、抑郁症、精神分裂症、癫痫和器质性、中毒性精神病。

2. 双重人格　是指患者在同一时间内体验着两种完全不同的内心活动，表现出两种不同的态度、言语、行为。是对自我同一性认识障碍。多见于癔症。

3. 交替人格　是指患者在不同时间内体验着两种完全不同的内心活动。表现为在某时间内说自己是甲，在另外一个时间内又说自己是乙，而不否认自己是原来的甲。是自我统一性认识障碍。多见于癔症。

第三节　精神障碍综合征

精神疾病综合征是指在某些疾病的过程中，几个症状同时或相继出现，症状同时或相继消失，症状彼此之间存在着某种内在的联系，组成特别的临床相，如幻觉妄想综合征。

1. 幻觉症　在意识清晰状态下，出现大量而持久的幻觉，以幻听和幻视多见。可引起相应的情感反应和继发出现的妄想。病程可持续数周或更长时间。临床上较典型而常见的是酒精中毒性的幻觉症，具体表现为幻听，开始以单一的原始性幻听为多见。如敲门声、雷鸣声，声音让患者感到不安，声音不久会消失，继之出现言语性幻听，幻听以第三人称称呼患者，称患者为"他如何如何"，也有人称之为第三人称幻听，内容为威胁、敌意，患者因此表现焦虑、恐惧及有相应的防范行为。幻听以夜晚为重，可由四面八方传来，又有"包围性幻听"的形象之称，患者在幻听和继发妄想的支配下，可以出现攻击、伤人行为。

2. 幻觉妄想综合征　以幻觉为主，在幻觉的基础上继发出现妄想，妄想不系统，也不泛化。其特点是幻觉和妄想既相互依存又相互影响。多见于精神分裂症。

3. 精神自动综合征　又叫康金斯基综合征。包括假性幻觉、强制性思维、被洞悉感、被控制感及相互联系的被害妄想、物理影响妄想。其特点为具有强制感、不自主感和异己感。是精神分裂症的特征性症状。

4. 疑病症综合征　患者对自身健康过分关注，对自身微不足道的症状和体征担心过分，做出疾病解释，反复的阴性检查结果和医生再三保证，也不足以减轻其疑虑。所以终日紧张焦虑，四处求医。多见于疑病症、躯体形式障碍。抑郁症的疑病观念与心境低落、自我评价过低、无望、无助感相伴出现。精神分裂症的疑病妄想荒谬、顽固。

5. 柯萨可夫综合征（遗忘综合征）　是指记忆障碍（以近记忆障碍更为突出）、错构、虚构、定向障碍的综合，伴有四肢震颤、情感欣快、大汗等。多见于慢性酒精中毒的戒断状态。

6. 紧张综合征　紧张性兴奋，又称冲动性兴奋状态。病人表现情绪激昂，易激惹，甚至极度兴奋，对所有人都持对立态度，表现伤人、外跑、毁坏周围物品，行为具有冲动性，可突然间发生暴力攻击行为，难以预防，有时从紧张性木僵直接转换而来。

紧张性木僵　是指不食、不语、不动、缄默、违拗、刻板动作、蜡样屈曲、空气枕等僵持不动的状态，常与紧张性兴奋交替出现。见于紧张型精神分裂症。

7. 躁狂综合征　表现为情感高涨、思维奔逸、意志行为增强"三高"为特点的情感综合征。

8. 抑郁综合征　表现为情感低落、思维迟缓、意志行为减退"三低"为特点的情感综合征。

9. 强迫综合征　表现为强迫性思维、强迫性穷思竭虑、强迫性计数、强迫性对立、强迫性动作、强迫性情绪、强迫性冲动、强迫性意志行为等不同强迫性症状组合成的综合征。患者有强烈的被纠缠的痛苦感，常伴有焦虑和抑郁情绪。

思考题

1. 试述幻觉与错觉的区别。

2. 试述被害妄想的临床表现。

3. 试述情绪高涨与情绪低落的临床表现。

（樊国珍）

第三章　精神障碍的检查和诊断

第一节　精神病史采集

精神科与临床各科一样，精神病人入院后应首先明确诊断，方能得到有效的治疗，然而，精神病人往往缺乏相应的主诉，医生又不能完全依靠相应的体格检查及必要的辅助检查做为客观依据来诊断，因此做出精神疾病的诊断一般采取以下四个步骤：①采取病史：医生要全面、完整地但也要有重点地收集患病资料；②分析综合：以专业知识为基础，将收集的资料有条理的进行分析综合；③提出诊断依据和鉴别诊断的分析；④最终做出明确诊断。

由于精神疾病与其他各科疾病的差异，在进行诊断时，要凭借可靠的病史、系统的躯体检查（包括神经系统）及必要的辅助检查（实验室检查和物理检查），尤其是精神状态的检查，综合分析来确立诊断。还特别需要注意以下两点：①避免主观片面性；②诊断正确与否，应根据临床症状变化及疾病特征性症状的显现，病程演变和治疗效果，做出必要的更改，有时还需要进行随诊验证诊断的正确性。

一、病史来源

精神科病史主要来源于病人和知情者。知情者包括病人的亲属，如配偶、父母、子女、兄弟姐妹及其他亲戚、朋友、同事、邻居；以及有关了解情况的人，如医生、居委会和派出所民警等。严重精神疾病的病史，主要由知情者提供，而将病人所谈内容记录在精神检查中。病史采集往往需要不断补充，不断完善。

二、病史采集时注意事项

（一）精神病人的特点　由于精神病人往往不承认自己有病，因此病史是由亲属或单位同志提供的，常有以下三种情况：①有时在介绍病史时会强调精神因素而忽视躯体因素；②提供阳性症状多，而忽视了早期症状和阴性症状；③提供情绪和行为异常表现多，忽视病人思维和内心的异常体验。可见在采集病史时，医生不单是倾听者，还要善于引导，方可取得较为客观而全面的真实材料。

(二) 病史收集方式,除一般询问病史外,也要收集病人在发病前后的有关书写资料(如信件、日记),这往往会反映出病人的心理特征,思维方面的异常,以及情感体验等。

(三) 采取病史时病人不应在场,以便消除供史者的心理负担,采取病史时要客观,不应对病史提供者加以暗示,不应对所涉及的内容作好与坏的评价,仅对所采集内容的真实性和可靠性作出评价。

(四) 对住院病人应按病历规定的内容逐一采取,供史者一时不能提供时可暂缺,但应在病人住院后尽快补充完整。门诊或急诊病史因时间短暂,不必强调记载全面,但应简明扼要,说清病情变化情况。

第二节 病历格式与内容

一、一般资料

即病人的识别资料:姓名、性别、年龄、籍贯、民族、婚姻状况(已、未、离、丧偶)、职业、文化程度、通讯地址、宗教信仰、入院日期、病史采集日期、病史报告人(包括姓名、工作单位、职务、与病人的关系)、医生对病史资料的估价(详细、完整、客观及可靠程度)。

二、主 诉

以病人(或知情者)的语言,简要概述病人就诊的主要症状、起病形式及病程。

三、现病史

按症状出现的时间顺序详细而精练、生动和具体地描述疾病的发生发展过程,区别不同症状出现及表现的轻重缓急、症状之间相互关系、症状与生活事件、心理冲突、躯体疾病等应激源有无关联、社会功能和人格的变化。大致包括以下内容:①起病原因或诱因;②起病急缓及早期表现;③根据病程的不同,详细地描述疾病的发展和演变过程。如病程较长,应特别强调最近一年和/或最近一个月内的症状表现;④发病后的一般情况,如学习、工作、饮食起居及睡眠等;⑤若为复发病例,对既往的诊断、住院次数、治疗及其疗效应详细记载,以供本次诊断及治疗的参考。

四、家族史

重点了解父母二系三代中有无神经、精神疾病者；有无个性偏离者；有无智力发育迟滞、癫痫、遗传性疾病者；有无自杀者；有无近亲婚配者；家庭成员之间的关系是否融洽等。

五、个人史

一般系指从母亲妊娠期起，到发病前的整个生活经历。但应根据具体情况重点询问，如工作、学习能力有无改变，生活中有无特殊遭遇，是否受过重大精神刺激，婚姻情况等；女性询问月经史、生育史。对个性特点的了解，如人际关系、生活习惯、职业状况、自信心、对外界事物的态度和评价等。有无特殊爱好及某种嗜好等。

六、既往史

重点询问病人既往的疾病史，有无脑外伤、抽搐、感染、重要躯体疾病、重大手术史及心身疾病史，有无药物过敏史。若有精神疾病史，则应详细询问。

七、躯体检查及神经系统检查

（具体检查从略，应注意阳性或异常发现及其与精神疾病的关系）。

八、精神检查

（详见本章第三节、第四节）。

九、物理检查及生化检查

（应注意阳性或异常发现及其与躯体状况的关系）。

十、病历小结

包括扼要的病史、主要临床表现、躯体阳性体征及对诊断有参考意义的辅助检查结果。对病例提出诊断依据及鉴别诊断的分析，并据此拟定诊疗计划及预后的估计。

十一、入院诊断

首先列出精神疾病的诊断，包括疾病名称及其亚型，若不能分型时，应写明当时的精神状态。如偏执型精神分裂症、精神分裂症衰退状态。

对入院后一时不能确诊的病例，可提出印象或综合征，如偏执状态、遗忘综合征等。

病人除精神疾病外，还可能患有躯体疾病时，最后列出躯体疾病的诊断。

医生签名：×××

第三节　精神检查须知

1. 精神检查：亦称精神现状检查，即精神病学检查，是以交谈检查为基础的一种特殊检查方法，是精神疾病正确诊断的依据。因此，精神检查的成功与否对于确定诊断极为重要。在进行精神检查时，医生应以亲切、同情、耐心的态度来对待病人，消除病人与医生之间的障碍，建立较为合作的关系，从而得到临床上的第一手资料。另外，还应根据病人的年龄、性别、个性、职业、病情和检查当时的心理状态，采用灵活的谈话方式以取得最大的效果。

2. 精神检查前：医生对如何检查及检查哪些内容要做到心中有数。首先要熟悉病史，以病史中提到的异常现象和可能的病因为线索，有重点地进行检查；另一方面也不应受病史及某些资料的限制，在检查时还应注意当时的表现及交谈中发现的新情况，进一步探索，这样既机动灵活，又能克服刻板公式化。在检查的同时，询问有何不适，既往有何疾病，这样既可发现一些躯体疾患的线索，又可使病人体会到医生对他的关心，为建立良好的医患关系打下基础。检查时还可观察病人的反应，有无其他病态表现，从而扩大精神检查的线索。

3. 精神检查时：医生既要倾听，又要注意察言观色。要仔细观察病人的表情、姿势、态度及行为，并善于发现病人的细微变化。通过观察不仅可以发现某些症状，而且可检查情感反应的性质和强度，有助于判断病人的整个精神状态。医生除倾听和观察病人的叙述是否真实、有无隐瞒、有无新的问题以及如何将检查引向深入外，还应判断各症状之间的相互关系。医生在检查时，应独立思考，可允许推测，但应防止主观武断，以免将主观猜测的情况作为真实材料，影响了精神检查的客观性。精神检查时，应随时作好记录，以确保内容真实和完整，有时病人在幻觉、妄想的影响下对医院和医生有怀疑，则不宜当面记录，以免加重病人的猜疑而影响检查的进行，但检查结束后应立即补记。

4. 进行精神检查：应在比较安静的环境下进行，尽量避免外界的干扰，家属或亲友不宜在场。根据不同病人不同病情，尽量避免与病人单独交谈，必要时有工作人员在场，或者与病人保持一定距离。为了减少病人疲劳，每次检查最好不超过一小时但可多次进行。

第四节　精神检查

精神检查，称精神状态检查，也称精神现状检查，是以面谈（交谈）检查为基础的一种特殊检查方法。一般需要时间是 60～90 分钟。

一、精神状态检查的方式

（一）一般性接触

与病人见面时首先自我介绍，与病人寒暄，消除病人紧张与警觉，并请病人作自我介绍。在寒暄式的谈话中，对病人的一般情况有一基本了解，如：有无意识障碍？有无言语障碍？有无智能障碍？病人是否合作？等等。

（二）自由式交流

在进行一般性接触建立初步的医患关系的基础上，提出一些有关疾病和病情的问题，如："谁送你来的?"、"你为什么来?"、"你有什么不舒服吗?"、"你有什么异常的变化吗?"或"你需要医生的帮助吗?"。通过启发的病人为了取得医务人员对他的同情，可将其病态内容毫无保留地流露出来。同时，医生应善于引导，使谈话内容不至于偏离主题，做到有重点，医生观察病人言谈是否主动，音调、音速如何，并观察其表情和情绪变化，以及姿势和动作举止有何异常。此时可以获得诊断所需要的资料及达到精神病学检查的目的。

（三）询问式交流

根据病史提供的资料、检查中发现的问题或诊断要求，按症状出现情况与诊断需要，医生一一提出询问，请病人回答。此方式往往使病人感到受医生的"审问"，特别是那些不肯暴露内心体验的病人，更应循循善诱，注意交谈方式和方法，使病人感受到医生的同情和帮助，才有可能获得病人回答内容的真实性。尽量避免病人接受医生暗示，或为了满足医生的要求而回答的问题，通过此阶段检查是对整个精神状态检查的补充，可防遗漏症状，亦能发现其它症状。对于欠合作的病人或难以系统描述体验的病人，此种检查具有重要意义。

（四）结束检查

当所需资料基本获取时，医生可提出"今日说到这里，有什么要求及想法可与医生交流，下次我们再谈"以结束本次检查，同时向病人说几句安慰理解的话，表示对病人所谈内容的重视，并感谢病人的合作，这样做有利于增进医患的良好关系。

二、精神状态检查的方法

精神状态检查的质量和成功与否，取决于医生和病人两方面。针对不同表现的病人，可采用以下方法进行检查：

（一）对于合作病人

可以直接询问有关病情的问题，病人会较主动地谈及自己的病态感受。此种检查方法适用于抑郁症、轻躁狂症、神经症、心因性精神障碍及合作的偏执型精神分裂症病人。

（二）对于不太合作的病人

可采取不同方式来了解其病态体验。当医生直接询问有关疾病的问题，病人不予或拒绝回答时，可以转换话题，谈论一些与其疾病无关的或病人感兴趣的问题，逐渐地在病人不知不觉中谈及病情。比如说："有些人有过……的体验"；"你有过这种感觉吗?"，在这种询问下，病人可能谈出自己的病态体验。对于具有妄想的病人，不与之进行争执和辩论。可以说"我理解你，但我不同意你的想法"。不对病人所谈妄想内容表示赞同或立即提出异议。

（三）对于兴奋不合作的病人

不要在封闭的环境里进行交谈检查。注意环境的安全如：有安全的出入口、周围没有危险品等。不宜过分靠近病人或单独一人检查。检查中设法使病人安静下来或采取一些防御性措施，如发现病人十分兴奋并有冲动行为，宜立即停止本次交谈检查，并采取保护性措施，给予相应治疗。

（四）对于退缩的病人、紧张、缄默的病人

可以进行询问性交流方式检查，并注意观察病人非言语性表现、姿势、身体活动等，详见不合作病人的检查。

（五）对于抑郁病人

在交谈检查中应注意检查病人是否存在自杀观念和自杀企图，如存在上述问题，应通过评论病人的成就事件或家庭子女情况，来帮助其重建自信心和自尊心，并在护理上注意防范。

三、检查内容

（一）合作病人的检查

1. 一般表现

（1）病人的外貌、衣着、修饰、步态，有无奇装异服或特殊打扮? 年貌是否相符? 是整洁还是懒散? 姿势、手势有无异常? 面部表情有何特点?

（2）意识状态（包括定向力） 意识状态是清晰的? 还是存在意识模糊、意识混浊、意识丧失或昏迷? 定向力是对时间、地点、人物定向能力及自我定向（包括姓名、年龄、职业等）。询问："这是什么地方? 今天是几月几日? 你认识我吗? 你知道你是谁吗?"，如存在意识障碍或定向力障碍，提示器质性精神障碍。

（3）接触情况 病人对交谈检查的态度是积极主动还是消极被动? 能否自

主地描述其主要的病态体验？对检查者的询问态度是警惕的或防御的？还是冷漠无所谓？检查中有无易激惹、激越或讥讽等表现（警惕、防御性态度提示精神分裂症或偏执性精神病的可能；易激惹、激越、讥讽表现多见于躁狂发作；淡漠提示可能存在器质性精神障碍）。

（4）日常生活　生活能否自理？饮食、睡眠及大小便有无异常？在病房参加集体活动及与病友接触情况如何（生活不能自理者提示器质性精神障碍和严重精神疾病的可能；退缩提示抑郁或慢性精神分裂症）。

2．认识活动

（1）感觉障碍　包括感觉过敏、感觉减退、感觉倒错、内感性不适（体感异常）。

询问："你是否感觉平时某些声音特别刺耳？或某些强烈的刺痛无感觉？或对某些凉的刺激产生热的感觉？或身体内部感觉撕扯、虫爬等感觉？"。

提示：感觉过敏多见于神经衰弱、癔症；感觉减退及感觉倒错多见于癔症；内感性不适较多见于精神分裂症、抑郁状态及颅脑创伤所致精神障碍。

（2）知觉障碍　包括①幻觉—视、听、嗅、味、触、内脏性幻觉和运动性幻觉；②错觉；③感知综合障碍。

询问："你是否看见过别人所看不见的人、物或情景？你听见过什么奇怪的声音吗？比如近在耳旁或远在天边的说话声？你闻到过什么特别的气味吗？吃东西时有没有吃出特殊的味道？身体表面或体内有什么奇怪的感觉？你在睡前或睡醒时有过什么特殊的体验吗？你是否感到周围世界或客观事物发生了什么奇怪的变化，是否缺乏真实感？你是否感到周围事物在形状上、大小、颜色、距离有什么变化？"。

提示：视幻觉和触幻觉多见于器质性精神障碍，如震颤性谵妄等；听幻觉多见于精神分裂症。

注意幻觉出现的时间、频度、性质、对病人情感、行为的影响。

（3）思维障碍

1）思维形式障碍（思维联想过程障碍）

①思维联想活动量和速度方面的障碍　包括思维奔逸、思维迟缓、思维贫乏、病理性赘述。

②思维联想连贯性方面的障碍　包括思维松弛或思维散漫、思维破裂、思维不连贯、思维中断、思维云集。

③思维逻辑性方面的障碍　包括象征性思维、语词新作、逻辑倒错性思维、诡辩性思维。

④思维活动形式的障碍　包括持续言语、重复言语、刻板言语、模仿言语。

检查：启发病人自发谈话，询问成语的含义，判断其概括能力，观察病人的思维是否有目的性，语量和语速有无异常？思维有无逻辑性？思维连贯性如何？言谈是否切题？有无思维散漫和思维破裂？

提示：思维奔逸见于躁狂发作；思维迟缓见于抑郁发作；思维贫乏、思维松弛、思维破裂、思维中断、象征性思维、语词新作多见于精神分裂症；思维不连贯、持续言语、重复言语多见于感染、中毒、脑器质性精神障碍、癫痫性精神障碍；刻板言语、模仿言语常与刻板动作、模仿动作同时存在，常见于紧张型精神分裂症。

2）思维内容障碍

妄想为思维内容障碍的主要症状，最常见。包括各种妄想（关系、被害、罪恶、钟情、疑病等）、主观体验的思维障碍，如思维插入、思维评论、思维被广播、思维被洞悉、意志被取代（被控制体验）、援引观念、强迫观念、矛盾观念、疑病观念、恐怖症、自杀或杀人的先占观念（占优势观念）、内向性思维等。

检查：询问"你感到周围的人是否都在议论你？注意你？你感到有人想伤害你吗？你是否感到有特殊力量在控制你、影响你、使你身体不适？你心里想的事没说出来，别人是否能够知道？你怎么发现的？

提示：如存在与情感不协调的妄想，见于精神分裂症；如存在主观体验的思维障碍提示精神分裂症和癫痫性精神障碍的可能。

注意妄想的内容是否荒谬？是原发的还是继发的妄想？是泛化的还是系统的妄想？是固定的还是片段的妄想？坚信程度如何？与其他症状和病人社会功能关系如何？

（4）记忆

记忆障碍包括记忆增强、记忆减退、遗忘（顺行性遗忘、逆行性遗忘、进行性遗忘、心因性遗忘）、错构、虚构、潜隐记忆、似曾相识感或熟悉感和旧事如新症或生疏感等。

①远记忆　询问"你在哪里出生的？哪个学校毕业？何时结婚？有几个小孩？叫什么名字？"等等。

②近记忆　询问"昨天上午你在哪里？昨天晚餐吃的是什么？"等。

③瞬间记忆　请病人复述6位数字（3，5，7，9，11，13）；复述5分钟前说过的三样东西（如：苹果、手表、钢笔等）。

提示：记忆增强可见于偏执性人格障碍、轻躁狂。远、近和瞬间记忆障碍见于器质性遗忘症，且近记忆受损先于远记忆受损。近记忆障碍和记忆丧失可见于分离和转换障碍。近记忆和瞬间记忆障碍还可见于焦虑障碍。某些药物如苯二氮䓬类可引起顺行性遗忘。逆行性遗忘多发生在颅脑外伤和精神创伤之后。错构和虚构多见于酒精所致精神障碍和脑器质性精神障碍。

（5）注意力　注意是否集中？有无随境转移？

注意障碍包括注意增强、注意减弱、注意缓慢、注意涣散、注意狭窄、注意固定、注意转移等。

检查：请病人迅速地从 1 数到 20，观察交谈时注意力是否集中。

提示：随境转移见于轻躁狂。注意障碍可见于器质性精神障碍、焦虑和抑郁。

（6）智能　包括一般常识、专业知识、计算力、理解力、分析综合、抽象概括及判断能力。

智能障碍有两种类型，即先天性智力低下和后天获得性痴呆。智力低下见于精神发育迟滞的病人，详见于本书第十二章。痴呆又分为全面性痴呆和部分性痴呆，见于老年性痴呆、麻痹性痴呆、外伤性痴呆。临床上还可见到功能性痴呆，即心因性假性痴呆和童样痴呆，此种痴呆为大脑组织结构无任何器质性损害，病变的性质是功能性的，多见于癔症及应激障碍。

检查：询问"从北京到上海的距离有多远？请说出几种蔬菜的名称（如黄瓜、萝卜），其共同点和不同点是什么？中国最长的河流名称是什么？如果你在街上拾到一封贴了邮票、封好口、写了地址的信，你怎么办？"请病人做简单的乘法：如 $2 \times 3 = ?$，$3 \times 4 = ?$，请病人进行 $100 - 7$ 连续减 5 次的计算。

提示：注意根据病人所受教育的程度来判断结果。需要排除精神发育迟滞和边缘智商者。如有智能障碍，提示器质性精神障碍，并须作进一步检查，详见器质性精神障碍章节。

3. 情感活动　情感障碍包括情感高涨、欣快、情感低落、焦虑、情感淡漠、情感倒错、情感迟钝、病理性激情、易激惹、情感爆发、情感脆弱、强制性哭笑、矛盾情感、病理性心境恶劣等。观察时应注意患者的表情、姿势、声调、内心体验及情感强度、稳定性，情感及其它精神活动是否配合，对周围事物是否有相应的情感反应。

检查：询问病人："你感觉心情如何？特别高兴还是特别忧伤？情绪紧张或是好发脾气？精力、兴趣如何？有过轻生想法吗？"以此了解病人的情绪体验。同时注意病人非言语性的情绪表现及身体活动、面部表情、声音韵律等有无异常。

提示：情感高涨见于躁狂发作；情感忧伤、低落见于抑郁发作；情感不协调见于精神分裂症；情感淡漠或欣快提示器质性精神障碍的可能；情感爆发见于癔症、焦虑；情感脆弱常见于癔症、神经症、脑动脉硬化所致精神障碍；病理性激情、病理性心境恶劣常见于癫痫。

4. 意志、动作和行为　包括意志、本能活动的减退或增强及精神运动性活动的水平：兴奋、木僵、激越或迟滞、作态、怪相、刻板动作、违拗、模仿动作、蜡样屈曲等。

检查：观察病人有无上述表现。可结合病人的情绪表情（如焦虑、紧张、惊恐、困惑、悲伤等）、语言声音的表达（虚弱无力、高声、嘶哑）和眼神的接触进行综合判断。

提示：固定的姿势、奇怪的行为见于精神分裂症；活动过多且协调见于躁狂发作；精神活动迟滞见于抑郁发作。

5. 自知力 包括能认识到有哪些躯体、精神问题和异常表现，认识到有治疗的需要，或否认有病。

检查：询问"你感到自己有病吗？具体表现是什么？有什么心理问题吗？你和过去有什么不同？需要医生帮助吗？"。

提示：缺乏自知力提示器质性精神障碍和严重精神疾病的可能。边缘智力可能影响自知力。

（二）不合作病人的检查

对兴奋躁动及木僵状态等不合作病人的检查，缺乏临床经验的年轻医护人员可能认为"病人不合作，无法进行检查"，这是对精神检查还没有全面掌握的表现。其实，病人不合作正是精神症状充分发展的临床征象。因此，应及时观察病情变化，耐心、细致、反复地观察病人的言行和表情。特别要注意不同时间和不同环境的变化，对医护人员反应态度如何？医护人员对不合作的病人，在态度上更应亲切、和善，言语上同样要温和委婉，处理方法上更应细致、周到，消除病人紧张、恐惧及警觉心理，便于顺利地完成精神状态检查、系统的躯体检查及必要的辅助检查。

1. 一般表现

（1）意识状态：对不合作的病人进行意识状态的检查是十分困难的，但在诊断中却非常重要。一般可从病人的自发言语、面部表情、生活自理情况及行为等方面进行判断。特别是表现兴奋躁动的病人，尤其是言语运动性兴奋状态的病人要细致检查，判断是否存在意识障碍，对排出脑器质性疾病及酒精所致精神障碍尤为重要。

（2）定向力：定向力障碍往往与意识状态有密切联系。可以通过病人的自发言语、生活起居及对经常接触的医护人员的反应情况，大致分析定向力有无障碍。

（3）姿态：姿势是否自然，有无不舒服的姿势，姿势是否长时间不变或多动不定。当摆动病人肢体时有何反应，肌张力如何。

（4）日常生活：饮食及大小便能否自理，女病人能否主动料理经期卫生。如病人拒食，对鼻饲、输液等态度如何，睡眠情况如何。

2. 言语 兴奋病人言语的联贯性及其内容如何，有无模仿言语，吐字是否清晰，音调高低，是否用手势或表情示意。缄默不语病人是否能用文字表达其内心体验与要求，有无失语症。

3. 面部表情与情感反应 面部表情如呆板、欣快、愉快、忧愁、焦虑等有无变化，对工作人员及家属亲友有何反应。

还应注意在无人时病人是闭眼、凝视或警惕周围事物的变动。当询问病人有关内容时，有无情感流露。并应观察病人是否表现精神恍惚、茫然及伴有无目的动作，这对判断不合作病人是否存在意识障碍极为重要。

4. 动作和行为　有无本能活动亢进现象，有无蜡样屈曲，动作增多或减少，有无刻板动作，模仿动作及重复动作，有无冲动自伤、自杀行为，对命令的行为（如伸舌）是否服从。观察病人是否有抗拒、违拗、躲避、攻击及被动服从等。还要注意对工作人员与其他病人的接触有无不同。

第五节　评定量表

60年代以来精神病学家将心理测量的方法引进精神科临床，制定了精神症状量表，对精神症状进行标准化、定量化的评定，以获得比较客观的、可比的和数量化的有关疾病严重程度及其治疗中变化的资料。精神症状评定量表的制定和应用促进了临床精神病学、临床药理学、新药研发的发展。现将目前国内外较为通用的症状量表摘录如下，供参考。

一、临床总体印象量表（CGI）

属非定式检查工具，由医生根据临床经验对病人疾病严重程度，病情进步情况及疗效与不良反应的指数，做出总体判断。应用某种量表作临床研究来评分，可做临床诊断和治疗的参考。

1. 主要内容　CGI由三个项目组成，第一项为疾病的严重性，根据检查者的临床经验按以下七级评分。详见表。第二项为总的改善，这种改善完全是治疗的效果，分七级评分，详见表。第三项为效果指数，是病人在治疗中的获益，按以下公式评分：效果指数 = 疗效分/副作用分。此处疗效按四级计分。详见表。副作用计分亦为四级。详见表。评分时间跨度，根据研究课题而定。

2. 临床应用　CGI适用于各种精神疾病的病情评估及疗效观察。此外效果指数还可比较不同治疗的优缺点，包括副作用严重程度等。

CGI评定

姓名：

性别：□　男 = 1　女 = 2

年龄：□□

病历号：

研究编码：

治疗开始日期：□□□□□□

评定日期：□□□□□□

　　　　　年　月　日

评定者：

治疗剂量：

内容：1.疾病的严重性（就你整个临床经验，在此时病人精神疾病程度如何?）□

0＝未评价　　　　1＝正常，完全无病
2＝边缘性精神病　3＝轻度有病
4＝中度有病　　　5＝明显有病
6＝严重有病　　　7＝疾病极严重

2.总的进步（与治疗前或上周相比，病人的情况有多少变化?）□

0＝未评定　　　　1＝进步非常明显
2＝进步明显　　　3＝稍有进步
4＝无变化　　　　5＝稍有变化
6＝明显恶化　　　7＝恶化非常明显

3.治疗效果指数

选出疗效 最合适程度 ＼ 选择药物副作用 最合适的程度	无	轻度(对正常功能无明显影响)	中度(对正常功能明显影响)	严重(超过治疗反应)
	1	2	3	4
明显进步,全部症状近于完全缓解 4	01	02	03	04
中度改善,肯定有进步,症状部分缓解 3	05	06	07	08
稍有进步,但这种进步不能改变病人受照顾的状态 2	09	10	11	12
无变化或恶化 1 未评定或不肯定	13	14	15	16

注：疗效评分为：　　　　　　　不良反应评分为：
　明显进步＝4　中度改善＝3　　无＝1　轻度＝2
　稍有进步＝2　无变化或恶化＝1　中度＝3　重度＝4

在表格中圈出最合适的交叉处。

治疗效果指数＝疗效分/副作用分

（二）简明精神病评价量表（BPRS）

BPRS适用于功能性精神疾病，主要用于评定精神分裂症的治疗效果。可用于合作与不合作的病人；且对症状变化敏感，是一种很好的广泛应用的疗效评定工具。附表如下：

BPRS评定

姓名：

性别：□　男＝1　女＝2

年龄：□□

病历号：

研究编码：

治疗开始日期：□□□□□□

评定日期：□□□□□□
　　　　　　年　　月　　日

评定者：

治疗剂量：

评分说明：0 = 未评　　1 = 无　　　2 = 轻微
　　　　　　3 = 轻度　　4 = 中度　　5 = 偏重
　　　　　　6 = 重度　　7 = 极度

根据口述或根据观察评分

1. 关心健康　　　　　　　　　　　　　　□

2. 焦虑　　　　　　　　　　　　　　　　□

3. 情感交流障碍（情感退缩）　　　　　　□

4. 思维形式障碍（概念紊乱）　　　　　　□

5. 罪恶观念　　　　　　　　　　　　　　□

6. 紧张　　　　　　　　　　　　　　　　□

7. 奇特行为和姿势　　　　　　　　　　　□

8. 夸大　　　　　　　　　　　　　　　　□

9. 抑郁心境　　　　　　　　　　　　　　□

10. 敌对性　　　　　　　　　　　　　　□

11. 猜测　　　　　　　　　　　　　　　□

12. 幻觉　　　　　　　　　　　　　　　□

13. 运动迟滞　　　　　　　　　　　　　□

14. 不合作　　　　　　　　　　　　　　□

15. 异常思维内容　　　　　　　　　　　□

16. 情感平淡　　　　　　　　　　　　　□

17. 兴奋　　　　　　　　　　　　　　　□

18. 定向障碍　　　　　　　　　　　　　□

总分　　　　　　　　　　　　　　　　　□□

（三）阴性症状评分量表（SANS）

主要功能为①确定当前精神分裂症阴性症状存在与否②评定药物对阴性症状的治疗效果③结合阳性症状评定量表，对精神症状作全面评价。附表如下：

SANS 评定

姓名：

性别：□　　　男 = 1　　　女 = 2

年龄：□□

病历号：

研究编码：

治疗开始日期：□□□□□

评定日期：□□□□□

　　　　　　年　月　日

评定者：

治疗剂量：

0＝无　1＝可疑　2＝轻度　3＝中度　4＝显著　5＝严重

情感平淡或迟钝：

(1) 面部表情很少变化：病人面部表情呆板，当谈话内容有变化时，病人的表情变化比预期的少。□

(2) 自发动作减少：病人较少或没有自发性动作，不改变姿势也不活动手足等等。□

(3) 表达性姿势缺乏：病人不利用手势、身体的姿势等作为表达思想的辅助手段。□

(4) 眼神接触差：病人避免视线接触，甚至在讲话时也不看检查者，茫然凝视前方。□

(5) 无情感反应：无法让病人露出笑容或笑起来。□

(6) 语调缺乏变化：病人声调常很单调，缺乏正常的抑扬顿挫。□

(7) 情感平淡总评：应根据症状的严重性，特别是着重评定情感无反应、眼神接触、面部表情及语调变化。□

思维贫乏：

(8) 语量贫乏：病人回答问题时语量有限，往往是简单、具体，不加发挥。□

(9) 言语内容贫乏：病人回答问题语量足够，内容却含糊，过于概括，传达的信息量少。□

(10) 阻滞：病人主动或经提醒表示自己的思维过程中断。□

(11) 应答迟缓：病人要花很长时间才回答问题，在询问下证明病人确实意识到了这一问题。□

(12) 思维贫乏总评：思维贫乏的核心性是语量贫乏及言语内容贫乏。□

意识缺乏/情感淡漠：

(13) 仪表及卫生：病人衣着不整或肮脏，蓬头垢面、体臭。□

(14) 工作或学习不能持久：病人难以找到或维持工作、完成学业、料理家务等等。如果是住院病人，则不能持久地参加病房内的活动，如工疗、打牌等。□

（15）躯体少动：病人活动很少，可能连坐几个小时而没有任何自发活动。☐

（16）意志缺乏、情感淡漠总评：重点应放在一到两个特别引人注意的突出症状上。☐

兴趣缺乏/社交缺乏：

（17）娱乐的兴趣及活动：病人极少或没有任何兴趣，兴趣的质和量都应加以考虑。☐

（18）性活动：病人表现出对性的兴趣及性活动减少，或即使有主动性的行为，但乐趣下降。☐

（19）体验亲密感的能力：病人不能同他人，特别是异性、家庭成员建立亲近、密切的联系。☐

（20）与朋友及同龄人的联系：病人极少或根本没有朋友，更喜欢独处。☐

（21）兴趣缺乏/社交缺乏总评：评定时应考虑到病人的年龄、家庭状况等，应反映出总体的严重程度。☐

注意力：

（22）社交活动中的注意障碍：病人对社交活动显得不参与、不介入，看起来有种"隔阂感"。☐

（23）精神状态检查时注意力不集中：让做连续减 7 的运算（至少 5 次），将"更上一层楼"倒着背下来。评分：
2 = 1 个错误　3 = 2 个错误　4 = 3 个错误 ☐
（24）注意力总评：应评定病人在临床和测试中总的注意力集中情况。 ☐

（四）阳性症状评定量表（SAPS）

为补充其阴性症状量表而设计的，主要用来评定精神分裂症的阳性症状及其治疗中的变化。附表如下：

SAPS

姓名：

性别：☐　　男 = 1　　女 = 2

年龄：☐☐

病历号：

研究编码：

治疗开始日期：☐☐☐☐☐☐

评定日期：☐☐☐☐☐☐
　　　　　年　月　日

评定者：

治疗剂量：

评分说明：0＝无　1＝可疑　2＝轻度　3＝中度　4＝显著　5＝严重

幻觉：

（1）幻听：病人声称能听到别人听不到的讲话声、响声及其它声音。□

（2）评论性幻听：病人声称听到讲话声在评论他当时的行为和思想。□

（3）争论性幻听：病人声称听到二人或更多的人的声音在交谈。□

（4）躯体或触幻觉：病人感到身体上有一种奇特的感觉。□

（5）幻嗅：病人声称闻到了别人没有注意到的气味。□

（6）幻视：病人看见实际上并不存在的形象或人。□

（7）幻觉总评：应根据幻觉持续时间、严重程度及其对病人生活的影响来评价。□

妄想：

（8）被害妄想：病人认为他人正以某种方式阴谋反对或迫害他。□

（9）嫉妒妄想：病人认为他的配偶与某人有不正当关系。□

（10）罪恶妄想：病人认为自己犯了可怕的罪行或做了不可饶恕的事情。□

（11）夸大妄想：病人认为自己拥有特殊的权利或才能。□

（12）宗教妄想：病人沉湎于带宗教色彩的错误信念中。□

（13）躯体妄想：病人毫无根据地认为自己的身体有病、不正常或有变化。□

（14）关系妄想：病人认为那些毫无意义的谈话或事件与自己有关或有某种特殊的含义。□

（15）被控制感：病人感到自己的感情或行为受某种外力控制。□

（16）被洞悉感：病人感到他人能读出自己的心理或知道自己的思想。□

（17）思维被广播：病人认为自己的思想被广播出去，因而他自己或其他人都能听到。□

（18）思维插入：病人认为有一种不属于他自己的思想插进他的头脑中。□

（19）思维被夺：病人认为其思想被人从头脑中夺走了。□

（20）妄想总评：应根据妄想持续的时间、病人对妄想的坚信程度及对病人生活的影响来评定。□

怪异行为：

（21）衣着和外表：病人衣着奇特或以其它奇特的方式改变自己的外表。□

（22）社交及性行为：病人可能做出一些与社会一般规范不相协调的事，如当众手淫。□

（23）攻击和激越行为：病人行为方式具有攻击性和激越性，常常难以预料。□

（24）重复或刻板行为：病人逐渐形成一套重复性或仪式性的动作，反复做个不停。☐

（25）怪异行为总评：应根据怪异行为的类型及其偏离社会规范的程度来评定。☐

阳性思维形式障碍：

（26）思维散漫：患者言谈内容脱离原主题，滑到不太相干或毫不相联的主题上去。☐

（27）答不切题：回答问题时含糊或不相关。☐

（28）言语不联贯：这种言语常使人根本无法理解。☐

（29）逻辑障碍：这种言语的推理结论不合逻辑。☐

（30）赘述：这种言语在表达主题时非常间接、迟缓。☐

（31）言语云集：病人语速快而且难以打断，与正常情况相比，语量也明显增多。☐

（32）言语随境转移：病人注意力常转移到周围环境的变化上，谈话经常中断。☐

（33）音联：是一种根据词音而不是词意来选择词汇的言语方式。☐

（34）阳性思维形式障碍总评：应根据异常表现出现的频率、对病人交流能力影响的程度来评定。☐

情感不协调：

（35）情感不协调：病人的情感不协调或不恰当，不仅是情感平淡或淡漠。☐

（五）Zung 氏抑郁自评量表（SDS）

主要用于自我评定抑郁症状。在综合医院门诊应用可发现抑郁症病人；亦可作为抗抑郁治疗的疗效评定工具。附表如下：

指导语：请圈出最合适你现在情况的分值

条　　目	偶尔，无	有时	经常	持续
1. 我感到情绪沮丧、郁闷	1	2	3	4
2. 我感到早晨心情最好	4	3	2	4
3. 我要哭或想哭	1	2	3	4
4. 我夜间睡眠不好	1	2	3	4
5. 我吃饭像平时一样多	4	3	2	1
6. 我的性功能正常	4	3	2	1
7. 我感到体重减轻	1	2	3	4
8. 我为便秘烦恼	1	2	3	4
9. 我的心跳比平时快	1	2	3	4

续表

条　　目	偶尔，无	有时	经常	持续
10. 我无故感到疲劳	1	2	3	4
11. 我的头脑像往常一样清楚	4	3	2	1
12. 我做事情像平时一样不感到困难	4	3	2	1
13. 我坐卧不安，难以保持平静	1	2	3	4
14. 我对未来感到有希望	4	3	2	1
15. 我对平时更容易激怒	1	2	3	4
16. 我觉得决定什么事都很容易	4	3	2	1
17. 我感到自己是有用的和不可缺少的人	4	3	2	1
18. 我的生活很有意义	4	3	2	1
19. 假如我死了别人会过的更好	1	2	3	4
20. 我仍旧喜爱自己	4	3	2	1

$$病情严重指数 = \frac{20项评分量加分}{80} \times 100\%$$

经测试，病情严重度指数在50%以下无抑郁；50%～59%为轻度抑郁；60%～70%为中度抑郁；70%以上为重度抑郁。

（六）汉密尔顿抑郁量表（Hamilton rating scale for depression，HAMD）

HAMD是评定抑郁症病人病情的严重程度及其变化，评价抗抑郁药物的治疗效果。附表如下：

汉米尔顿抑郁量表（HAMD）

姓名：　　　　　性别：　　　　　年龄：

病历号：　　　　研究编号：

评定日期：　　　评定次数：

评定者：　　　　指导语：圈出最合适的分数

评分标准：0—无症状　1—症状轻微　2—中度　3—较重　4—严重

见表：

条　　目	评　　分	条　　目	评　　分
1. 忧郁情绪	0 1 2 3 4	2. 罪恶感	0 1 2 3 4
3. 自杀	0 1 2 3 4	4. 入睡困难	0 1 2
5. 睡眠不深	0 1 2	6. 早醒	0 1 2
7. 工作和兴趣	0 1 2 3 4	8. 迟滞	0 1 2 3 4
9. 激越	0 1 2 3 4	10. 精神性焦虑	0 1 2 3 4
11. 躯体性焦虑	0 1 2 3 4	12. 胃肠道反应	0 1 2
13. 全身症状	0 1 2	14. 性症状	0 1 2

续表

条　目	评　分	条　目	评　分
15. 疑病	0 1 2 3 4	16. 体重减轻	0 1 2
17. 自知力	0 1 2	18. 昼夜变化	
		A、早重	0 1 2
		B、晚重	0 1 2
19. 人格或现实解体	0 1 2 3 4	20. 偏执症状	0 1 2 3 4
21. 强迫症状	0 1 2	22. 能力减退感	0 1 2 3 4
23. 绝望感	0 1 2 3 4	24. 自卑感	0 1 2 3 4
总分：		备注：	

临床意义：总分越高病情越重。前 7 项总分达 20 分以上即可诊断为抑郁状态；经治疗后总分降至 7 分疗效显著，抑郁症状不明显；总分降为 8～10 分疗效明显。如总分为 11～15 分则疗效为好转。

（七）汉密尔顿焦虑量表（HAMA）

主要用于评定神经症和其他病人的焦虑症状。可作为抗焦虑治疗的疗效评价工具。总分大于 29 分为严重焦虑，大于 21 分为明显焦虑，14 分为焦虑的界限分值，小于 7 分无焦虑症状。

汉米尔顿焦虑量表（HAMA）

姓名：　　　　　性别：　　　　　年龄：

研究编号：　　　　　　　　病历号：

评定日期：　　　　　　　　评定次数：

评定者：

评分标准：0—无症状　1—轻微　2—中度　3—较重　4—严重

条目：　　　　　　　　　　评分：圈出最合适的分数

1. 焦虑心境　　　　　　　　0 1 2 3 4

2. 紧张　　　　　　　　　　0 1 2 3 4

3. 害怕　　　　　　　　　　0 1 2 3 4

4. 失眠　　　　　　　　　　0 1 2 3 4

5. 记忆或注意障碍　　　　　0 1 2 3 4

6. 抑郁心境　　　　　　　　0 1 2 3 4

7. 躯体性焦虑：肌肉系统　　0 1 2 3 4

8. 躯体性焦虑：感觉系统　　0 1 2 3 4

9. 心血管系统症状　　　　　0 1 2 3 4

10. 呼吸系统症状　　　　　　0 1 2 3 4

11. 胃肠道症状　　　　　　　0 1 2 3 4

12. 生殖泌尿系统症状　　　　　　　0 1 2 3 4

13. 植物神经系统症状　　　　　　　0 1 2 3 4

14. 会谈时行为表现　　　　　　　　0 1 2 3 4

备注

(八) 躁狂评定量表 (MRS)

适用于评定躁狂症病情的严重程度及症状变化,不适用于评定青春型兴奋。附表如下:

评分说明:

1. 根据每项症状的各级严重程度所列具体内容(评分标准)进行评分。

2. 当病人在某一项目的严重程度不能用条目内容表示时,可给以评 0.5分。

内容:

1. 情感高涨:

0—缺如

1—轻微或询问时发现可能有情感高涨

2—肯定的、主观的情感增高,乐观,自信,欢乐与内容相符

3—情感高涨,与内容不相符,幽默

4—欢快不恰当的笑,歌唱

2. 活动增多,精力旺盛:

0—缺如

1—主观上活动增多

2—生气勃勃,手势增多

3—精力过剩,有时活动过多,不安静(但能使之安静下来)

4—运动兴奋,不停地活动(不能使之安静)

3. 性欲:

0—正常

1—轻微的或可能的增加

2—询问时肯定的主观感到性欲增加

3—自发表现有关性的内容,热衷于性事物。自我报告性欲亢进

4—公开的性活动(对病友、工作人员、检查者)

4. 睡眠:

0—报告无睡眠减少

1—比正常睡眠减少 1 小时以内

2—比正常睡眠减少 1 小时以上

3—报告睡眠需要减少

4—否认需要睡眠

5. 易激惹性:

0—无

2—主观感到易激惹性增加

4—在谈话中有时易激惹，最近在病房中有发怒或烦恼的发作

6—交谈中常常易激惹，自始至终是傲慢的

8—敌意、不合作、不能进行交谈

6. 言谈（速度和量）：

0—不增加

2—感到健谈

4—有时说话的速度和量增加，有时说话冗长

6—说话急，语速和语量自始至终是增加的，难以打断

8—说话紧迫、不能打断、不停地说

7. 语言—思维障碍：

0—无

1—过分详细，轻微的随境转移，思维快

2—注意力易分散，说话走题，经常变换话题，思维奔逸

3—观念飘忽，说话离题，跟不上，言语押韵，模仿言语

4—思维不连贯，不能交谈

8. 内容：

0—正常

2—很成问题的计划，新的兴趣爱好

4—特殊计划，宗教狂热

6—夸大的或妄想狂的观念

8—妄想幻觉

9. 破坏—攻击性行为：

0—无，合作

2—好挖苦人，有时吵闹、疲惫

4—多要求，对病房造成威胁

6—恐吓检查者，叫喊，交谈困难

8—攻击的、破坏的行为，不能进行检查

10. 外貌：

0—衣着、修饰适当

1—轻度的不修边幅

2—装饰不整，中度蓬乱，装饰过分（穿着讲究）

3—乱蓬蓬的衣不蔽体，花俏的打扮

4—完全不修边幅，奇怪的装束，好装饰的

11. 自知力：

0—存在，承认有病，同意需要治疗

1—可能有病

2—承认行为有变化，但否认有病

3—承认可能有行为变化，但否认有病

4—否认任何行为变化

注：病情严重程度可用病情指数表示

$$病情指数 = \frac{累加分}{60} \times 100\%$$

超过 50% 应考虑躁狂状态。

(九) 治疗中不良反应量表

1. 治疗中需处理的不良反应症状量表（TESS）其功能为对精神药物的治疗安全性作全面评价，记录多个系统药物不良反应的症状及实验室资料。

不良反应量表（TESS）

姓名： 性别： 年龄：

研究编号： 病历号：

评定日期： 评定次数：

评定者：

评分标准：

严重度：0—无，1—可疑或很轻，2—轻度，3—中度，4—重度

处理：0—无，1—加强观察，2—给拮抗药，3—减量，4—减量加拮抗药，5—暂停治疗，6—中止治疗

行为毒性	严重程度	处理
1. 中毒性意识模糊	☐	☐
2. 兴奋或激越	☐	☐
3. 情感抑郁	☐	☐
4. 活动增强	☐	☐
5. 活动减退	☐	☐
6. 失眠	☐	☐
7. 嗜睡	☐	☐
实验室异常		
8. 血象异常	☐	☐
9. 肝功能异常	☐	☐
10. 尿液异常	☐	☐
神经系统		
11. 肌强直	☐	☐
12. 震颤	☐	☐
13. 扭转性痉挛	☐	☐
14. 静坐不能	☐	☐

植物神经系统

　　15.口干　　　　　　　　　　□　　　　　□

　　16.鼻塞　　　　　　　　　　□　　　　　□

　　17.视力模糊　　　　　　　　□　　　　　□

　　18.便秘　　　　　　　　　　□　　　　　□

　　19.唾液增多　　　　　　　　□　　　　　□

　　20.出汗　　　　　　　　　　□　　　　　□

　　21.恶心呕吐　　　　　　　　□　　　　　□

　　22.腹泻　　　　　　　　　　□　　　　　□

心血管系统

　　23.血压降低　　　　　　　　□　　　　　□

　　24.头昏和昏厥　　　　　　　□　　　　　□

　　25.心动过速　　　　　　　　□　　　　　□

　　26.高血压　　　　　　　　　□　　　　　□

　　27.EKG异常　　　　　　　　□　　　　　□

其他

　　28.皮肤症状　　　　　　　　□　　　　　□

　　29.体重增加　　　　　　　　□　　　　　□

　　30.体重减轻　　　　　　　　□　　　　　□

　　31.食欲减退或厌食　　　　　□　　　　　□

　　32.头痛　　　　　　　　　　□　　　　　□

　　33.迟发性运动障碍　　　　　□　　　　　□

　　34.其他　　　　　　　　　　□　　　　　□

总评定（与治疗前比较）：

　　A、总的严重程度：

　　　　0—无，1—轻，2—中，3—重，4—不肯定

　　B、不良反应引起的痛苦：

　　　　0—无，1—轻，2—中，3—重，4—不肯定

　　2.锥体外系副反应量表

　　功能为重点评价抗精神病药物所致的锥体外系不良反应，它包括10个项目，按0~4级评分

　　①步态，②落臂，③摇肩，④肌强直，⑤固定姿势成腕强直，⑥腿的摆动，⑦头颈部僵直，⑧轻敲眉间，⑨震颤，⑩流涎。

　　（十）智力测查法

　　1.成人韦氏智力测查法（WAIS）适用于成人（16岁以上）及老人的智力测查。

　　本检查由两部分组成，即语言及操作两部分。各自评分并推算出智商，然

后再推算出全部智商（IQ），用来判断智力水平。

2. 临床记忆量表 用于对良性记忆障碍及痴呆的短时记忆测查。

本量表包括回忆和再认两种记忆活动，共分五项分测验，即指向记忆、联想学习、无意义图形再认、图象自由回忆及人像特点联系回忆。

（十一）痴呆筛选表

1. 简短精神状况检查法（MMSE）共有 30 项问题，包括定向、短时记忆、瞬时记忆、注意、计算、语言和操作等认知功能，满分 30 分。选取 ≤17 分作为痴呆的阳性界线值。

检查项目及评分标准如附表：

(1) 今年是哪一年？ ①

(2) 现在是什么季节？ ①

(3) 现在是几月份？ ①

(4) 今天是几号？ ①

(5) 今天是星期几？ ①

(6) 咱们现在在哪个国家？ ①

(7) 咱们现在在哪个城市？ ①

(8) 咱们是在哪个区？ ①

(9) 咱们在几层楼？ ①

(10) 您说这是什么地方？ ①

(11) 我告诉您三种东西，在我说完后，请您重复一遍，"树"、"钟"、"汽车"。请您记住它们，过一会我还要让您回忆这三种东西。 ① ① ①

(12) 请您算一算　100 − 7 = ？ ①

　　　　　　　 93 − 7 = ？ ①

　　　　　　　 86 − 7 = ？ ①

　　　　　　　 79 − 7 = ？ ①

　　　　　　　 72 − 7 = ？ ①

(13) 请您说出我让您记住的三种东西是什么？ ① ① ①

(14) （出示手表）这是什么？ ①

(15) （出示铅笔）这是什么？ ①

(16) 请您跟我重复说几个词："如果"、"并且"、"但是"。 ①

(17) 给您一张纸，请您按我说的去做：

　　a. 用右手拿着这张纸； ①

　　b. 用两只手将纸对折起来； ①

　　c. 再放在您的左腿上。 ①

(18) 请您念一句话，并照上面的意思去做：请闭上您的眼睛。 ①

(19) 请您照这个图形的样子再画一个。 ①

(20) 请您写一个完整的句子。 ①

2. 长谷川痴呆量表（HDS）是简易老年痴呆检查量表。此法与 MMSE 共同成为广泛的老年期痴呆初筛工具之一。

此检查法共 11 个问题，包括定向、记忆、常识、计算、物体识记、命名回忆。

评分标准：满分为 32.5 分。痴呆 ≤ 10.0 分；可疑痴呆：10.5 ~ 21.5 分；边缘状态：22.0 ~ 30.5 分；正常：31.0 ~ 32.5 分。

检查题目及评分标准如下：

（1）今天是哪年、哪月、哪日、星期几？

（2）这里是什么地方？

（3）您多大年纪了？

（4）您在这里住多久了？

（5）您在什么地方出生？

（6）中华人民共和国是什么时候成立的？

（7）一年有多少天？

（8）中国现任总理是谁？

（9）请计算 100 - 7 = ？   93 - 7 = ？

（10）我先说几个数字，在我说完后，请您将它们顺序倒过来说，例如：我说："1 - 2"，您就说："2 - 1"，明白了吗？当病人理解之后，即可以开始：6 - 8 - 2；3 - 5 - 2 - 9。

（11）现在我给你看 5 种东西，看完后请记住它们，然后请您回忆出来刚才看见了什么东西（看过后将东西盖起来，再令病人回忆），此 5 种东西是火柴、勺子、手表、钥匙和硬币。

以上每个题目得分的方法是：正确得满分，错误得 0 分，各题目得分如下：（1）3 分；（2）2.5 分；（3）2 分；（4）2.5 分；（5）2 分；（6）3.5 分；（7）2.5 分；（8）3 分；（9）每一次正确 2 分；（10）每一次正确 2 分；（11）回忆出 5 种东西 3.5 分，4 种 2.5 分，3 钟 1.5 分、2 种 0.5 分、只回忆出 1 种或不能回忆者得 0 分。

此检查法简便易行，评分及判断方法也极简单。但对初筛痴呆却是比较可靠的工具。

第六节　物理和实验室检查

全面详尽的物理检查和实验室检查，对精神病的诊断和鉴别诊断十分重要，也是拟定治疗方案的依据。因此，对每例住院病人均应按照物理检查和实验室检查的要求系统地进行检查。对门诊和急诊病人也应根据病历特点，重点地进行体检。只重视精神状态而忽略物理检查和实验室检查往往会出现漏诊和误诊,应绝对避免。必要时还可以根据病情进行以下特殊检查:基础代谢、脑电图、脑 CT 及核磁共振等。

精神科与很多学科有较为密切的关系,与神经科关系最为密切,很多神经科疾病常以精神症状为首发表现,常见的颅内感染所致精神障碍、内脏器官疾病(心、肺、肝、肾等)及内分泌系统疾病(甲状腺危象、糖尿病性昏迷)均可引起精神障碍,因此,对精神病人进行仔细的躯体检查(包括神经系统)、必要的物理检查及实验室检查非常必要。物理检查和实验室检查对确定器质性精神障碍(症状性精神疾病)的诊断能提供可靠的依据。当进行精神检查、躯体检查及神经系统检查后,应结合病史及临床所见,有针对性地进行某些辅助检查或特殊检查,如空腹血糖测定、脑脊液常规及生化检查、甲状腺功能检查($血 T_3$、T_4 测定)、定期血药浓度测定(血锂浓度测定)以及某些抗精神病药物(氯氮平)和抗抑郁药的浓度测定等。

第七节　精神科病历书写

一、住院病历格式

(一)一般资料

姓名:　　　　　　　　　性别:
年龄:　　　　　　　　　出生年月日:
籍贯:　　　　　　　　　民族:
婚姻:　　　　　　　　　文化程度:
职业:　　　　　　　　　宗教信仰:
现在住址和通讯处:　　　联系人:　　　电话:
工作单位:　　　　　　　联系人:　　　电话:
入院日期:　　　　　　　病历采集日期:
病史提供和报告人(包括姓名、工作单位、电话、与病人的关系)
医生对病史资料的评价(是否详细、完整、客观、可靠)
(二)主诉
(三)现病史
(四)既往史
(五)家族史
(六)个人史和月经史
(七)精神状态检查
1.一般表现 (1)外貌、体征、步态;(2)意识状态和定向力;(3)接触情况及对周围环境的态度;(4)日常生活表现。

2. 认识活动 (1) 感知觉；(2) 思维活动：言语、思维形式、思维内容；(3) 记忆；(4) 注意；(5) 智能。

3. 情感活动

4. 意志、动作和行为

5. 自知力

(八) 体格检查

略

(九) 神经系统检查

略

(十) 实验室检查

(1) 血常规；(2) 尿常规；(3) 肝功能；(4) 肾功能；(5) 电解质；(6) 血糖；(7) 心电图；(8) 脑电图；(9) 眼动图检查；(10) 胸部透视。

(十一) 特殊检查

头部 CT、特殊心理学检查。

(十二) 病历小结

(十三) 病历书写者签名及完成日期

二、住院病历书写要求

(一) 严谨的科学态度和认真负责的精神。

(二) 内容完整、实事求是、重点突出、条理清楚、文词通顺、字迹清楚、不得随意涂改。

(三) 病史及精神检查，尽可能使用病史报告人和病人的语言和实例，加以整理予以描述，应避免使用精神病学术语。

思考题

1. 精神病史采集注意事项。

2. 精神检查大致内容。

3. 精神症状标准化的依据。

(张凤芝　高建华)

第四章 精神障碍的分类与诊断

第一节 精神障碍分类发展

一、国际分类的发展

1.精神疾病的分类原则 ①病因学分类原则 疾病按病因分类，为医学各科共同追求的理想原则。如散发性病毒性脑炎所致精神障碍，多发性梗塞性疾病，慢性酒精中毒性幻觉症，应激反应，适应性障碍，心理生理障碍。这样的病因已明或比较确切的精神疾病在临床上比例甚低，在我国只占10%左右。②症状学分类原则 大致分功能性精神病，虽然可能存在遗传病因或多巴胺、五羟色胺等神经介质的生化代谢障碍，但至今仍然是病因不明的，只能按临床表现的主要症状或症状群的不同，进行分类。例如精神分裂症、偏执性精神病、躁狂症、抑郁症、强迫症等等，都是以主要症状或症状群进行命名与分类的。这样同一种以症状命名的疾病，如抑郁症，可以是生物性的，也可以是心因性或反应性的或者是药源性的，还有器质性的，或物质依赖所致的。与此同时，主要症状表现的变化，可以导致诊断的改变。临床表现符合两种或多种疾病的诊断标准时，可以同时给予多个精神疾病的诊断。

2.精神症状的诊断与分类学的发展趋势 当前精神疾病的症状学分类趋向占绝对优势。其优点是避免了各学派对病因持不同观点的争论。随着临床、科研与治疗的进展，分类学总的发展趋势由简而繁，由几种发展到百余种。诊断标准的制定，使各地各国精神科医师之间的诊断一致性或信度明显增高，无疑是一个划时代的进步。今后的发展趋势是为科研制定严格的诊断标准，完全符合标准的病例才能入组，凡是边缘性的，不典型的，诊断可疑的病例一律排除在外。与此同时为临床工作制定一个宽松的可供参考的指南，使绝大多数病例，在诊断标准及分类方案中找到位置。

二、我国分类的发展

共和国成立之前，我国没有自己的精神疾病分类系统，则直接引进与使用国外的分类编码。1958年第一次全国精神病防治工作会议上，提出了一个分类方案，将精神疾病划分为 14 类。到 1978 年中华医学会神经精神科第二届学术年会上对分类草案进行修订，将精神疾病分为 10 类：①脑器质性精神障碍；②躯体疾病伴发的精神障碍；③精神分裂症；④情感性精神病；⑤反应性精神病；⑥其他精神病；⑦神经官能症；⑧人格异常；⑨精神发育不全；⑩儿童期精神疾病。精神疾病的十分法，为我国较先采用，沿用至今。1986 年中国精神疾病诊断标准与分类方案第 2 版公布后，迅速在国内各级精神病医院中获得应用。1994 年对《中国精神疾病分类与诊断标准》第二版修订后，形成了 CCMD-2-R 版，并公布执行，1995 年至 2000 年又编写了中国精神疾病分类与诊断标准第三版（CCMD-3）。自 2001 年始应用于精神科临床，具体分类为：①器质性精神障碍；②精神活性物质所致精神障碍或非成瘾物质所致精神障碍；③精神分裂症和其他精神病性障碍；④心境障碍（情感性精神障碍）；⑤癔症、应激相关障碍、神经症；⑥心理因素相关生理障碍；⑦人格障碍、习惯和冲动控制障碍、性心理障碍；⑧精神发育迟滞与童年、少年期心理发育障碍；⑨童年和少年期的多动障碍、品行障碍、情绪障碍；⑩其他精神障碍和心理卫生情况。进一步向 ICD 系统靠拢，多数疾病的命名、分类、诊断标准尽量与 ICD-10 保持一致，甚至整段原发照译。总之，精神疾病诊断标准与分类方案的编制与修订，是牵涉这个学科的全方位及全局问题，及时反映本科的实际进展。

第二节　精神障碍的分类与诊断标准

一、国际疾病分类和诊断标准（ICD-10）

现将《精神与行为障碍分类（ICD-10）》临床常见疾病摘录如下：

F00-F09 器质性，包括症状性精神障碍

本节总目：

F00　阿尔茨海默病型痴呆

F01　血管性疾病

F02　见于在它处归类的其它疾病的痴呆

F03　未特定的痴呆

F04　器质性遗忘综合征，非酒和其它精神活性物质所致

F05　谵妄，非酒和其它精神活性物质所致

F06　脑损害和功能紊乱以及躯体疾病所致的其它精神障碍

F07　脑疾病，损害和功能紊乱所致的人格和行为障碍

F09　未特定的器质性或症状性精神障碍

痴呆：

痴呆是由脑部疾病所致的综合征，它通常具有慢性或进行性的性质，出现

多种高级皮层功能的紊乱，其中包括记忆、思维、定向、理解、计算、学习能力、语言和判断功能。意识是清晰的。常伴有认知功能的损害，偶尔以情绪控制和社会行为或动机的衰退为前驱症状。本综合征见于阿尔茨海默病、脑血管病以及原发地或继发地伤害大脑的其它情况。

判断是否存在痴呆时，应特别小心地避免假阳性，除动作缓慢和整个躯体的虚弱外，动机或情绪因素，尤其是抑郁也可解释病人的不佳表现，这些情况均不属于智能减退。

痴呆导致智能的明显减退，并常常影响病人的日常生活，如洗衣、着衣、进食、个人卫生、排泄及梳妆。这些功能减退的表现很大程度上取决于病人所生活的社会和文化环境。角色扮演不佳（如保持或寻找工作的能力下降）不应成为诊断痴呆的标准，因为角色的扮演是否恰当存在极大的跨文化差异。而且，在某一特定文化背景中能否获得工作常受外界变化的影响。

诊断要点：

诊断痴呆的基本条件是存在如上所述的足以妨碍个人日常生活的记忆和思维减退。典型的记忆损害影响新信息的识记、贮存和再现，但以前学过的和熟悉的资料也可能会丢失，这种情况尤其见于痴呆晚期。痴呆不仅仅是记忆障碍，还有思维和推理能力损害以及观念的减少。信息摄入过程受损，使病人逐渐感到难以同时注意一个以上的刺激，例如参与几个人的交谈，以及将注意的焦点从一个话题转移到另一个话题。如果痴呆是唯一的诊断，则需提供意识清晰的证据。然而，谵妄附加于痴呆的双重诊断也很常见（F05.1），应证明上述症状和功能损害至少已存在 6 个月，方可确定痴呆的临床诊断。

鉴别诊断 应考虑抑郁性障碍（F30-F39）（它可表现出痴呆早期的许多特点，尤其是记忆损害、思维迟缓以及缺乏主动性），谵妄（F05），轻或中度精神发育迟滞（F70-F71），归因于社会环境极度贫乏和教育受限制的认知功能低下，服药导致的医源性精神障碍（F06）。

F04：器质性遗忘综合征，非酒和其它精神活性物质所致。

诊断要点：

确诊需满足：

（a）存在记忆损害，表现为近记忆受损（学习新资料的能力受损），顺行性和逆行性遗忘、由近及远回忆过去经历的能力下降；

（b）有脑外伤或疾病（尤其是双侧间脑和颞叶内侧结构受损）的病史或依据；

（c）即刻回忆未受损害（例如，用数字广度测验），无注意力、意识和全面智能损害；

其它有助于诊断的症状为虚构、自知力缺乏及情绪改变（淡漠、缺乏始动性），但这些症状并非诊断所必需的。

F05 谵妄，非酒和其它精神活性物质所致。

诊断要点：

为明确诊断，应或轻或重地存在下列每一方面的症状：

（a）意识和注意损害（从混浊到昏迷；注意的指向、集中、持续和转移能力均降低）；

（b）认知功能的全面紊乱（知觉歪曲、错觉和幻觉—多为幻视；抽象思维和理解能力损害，可伴有短暂的妄想；但典型者往往伴有某种程度的言语不连贯；即刻回忆和近记忆受损，但远记忆相对完好；时间定向障碍，较严重的病人还可出现地点和人物的定向障碍）；

（c）精神运动紊乱（活动减少或过多，并且不可预测地从一个极端转变成另一个极端；反应的时间增加；语流加速或减慢；惊跳反应增强）；

（d）睡眠—觉醒周期紊乱（失眠，严重者完全不眠，或睡眠—觉醒周期颠倒；昼间困倦；夜间症状加重；恶梦或梦魇、其内容可作为幻觉持续至觉醒后）；

（e）情绪紊乱，如抑郁、焦虑或恐惧、易激惹、欣快、淡漠或惊奇困惑。

往往迅速起病，病情每日波动，总病程不超过6个月。

F07 脑疾病、损害和功能紊乱所致人格和行为障碍

诊断要点：

除具备脑疾病、损害或功能紊乱的病史或其它依据外，尚需两种或两种以上的下列特征方能明确诊断：

（a）坚持目标指向性活动的能力持续地减退，特别是对待耗费时间较长且不能当时就获得满足的活动；

（b）情绪性行为的改变，特点是情绪不稳定、肤浅及无理由的高兴（欣快、不恰当的玩笑），且易转变成易激惹或短时间的爆发性愤怒和攻击行为，有些病例淡漠更为突出；

（c）不考虑后果或社会习俗地表露需要和冲动（病人可从事违反社会的行为，如偷窃、不恰当的性满足、狼吞虎咽式的进食或不顾个人卫生）；

（d）认知功能紊乱，表现为怀疑或偏执观念和/或过分沉溺于单一的且往往是抽象的问题（例如宗教问题、"对"与"错"的问题）；

（e）言语的速度和语流明显改变，特点为赘述，包含太多、粘滞和过分形象化；

（f）性行为改变（性欲减退或性偏好的改变）。

F10—F19 使用精神活性物质所致的精神和行为障碍

本节总目：

F10—使用酒精所致的精神和行为障碍

F11—使用鸦片类物质所致的精神和行为障碍

F12—使用大麻类物质所致的精神和行为障碍

F13—使用镇静催眠剂所致的精神和行为障碍

F14—使用可卡因所致的精神和行为障碍

F15—使用其它兴奋剂包括咖啡因所致的精神和行为障碍

F16—使用致幻剂所致的精神和行为障碍

F17—使用烟草所致的精神和行为障碍

F18—使用挥发性溶剂所致的精神和行为障碍

F19—使用多种药物及其它精神活性物质所致的精神和行为障碍

F1x.2 依赖综合征

诊断要点：

确诊依赖综合征通常需要在过去一年的某些时间内体验过或表现出下列至少三条：

（a）对使用该物质的强烈渴望或冲动感；

（b）对活性物质使用行为的开始、结束及剂量难以控制；

（c）当活性物质的使用被终止或减少时出现生理戒断状态（见 F1x.3 和 F1x.4），其依据为：该物质的特征性戒断综合征；或为了减轻或避免戒断症状而使用同一种（或某种有密切关系的）物质的意向；

（d）耐受的依据，例如必需使用较高剂量的精神活性物质才能获得过去较低剂量的效应（典型的例子可见于酒和鸦片依赖者，其日使用量足以导致非耐受者残疾或死亡）；

（e）因使用精神活性物质而逐渐忽视其它的快乐或兴趣，在获取、使用该物质或从其作用中恢复过来所花费的时间逐渐增加；

（f）固执地使用活性物质而不顾其明显的危害性后果，如过度饮酒对肝的损害、周期性大量服药导致的抑郁心境或与药物有关的认知功能损害；应着重调查使用者是否实际上已经了解或估计使用者已经了解损害的性质和严重程度。

F1x.3 戒断状态

诊断要点：

戒断状态是依赖综合征的指征之一（见 F1x.2），然而这一诊断也应予以考虑。

如果这些症状是就诊的原因或严重到足以引起医疗上的重视，则戒断状态应作为主要诊断编码。

躯体症状依所用药物而异。心理障碍（例如焦虑、抑郁和睡眠障碍）也是戒断状态的常见特征。病人往往报告戒断症状因继续用药而得以缓解。

应注意最近未使用药物时戒断症状可由条件性/习得性刺激所诱发，对这类病例只有症状达到一定程度时才能诊断为戒断状态。

F1x.4 伴有谵妄的戒断状态

这是一种戒断状态（见 F1x.3）并发谵妄（见 F05.—的标准）的精神状况。

酒引起的震颤谵妄应在此编码，震颤谵妄是一种时间短但偶尔可致命的伴有躯体症状的中毒性意识模糊状态。它通常是有长期饮酒历史的严重依赖者绝对或相对戒断的结果，往往在酒戒断后起病。有时可出现在某次暴饮过程中，这种情况也应在此编码。

典型的前驱症状包括失眠、震颤和恐惧。起病也可以戒断性抽搐为先导。经典的三联征包括意识浑浊和精神错乱、涉及任一感官的生动幻觉和错觉以及明显的震颤，也常出现妄想、激越、失眠或睡眠周期颠倒以及自主神经功能亢进。

F1x.5　精神病性障碍

诊断要点：

用药期间或用药后立即（往往在 48 小时内）出现的精神病性障碍应在此编码，除非属于伴谵妄之药物戒断状态（见 F1x.4）的表现或者为迟发性起病。迟发起病的精神病性障碍（用药两周以后起病）也可出现，但应编码为F1x.75。

精神活性物质所致的精神病性障碍可呈现不同形式的症状，症状的变异受药物种类及使用者人格的影响。可卡因、安非他明这类兴奋性药物所致的精神病性障碍通常与高剂量和/或长时间用密切相关。

当病人使用了具有原发性致幻效应的物质（例如麦角酸二乙酸胺（LSD）、仙人球毒碱、高剂量的大麻）时，不应仅依据知觉歪曲或幻觉性体验而诊断为精神病性障碍。对这些情况以及意识模糊状态均应考虑诊断为急性中毒（F1x.0）的可能性。

当适合于诊断为精神活性物质所致精神疾病时应特别注意避免误诊为更严重的状态（例如精神分裂症）。只要不再使用更多的药物，精神活性物质所致的精神病性状态多数持续较短（如安非他明和可卡因性精神病）。对这类病例的误诊会给病人及卫生机构带来痛苦和昂贵的代价。

包括：酒中毒性幻觉症

　　　　酒中毒性嫉妒症

　　　　酒中毒性偏执症

　　　　酒中毒性精神病 NOS

鉴别诊断：应考虑精神活性物质加重或诱发另一种精神障碍的可能性（例如精神分裂症（F20.—）；心境〔情感〕障碍（F30—F39）；偏执性或分裂性人格障碍（F60.0，F60.1））。如遇上述情况，精神活性物质所致精神病性状态这一诊断则可能不恰当。

F20—F29 精神分裂症、分裂型障碍和妄想性障碍

本节总目：

F20 精神分裂症

F21 分裂型障碍

F22 持久的妄想性障碍

F23 急性而短暂的精神病性障碍

F24 感应性妄想性障碍

F25 分裂情感性障碍

F28 其它非器质性精神病性障碍

F29 未特定的非器质性精神病

F20 精神分裂症

(a) 思维鸣响,思维插入或思维被撤走以及思维被广播;

(b) 明确涉及躯体或四肢运动,或特殊思维、行动或感觉的被影响、被控制或被动妄想,妄想性知觉;

(c) 对病人的行为进行跟踪性评论,或彼此对病人加以讨论的幻听,或来源于身体某一部分的其它类型的听幻觉;

(d) 与文化不相称且根本不可能的其它类型的持续性妄想,如具有某种宗教或政治身份,或超人的力量和能力(例如能控制天气,或与另一世界的外来者进行交流);

(e) 伴有转瞬即逝的或未充分形成的无明显情感内容的妄想、或伴有持久的超价观念,或连续数周或数月每日均出现的任何感官的幻觉;

(f) 思潮断裂或无关的插入语,导致言语不连贯,或不中肯或词语新作;

(g) 紧张性行为,如兴奋、摆姿势,或蜡样屈曲、违拗、缄默及木僵;

(h) "阴性"症状,如显著的情感淡漠、言语贫乏、情感反应迟钝或不协调,常导致社会退缩和社会功能的下降,但必须澄清这些症状并非由抑郁症或神经阻滞剂治疗所致;

(i) 个人行为的某些方面发生显著而持久的总体性质的改变,表现为丧失兴趣、缺乏目的、懒散、自我专注及社会退缩。

诊断要点:

诊断精神分裂症通常要求在一个月或以上时期的大部分时间内确实存在属于上述(a)到(d)中至少一个(如不甚明确常需两个或多个症状)或(e)到(h)中来自至少两组症状群中的十分明确的症状。符合此症状要求但病程不足一个月的状况(无论是否经过治疗)应首先诊断为急性精神分裂症样精神病性障碍(F23.2),如症状持续更长的时间再重新归类为精神分裂症。

F21 分裂型障碍

本症以类似于精神分裂症的古怪行为以及异常思维和情感为特征,但在疾病的任何时期均无明确和典型的精神分裂症性表现。无占优势的和典型的障碍,但可存在下列任何一种情况:

(a) 情感不恰当或受限制(病人显得冷酷和淡漠);

(b) 古怪、离奇或独特的行为或外表;

(c) 人际关系差,倾向于社会退缩;

（d）古怪的信念或巫术性思维影响着病人的行为并与亚文化规范不符；

（e）猜疑或偏执观念；

（f）无内在阻力的强迫性穷思竭虑，常伴畸形恐怖的、性的或攻击性的内容；

（g）不寻常的知觉体验，包括躯体（身体）感觉异常或其它错觉，人格解体或现实解体；

（h）思维模糊、赘述、隐喻性的、过分琐碎或刻板，表现为离奇的言语或它种形式，无严重的言语不连贯；

（i）偶发的短暂性准精神病发作，伴严重的错觉、幻听或其它幻觉以及妄想样观念，起病往往没有外界诱因。

F22 持久的妄想性障碍

诊断要点：

妄想是最突出的或唯一的临床特征，妄想必须存在至少三个月，必须明确地为病人的个人观念，而非亚文化观念。可间断性地出现抑郁症状甚至完全的抑郁发作（F32.—），但没有心境障碍时妄想仍持续存在。不应存在脑疾病的证据，没有或偶然才有听幻觉，无精神分裂症性症状（被控制妄想、思维被广播等）的病史。

F23 急性而短暂的精神病性障碍

（a）急性起病（2 周以内）为本组全部障碍的特征；

（b）存在典型综合征；

（c）存在相应的急性应激。

急性起病的定义是：在两周或更短的时期内从缺乏精神病特征的状态转变为有明显异常的精神病性状态。

典型综合征中首推迅速变化和起伏的状态，这里称之为"多形性"，有不少国家认为它对急性精神病状态的诊断十分重要，其次存在典型的精神分裂症症状。

病人一般在 2~3 个月痊愈。

F30—F39　心境〔情感〕障碍

本节总目：

F30 躁狂发作

F31 双相情感障碍

F32 抑郁发作

F33 复发性抑郁障碍

F34 持续性心境〔情感〕障碍

F38 其它心境〔情感〕障碍

F39 未特定的心境〔情感〕障碍

F30 躁狂发作

这里划分出三种严重程度，其共有的基本特征是心境高涨，身体和精神活动的量和速度均增加。本类中所有亚型都仅用于单次躁狂发作，若发作之前或之后有情感（抑郁、躁狂、轻躁狂）发作，则应归于双相情感障碍（F31.—）。

F30.0 轻躁狂

轻躁狂是躁狂（F30.1）较轻的表现形式，较之环性心境（F34.0），心境和行为的异常又更为持续也更为明显，故不宜归于其下。轻躁狂不伴幻觉和妄想。存在持续的（至少连续几天）心境高涨、精力和活动增高，常有显著的感觉良好，并觉身体和精神活动富有效率。社交活动增多，说话滔滔不绝，与人过分熟悉，性欲望增强，睡眠需要减少等表现也常见，但其程度不致造成工作严重受损或引起社会拒绝。有时，易激惹、自负自傲、行为莽撞的表现替代了较多见的欣快的交往。

可有注意集中和注意的损害，从而降低从事工作、得到放松及进行闲暇活动的能力，但这并不妨碍病人对全新的活动和冒险表现出兴趣或有轻度挥霍的表现。

诊断要点：

与高涨或改变的心境相应的上述几项特征至少连续存在几天，其程度和持续性超出环性心境（F34.0）的表现。

F30.1 躁狂，不伴精神病性症状

F30.2 躁狂，伴精神病性症状

F31 双相情感障碍

本病的特点是反复（至少两次）出现心境和活动水平明显紊乱的发作，紊乱有时表现为心境高涨、精力和活动增加（躁狂或轻躁狂），有时表现为心境低落、精力降低和活动减少（抑郁）。发作间期通常以完全缓解为特征。与其它心境障碍相比，本病在两性的发病率更为接近。由于仅有躁狂的病人相对罕见，而且他们至少偶有抑郁发作的病人有类似性（在家族史、病前人格、起病年龄、长期预后等方面），故这类病人也归于双相（F31.8）。

躁狂发作通常起病突然，持续时间2周至4、5个月不等（中数约4个月）；抑郁持续时间趋于长一些（中数约6个月）；但除在老年期外，很少超过1年。两类发作通常相继之于应激性生活事件或其它精神创伤，但应激的存在并非诊断必需。首次发病可见于从童年到老年的任何年龄。发作频率、复发与缓解的形式均有很大变异，但随着时间的推移，缓解期有渐短的趋势。中年之后，抑郁变得更为常见，持续时间也更长。

F31.0 双向情感障碍，目前为轻躁狂。

F31.1 双向情感障碍，目前为不伴有精神病性症状的躁狂发作。

F31.2 双向情感障碍，目前为伴有精神病性症状的躁狂发作。

F31.3 双向情感障碍，目前为轻度或中度抑郁。

F31.4 双向情感障碍，目前为不伴精神病性症状的重度抑郁发作。

F31.5　双向情感障碍，目前为伴精神病性症状的重度抑郁发作。

F31.6　双向情感障碍，目前为混合状态。

F31.7　双向情感障碍，目前为缓解状态。

F32　抑郁发作

以下描述了三种不同形式的抑郁发作〔轻度（F32.0）、中度（F32.1）、重度（F32.2）和（F32.3）〕。各种形式的典型发作中，病人通常有心境低落、兴趣和愉快感丧失，导致劳累感增加和活动减少的精力降低。也很常见的症状还有稍做事情即觉明显的倦怠。其它常见症状是：

（a）集中注意和注意的能力降低；

（b）自我评价和自信降低；

（c）自罪观念和无价值感（即使在轻度发作中也有）；

（d）认为前途暗淡悲观；

（e）自伤或自杀的观念或行为；

（f）睡眠障碍；

（g）食欲下降。

F32.0　轻度抑郁发作

F32.1　中度抑郁发作

F32.2　重度抑郁发作，不伴精神病性症状

F32.3　重度抑郁发作，伴精神病性症状

F33　复发性抑郁障碍

F33.0　复发性抑郁障碍，目前为轻度发作。

诊断要点：

（a）应符合复发性抑郁障碍（F33.—）的标准，目前发作应符合轻度抑郁发作（F32.0）的标准；

（b）应至少两次发作，每次持续时间至少两周，两次发作之间应有几个月无明显心境紊乱。否则，诊断应为其它复发性心境〔情感〕障碍（F38.1）。

F33.1　复发性抑郁障碍，目前为中度发作。

诊断要点：

（a）应符合复发性抑郁障碍（F33.—）的标准，目前发作应符合中度抑郁发作（F32.1）的标准；

（b）应至少两次发作，每次持续时间至少两周，两次发作之间应有几个月无明显心境紊乱。

F33.2　复发性抑郁障碍，目前为不伴精神病性症状的重度发作。

诊断要点：

（a）应符合复发性抑郁障碍（F32.—）的标准，目前发作应符合不伴精神病性症状的重度抑郁发作（F32.2）的标准；

（b）应至少两次发作，每次持续时间至少两周，两次发作之间应有几个月

无明显心境紊乱。

F33.3 复发性抑郁障碍，目前为伴精神病性症状的重度发作。

诊断要点：

(a) 应符合复发性抑郁障碍（F33.—）的标准，目前发作应符合伴精神病性症状的重度抑郁发作（F32.3）的标准；

(b) 应至少两次发作，每次持续时间至少两周，两次发作之间应有几个月无明显心境紊乱。

F33.4 复发性抑郁障碍，目前为缓解状态。

诊断要点：

(a) 既往应符合复发性抑郁障碍（F33.—）的标准，目前不应符合任何严重程度抑郁发作或 F30—F39 中任何其它障碍的标准；

(b) 应至少两次发作，每次持续时间至少两周，两次发作之间应有几个月无明显心境紊乱。

F34 持续性心境【情感】障碍

F34.0 环境心境

诊断要点：

基本特点是心境持续的不稳定，包括轻度低落和轻度高涨的众多周期，其中没有任何一次在严重程度或持续时间上符合双相情感障碍（F31.—）或复发性抑郁障碍（F33.—）的标准。这就意味着，心境波动的每次发作均不能符合躁狂发作（F30.—）或抑郁发作（F32.—）任一类别的标准。

F34.1 恶劣心境

诊断要点：

基本特征为相当长时间存在的低落心境，这种心境低落总是不能或仅是偶尔符合轻度或中度复发性抑郁障碍（F33.0 或 F33.1）的标准。它通常始于成年早期，持续数年，有时终生。若在晚年发病，通常为一次独立抑郁发作（F32.—）的后果，与居丧或明显的应激有关。

F40—F48 神经症性、应激相关的及躯体形式障碍

本节总目：

F40 恐怖性焦虑障碍

F41 其它焦虑障碍

F42 强迫性障碍

F43 严重应激反应及适应障碍。

F44 分离（转换）性障碍

F45 躯体形式障碍

F48 其它神经症性障碍

F40.0 广场恐怖

诊断要点：

（a）心理症状或植物神经症状必须是焦虑的原发表现，而不是继发于其它症状，如妄想或强迫思维；

（b）焦虑必须局限于（或主要发生在）至少以下情境中的两种：人群、公共场所、离家旅行、独自独行；

（c）对恐怖情境的回避必须是或曾经是突出特点。

鉴别诊断：

必须记住，有些广场恐怖患者因为总是能够回避所恐怖的情境而很少焦虑，存在抑郁、人格解体、强迫症状、社交恐怖等其它症状，只要它们不主导临床相，并不妨碍广场恐怖的诊断。但是，若在恐怖症状刚刚出现时病人就已有明显的抑郁，抑郁可能更宜作为主要诊断。这种情况多见于晚发病例。

F40.1　社交恐怖

诊断要点：

（a）心理、行为或植物神经症状必须是焦虑的原发表现，而不是继发于妄想或强迫症状等其它症状；

（b）焦虑必须局限于或主要发生在特定的社交情境；

（c）对恐怖情境的回避必须是突出特征；

F41.1　广泛性焦虑障碍

诊断要点：

一次发作中，患者必须在至少数周（通常为数月）内的大多数时间存在焦虑的原发症状，这些症状通常应包含下列要素：

（a）恐慌（为将来的不幸烦恼，感到"忐忑不安"，注意困难等）；

（b）运动性紧张（坐卧不宁、紧张性头痛、颤抖、无法放松）；

（c）植物神经活动亢进（头重脚轻、出汗、心动过速或呼吸急促、上腹不适、头晕、口干等）。

F42　强迫性障碍

诊断要点：

要做出肯定诊断，必须在连续两周中的大多数日子里存在强迫症状或强迫动作，或两者并存。这些症状引起痛苦或妨碍活动。强迫症状应具备以下特点：

（a）必须被看作是自己的思维或冲动；

（b）必须至少有一种思想或动作仍在被患者徒劳地加以抵制，即使患者不再对其它症状加以抵制；

（c）实施动作的想法本身应该是令人不愉快的（单纯为缓解紧张或焦虑不视为这种意义上的愉快）；

（d）想法、表象或冲动必须是令人不快地一再出现。

F43　严重应激反应及适应障碍

F43.0　急性应激反应

91

诊断要点:

异乎寻常的应激源的影响与症状的出现之间必须有明确的时间上的联系。症状即使没有立刻出现,一般也在几分钟之内出现。此外,症状还应:

(a) 表现为混合性且常常是有变化的临床相,除了初始阶段的"茫然"状态外,还可有抑郁、焦虑、愤怒、绝望、活动过度、退缩,且没有任何一类症状持续占优势;

(b) 如果应激性环境消除,症状迅速缓解;如果应激持续存在或具有不可逆转性,症状一般在 24~48 小时开始减轻,并且大约在 3 天后往往变得十分轻微。

F44 分离〔转换〕性障碍

诊断要点:

(a) 在 F44 中分别标明的各种障碍的临床特征;

(b) 不存在可以解释症状的躯体障碍的证据;

(c) 有心理致病的证据,表现在时间上与应激性事件、问题或紊乱的关系有明确的联系(即使患者否认这一点)。

有时虽高度怀疑,却难以找到心理致病的有力证据。若存在已知的中枢或外周神经系统的障碍,作分离性障碍的诊断时应格外慎重。如果没有心理致病的证据,诊断应为暂时诊断,而且应继续从生理和心理两方面进行探究。

F45 躯体形式障碍

F45.0 躯体化障碍

诊断要点:

(a) 存在各式各样,变化多端的躯体症状至少两年,且未发现任何恰当的躯体解释;

(b) 不断拒绝多名医生关于其症状没有躯体解释的忠告与保证;

(c) 症状及其所致行为造成一定程度的社会和家庭功能损害。

F45.2 疑病障碍

诊断要点:

确诊需存在以下两条:

(a) 长期相信表现的症状隐含着至少一种严重躯体疾病,尽管反复地检查不能找到充分的躯体解释;或存在持续性的先占观念,认为有畸形或变形。

(b) 总是拒绝接受多位不同医生关于其症状并不意味着躯体疾病或异常的忠告和保证。

F50—F99(从略。因临床病例很少,详细见国内分类标准)。

二、国内精神疾病分类和诊断标准(CCMD-3)

现将《中国精神障碍分类与诊断标准(CCMD-3)》中临床常见疾病诊断标准摘录如下:

〔0〕器质性精神障碍

包括脑变性疾病、脑血管病、颅内感染、脑外伤、脑瘤所致精神障碍；躯体感染、内脏器质疾病、内分泌障碍、营养代谢疾病等影响脑功能所致的精神障碍。

（一）症状标准：

1. 有躯体、神经系统及实验室检查证据；

2. 有脑病、脑损伤，或可引起脑功能障碍的躯体疾病并至少有下列 1 项：①智能损害综合征；②遗忘综合征；③人格改变；④意识障碍；⑤精神病性症状（如幻觉、妄想、紧张综合征等）；⑥情感障碍综合征（躁狂综合征、抑郁综合征等）；⑦解离（转换综合征）；⑧神经症样综合征（如焦虑综合征、情感脆弱综合征等）。

（二）严重标准：日常生活或社会功能受损。

（三）病程标准：精神障碍的发生、发展，以及病程与原发器质性疾病相关。

（四）排除标准：缺乏精神障碍由其他原因（如精神活性物质）引起的足够证据。

〔1〕精神活性物质与非成瘾物质所致精神障碍

精神活性物质是指来自体外，可影响精神活动，并可导致成瘾的物质。常见的精神活性物质有酒类、阿片类、大麻、催眠药、抗焦虑药、麻醉药、兴奋剂、致幻剂和烟草等。精神活性物质可由医生处方不当或个人擅自反复使用导致依赖综合征和其他精神障碍，如中毒、戒断综合征、精神病性症状、情感障碍，及残留性或迟发性精神障碍等。

（一）症状标准：

1. 有精神活性物质进入体内的证据，并有理由推断精神障碍系该物质所致；

2. 出现躯体或心理症状，如中毒、依赖综合征、戒断综合征、精神病性症状，及情感障碍、残留性或迟发性精神障碍等。

（二）严重标准：社会功能受损。

（三）病程标准：除残留性或迟发性精神障碍之外，精神障碍发生在精神活性物质直接效应所能达到的合理期限之内。

（四）排除标准：排除精神活性物质诱发的其他精神障碍。

〔2〕精神分裂症和其他精神病性障碍

20. 精神分裂症

本症是一种病因未明的精神病，多起病于青壮年，常缓慢起病，具有思维、情感、行为等多方面障碍，及精神活动不协调。通常意识清晰，智能尚好，有的病人在疾病过程中可出现认知功能损害，自然病程多迁延，呈反复加重或恶化，但部分病人可保持痊愈或基本痊愈状态。

（一）症状标准：至少有下列 2 项，并非继发于意识障碍、智能障碍、情感高涨或低落，单纯型分裂症另规定。

1. 反复出现的言语性幻听；

2. 明显的思维松弛、思维破裂、言语不连贯，或思维贫乏或思维内容贫乏；

3. 思想被插入、被撤走、被播散、思维中断，或强制性思维；

4. 被动、被控制，或被洞悉体验；

5. 原发性妄想（包括妄想知觉，妄想心境）或其他荒谬的妄想；

6. 思维逻辑倒错、病理性象征性思维，或语词新作；

7. 情感倒错，或明显的情感淡漠；

8. 紧张综合征、怪异行为，或愚蠢行为；

9. 明显的意志减退或缺乏。

（二）严重标准：自知力障碍，并有社会功能严重受损或无法进行有效交谈。

（三）病程标准：

1. 符合症状标准和严重标准至少已持续 1 个月，单纯型另有规定。

2. 若同时符合精神分裂症和情感性精神障碍的症状标准，当情感症状减轻到不能满足情感性精神障碍症状标准时，分裂症状需继续满足分裂症的症状标准至少两周以上，方可诊断为精神分裂症。

（四）排除标准：排除器质性精神障碍，以及精神活性物质和非成瘾物质所致精神障碍。尚未缓解的精神分裂症病人，若又罹患本项中前述两类疾病，应并列诊断。

（五）精神分裂症的分型：

（1）偏执型分裂症

（2）青春型（瓦解型）分裂症

（3）紧张型分裂症

（4）单纯型分裂症

（5）未定型分裂症

（6）其他型或待分类的分裂症

〔3〕心境障碍（情感性精神障碍）

心境障碍（情感性精神障碍）以明显而持久的心境高涨或低落为主的一组精神障碍，并有相应的思维和行为改变。可有精神病性症状，如幻觉妄想。大多数病人有反复发作的倾向，每次发作多可缓解，部分可有残留症状或转为慢性。

30. 躁狂发作

（一）症状标准：以情绪高涨或易激惹为主，并至少有下列 3 项（若仅为易激惹，至少需 4 项）：

（1）注意力不集中或随境转移；

（2）语量增多；

（3）思维奔逸（语速增快、言语迫促等）、联想加快或意念飘忽的体验；

（4）自我评价过高或夸大；

（5）精力充沛、不感疲乏、活动增多、难以安静，或不断改变计划和活动；

（6）鲁莽行为（如挥霍、不负责任，或不计后果的行为等）；

（7）睡眠需要减少；

（8）性欲亢进。

（二）严重标准：严重损害社会功能，或给别人造成危险或不良后果。

（三）病程标准：

（1）符合症状标准和严重标准至少已持续1周；

（2）可存在某些分裂性症状，但不符合分裂症的诊断标准。若同时符合分裂症的症状标准，在分裂症状缓解后，满足躁狂发作标准至少1周。

（四）排除标准：排除器质性精神障碍，或精神活性物质和非成瘾物质所致躁狂。

31. 双相障碍

目前发作符合某一躁狂或抑郁标准，以前有相反的临床相或混合性发作，如在躁狂发作后又有抑郁发作或混合性发作。

32. 抑郁发作

（一）症状标准：以心境低落为主，并至少有下列4项：

（1）兴趣丧失、无愉快感；

（2）精力减退或疲乏感；

（3）精神运动性迟滞或激越；

（4）自我评价过低、自责，或有内疚感；

（5）联想困难或自觉思考能力下降；

（6）反复出现想死的念头或有自杀、自伤行为；

（7）睡眠障碍，如失眠、早醒，或睡眠过多；

（8）食欲降低或体重明显减轻；

（9）性欲减退。

（二）严重标准：社会功能受损，给本人造成痛苦或不良后果。

（三）病程标准：

（1）符合症状标准和严重标准至少已持续2周。

（2）可存在某些分裂性症状，但不符合分裂症的诊断。若同时符合分裂症的症状标准，在分裂症状缓解后，满足抑郁发作标准至少2周。

（四）排除标准：排除器质性精神障碍，或精神活性物质和非成瘾物质所致抑郁。

〔4〕癔症、应激相关障碍、神经症

详见第九章。

〔5〕心理因素相关生理障碍

心理因素相关生理障碍指一组与心理社会因素有关的以进食、睡眠、及性行为异常为主的精神障碍。

详见第十章。

〔6〕人格障碍、习惯与冲动控制障碍、性心理障碍

60．人格障碍

（一）症状标准：个人的内心体验与行为特征（不限于精神障碍发作期）在整体上与其文化所期望和所接受的范围明显偏离，这种偏离是广泛、稳定和长期的，并至少有下列 1 项：

（1）认知（感知，及解释人和事物，由此形成对自我及他人的态度和形象的方式）的异常偏离；

（2）情感（范围、强度，及适切的情感唤起和反应）的异常偏离；

（3）控制冲动及对满足个人需要的异常偏离；

（4）人际关系的异常偏离。

（二）严重标准：特殊行为模式的异常偏离，使病人或其他人（如家属）感到痛苦或社会适应不良。

（三）病程标准：开始于童年、青少年期，现年 18 岁以上，至少已持续 2 年。

（四）排除标准：人格特征的异常偏离并非躯体疾病或精神障碍的表现或后果。

61．习惯与冲动控制障碍

习惯与冲动控制障碍指在过分强烈的欲望驱使下，采取某些不当行为的精神障碍，这些行为系社会规范所不容或给自己造成危害，其行为目的仅仅在于获得自我心理的满足，不包括偏离正常的性欲和性行为。CCMD-3 具体包括 4 种亚型如下：

61.1 病理性赌博

61.2 病理性纵火

61.3 病理性偷窃

61.4 病理性拔毛发

62．性心理障碍

有异常性行为的性心理障碍，特征是有变换自身性别的强烈欲望（性身份障碍）；采用与常人不同的异常性行为满足性欲（性偏好障碍）；不引起常人性兴奋的人物，对这些人有强烈的性兴奋作用（性指向障碍）。除此之外，与之无关的精神活动均无明显障碍。不包括单纯性欲减退、性欲亢进，及性生理功能障碍。

详见第十一章

〔7〕精神发育迟滞与童年和少年期心理发育障碍

70. 精神发育迟滞

精神发育迟滞指一组精神发育不全或受阻的综合征，特征为智力低下和社会适应困难，起病于发育成熟以前（18 岁以前）。本症可单独出现，也可同时伴有其它精神障碍或躯体疾病。其智力水平低于正常。精神发育迟滞如能查明病因，则应与原发疾病的诊断并列。

70.1 轻度精神发育迟滞

诊断标准：

(1) 智商在 50～69 之间，心理年龄约 9～12 岁；

(2) 学习成绩差（在普通学校中学习时常不及格或留级）或工作能力差（只能完成较简单的手工劳动）；

(3) 能自理生活；

(4) 无明显言语障碍，但对语言的理解和使用能力有不同程度的延迟。

70.2 中度精神发育迟滞

诊断标准：

(1) 智商在 35～49 之间，心理年龄约 6～9 岁；

(2) 不能适应普通学校学习，可进行个位数的加、减法计算；可从事简单劳动，但质量低、效率差；

(3) 可学会自理简单生活，但需督促、帮助；

(4) 可掌握简单生活用语，但词汇贫乏。

70.3 重度精神发育迟滞

诊断标准：

(1) 智商在 20～34 之间，心理年龄约 3～6 岁；

(2) 表现显著的运动损害或其他相关的缺陷，不能学习和劳动；

(3) 生活不能自理；

(4) 言语功能严重受损，不能进行有效的语言交流。

70.4 极重度精神发育迟滞

诊断标准：

(1) 智商在 20 以下，心理年龄约在 3 岁以下；

(2) 社会功能完全丧失，不会逃避危险；

(3) 生活完全不能自理，大小便失禁；

(4) 言语功能丧失。

〔8〕童年和少年期的多动障碍、品行障碍、情绪障碍

80. 多动障碍

(一) 症状标准：

(1) 注意障碍，至少有下列 4 项：

①学习时容易分心, 听见任何外界声音都要去探望;

②上课很不专心听讲, 常东张西望或发呆;

③做作业拖拉, 边做边玩, 作业又脏又乱, 常少做或做错

④不注意细节, 在做作业或其他活动中常常出现粗心大意的错误;

⑤丢失或特别不爱惜东西 (如常把衣服、书本等弄得很脏很乱);

⑥难以始终遵守指令, 完成家庭作业或家务劳动等;

⑦做事难于持久, 常常一件事没做完, 又去干别的事;

⑧与他说话时, 常常心不在焉, 似听非听;

⑨在日常活动中常常丢三落四;

(2) 多动, 至少有下列 4 项:

①需要静坐的场合难于静坐或在座位上扭来扭去;

②上课时常小动作或玩东西, 或与同学讲悄悄话;

③话多, 好插嘴, 别人问话未完就抢着回答;

④十分喧闹, 不能安静地玩耍;

⑤难以遵守集体活动的秩序和纪律, 如游戏时抢着上场, 不能等待;

⑥干扰他人的活动;

⑦好与小朋友打逗, 易与同学发生纠纷, 不受同伴欢迎;

⑧容易兴奋和冲动, 有一些过火的行为;

⑨在不适当的场合奔跑或登高爬梯, 好冒险, 易出事故。

(二) 严重标准: 对社会功能 (如学习成绩、人际关系等) 产生不良影响。

(三) 病程标准: 起病于 7 岁前 (多在 3 岁左右), 符合症状标准和严重标准至少已 6 个月。

(四) 排除标准: 排除精神发育迟滞、广泛发育障碍、情绪障碍。

81. 品行障碍:

品行障碍的特征是反复而持久的反社会性、攻击性或对立性品行。当发展到极端时, 这种行为可严重违反相应年龄的社会规范, 较之儿童普通的调皮捣蛋或少年的逆反行为更严重。如过分好斗或霸道, 残忍地对待动物或他人, 严重破坏财务, 纵火, 偷窃, 反复说谎, 逃学或离家出走, 过分频繁地大发雷霆, 对抗性挑衅行为, 长期的严重违拗。明确存在上述任何一项表现, 均可做出诊断, 但单纯的反社会性或犯罪行为本身不能作为诊断依据, 因为本诊断所指的是某种持久的行为模式。

详见第十三章。

85. 抽动障碍

抽动是一种不随意的突发、快速、重复、非节律性、刻板的单一或多部位肌肉运动或发声。运动和发声抽动都可分为简单和复杂两类, 但界限不清。如眨眼、斜颈、耸肩、扮鬼脸等属于简单的运动抽动; 蹦、跳、打自己等属于复杂的运动抽动。清喉声、吼叫、吸鼻动作等属于简单的发声抽动; 重复言语、

模仿言语、秽语等属于复杂的发声抽动。各种形式的抽动均可在短时间受意志控制，在应激下加重，在睡眠时减轻或消失。抽动多发生于儿童时期，少数可持续至成年。根据发病年龄、临床表现、病程长短和是否伴有发声抽动而分为：①抽动症；②慢性运动或发声抽动障碍；③Tourette 综合征。

详见第十三章。

〔9〕其他精神障碍和心理卫生情况

略

三、多轴诊断

（一）精神障碍的诊断原则

精神疾病的诊断主要依靠病史和检查所获的资料。首先根据病史和检查所见，归纳病人具有的症状，将类别相关症状聚类，得出症状群或症状谱。分析症状群的特点，获得症状学诊断。第二步结合发病有关因素和发病基础及疾病发展过程，遵循精神障碍分类学及诊断要点和标准，进行疾病分类学诊断。注意与具有类似临床表现的疾病进行鉴别诊断。

1. 分级诊断：

确定病人具有一定精神症状，首先需要根据发病相关因素及临床特点，考虑或排除器质性精神障碍和酒药依赖。第二，在排除上述精神障碍的基础上，根据是否存在精神病性症状，如幻觉、妄想、思维障碍、动作行为紊乱、紧张症，或是否存在显著的情感高涨或低落，考虑或排除精神分裂症、偏执性或其他精神病以及情感障碍。第三，在排除以上情况后，根据临床不同表现，考虑各种神经症、心理生理障碍和人格障碍。

2. 多轴诊断：根据美国 DSM-Ⅳ，多轴诊断包括以下 5 个轴：

轴Ⅰ：临床精神病学障碍及其诊断和其他需要临床注意的情况（求医主要的精神疾病）。

轴Ⅱ：人格障碍、精神发育迟滞（为人格障碍与智能障碍）。

轴Ⅲ：其他医学诊断（为躯体疾病、精神障碍及其药物治疗有关或无关均应填写）。

轴Ⅳ：心理社会应激和环境问题（为心理社会因素）。

轴Ⅴ：功能总体评定（为病前一年内最佳社会功能水平）。如病人自杀或杀人意向，应另作诊断。

（二）诊断中需要注意的问题和诊断方法

1. 科学的逻辑思维方法

形式逻辑方法如临床医生诊断常用的排除法。

2. 诊断思维方法失误的实际表现

①诊断思考中关键性环节在于提出假设性诊断和正确地一一验证核实假设性诊断。如前所述：医生可能提出好几种诊断的假设，在一一验证核实后才能

最后确诊。但是有些医生就不是如此，他们囿于既往经验，并由经验思维出发，确认某一种诊断假设似乎最符合他的经验，就形成了先入为主的观念，片面地、孤立地强调和重视这一假设并力图找证据予以证明，而对其他本来应予考虑和加以验证的各种诊断假设一概排除在外，不予考虑，更不予以证明。这显然是违背上述形式逻辑规律的。这种仅凭经验思维的方式是一种固定化静态思维模式，具有排它性，这种先入为主的固定化思维模式束缚了医生的思路。

②另外的临床思维方法问题在不少医生中也是较为普遍的，即在进行诊断思考时不能把疾病作为一个动态发展的、有机的整体来考察。再如对怎么进行诊断思考，思考往往是混乱的，对如何循序渐进地一步一步地深入思考直到最后做出诊断结论来，感到缺少头绪和条理性。在进行诊断思考时对家族史、个人史，对患者的人格特征、病因、症状和病程等因素都必经加以判断和分析，还必须加以综合判断。症状之间的关系，家庭和环境、社会以及人际关系等也必需分析和考察，避免主观性、片面性等缺点。

思考题
1. 国内精神疾病分为几大类。
2. 国内精神疾病诊断标准。
3. 多轴诊断的具体内容。

(张凤芝 赵 阳)

第五章　器质性精神障碍

第一节　概　述

一、基本概念

　　器质性精神障碍指的是具有明确的生物学病因或者发病与某种生物学因素有关的精神异常，也就是指由于脑部疾病或躯体疾病引起的精神障碍。由脑部疾病引起的精神障碍，包括脑变性疾病、颅内感染、脑肿瘤、脑血管病、脑外伤、癫痫等所致的精神障碍，称之为脑器质性精神障碍。由颅腔以外的各种躯体疾病引起的精神障碍，如内脏器官疾病、内分泌病、代谢疾病、躯体感染等所致的精神障碍，称之为躯体疾病所致精神障碍。但是，脑器质性精神障碍与躯体疾病所致精神障碍是相互联系而不能完全分开的。

　　精神病学界习惯上把精神障碍分为器质性与功能性精神障碍两大类。但这种区分只能看作是人为的、相对的、有条件的，随着科学技术的发展，所谓的功能性精神障碍迟早会发现其具有某些器质性基础，最后所谓的功能性与器质性的区分也必将趋于消失。但在现阶段临床实践中，使用器质性精神障碍这一概念，对认清临床现象，指导诊断治疗是有实际意义的。

二、常见的临床综合征

（一）谵妄

　　1. 概述　谵妄又称急性脑综合征。是一组表现为急性、一过性、广泛性的认知障碍，其关键性症状是意识障碍，主要是意识清晰程度下降。可见于5%～15%的普通内、外科病房病人，重症监护病房更为多见，可达20%～30%。不可低估正确识别谵妄的重要性，因为如不能得到及时、恰当的处理，病人往往会有较高的死亡率。

　　2. 病因　导致谵妄的原因多种多样。高龄、焦虑、感觉刺激不足或过度、药物依赖及各种性质的脑损害病人更容易出现谵妄。谵妄的常见病因如下：

　　（1）药物及其他物质中毒。

　　（2）成瘾性药物或物质戒断，如：酒精、毒品及镇静催眠药戒断。

(3) 颅内病变，癫痫持续状态及发作后状态、脑外伤、颅内感染、颅内占位性病变及颅内压升高。

(4) 全身性感染。

(5) 代谢及内分泌障碍，尿毒症、肝功能衰竭、呼吸衰竭、心功能衰竭、电解质平衡失调、血糖过高或过低等。

(6) 维生素和其他营养缺乏，维生素 B_1 缺乏、烟酸缺乏。

3. 发病机制　有关谵妄的发病机制研究较少。有人曾提出胆碱能假说，发现血浆抗胆碱药物浓度与谵妄密切相关。谵妄病人的脑氧代谢降低，可导致乙酰胆碱合成减少。研究发现谵妄病人脑脊液中内啡肽、乙酰胆碱等神经递质异常。除了原发病灶在脑部外，继发于颅外疾病的谵妄一般只引起脑部的非特异性病理改变，如充血、水肿，因而是可逆性质的。

4. 临床表现　谵妄大多是急性起病，突如其来的，最明显的临床特征是它的波动性病程，症状一直在变化，患者的精神状态也随时在改变。部分病人可有 1～3 天的前驱期，表现为倦怠、焦虑、恐惧、坐立不安、注意涣散、对声光刺激过分敏感、睡眠障碍等。

(1) 意识障碍　主要是意识清晰水平的下降，神志恍惚，注意力不能集中等，意识障碍表现为昼轻夜重。意识障碍是谵妄的最根本、最重要的症状。

(2) 感知觉障碍　感知觉障碍也是谵妄最常见的症状，包括感觉过敏、错觉和幻觉及定向障碍。谵妄时以视错觉和视幻觉较常见。定向障碍常见时间和地点定向障碍，重度谵妄时也可出现人物定向障碍。

(3) 思维障碍　思维缓慢而混乱，思维结构显得松散至凌乱，还可出现一过性妄想，这种妄想往往继发于错觉。

(4) 记忆障碍　即刻记忆及近记忆障碍最明显，患者尤其对新近事件难以记忆。

(5) 情绪障碍　最常见的是焦虑、抑郁和情绪不稳。

(6) 行为障碍　可能表现精神运动兴奋、过度活跃、吵闹等，也可能表现为精神运动抑制。

除上述症状外，患者还可伴有不自主运动、植物神经功能障碍及睡眠—觉醒节律障碍。

5. 诊断　谵妄的诊断包括两步，首先要确定是不是谵妄，其次还要查找引起谵妄的病因。

谵妄的诊断主要根据临床表现，即急性起病、意识障碍、感知觉障碍、思维障碍、精神运动异常、定向障碍及波动的病程等。

谵妄的诊断一经确定，应当根据病史、体格检查及实验室检查来尽量查找其病因。

脑电图检查对谵妄的诊断有参考价值，广泛慢波是典型模式。

6. 治疗　主要包括针对引起谵妄的原发病因的治疗、支持治疗及针对患者精神症状的治疗。

首先，针对引起谵妄的原发病因，如脑部器质性疾病或躯体疾病进行治疗。

其次，必须尽力保持患者身体内环境的平衡，包括补充水、电解质及各种营养的摄入。病人需要安静的环境与柔和的灯光。

第三，针对患者的精神症状可给予精神药物治疗，但由于药物可能加重谵妄，应尽量给予小剂量短期治疗。对于表现激越及行为紊乱的病人，可首选氟哌啶醇，通常剂量范围 5mg～20mg 不等，轻症者可口服，重症者可予肌肉注射，首次可肌肉注射 2mg～5mg。对睡眠障碍者可给予小剂量苯二氮䓬类或其他镇静催眠药以促进夜间睡眠。

另外，也可考虑使用新型非典型抗精神病药物（如利培酮、喹硫平、奥氮平），由于此类药物副作用小，对有躯体疾病的患者易于耐受，但目前尚缺乏足够的临床经验。

（二）痴　呆

1. 概述　痴呆又称慢性脑综合征。是一种后天获得性障碍，是一种持续的智能、记忆和人格等的全面性损害，但无意识障碍。病程通常是慢性进行性的，大多数属于不可逆转的，但近年研究发现约有 15% 属于可逆性质。

2. 病因　引起痴呆的病因很多，阿尔茨海默病和血管性痴呆是主要原因。痴呆的常见病因如下：

（1）脑变性病，如阿尔茨海默病、匹克病、亨廷顿病、帕金森病、肝豆状核变性。

（2）脑血管病，如血管性痴呆。

（3）颅内感染，如各种脑炎、神经梅毒、艾滋病脑炎。

（4）颅脑外伤。

（5）颅内占位性病变，如脑肿瘤、慢性脑脓肿。

（6）代谢和内分泌障碍及营养缺乏。

（7）中毒、缺氧，如药物、酒精、一氧化碳中毒及各种原因引起的缺氧。

3. 临床表现　痴呆大多缓慢出现，记忆减退是常见症状，其它特点包括行为、人格、心境和知觉等障碍。早期出现近记忆力减退，学习新知识、掌握新技能的能力下降，碰到不熟悉或感到不能胜任的事情时，易感疲乏、沮丧、易怒和焦虑。随着病情进一步发展，远记忆也受损。可出现时间、地点及人物定向障碍。

抽象思维及概括能力减退、思维迟缓、思维内容贫乏，出现持续言语、刻板言语、重复言语。由于记忆障碍、领会困难及病前人格特点的影响，可引起片断的妄想及幻觉。一些病人存在失语、失认、失用等特定缺陷。

患者可出现人格改变，表现丧失主动性、散漫、兴趣减退及社会性退缩，有的也可表现冲动，幼稚行为等。

后期患者则情感淡漠、愚蠢性欣快和哭笑无常、生活不能自理。

4. 诊断　首先要确定有无痴呆，然后要查找痴呆的病因。

痴呆的诊断主要依据临床表现，即进行性加重的智能减退及个性衰败，并由此导致工作、社交及生活能力下降。在痴呆的早期诊断方面，应注意因智能减退而产生的继发心理反应，如抑郁、焦虑、疑病、偏执、妄想等，有时这些反应可以掩盖痴呆的本身症状。

另外，简易智力状态检查（MMSE）可作为痴呆的初步诊断工具。

关于痴呆的病因，应当根据病史、体格检查及实验室检查结果来综合分析。

鉴别诊断应注意与抑郁症导致的假性痴呆相鉴别。抑郁性假性痴呆与真性痴呆的区别：前者起病急，病情发展较快，病程较短，痴呆出现前已有抑郁症状存在，抗抑郁剂治疗效果好，通常晨重夕轻，无失语、失认、失用等脑皮质损害的表现。

5. 治疗　及早治疗可以治疗的病因，约 15% 的痴呆其病因是可治疗的；对不可逆的痴呆患者，应当加强康复训练与护理，以减轻和延缓其功能缺陷；对于痴呆伴焦虑、抑郁的患者，可选择 5-羟色胺再摄取抑制剂（SSRIs），以及其它抗焦虑剂，但应用苯二氮䓬类药物时应慎重。对于精神病性症状、激越及攻击行为、妄想等，可使用抗精神病药，应从低剂量开始，缓慢加量，症状改善后需逐渐减量或停药；改善认知功能的药物，已经应用的药物包括脑部代谢调节药、脑血管扩张药、神经肽类药及影响神经递质功能的药，此类药物虽然为数不少，但疗效不显著。

（三）遗忘综合征

1. 概述　遗忘综合征又称柯萨科夫综合征，是一种选择性或局灶性认知功能障碍，以近事记忆障碍为主要特征，病人意识清晰，而无全面性智能减退。

2. 病因　通常是由于靠近下丘脑后部及近中线结构的大脑损伤。酒精滥用导致硫胺（维生素 B_1）缺乏是遗忘障碍最常见的病因，其他如一氧化碳中毒、血栓形成或栓塞、第三脑室肿瘤、心脏停搏所致的缺氧、头部外伤等也可导致遗忘障碍。

3. 临床表现　本综合征的突出表现为严重的近记忆障碍，病人对新近发生的事情，特别是新近接触的人名、地点和数字转瞬即忘，而对远记忆保持尚好。常伴有时间定向障碍，并常以虚构来填补记忆的缺损。但病人意识清晰，其他认知功能相对保持完好。

三、诊断标准

《中国精神障碍分类与诊断标准》第三版（CCMD-3）器质性精神障碍的诊断标准如下：

【症状标准】

1. 有躯体、神经系统及实验室检查证据；

2. 有脑病、脑损伤，或可引起脑功能障碍的躯体疾病，并至少有下列 1 项：①智能损害综合征；②遗忘综合征；③人格改变；④意识障碍；⑤精神病性症状（如幻觉、妄想、紧张综合征等）；⑥情感障碍综合征（如躁狂综合征、情感脆弱综合征等）；⑦解离（转换）综合征；⑧神经症样综合征（如焦虑综合征、情感脆弱综合征等）。

【严重标准】日常生活或社会功能受损。

【病程标准】精神障碍发生、发展，以及病程与原发器质性疾病相关。

【排除标准】缺乏精神障碍由其他原因（如精神活性物质）引起的足够证据。

第二节　脑器质性精神障碍

一、阿尔茨海默病

（一）概　述

阿尔茨海默病又称 Alzheimer 病（Alzheimer's disease，AD）是一种病因未明的中枢神经系统原发性退行性变性疾病，主要表现为痴呆综合征。本病起病隐袭缓慢，呈进行性病程，占老年前期及老年期痴呆的多数。少数患者有明显的阳性家族史，称为家族性 AD，大部分为非家族性和散发性。

（二）病因和发病机制

1. 遗传因素　已发现 AD 发生与遗传因素有关，多数研究者发现患者家庭成员患 AD 危险率为普通人群的 3 倍。近年发现，三种早发型 AD 的致病基因，分别位于 21 号染色体、14 号染色体和 1 号染色体。另外迟发型 AD 基因座位于 19 号染色体，可能致病基因为载脂蛋白 E（apoE）基因。单卵双生和双卵双生同病率估计比较接近为 40%。

2. 中枢神经递质　一般认为，AD 的核心症状——记忆丧失是由于乙酰胆碱缺失引起，此即 AD 胆碱功能低下假说。

3. AD 的神经病理改变　病理解剖检查可见大脑半球皮质广泛萎缩，重量常少于 1000 克，萎缩在颞、顶及前额区最明显，枕叶皮质及初级运动和感觉皮质受累较少。

组织学检查特征性病理改变有神经细胞内由双股螺旋微丝构成的神经元纤维缠结、以淀粉样蛋白为核心的细胞外老年斑和神经元颗粒空泡变性等。

（三）临床表现

AD 通常起病于 60 岁以上的老人，女性较男性多。起病缓慢隐袭，患者及家人常说不清起病时间。主要症状叙述如下：

1. 记忆障碍　是 AD 早期突出症状或核心症状。早期主要累及短程记忆、记忆保存和学习新知识困难，不能完成新的任务。遗忘必定出现于疾病的早期，表现为好忘事。随着病程进展，远记忆也逐渐受损，如记不住自己的生日、家庭住址及生活经历，严重时连家人的姓名、年龄等都不能准确回答，可出现错构和虚构症。也可出现似曾相识和旧事如新症。视空间技能也像记忆一样，常在 AD 早期受损。病人在熟悉的环境中迷路，在家中也发生定向障碍。

2. 言语障碍　本病的言语障碍常呈特殊模式。在自发言语中，首先表现出来的是找词困难，说话赘述而空洞。随病情进展，出现命名不能，在命名测验中，对少见物品的命名能力丧夫，随后对常见物品的命名亦困难。后期语言表达能力进一步退化，患者只有自发言语，或反复发出不可理解的声音，最终可发展成缄默不语。

3. 皮质性障碍　如失语、遗忘、失用、失认。

4. 智能障碍　AD 患者有全面性智能减退，包括理解、推理、判断、抽象概括和计算等认知功能的全面障碍。其思维能力迟缓，抽象逻辑思维减退，不能进行分析归纳，说话常自相矛盾而不能觉察。

5. 人格改变　人格改变往往出现在疾病早期，病人变得缺乏主动性、孤独、退缩、自私、自我中心，对周围人较为冷淡，甚至对亲人漠不关心，敏感多疑，行为不顾社会规范，情绪不稳、易激惹等。

6. 进食、睡眠和行为障碍　常食欲减退、睡眠节律紊乱，白天卧床，晚上活动。动作重复、刻板、愚蠢、笨拙。行为退缩、古怪。

7. 精神病性症状　约 30% 出现妄想，多为非系统的偷窃、被害、贫困和嫉妒等内容。也可出现持续的系统妄想及错觉、幻听、幻视等。

8. 情感淡漠或抑郁　情感淡漠是常见的早期症状，抑郁心境也可见于早期，但历时短暂。

9. 神经系统体征　可有肌张力增高、震颤等锥体外系症状，也可出现伸趾、强握、吸吮等原始反射。晚期可出现癫痫样发作。

临床过程大致可分为三个阶段：

第一阶段（早期）表现为近记忆减退，学习新知识能力下降，视空间定向障碍，情感淡漠，缺乏主动性，持续约 1~3 年。

第二阶段（中期）智能与人格改变日益明显，出现失语、失认、失用等，也可出现幻觉和妄想。生活自理困难。可有肌张力增高等锥体外系症状。

第三阶段（晚期）呈全面痴呆状态和运动系统障碍，包括肌强直和肢体屈曲，大小便失禁，生活完全不能自理，可出现癫痫样发作。

本病呈进行性病程，一般历经 8~10 年左右，罕见自发缓解或自愈，最后发展为严重痴呆，常因感染、营养不良等并发症或衰竭而死亡。

（四）诊断与鉴别诊断

《中国精神障碍分类与诊断标准》第三版（CCMD-3）诊断标准如下：

【症状标准】

1. 符合器质性精神障碍的诊断标准；

2. 全面性智能损害；

3. 无突然的卒中样发作，疾病早期无局灶性神经系统损害的体征；

4. 无临床或特殊检查提示智能损害是由其他躯体或脑的疾病所致；

5. 下列特征可支持诊断，但不是必备条件：①高级皮层功能受损，可有失语、失认或失用；②淡漠、缺乏主动性活动，或易激惹和社交行为失控；③晚期重症病例可能出现帕金森症状和癫痫发作；④躯体、神经系统或实验室检查证明有脑萎缩；

6. 尸解或神经病理学检查有助于确诊。

【严重标准】日常生活和社会功能明显受损。

【病程标准】起病缓慢，病情发展虽可暂停，但难以逆转。

【排除标准】排除脑血管病等其他脑器质性病变所致智能损害、抑郁症等精神障碍所致的假性痴呆、精神发育迟滞，或老年人良性健忘症。

（五）治　疗

本病病因不明，目前尚无特效治疗方法。其治疗包括药物治疗与非药物治疗。非药物治疗及精神症状的药物治疗可参阅本章第一节和有关章节，如有精神病性症状出现可用抗精神病药物，情绪抑郁、焦虑者，可用抗抑郁药及抗焦虑药。

改善认知功能的药物目前研究较多，但临床疗效尚不确切。这些药物包括氢化麦角碱、都可喜、胆碱酯酶抑制剂（特可林、多那培左、石杉碱甲等），抗氧化剂（维生素 E、司来吉兰等），非特异性抗炎药、雌激素、褪黑素等。

二、脑血管病所致精神障碍

（一）概述

脑血管病所致精神障碍是指由于脑血管疾病（脑梗塞、脑出血等）影响脑部血液的正常供应所引起的精神障碍。一般进展较缓慢，病程波动，常因卒中引起病情急性加剧。临床可表现为神经、精神和神经心理的各种症状，最终发展为痴呆。常见的脑血管病所致精神障碍包括卒中后精神障碍、血管性痴呆等。本节主要介绍血管性痴呆。

血管性痴呆（vascular dementia, VD），过去曾称为多发梗塞性痴呆，是指由脑血管病所引起的，以痴呆为主要临床相的脑功能衰退性疾病。血管性痴呆（VD）是老年期痴呆的第二位原因，发病与年龄有关，男性略多于女性。

（二）病因和发病机制

VD 的病因是脑血管病，而脑血管病与高血压和脑动脉硬化的关系密切。

脑血管病变(脑出血、脑梗塞等)引起脑组织缺血、缺氧,导致脑机能衰退,引起痴呆。导致 VD 的危险因素尚不清楚,通常认为与卒中的危险因素类似,如高血压、冠状动脉疾病、房颤、糖尿病、高血脂、吸烟、高龄以及既往卒中史等。

(三)临床表现

患者早期可出现脑衰弱综合征,如易疲劳、注意力不易集中,情绪不稳定或情感脆弱、失眠及各种躯体不适症状,早期也可出现近记忆下降。

随病情继续进展,主要有以下表现:

1. 与 AD 类似的记忆力减退,注意力障碍;

2. 智力减退 智力减退的程度与病程长短、病情波动的次数成正比;

3. 感知觉障碍 常见错觉、幻觉,也可见视物显大、视物显小等感知综合障碍;

4. 思维障碍 初期表现思维缓慢、理解困难、逻辑障碍等。病情进展可出现各种妄想,如关系、被害、疑病、嫉妒、被窃等妄想;

5. 情感障碍 早期情绪不稳定、情感脆弱,也可出现焦虑、抑郁。随着病情发展,出现情感淡漠、无所谓、欣快、强制性哭笑等;

6. 行为障碍 有意识障碍的病人,可有兴奋冲动行为。晚期可出现人格改变、意志活动减退,本能活动增强;

7. 神经系统症状及体征 早期可有多种感觉和运动障碍,包括偏瘫、肌强直、肌阵挛、腱反射亢进、阳性锥体束征、震颤麻痹、假性球麻痹等。病变在皮层可出现失语、视空间障碍等。

(四)诊断与鉴别诊断

《中国精神障碍分类与诊断标准》第三版(CCMD-3)诊断标准如下:

【症状标准】

1. 符合器质性精神障碍的诊断标准;

2. 认知缺陷分布不均,某些认知功能受损明显,另一些相对保存,如记忆明显受损,而判断、推理及信息处理可只受轻微损害,自知力可保持较好;

3. 人格相对完整,但有些病人的人格改变明显,如自我中心、偏执、缺乏控制力、淡漠或易激惹;

4. 至少有下列 1 项局灶性脑损伤的证据:脑卒中史、单侧肢体痉挛性瘫痪、伸跖反射阳性或假性球麻痹;

5. 病史、检查或化验有脑血管病证据;

6. 尸检或大脑神经病理学检查有助于确诊。

【严重标准】日常生活和社会功能明显受损。

【病程标准】精神障碍的发生、发展,及病程与脑血管疾病相关。

【排除标准】排除其他原因所致意识障碍、其他原因所致智能损害(如阿尔茨海默病)、情感性精神障碍、精神发育迟滞、硬脑膜下出血。

（五）治　疗

预防本病的危险因素比治疗更重要。有效地控制高血压是关键性预防措施，其它预防措施包括戒烟、限酒、控制肥胖，及时治疗糖尿病、高脂血症、血液高凝状态及冠状动脉疾病等，同时治疗脑血管病。

目前尚无特效药治疗 VD，主要有血管扩张药（如脑益嗪、盐酸氟桂嗪等）、大脑代谢调节药（如氢化麦角碱、都可喜等）、神经保护剂、钙通道拮抗剂以及银杏叶制剂等。对精神症状的治疗请参阅本章第一节及有关章节。

三、颅脑外伤所致精神障碍

（一）概　述

颅脑外伤所致精神障碍是指由于颅脑受到外伤后直接或间接引起的精神异常。颅脑外伤极为常见，虽然医疗服务的发展已大大降低了颅脑外伤的死亡率，但颅脑外伤后精神障碍仍然十分常见。

（二）病因及发病机制

脑损伤可以是直接的或间接的，后者是外力作用于身体其他部位，经过传导而间接引起脑损伤。脑损伤可以是原发的或继发的，继发的有脑水肿和颅内血肿。脑挫裂伤急性期过后，由于胶质细胞增生，瘢痕形成，可遗留粘连、萎缩、脑室扩大等改变。

脑外伤所致精神障碍的发生机制除器质性因素外，心理社会因素也对脑外伤后精神障碍的临床表现、病程发展及预后有一定影响。其中器质性因素，精神障碍与脑损伤程度、部位、时期及后遗症等有关。脑损伤程度越重，损伤范围越大，越容易引起精神障碍。在慢性期，损伤与后遗症程度并不成正比。广泛脑损伤一般引起精神功能的全面障碍，例如急性期的昏迷或谵妄，慢性期的痴呆等。损伤部位与精神障碍的关系，最常出现精神障碍的是颞叶损伤，其次是前额叶及额叶眶部，顶叶及枕叶损伤引起精神障碍的较少。前额叶、颞叶损伤常引起人格改变，顶叶损伤易引起认知功能障碍，脑基底部损伤易引起记忆障碍。心理社会因素，包括受伤前的人格特征，对外伤的态度、外伤对生活及工作的影响、赔偿心理动机等。

（三）临床表现

颅脑外伤所致精神障碍的表现通常分为急性与慢性精神障碍。

1. 急性精神障碍

（1）意识障碍　可见于所有轻重不等的闭合性颅脑损伤，但较少见于穿透性颅脑损伤。损伤轻者意识障碍较短暂，可持续数秒至数十分钟不等。损伤严重者意识丧失时间超过数小时，意识障碍的持续时间长短，不仅可提示其脑外伤的严重程度，对估计预后也有重要意义。

（2）脑外伤后急性障碍　又称为外伤性谵妄，一般发生于较严重的脑外伤之后，通常先有数小时的昏迷或昏睡。主要表现为意识模糊、易激惹、定向障碍、不安、恐惧、兴奋躁动，并可伴有幻觉、错觉及片断的妄想。急性障碍的持续时间有助于判断脑损伤的严重程度，如果超过一个月，则意味有严重的脑组织破坏。

(3) 记忆障碍 脑外伤患者当意识恢复后，常可出现记忆障碍，包括顺行性遗忘（又称脑外伤后遗忘，PTA）和逆行性遗忘。顺行性遗忘指的是对脑外伤当时及其后一段时间的遗忘。临床上常将 PTA 时间的长短作为评估脑外伤严重程度的一个指标。逆行性遗忘是指病人对受伤前一段时间经历的遗忘。

2. 慢性精神障碍

(1) 脑外伤后综合征 《中国精神疾病分类与诊断标准》第三版（CCMD-3）中包括脑震荡后综合征及脑挫裂伤后综合征，两者临床表现相同，本征是颅脑损伤后常见的并发症，主要表现有头痛、眩晕、疲乏、内感不适；情绪易激惹、焦虑、抑郁；集中注意困难，思考效率降低，记忆减退；失眠、疑病观念、自主神经功能失调等。可持续数月或更长时间。症状的出现可能有器质性基础，但也与患者的心理社会因素有很大关系。

(2) 智能障碍 严重的脑外伤后可出现智力受损，出现遗忘综合征，甚至痴呆。这里所说的遗忘综合征不是指一般脑外伤后的顺行性及逆行性遗忘，而是指脑外伤急性期后仍然长期存在的以记忆减退为主要临床表现的器质性障碍，远近记忆都有缺损，尤以近记忆减退明显，患者常通过虚构情节来填补记忆空白。智能障碍的患者通常表现为呆滞、淡漠、缺乏主动性、思维迟钝、理解判断能力减退、记忆力差、情绪不稳定等。

(3) 人格改变 多见于严重脑外伤者，常与智能障碍并存。表现孤僻、自我中心、固执、多疑，情绪不稳定、易激惹、行为粗暴，缺乏进取心，易与人争吵，行为不检点，有时可发生暴怒、冲动与攻击行为。

(4) 颅脑外伤所致的精神病性障碍和情感障碍 这主要是指颅脑外伤作为直接原因引起的器质性精神障碍，有的表现为妄想、幻觉等精神病性症状，类似精神分裂症；也有的表现为情感高涨或低落，类似情感性精神障碍，但这些患者的临床表现均不典型。

(四) 诊断及鉴别诊断

《中国精神障碍分类与诊断标准》第三版（CCMD-3）诊断标准如下：

脑外伤所致精神障碍：

【诊断标准】

1. 符合器质性精神障碍的诊断标准；

2. 脑外伤导致不同程度的意识障碍；

3. 精神障碍的发生、发展，及病程与脑外伤相关；

脑震荡后综合征：

【症状标准】

1. 符合脑外伤所致精神障碍的诊断标准；

2．有脑外伤导致不同程度的意识障碍病史；

3．目前的症状与脑外伤相关，并至少有下列 3 项：①头痛、眩晕、内感性不适，或疲乏；②情绪改变，如易激惹、抑郁，或焦虑；③主诉集中注意困难、思考效率低，或记忆损害，但是缺乏客观证据（如心理测验正常）；④失眠；⑤对酒的耐受性降低；⑥过分担心上述症状，一定程度的疑病性超价观念和采取病人角色；

4．中枢神经系统和脑 CT 检查，不能发现弥漫性或局灶性损害征象。

【严重标准】社会功能受损。

【病程标准】符合症状标准和严重标准至少已 3 个月。

【排除标准】排除脑挫裂伤后综合征、分裂症、情感性精神障碍，或创伤后应激障碍。

脑挫裂伤后综合征：

【症状标准】

1．符合脑外伤所致精神障碍的诊断标准；

2．脑挫裂伤导致严重持久的意识障碍历时 30 分钟以上；

3．目前症状与脑挫裂伤相关，并符合"脑震荡后综合征的症状标准"；

4．中枢神经系统和脑 CT 检查发现弥漫性或局灶性损害征象、继发蛛网膜下腔出血，或颅内血肿。

【严重标准】社会功能受损。

【病程标准】符合症状标准和严重标准至少已 3 个月。

【排除标准】排除脑震荡后综合征、分裂症、情感性精神障碍，或创伤后应激障碍。

（五）治　疗

颅脑外伤的急性期一般在神经外科治疗。在处理外伤后急性障碍、谵妄时，可应用有镇静作用的精神药物、苯二氮䓬类药物或抗精神病药口服或肌注。

对于脑外伤后人格改变的情绪与行为失调，可适当给予抗精神病药、锂盐或卡马西平。

对于脑外伤后精神病性症状，如幻觉、妄想及精神运动兴奋者，应采用抗精神病药物治疗，可选用氟哌啶醇、奋乃静，也可选用副作用小的非典型抗精神病药，如利培酮、奥氮平、喹硫平等，用法同治疗功能性精神病，用量宜小。

对于有焦虑、抑郁情绪的病人，根据具体症状可选用抗抑郁剂、抗焦虑剂。同时可配合支持性心理治疗及认知-行为治疗。

四、颅内感染所致精神障碍

颅内感染所致精神障碍是指由病毒、细菌及其它各种病原微生物直接侵犯脑组织导致的精神障碍。颅内感染可分别位于蛛网膜下腔(脑膜炎)、脑实质(脑炎)或局限于脑或脑膜并形成包围区域(脑脓肿)。

《中国精神障碍分类与诊断标准》第三版(CCMD-3)颅内感染所致精神障碍的诊断标准如下：

【症状标准】

1. 符合器质性精神障碍的诊断标准;

2. 躯体、神经系统及实验室检查证明系相关颅内感染所致;

3. 无精神障碍由其他原因导致的足够证据;

4. 尸检或大脑神经病理学检查有助于确诊。

【严重标准】日常生活或社会功能受损。

【病程标准】精神障碍的发生、发展,及病程与脑内感染相关。

【排除标准】排除其他原因所致意识障碍,其他原因所致智能损害,精神活性物质所致精神障碍,情感性精神障碍,或精神发育迟滞。

下面主要介绍病毒性脑炎所致精神障碍：

1. 概述 病毒性脑炎是指由病毒直接感染所致,按流行病学方式可分为流行性脑炎(主要为流行性乙型脑炎)和散发性脑炎,其中以单纯疱疹病毒性脑炎最为常见,一般发病无季节性与区域性,故常为散发性病毒性脑炎。本节重点介绍散发性病毒性脑炎。

2. 病因及发病机制 主要涉及病毒学检查及免疫学研究两个方面。病毒性脑炎可以是病毒直接侵入引起脑组织的炎性变化,导致免疫性脱髓鞘变化,也可以是因为免疫机制障碍而发病。

3. 临床表现 呈急性或亚急性起病,大多两周内症状达到高峰。部分病例病前可有上呼吸道或肠道感染史,如头痛、发热或恶心、呕吐、腹泻等。常见下述症状：

(1) 意识障碍 最多见,程度不等。开始时呈意识清晰水平下降,如嗜睡、混浊、谵妄等,病情严重时可出现昏迷。

(2) 精神障碍 出现率可高达81%。约有1/3~1/2患者以精神障碍为首发症状,以精神障碍为首发症状者,常被误诊为精神分裂症或心因性精神障碍。精神障碍可表现为精神运动性兴奋,如自言自语、言语增多、兴奋、情绪不稳、行为紊乱、片断幻觉、错觉及妄想等;或精神运动性抑制,如呆滞少语、情感淡漠、反应迟钝、言语减少、生活被动,甚至缄默不语、拒食、违拗等,呈亚木僵或木僵状态。

(3) 智能障碍 轻度记忆障碍,注意涣散、错构、虚构,甚至严重的智能损害。

(4) 躯体及神经系统症状及体征 约半数病人以癫痫发作起病,全身性发作最多。瘫痪以偏瘫最多见。肌张力增高的发生率达40%~70%,但有易变的特点。腱反射亢进,少数为减弱。病理反射阳性率达50%~80%,部分病人掌颏及吸吮反射阳性。颅神经损害可见中枢性面瘫、视乳头水肿及其它颅神经损害症状。植物神经功能障碍以多汗为常见，可伴有面部潮红、面部油脂分泌增多。另外，大小便失禁较突出，尤以尿失禁更为多见，特别是有些病人在意识清晰状态下尿便失禁。

实验室检查可见血白细胞总数轻度增高。脑脊液检查约半数患者正常，部分患者脑脊液压力增高，白细胞和蛋白质轻度增高，糖及氯化物正常。血和脑脊液的 IgG 可增高。脑电图典型改变是 α 节律消失，弥漫性慢波，在额颞叶出现高波幅周期性棘波和慢波。头部 CT 在脱髓鞘脑炎的诊断上有一定价值，可见低密度区。

4. 诊断与鉴别诊断

《中国精神障碍分类与诊断标准》第三版（CCMD-3）诊断标准如下：

【症状标准】

（1）符合颅内感染所致精神障碍的诊断标准；

（2）出现意识障碍前，常有呼吸道或消化道感染史，可有明显的精神运动性紊乱；

（3）至少有下列 1 项智能损害或神经系统症状：肌张力增高、偏瘫、腱反射亢进、病理反射阳性、脑膜刺激症状、植物神经症状、颞叶或额叶损害；

（4）EEG 或颅脑 CT 检查异常；

（5）实验室检查：病毒分离、聚合酶链反应（PCR），或病毒抗体测定阳性。

【严重标准】日常生活或社会功能受损。

【病程标准】急性或亚急性起病，精神障碍的发生、发展，及病程与颅内感染相关。

【排除标准】

（1）排除功能性精神障碍、其他颅内感染性精神障碍；

（2）本病有颅内占位性病变症状时，应做 CT 等检查与脑瘤鉴别。

5. 治疗

治疗原则　以病因治疗为主，同时采用相应的综合治疗措施减轻组织病理反应，恢复受损功能等。

（1）抗病毒治疗　如无环鸟苷、阿糖腺苷等。

（2）激素治疗　一般使用地塞米松 15～20ml 加糖盐水 500ml，每日一次静脉滴注，10～14 天改口服，渐减量。

（3）促大脑代谢治疗以促进脑功能恢复，采用支持疗法。

（4）对症治疗　对有严重抽搐、高热、脑水肿者，应给予物理降温及脱水治疗。

（5）对有精神症状者可采用小剂量抗精神病药短期治疗，应缓慢加药，可选用奋乃静、氟哌啶醇等药。新型非典型抗精神病药，如利培酮、奥氮平、喹硫平副作用较少，可依病情选用。

五、颅内肿瘤所致精神障碍

(一)概　述

颅内肿瘤包括原发于颅内各种组织的肿瘤和继发于躯体部位的肿瘤两类。颅内肿瘤的生长可损害正常脑组织，同时引起颅内压增高，从而产生神经系统的病理症状、癫痫发作或精神症状。但有部分颅内肿瘤患者早期只有精神症状。由于缺乏神经系统定位体征而到精神科就诊，易误诊而延误病人的治疗。颅内肿瘤约 20%~40% 出现精神症状。

(二)病因和发病机制

颅内肿瘤产生精神症状与颅内肿瘤引起的颅内压增高、个体素质、肿瘤部位、性质以及肿瘤生长速度有关。

1. 颅内压增高　(1)肿瘤生长使颅内容物的体积增加从而使颅内压力增高；(2)肿瘤生长对颅内血液和脑脊液循环影响而导致颅内压升高；(3)肿瘤生长压迫脑组织，使脑组织缺血、缺氧导致脑细胞水肿，亦可使颅内压升高。

2. 肿瘤的生长部位　在天幕上生长的肿瘤较天幕下的肿瘤产生精神症状者多见，尤其在肿瘤发展早期更加明显。在颞叶、额叶、边缘系统、胼胝体等部位生长的肿瘤易于出现精神症状。

3. 肿瘤的生长速度及性质　Hecaen 和 Ajuriagnerra（1956）发现生长较快的胶质细胞瘤病人出现精神症状者达 61%，生长较慢的脑膜瘤则只有 43% 的病人出现精神症状。至于恶性肿瘤易于出现精神症状可能由于其生长速度快，颅内高压出现快，侵犯周围组织的范围较广有关。

另外，除性格特征及个体素质外，精神创伤亦为诱发一些颅内肿瘤患者出现精神症状的因素。

(三)临床表现

1. 一般性症状

(1) 躯体症状　主要有头痛、呕吐、视乳头水肿。

(2) 精神症状

意识模糊　Bleuler（1951）资料显示，37% 的颅内肿瘤病人可产生意识模糊、注意力减弱、记忆减退、反应迟钝、淡漠和部分定向障碍。意识障碍常呈波动性。

遗忘综合征　Bleuler（1951）资料显示，遗忘综合征占颅内肿瘤病例的38%。如果没有颅内压增高而又出现遗忘征候群，则提示颅底部的肿瘤。

痴呆　Sachs（1950）指出脑肿瘤可引起痴呆，特别是年龄较大的脑肿瘤患者。对于任何迅速发展的痴呆，尤其与患者的躯体状态不相称时，应怀疑颅内肿瘤的存在。

精神病性症状　不同部位的颅内肿瘤可产生不同种类的幻觉，如视放射或枕叶肿瘤可出现简单的原始性幻觉；颞叶肿瘤可出现较复杂的幻视和幻听，亦可产生幻嗅、幻味；顶叶的肿瘤可产生幻触和运动性幻觉。

其它精神症状　包括躁狂、抑郁、焦虑、分裂样或神经症性症状。

2. 局限性症状　精神症状的表现与颅内肿瘤的位置有关，但颅内某个区域的肿瘤不一定都会产生特定的精神症状，但若特定的脑区损害表现特定的精神症状则有助于定位诊断。

（1）额叶肿瘤　额叶肿瘤病人中约有 50%～80% 出现精神症状，而且在肿瘤生长早期即出现精神症状。主要表现广泛智能受损，形成类痴呆表现，并出现记忆障碍及人格改变。额叶肿瘤患者以相反的情感和意志活动同时存在为特征，如欣快与情感淡漠并存，爱开玩笑与对周围漠不关心同在，严重者可出现木僵状态。

（2）颞叶肿瘤　颞叶肿瘤精神障碍的发生率较高，由于与额叶邻近，故可出现一些额叶症状。颞叶肿瘤时出现癫痫的钩回发作，发作以幻嗅、幻味开始，随后出现意识障碍。多在晚间出现自动症，形式多种多样，持续短暂，事后遗忘。可伴有智力缺损及与额叶受损类似的人格改变。情绪不稳定，易激惹，也可伴有焦虑、抑郁等。少数患者也可出现类精神分裂症样症状，如幻觉、妄想等。

（3）顶叶肿瘤　顶叶肿瘤较少引起精神症状，由于顶叶病变较早引起运动和感觉方面的体征，较少会误诊为精神病。

顶叶肿瘤可出现实体觉缺失及失用症。优势半球肿瘤的特征性症状之一是 Gerstman 综合征，表现手指失认，计算不能，书写不能和左右不分等；在非优势半球常见到视觉空间知觉障碍，表现为穿衣困难和地点定向障碍。

（4）枕叶肿瘤　较少引起精神症状，偶可见明显的遗忘症、痴呆、情感障碍和人格改变。幻视是枕叶病变中常见的表现，通常是原始性视幻觉，也可有较复杂的视幻觉。

（5）间脑肿瘤　指发生于间脑的深部，如丘脑、下丘脑及第三脑室邻近结构的肿瘤。

记忆障碍　是第三脑室附近肿瘤的典型症状，有的表现为遗忘综合征。

痴呆　由于肿瘤引起脑室系统慢性阻塞，脑脊液循环受阻，颅内压升高导致大脑皮质受压萎缩，出现明显的进行性智力障碍和记忆缺损，严重者则痴呆。

嗜睡　是间脑肿瘤的特征性症状之一。还可出现贪食、停经、阳萎、尿崩症、烦渴等。

人格改变　表现为淡漠、主动性差、迟钝、行为幼稚、欣快、对环境漠不关心等。

运动不能性缄默症　表现为沉默不语，静止不动，但双眼能注视检查者或移动的对象。

情绪波动性大，表现时而抑郁，时而兴高采烈，亦可因情绪控制能力减低而暴怒。

(6) 胼胝体肿瘤　胼胝体肿瘤较早亦较多出现精神障碍。当发生胼胝体肿瘤尤其是胼胝体前部的肿瘤时，其最主要的临床表现是精神障碍，可能是由于病变损及邻近的额叶、间脑、中脑所致。

常见的精神症状为人格改变(类似额叶肿瘤所引起者)、智能障碍及情绪障碍。

(7) 垂体肿瘤　垂体肿瘤引发的精神症状，可由垂体本身的损害，继发性内分泌障碍和垂体肿瘤扩展到蝶鞍区以外等因素引起。垂体肿瘤可引起库兴氏病，同时因内分泌障碍而出现精神症状，但垂体肿瘤产生的精神症状更多是由于肿瘤扩展的结果。

精神症状是多种多样的，可出现人格及行为的改变，如始动性差、活动少、人格衰退等。情绪易激惹、易怒或淡漠。有的可表现焦虑、抑郁、记忆减退或幻觉、妄想等。

(8) 天幕下肿瘤　亦称后颅窝肿瘤，其中包括小脑、小脑桥脑角和脑干肿瘤。与幕上肿瘤相比，产生精神障碍者较少。

患者可出现全面性智能障碍，其程度与颅内压成正比。病人有情绪不稳、淡漠或抑郁、欣快、人格改变等，也可出现幻觉。

(四) 诊断和鉴别诊断

《中国精神障碍分类与诊断标准》第三版(CCMD-3)诊断标准如下：

1. 符合器质性精神障碍的诊断标准；

2. 有脑瘤的证据，且精神障碍的发生、发展，及病程与脑瘤相关。

颅内肿瘤所致的精神障碍需要与神经症、癔症、精神分裂症、情感性精神障碍等相鉴别。参考以下几方面：①颅内肿瘤的病史相对较精神疾病为短；②精神障碍者发病常与遗传因素及社会心理因素关系紧密；③颅内肿瘤患者精神症状较简单，且心理及药物治疗效果不理想。

(五) 治　疗

对于明确诊断的颅内肿瘤患者，应及时转入神经外科进行手术治疗。对于颅内压升高者应及时控制颅内压。对伴发精神病性症状者，可选用适量与适当的抗精神病药，如奋乃静、氟哌啶醇及新型非典型抗精神病药，从小剂量开始，逐渐缓慢增加剂量。对于有焦虑、抑郁症状的患者，可选用抗焦虑剂及抗抑郁剂，如5-羟色胺再摄取抑制剂(SSRIs)等。

六、癫痫性精神障碍

(一) 概　述

癫痫是由于大脑细胞异常过度放电而引起的一过性、反复发作的一组慢性临床综合征，可由多种脑部疾病及躯体疾病引起。癫痫发作按是否有明确的病因可分为原发性癫痫（病因不明）和继发性癫痫（病因已明）两大类。

癫痫性精神障碍又称为癫痫所致精神障碍。原发性与继发性癫痫均可发生精神障碍，精神障碍大致可分为发作性与非发作性（持续性）两种。发作性精神障碍可表现为一定时间内的感觉、知觉、记忆、思维、精神运动性发作、情绪变化及短暂精神分裂样发作，是由反复脑电异常放电所致的一组精神障碍。非发作性精神障碍则表现为慢性精神分裂症样障碍、神经症、人格改变及智能障碍等。

（二）临床表现

按癫痫发作的不同阶段，分为发作前、发作时、发作后及发作间精神障碍。

1. 发作前精神障碍

发作前精神障碍可以表现为先兆或前驱症状。先兆是癫痫发作初期最早出现的症状，是一种部分发作，先兆对于癫痫病灶的定位有很大价值。前驱症状是指在癫痫发作前数小时至数天出现的易激惹、好发脾气、焦虑、紧张、抑郁、坐立不安等精神异常的表现。症状通常随一次癫痫发作而终止。

2. 发作时精神障碍

（1）精神病性发作　多不伴严重的意识障碍，偶有轻度的意识障碍，表现为持续短暂的精神病理体验。发作后多能回忆发作时的体验，意识模糊者有部分遗忘。临床可表现为感知觉、记忆、思维、情感、行为和自主神经功能等障碍。精神障碍种类繁多，但每位患者仅出现其中几种症状，如错觉、幻听、幻视、幻嗅、幻味、幻触，幻觉多为原始性幻觉，患者可有自身幻视和自窥症。也可出现视物显大、视物显小、视物变形、旧事如新感、似曾相识感、强制性思维、强迫性回忆、思维中断以及焦虑、恐惧、抑郁、喜悦等。有的可出现自主神经功能障碍发作，如头痛、头胀、流涎、恶心、呕吐、腹部不适、呼吸困难、心悸、出汗、竖毛、面色苍白或潮红等症状。以单独出现的自主神经发作较少，大多和其它发作合并出现，并常在复杂部分性发作之前出现。

（2）自动症　约75％的颞叶癫痫患者有自动症发作。指患者在意识模糊的情况下作出一些目的不明确的动作或行为，令人难以理解，并与当时的处境不相适应。持续半分钟到数分钟，事后不能回忆，发作形式刻板。自动症很少为癫痫的单独症状，多同时伴有大发作或其他形式的发作。

（3）朦胧状态　是癫痫病人最常见的发作性精神障碍。发作突然，通常持续1到数小时，亦有长达1～2周者。其特征是意识清晰度降低，意识范围缩小，对周围环境的定向力差，认知能力降低，有明显的精神运动性迟滞，反应迟钝；有生动、鲜明的幻觉，多为幻视，有时情感异常，如恐怖、愤怒，常伴有情绪暴发所致的冲动行为；患者还可有思维障碍，内容凌乱及片断妄想等。在朦胧状态时，患者可有瞳孔散大，对光反应迟钝、流涎、多汗、腱反射亢进及步态不稳等。发作结束时意识突然清醒，可有部分或完全遗忘。

3. 发作后精神障碍

发作后精神障碍可发生于任何年龄的病人，但最常见于 30~40 岁。患者发作后可出现自动症、朦胧状态，或产生短暂的偏执、幻觉等症状。

4. 发作间精神障碍

这是一组无意识障碍，但精神症状的病期具有迁延性，可持续数月至数年之久。发生于两次发作之间，并与发作本身并不相关。

(1) 癫痫性精神分裂症样精神病

与精神分裂症的表现极为相似，可出现精神分裂症的所有主要症状，常见有以下表现：①幻觉妄想状态：以关系、被害妄想为多见，也可出现被控制感、被洞悉感等；各种幻觉均可出现，包括假性幻觉；②思维形式障碍：思维中断，语词新作、强制性思维、逻辑倒错性思维等；③情感障碍：易激惹、抑郁、恐惧、焦虑、欣快，也可表现情感淡漠；④意志障碍：意志减退、被动、呆滞、冲动、木僵等。

(2) 癫痫所致情感障碍

癫痫患者的情绪障碍是常见的，但主要为抑郁和焦虑，很少伴发躁狂状态。抑郁发作常伴有重度焦虑、神经质、敌意、人格解体等。也可出现病理性心境恶劣，表现在无明显诱因的情况下突然出现周期性的情绪低落、焦躁、激惹、紧张、苦闷、敌意，对周围的一切都感到不满意、挑剔找岔，严重时可出现攻击行为。通常在意识清晰时发生，持续数小时或数日。

(3) 癫痫所致的神经症样症状

Pond 报道在普通门诊就诊的癫痫病人中有 15% 的病人有神经症样症状，最常见为焦虑和抑郁状态，也有癔症样反应。对患有神经症的癫痫病人的重视有利于癫痫的治疗。

(4) 癫痫所致的性功能障碍

癫痫病人的性功能障碍常见于颞叶癫痫的病人。男性病人的性欲减退及性交能力降低是性功能障碍最常见的症状。

(5) 癫痫所致人格改变

人格改变的特征性临床表现包括智能及情感两部分。一般认为，凡有癫痫性智能衰退者都有不同程度的人格改变，而人格改变以情感反应最明显，常带有"两极性"。如一方面易激惹、凶狠、残暴、固执、自私、自我中心、纠缠不休、敌视、冲动；另一方面又表现过分客气、谦恭、阿谀奉承、感情肤浅等。病人可在同时具有两个极端的特点，也可在不同时间具有某一特点倾向。其思维和情绪改变以粘滞和不稳定最为突出。

(6) 癫痫所致智能障碍

近代许多临床观察表明仅少数癫痫患者出现智力低下，出现痴呆的更少。一般认为癫痫患者的发病年龄越早，全身强直—阵挛性发作越频繁，尤其是伴有颞叶癫痫发作者，越容易出现智力衰退及人格改变。临床表现主要是慢性脑病综合征，首先是近记忆力减退，渐累及远事记忆、理解力、计算力、分析及判断能力等，同时在思维、情感及行为等方面都带有癫痫的共同特点——粘滞性和刻板性。

（三）诊断和鉴别诊断

《中国精神障碍分类与诊断标准》第三版（CCMD-3）诊断标准如下：

【症状标准】

1. 符合器质性精神障碍的诊断标准；

2. 有原发性癫痫的证据；

3. 精神障碍的发生及其病程与癫痫相关。

【严重标准】社会功能受损。

【病程标准】分发作性和持续性两类病程。前者有突然性、短暂性，及反复发作的特点；后者（如分裂症样障碍、人格改变，或智能损害等）为迁延性病程。

【排除标准】

1. 排除感染或中毒所致精神障碍，需注意它们可产生继发性癫痫；

2. 排除癔症、睡行症、精神分裂症、情感性精神障碍。

（四）治　疗

1. 抗癫痫治疗　一般原则是尽量单一用药，鼓励病人遵医嘱服药，定期进行血药浓度监测，根据癫痫发作类型选药。

2. 精神障碍的治疗　对出现精神分裂症样症状、躁狂抑郁症状及人格改变等精神障碍的患者，在继续抗癫痫治疗的同时，需加用抗精神病药或抗抑郁剂治疗。应选用致病作用弱的药物，传统抗精神病药如氟哌啶醇、奋乃静等，非典型抗精神病药如利培酮、奥氮平等。抗抑郁药可选用5-羟色胺再摄取抑制剂（SSRIs），文拉法辛等。人格改变者可使用卡马西平及丙戊酸盐，不但能控制癫痫发作，而且有稳定情绪的作用，使用后能改善人格改变者的情绪控制能力。

第三节　躯体疾病所致精神障碍

躯体疾病所致精神障碍是指由脑以外的躯体疾病引起脑功能紊乱所致的精神障碍。其精神症状系各种躯体疾病的一部分，故又称之为症状性精神病。

常见的躯体疾病有 ①躯体感染；②内脏器官疾病；③内分泌障碍；④营养代谢疾病；⑤结缔组织疾病等。

躯体疾病所致精神障碍一般具有以下共同特点：①精神障碍与原发躯体疾病的病情变化一般是平行的，即躯体疾病严重时精神症状明显，躯体疾病好转后精神症状亦减轻。②精神障碍缺乏明确的特征性，不同的病因可产生相似的精神障碍，而相同的病因可出现完全不同的精神障碍。③一般起病较急，急性期大多以意识障碍为主，恢复期往往出现人格改变和智能障碍等；由急性期向恢复期过渡时可有妄想、幻觉等各种精神症状，称为过渡综合症。④精神障碍多具有昼轻夜重的波动性及随着躯体疾病的轻重而多变。⑤病程和预后取决于原发躯体疾病的病程长短和轻重程度。一般精神障碍是可逆的，但少数患者遗留持久的器质性症状。⑥精神障碍的处理，首先必须在治疗原发病的基础上，再进行相应的对症处理。要慎用麻醉剂、催眠剂、镇静剂和抗精神病药，以免导致意识障碍的发生或加重。

《中国精神障碍分类与诊断标准》第三版（CCMD-3）躯体疾病所致精神障碍的诊断标准如下：

【症状标准】

1. 通过病史、躯体，及神经系统检查、实验室检查发现躯体疾病的证据；

2. 精神障碍的发生、发展，及病程与原躯体疾病相关，并至少有下列 1 项：①智能损害；②遗忘综合征；③人格改变；④意识障碍（如谵妄）；⑤精神病性症状（如幻觉、妄想，或紧张综合征等）；⑥情感障碍（如抑郁或躁狂综合征等）；⑦神经症样症状；⑧以上症状的混合状态或不典型表现。

3. 无精神障碍由其他原因导致的足够证据（如酒精或药物滥用、应激因素）。

【严重标准】社会功能受损。

【病程标准】精神障碍的发生、发展及病程与原发性躯体疾病相关。

【排除标准】排除精神分裂症、情感性精神障碍的严重躁狂发作或抑郁发作。

一、躯体感染所致精神障碍

（一）概　述

躯体感染所致精神障碍是指由病毒、细菌、原虫、立克次体、寄生虫等病原体引起躯体感染时所致的精神障碍。颅内未发现直接感染的证据。常见的有流行性感冒、肺炎、伤寒、疟疾、流行性出血热及艾滋病等所致的精神障碍。

（二）病因和发病机制

病因为外界病毒、细菌、原虫、立克次体、寄生虫等侵入机体引发疾病。

躯体感染所致精神障碍的发病机理迄今尚未阐明，一般认为与以下因素有关：①感染因素：包括病原体的性质、作用速度、时间、数量及毒素的强弱等。是由于强烈的病原体毒素及其代谢产物急剧影响大脑功能而导致急性精神障碍。②机体代谢与氧化过程障碍，即感染引起机体代谢异常，高热、缺氧、水及电解质紊乱和机体的消耗衰竭等。③身体素质、神经系统状态、免疫状态等均起一定作用。④心理特征：病前的个性特征具有一定的病理塑型作用，影响症状的表现形式和内容。躯体感染所致精神障碍通常是上述各种因素错综复杂、交互影响的结果。

(三) 临床表现

躯体感染所致精神障碍时，虽然其原发躯体疾病的病种、病因及临床表现各不相同，但其精神症状都具有许多共同点：①意识障碍：是躯体感染所致精神障碍急性期最多见的症状。据统计，约 3/4 的病人在病程中出现意识障碍，历时数小时到一个月以上。意识清晰度降低，可从轻度的意识模糊到意识混浊、昏睡，严重的谵妄、精神错乱以至昏迷。意识障碍多发生于高热期，并与体温消长相平行。少数病人在发热前或热退后出现。与感染有关的意识障碍的特征是波动性、昼轻夜重及间歇清醒期。②精神病性症状：感染性幻觉发生于急性期，患者无意识障碍，以幻听为多见，内容较固定，常接近于现实，多能自行消失。也可出现类精神分裂症及类情感性障碍状态。③虚弱状态：在急性感染性疾病的后期或恢复期，部分病人的精神和躯体处于虚弱或消耗状态。有感觉过敏、易受惊、易紧张、睡眠浅而多梦，注意不集中、记忆减退，情绪不稳、易激动，有焦虑、抑郁。躯体方面常有头痛、头昏、乏力、心悸、出汗、全身不适、食欲不振等。④遗忘综合症和智力减退：中老年人在急性感染后，有时可出现记忆障碍，主要表现为近记忆受损，识记、保持能力减弱，但这种遗忘是可逆的。少数儿童患严重感染性疾病后可暂时出现智力发育停顿或减退。⑤人格改变：多见于儿童中枢神经系统感染后，但在严重的躯体感染后亦可出现。主要表现为兴奋性增高、不安、多动、话多、粗暴、攻击行为，有的说谎、偷窃、逃学、固执、任性等。这类障碍一般持续时间较长，不易治愈，成为持久的后遗症。

下面将几种较常见的躯体感染所致精神障碍介绍如下：

1. 流行性感冒所致精神障碍　流行性感冒为流感病毒引起的急性呼吸道传染性疾病。由于流感病毒对中枢神经系统有很强的亲和力，因而发生精神障碍者较多。前驱症状为头痛、头昏、衰弱无力、易疲乏、睡眠障碍。继之出现嗜睡、感知障碍和非真实感。发热期出现焦虑抑郁状态，病人烦躁、坐立不安，有自责、自罪观念，或有较短暂的幻觉与妄想。发热消退后可出现抑郁和衰弱状态，表现为情绪低落、思维迟缓、沉默少语、注意分散、呆滞、少动、全身衰弱、极度疲劳。这种状态可持续一段时间，预后良好。

少数病例在高热期可出现意识障碍，如出现嗜睡、意识朦胧甚至谵妄。流感患者在意识模糊的背景上，可出现一种独特的潮湿性幻觉。其主要表现为病人感到仿佛有水或其他液体灌入身体，或感到似往体内注入水以至身体肿胀、沉重，并觉得身体某部分在增大，或感到身体有液体流出。在幻觉的同时，有的有担心被水淹没的焦虑状态。此幻觉持续数小时至数日，愈后大多数能回忆。

2. 肺炎所致精神障碍　肺炎时的精神障碍常在高热时出现，以意识障碍最为多见。可有嗜睡、意识模糊、谵妄、昏迷等不同程度的意识障碍。近年来由于抗生素的早期应用，故出现意识障碍较轻，常见意识模糊，严重的谵妄少见，但在儿童及老年患者中，易产生谵妄状态。精神障碍多为时短暂，一般历时数小时或数天，随肺炎的控制而缓解。

有慢性支气管炎、肺气肿和肺功能不全的病人，肺部感染后还可以出现抑郁状态，伴记忆减退、注意集中困难、思维迟钝，或相反表现为易激惹或躁狂状态。

3.**伤寒所致精神障碍** 伤寒是全身性感染性疾病，由于起病较慢，病程较长，故比其它急性传染病更容易出现精神障碍。伤寒病早期可出现一些前驱症状，如头疼、睡眠障碍、呆板、迟钝、疲乏感，并可出现初期谵妄。伤寒的极期（相当于病程第2～3周）出现持续性高热，精神症状主要表现为意识障碍，可有意识模糊、谵妄或昏迷。病人坐立不安、表情淡漠、反应迟钝、喃喃自语或高声吵嚷，可有片段的带有恐怖性质的视听幻觉，也可出现片断的妄想，兴奋躁动、伴有紧张、恐惧情绪。症状具有波动性，可时轻时重或昼轻夜重。发热消退后约1/3的病例出现内容与对象多变的幻觉、妄想，以牵连观念、被害妄想为多。

有少数病人早期即出现急性精神病症状，数日或数周后才有发热及其他伤寒症状，易误诊为功能性精神病。

4.疟疾所致精神障碍

疟疾时出现的神经精神障碍多见于脑型疟疾，其疟原虫具有毒力强、亲神经的特点。脑部主要病理改变是脑组织充血、水肿、白质内有弥漫性小出血点。

脑型疟疾的神经精神症状无特异性。急性病例以意识障碍为主，可出现谵妄状态、昏睡至昏迷，部分病人在谵妄之后发生短暂的木僵状态，亦可见紧张性躁动、妄想状态或躁狂状态等。亚急性病例有易激惹、失眠、兴奋不安、行为紊乱、冲动、幻觉、妄想，以及定向障碍、思睡、昏睡等意识障碍。慢性病人可出现情感淡漠、焦虑抑郁状态、癔症样发作及人格改变等。重症病例后期可发生智能障碍。

脑型疟疾的主要神经症状是抽搐发作、脑膜刺激征及锥体束征阳性。

5.流行性出血热所致精神障碍

流行性出血热是一种流行于秋冬季节的急性传染病，病原可能是病毒，主要表现为发热、出血。临床分为五期：发热期、低血压期、少尿期、多尿期及恢复期。精神神经症状多发生于低血压期和少尿期。精神症状以意识障碍为多见，可表现为嗜睡、昏睡、昏迷、朦胧、谵妄及精神错乱等。部分病例可表现为兴奋多动、烦躁不安，而意识障碍不突出。偶在后期出现假性痴呆症状。症状持续约1～2周，意识障碍容易波动、反复。

神经症状有痉挛发作、阳性锥体束征、脑膜刺激征、去大脑皮质综合征、颅内和眼底出血等。

（四）诊断及鉴别诊断

《中国精神障碍分类与诊断标准》第三版（CCMD-3）诊断标准如下：

【症状标准】

1. 符合躯体疾病所致精神障碍的诊断标准；

2. 有明显的感染史；

3. 在体检或细菌学检查中可发现与感染相关的症状、体征与实验室检查所见。

【严重标准】社会功能受损。

【病程标准】精神障碍的发生、发展及病程与原发性感染相关。

【排除标准】排除其他疾病的意识障碍，如中毒性谵妄、癔症样意识障碍等；排除精神分裂症。

（五）治　疗

1. 病因治疗

躯体感染所致精神障碍最根本的治疗是控制感染。应根据病原体的种类和感染的性质给予相应的抗感染治疗。抗感染药物治疗必须及时，药物选择适当，足量足程。

2. 对症治疗

（1）躯体症状的对症治疗　如高热时积极的物理降温措施，脑水肿时应用脱水剂，缺氧时吸氧等。

（2）精神症状的对症治疗　对兴奋躁动、行为紊乱的病人，为保证各项治疗措施的顺利进行，防止过度消耗而导致衰竭，可适当应用抗精神药物及镇静药物。药物选择应注意安全、速效、剂量适当的原则，同时要注意躯体情况。抗精神病药应从小剂量开始，根据情况逐渐增加剂量。可选择氟哌啶醇、奋乃静等药肌注或口服，亦可选择非典型抗精神病药如利培酮、奥氮平或喹硫平口服。镇静药可选用安定、氯硝安定等肌注或口服。

（3）支持疗法　因患者发热和兴奋躁动，消耗增加，应及时补充营养和水分，注意纠正水电解质紊乱和酸碱平衡失调。同时可给予大量 B 族维生素、维生素 C 及神经营养代谢药，以保护心血管系统功能和促进大脑神经细胞功能的恢复。

二、内分泌疾病所致精神障碍

内分泌疾病所致精神障碍是指由内分泌疾病引起内分泌功能亢进或低下导致的精神障碍。内分泌疾病所致精神障碍可分为三类：（1）内分泌疾病本身引起的精神障碍，特征是情感激越或迟滞，食欲、性欲、睡眠等本能活动亢进或减退，人格改变和精神活动周期性变化。（2）急性严重的内分泌改变引起的脑代谢障碍所致的精神障碍，如甲状腺危象，糖尿病性昏迷等。（3）慢性严重内分泌疾病造成持续慢性脑病,出现慢性脑病综合征,如垂体前叶机能减退、甲状腺机能减退等。

《中国精神障碍分类与诊断标准》第三版(CCMD-3)内分泌疾病所致精神障碍的诊断标准如下:

【诊断标准】

1. 符合躯体疾病所致精神障碍的诊断标准;

2. 有内分泌疾病和内分泌功能亢进或低下的证据,精神症状随原发疾病的严重程度变动。

下面主要介绍甲状腺功能亢进所致精神障碍:

1. 概述 甲状腺功能亢进是由多种因素引起甲状腺素分泌过多所致的一组常见的内分泌病。其发生精神障碍的机会颇多,发生率占甲亢病人的50%～90%。

2. 病因和发病机制尚不完全清楚。目前一般认为是在遗传缺陷的基础上发生的自身免疫反应导致本病。由于病前精神因素和性格特征与精神障碍有密切关系,因而有人提出精神障碍的发生是甲状腺功能亢进、精神因素、病前性格特征三者共同作用的结果。

3. 临床表现

(1)精神症状 ①性格改变、情绪不稳或神经过敏症:表现为不同程度的急躁、易怒、畏惧、抑郁、悲伤或喜悦等,亦可有紧张、过敏、多疑、冲动或攻击行为。有人归纳为情绪不稳、紧张、过敏三征群。有少数老年患者表现为情感迟钝、动作缓慢、寡言少语,称为"淡漠型"甲亢。甲亢患者常伴有性欲减退、食欲异常、睡眠障碍及月经失调等。②躁狂或抑郁状态:患者可表现为躁狂状态,情感高涨、乐观、忙忙碌碌、言语增多、联想加快、好管闲事,但易疲劳,无明显感染性。也可表现为抑郁状态,焦虑、抑郁、少动、寡言等,往往伴自悲、自责等。③幻觉妄想状态:多为幻听和较系统、持续的关系、被害、罪恶妄想,幻听内容常与妄想一致。有的患者思维散漫,类似精神分裂症。④意识障碍:甲状腺危象时可发生嗜睡、昏睡、谵妄甚至昏迷。常伴有发热、多汗、震颤等。

(2)神经症状 患者可伴重症肌无力、周期性麻痹、吞咽困难、声音嘶哑、舞蹈样动作、帕金森氏综合征及癫痫样发作等。约半数病人出现脑电波异常。

4. 诊断及鉴别诊断

《中国精神障碍分类与诊断标准》第三版(CCMD-3)诊断标准如下:

(1)符合躯体疾病所致精神障碍的诊断标准;

(2)有甲状腺功能亢进的证据,精神症状随甲状腺疾病的严重程度变动。

鉴别诊断 根据该患者有甲状腺肿大、怕热不畏寒、体重下降而食欲亢进、安静后及睡眠时心率正常,T_3、T_4浓度升高等特点可与焦虑症相鉴别。

5. 治疗

(1) 首先要避免各种诱发意识障碍的因素；

(2) 积极治疗原发病、控制甲状腺功能亢进；

(3) 心理治疗　对所有的病人应施以良性影响，即做好耐心劝解、安慰、疏导、鼓励等，消除顾虑、紧张、敏感或抑郁；

(4) 对症治疗　对焦虑、紧张、情绪不稳定者可用苯二氮䓬类抗焦虑药，如安定，阿普唑仑，舒乐安定等；有抑郁情绪者可用抗抑郁剂，如 5-羟色胺再摄取抑制剂（SSRIs）；对有幻觉、妄想及明显兴奋躁动的病人，可选用奋乃静、氟哌啶醇，也可选用非典型抗精神病药，如利培酮、奥氮平、喹硫平等，但剂量宜少。

三、内脏器官疾病所致精神障碍

内脏器官疾病所致精神障碍是指由重要内脏器官如心、肺、肝、肾等严重疾病继发脑功能紊乱而发生的精神障碍。

《中国精神障碍分类与诊断标准》第三版（CCMD-3）内脏器官疾病所致精神障碍的诊断标准如下：

【诊断标准】

1. 符合躯体疾病所致精神障碍的诊断标准；

2. 有脏器病变的证据，精神症状随原发疾病的严重程度变动。

（一）心脑综合征

1. 概述　心脏疾病所致精神障碍又称为心脑综合征或心源性脑病。可见于冠心病、风湿性心脏病、先天性心脏病、心内膜炎，以及各种原因所致的心率失常，如心房纤颤、严重房室传导阻滞等。

2. 病因及发病机制　①冠状动脉硬化：冠状动脉狭窄，心肌缺血、缺氧，从而导致脑组织缺血、缺氧；②脑动脉硬化导致脑血流量减少；③血氧含量或氧饱和度降低导致脑缺氧；④心脏栓子或脑血栓形成；⑤A 型性格特征及心理因素。

3. 临床表现　①焦虑抑郁状态：主要以易疲劳、易烦躁、情绪不稳、紧张、恐惧等焦虑症状多见。抑郁症状如情绪低落、兴趣下降、乏力、易伤感等。②幻觉妄想状态：以迫害内容的幻听及关系、被害妄想居多。③意识障碍：较多见，可有失神、晕厥发作，也可出现谵妄和精神错乱状态。④性格异常与智能发育障碍：主要见于先天性心脏病患儿。⑤部分病人可有癫痫样痉挛发作及其并发症的神经系统体征。

4. 诊断及鉴别诊断

(1) 有明确的心脏病史，并通过体检及辅助检查已确诊为各种类型的心脏病；

(2) 在已确诊的心脏病基础上，出现焦虑抑郁症状、意识障碍、幻觉、妄想及癫痫样痉挛发作等神经精神症状；

（3）应排除其它器质性与精神因素造成的精神障碍，以及洋地黄中毒、利尿剂应用过度、继发感染产生的精神障碍。

5. 治疗

（1）首先应积极治疗原发的心脏病，改善心脏功能及脑循环，治疗方法详见内科有关章节。

（2）精神障碍的治疗：对有焦虑症状的病人，可适当给予苯二氮䓬类药物，如安定、阿普唑仑等；对有抑郁情绪者，可给予抗抑郁剂，如5-羟色胺再摄取抑制剂，根据病情可选用氟西汀、西酞普兰等药。对有兴奋、躁动不安或对治疗不合作者，应及时予以控制，以免加重心脏负担。这时除可口服或肌注安定及氯硝安定外，必要时可口服或肌注氟哌啶醇、奋乃静，亦可口服利培酮等非典型抗精神病药，但抗精神病药剂量不宜过大，且应选择对心血管功能影响较小的药物。

（二）肺脑综合征

1. 概述　肺脑综合征又称肺性脑病，是指由于慢性肺部疾患引起严重呼吸功能不全所致的精神神经障碍。肺性脑病是慢性支气管炎和肺心病的主要死因，国内统计慢性肺心病有 20% ~ 32.2% 发生肺性脑病。

2. 病因和发病机制　本病主要由慢性支气管炎、肺气肿、肺心病、肺纤维化症、肺结核等慢性肺部疾病所致，其它导致呼吸障碍的疾病如神经肌肉疾病、脑部疾病、化学中毒等亦可引起。

肺性脑病的发病机制以肺功能不全所致的血二氧化碳潴留和缺氧最为重要，酸碱不平衡和电解质紊乱亦为重要的参考因素。呼吸功能衰竭可出现动脉血氧分压降低、二氧化碳分压升高，动脉血 PH 值降低，引起高碳酸血症，发生呼吸性酸中毒，进而陷入二氧化碳麻醉，引起脑血管扩张和毛细血管通透性增加，产生脑水肿和颅内压升高。多数学者认为这是肺性脑病的主要发病机制。

3. 临床表现

（1）精神障碍　①早期脑功能衰弱症状：慢性肺功能不全患者出现意识障碍之前，常有头痛、头昏、精神萎靡、易疲劳、注意力不集中、记忆力减退、情绪不稳、睡眠不好等脑功能衰弱症状。②意识障碍：是肺性脑病最常见、最主要的症状，90%以上的肺性脑病有此症状。嗜睡最先出现，可在进食或谈话中发生，多为间歇性；继而发生意识混浊、昏睡，最后可能陷入浅昏迷或昏迷状态。一些患者可出现谵妄或精神错乱状态，表现为定向障碍、精神运动性兴奋、动作缺乏目的性，撮空理线或循衣摸床，言语杂乱无章、烦躁，表情紧张、恐惧，出现幻视，主要是恐怖性幻视及片断的被害妄想。③类精神分裂症样症状：部分病人意识障碍程度较轻，可有阵发性视听幻觉及被害妄想等类似精神分裂症状。少数患者也可表现为躁狂抑郁状态。

（2）神经症状：肺性脑病时可出现震颤、肌阵挛、扑翼样震颤、不自主运动、癫痫样发作、偏瘫、失语、复视、眼球震颤、腱反射不对称、颈项强直、锥体束征，以及颅内压增高表现，如头痛、视乳头水肿等。亦可见多汗、周围血管扩张等植物神经功能障碍。

4．诊断及鉴别诊断

（1）在慢性肺部疾患的基础上出现肺功能不全或严重呼吸衰竭的临床征象如发绀、青紫、呼吸困难、浮肿等；

（2）以意识障碍为主要表现，同时伴有精神和神经系统的症状和体征；

（3）血气分析：动脉血氧分压降低，二氧化碳分压增高，血液 PH 值降低；

（4）脑电图呈弥漫性高波幅慢波，以额叶为主，但此改变无特异性；

（5）应排除其它可以引起意识障碍、精神神经障碍的疾病。

5．治疗

（1）控制原发病，避免诱发肺性脑病的各种因素，预防呼吸道感染及充血性心力衰竭。

（2）改善呼吸衰竭，纠正缺氧和二氧化碳潴留，纠正水电解质紊乱及酸碱平衡失调。

（3）降低颅内压，治疗脑水肿，同时使用改善脑细胞代谢药物。

（4）精神障碍的治疗：病人兴奋躁动可增加耗氧量，加重呼吸衰竭，必须控制。但镇静剂应用不当常引起呼吸抑制，使病情恶化，故临床上应慎用催眠药及抗精神病药，禁用麻醉药。对于兴奋躁动明显，特别是出现谵妄状态或幻觉、妄想等明显精神障碍时，须使用抗精神病药或镇静药，可选用氟哌啶醇 5 ~ 10mg 或安定 5 ~ 10mg 肌注，也可口服氟哌啶醇、奋乃静或安定，亦可选用非典型抗精神病药，如利培酮，奥氮平等，但上述药物剂量仅为一般成年人剂量的 1/2 ~ 1/3。

（三）肝脑综合症

1．概述　肝脑综合症又称为肝性脑病，是由严重肝病引起的，以代谢紊乱为基础的神经精神综合症。可见于爆发性肝炎、亚急性肝炎、慢性肝炎、肝硬化和肝癌晚期。是多种肝脏疾病晚期的严重并发症和死亡的主要原因之一。

2．病因和发病机制　其发病机制尚未完全阐明，一般认为有以下几种学说：循环障碍、神经递质、氨中毒、胺代谢障碍及电解质代谢障碍等。

肝昏迷的诱发因素有消化道出血、感染、发热、某些药物的应用、流产、饮酒等。

3．临床表现

（1）精神障碍

①急性肝性脑病　病初多迟钝、少动、寡言，或先有兴奋、躁动、不安等；其后呈嗜睡或朦胧、谵妄、错乱状态，出现错觉、幻觉及行为异常，然后

向昏睡发展，最后陷入昏迷。多见于重症肝炎，肝硬化失代偿期。

②慢性肝性脑病　可表现为间歇性和持续性两种形式。间歇性者的意识障碍及精神、神经症状可反复出现，有的与急性肝性脑病的临床表现相似；有的则表现为发作性的幻觉、妄想状态或类木僵状态。持续性者表现为人格和智能改变，患者变得情绪不稳、急躁易怒、冷淡或乖戾，伴有记忆力减退、理解、判断和计算障碍。慢性肝炎和肝硬化的病人可发生持续性精神障碍。

（2）神经症状　肝性脑病患者除了肝大、黄疸、腹水等肝病体征外，还有构音障碍、扑翼样震颤、肌阵挛、肌张力增高、腱反射亢进、踝阵挛、阳性锥体束征、痉挛发作和共济失调等神经系统症状和体征。

4. 诊断和鉴别诊断

（1）有严重肝脏疾病史，并有肝大、黄疸、腹水等体征，且存在肝性脑病诱因；

（2）临床表现为意识障碍、精神紊乱、扑翼样震颤等神经精神症状；

（3）实验室检查有明显的肝功能损害或血氨增高；

（4）脑电图出现以额叶为主的慢波；

（5）排除引起意识障碍的其他病因。

5. 治疗

（1）消除诱因，治疗原发病，减少肠内毒物的生成和吸收，治疗并发症；

（2）精神障碍的治疗　应禁忌使用副醛、吗啡、水合氯醛、杜冷丁等麻醉药及吩噻嗪类药物，因上述药物可诱发肝昏迷。对于精神症状明显、具有兴奋、躁动、行为紊乱等症状或治疗不合作者，可选用苯二氮䓬类药如安定等。幻觉、妄想明显者可试用氟哌啶醇，亦可选用非典型抗精神病药如利培酮。应用上述药物均应从小剂量开始，逐渐加至常用量的 1/2 或 1/3 即可，一旦兴奋躁动控制，精神症状缓解应立即停药，以防药物蓄积加重肝脏负担，导致昏迷。

（四）肾脑综合征

1. 概述　肾脑综合征又称为肾性脑病或尿毒症性脑病。是由于各种原因引起急性或慢性肾功能衰竭导致的精神和神经障碍。

2. 病因和发病机制　尿毒症所致精神障碍的病因和发病机制尚未完全阐明，目前主要有以下几种学说：毒素蓄积、脑代谢障碍、电解质平衡障碍、脑血管细胞膜通透性异常及神经递质代谢障碍等。

3. 临床表现

（1）精神障碍　肾性脑病的精神症状较神经症状常见，精神症状常是肾性脑病的首发症状，一旦出现可作为肾性脑病的早期象征，也是判断尿毒症疗效和预后的指标之一。常见的有以下几方面：①脑衰弱综合征：是尿毒症病人最早出现的症状，主要表现为头痛、头昏、乏力、精神萎靡、注意不集中、记忆减退、睡眠障碍等，症状时轻时重。②意识障碍：开始为嗜睡，多呈间歇性，言语及动作逐渐减少，后发展为谵妄，最后陷入昏迷，成为尿毒症性昏迷。谵妄状态时病人烦躁不安、兴奋吵闹、打人毁物、思维不连贯、定向障碍，有错觉、幻觉和片段妄想。③抑郁状态：如情绪低落、思维缓慢、言语动作减少、兴趣减退、消极悲观等。部分患者还可出现幻觉、妄想或躁狂样表现。④痴呆状态：在慢性肾功能衰竭患者可出现记忆减退、智能障碍等。

（2）神经症状 可有痉挛发作、扑翼样震颤、中枢及周围神经损害、脑膜刺激征、小脑症状及植物神经功能障碍等症状。

4. 诊断及鉴别诊断

（1）有明确的急性或慢性肾功能衰竭的病史；

（2）在重症肾功能衰竭的基础上出现脑衰弱综合征、意识障碍、抑郁状态、精神病性症状，以及痉挛发作、扑翼样震颤等神经症状；

（3）结合血尿素氮增高及脑电图弥漫性高波幅慢波，并排除其他因素引起的精神障碍。

5. 治疗

（1）应防止肺炎、泌尿系感染、扁桃体炎、发热、外伤、拔牙等诱发脑病的因素；

（2）积极治疗急性或慢性肾功能衰竭，调整水、电解质紊乱和酸碱平衡；

（3）精神症状的治疗：对失眠明显者可适当给予苯二氮䓬类药物如安定、阿普唑仑等口服。兴奋躁动或谵妄状态的病人可口服氟哌啶醇或奋乃静，亦可选用非经典抗精神病药如利培酮、奥氮平、喹硫平等。如有必要也可肌注氟哌啶醇 5~10mg 或安定 5~10mg 以控制躁动和谵妄。对抑郁症状明显，特别是有自杀想法和行为的病人可选用氟西汀、帕罗西汀、西酞普兰等 5-羟色胺再摄取抑制剂。在药物治疗时剂量宜小，应选择对肾脏毒性小的药物。

四、结缔组织疾病所致精神障碍

结缔组织疾病目前统称为风湿性疾病，常有多系统、多脏器受累，症状复杂多变，常伴有神经精神症状，且有些患者以神经精神症状为首发或突出症状。其中与神经精神障碍关系密切的疾病有系统性红斑狼疮、结节性动脉周围炎、皮肌炎和多发性肌炎、硬皮症和白塞病等。本节重点介绍系统性红斑狼疮所致精神障碍。

（一）概　述

系统性红斑狼疮（systemic lupus erythematosus 简称 SLE）是结缔组织疾病中最常见者。是一种病因不明，累及多系统、多器官的自身免疫性疾病。SLE 常伴发神经精神症状，发生率约为 15%~37%。

（二）病因和发病机制

SLE 引起神经精神障碍的原因尚不清楚，主要有以下几种学说：免疫复合体、脑血管病变、淋巴细胞毒性及重症并发症促进作用等。全身感染、抗疟药、抗痉挛药、抗精神病药、磺胺、保泰松及妊娠、日光照射、寒冷等可诱发或加重精神障碍。

(三) 临床表现

1. 精神障碍 ①神经症综合征：常在疾病早期或恢复期出现，有头痛、失眠、无力、焦虑、疑病等。②类精神分裂症样症状：常见类似青春型兴奋，幼稚动作，或幻觉妄想状态，如幻听、幻视、关系妄想被害妄想、被控制感、被洞悉感等，或紧张综合征，如木僵等。③类情感性障碍：主要为抑郁心境，严重的可有自杀意念或行为，也有少数表现为抑郁性木僵。偶而有患者表现为轻躁狂状态。④器质性脑病综合征：急性期可出现急性脑病综合征，为最常见，约占本病患者30%。以意识障碍为主，出现定向力障碍，早期常出现嗜睡，以后可出现谵妄或昏迷。也可出现慢性脑病综合征，但较少见。初期表现不喜欢活动，对工作没兴趣，工作效率降低，渐出现注意力不集中，记忆力减退，人格改变，智能损害，但严重痴呆不多见。

2. 神经症状：以抽搐发作最多见，还可出现偏瘫、失语、球麻痹及舞蹈样运动等。

(四) 诊 断

《中国精神障碍分类与诊断标准》第三版（CCMD-3）诊断标准如下：

【诊断标准】

1. 符合躯体疾病所致精神障碍的诊断标准；

2. 有系统性红斑狼疮的证据，精神症状随原发疾病的严重程度变动。

(五) 治 疗

1. 治疗原发病；

2. 防止诱发或加重精神障碍的各种因素；

3. 精神障碍的治疗 ①首先应用大剂量的皮质激素治疗，应用激素后，精神障碍随疾病的控制而缓解，但必须避免凡有精神障碍就应用激素治疗。一些正在应用激素治疗、病情已经控制一段时间的患者，如果出现精神障碍，特别是欣快、言语、动作增多等表现者，应考虑到是应用激素所致的精神障碍，不要贸然增加激素的剂量。②抗精神病药物应慎用，对于严重兴奋躁动的病人，必要时可小剂量使用氟哌啶醇，或非典型抗精神病药，如奥氮平等。

五、营养代谢疾病所致精神障碍

营养代谢疾病所致精神障碍主要指维生素（尤其是维生素 B 族）等摄入障碍，引起新陈代谢紊乱和能量供应不足而出现的神经精神障碍。

《中国精神障碍分类与诊断标准》第三版（CCMD-3）营养代谢疾病所致精神障碍的诊断标准如下：

【诊断标准】

1. 符合躯体疾病所致精神障碍的诊断标准；

2. 并有营养代谢疾病的证据，精神症状随原发疾病的严重程度变动。

（一）烟酸缺乏所致精神障碍

1. 概述　烟酸缺乏症又称糙皮病或陪拉格病，是由于烟酸（维生素 B_2）缺乏所致的一种营养不良性疾病。其主要临床表现为腹泻、皮炎和精神障碍。

2. 病因和发病机制　病因主要为长期饮酒、慢性胃肠道疾病（长期腹泻、肝硬化、胃大部切除）、慢性消耗疾病（结核）以及长期服用异烟肼等引起烟酸缺乏。发病机制由于烟酸缺乏时脑内烟酸低于正常值，导致大脑细胞、基底神经节、脊髓前脚细胞等广泛变性，儿茶酚胺甲基化代谢产物增多，而引起精神障碍和神经症状。

3. 临床表现

（1）精神障碍　①脑衰弱综合症：常在疾病早期或病情较轻者出现，如失眠、疲倦、记忆力下降、情绪不稳等；②抑郁状态：烦躁、焦虑不安、忧郁、自责、自罪、企图自杀等；③紧张性兴奋或紧张性木僵或幻觉妄想状态；④意识障碍：多发生于急性起病者，如意识模糊或谵妄状态，严重时可昏睡至昏迷，称为烟酸缺乏性脑病，死亡率较高；⑤慢性脑病综合征：慢性期病人可出现反应迟钝，记忆力、计算力减退，严重者可见柯萨可夫综合征或发展成痴呆状态。

（2）神经症状　眼球震颤、瞳孔改变、多发性神经炎、肌张力增高、锥体束征阳性及癫痫样痉挛发作等。

4. 诊断

根据皮炎、腹泻及精神障碍三联征诊断一般不难。

5. 治疗

（1）治疗原发病：给予大量烟酸或烟酰胺，并同时补充各种维生素 B 族及维生素 C，并采用支持疗法。

（2）一般不主张使用抗精神病药，可适当应用抗焦虑药，如安定等。有明显兴奋躁动或幻觉妄想的病人，可短期小剂量使用氟哌啶醇、奋乃静，或非典型抗精神病药，一旦病情控制，即应减药或停药。有抑郁症状的病人，可使用抗抑郁剂，如 5-羟色胺再摄取抑制剂等。

（二）维生素 B_1 缺乏所致精神障碍

维生素 B_1（硫胺）缺乏多由于消化道疾病如肠道吸收障碍、肝病时肝脏储存不良、慢性酒精依赖时摄取不足以及使用麻醉品等引起，患精神病者也易引起维生素 B_1 缺乏。维生素 B_1 缺乏与多种神经精神障碍有关，它所引起的典型的神经精神综合征是脚气病和威尼克（Wernicke）脑病。

威尼克脑病的最常见病因是酒精中毒，长期饮酒使维生素的摄入不足，酒精影响胃肠道对硫胺的吸收，由于肝脏功能受损，影响对硫胺的储存和利用，并且酒精的代谢使硫胺的需要量增加。

威尼克脑病的病理改变主要位于第三脑室附近、第四脑室底部及导水管周围的灰质,病变呈对称性。

威尼克脑病起病急骤,早期有厌食、恶心、呕吐。具有意识模糊、共济失调和眼肌麻痹所谓的"三联征"。

约90%的病人有精神障碍,最常见的是全面性平静的意识模糊。大多数病人有嗜睡,部分病人有谵妄。记忆障碍及情绪障碍常见。

威尼克脑病属于急症,一经明确诊断,即应给予治疗。一般首次给予肌注盐酸硫胺100mg,以后每日肌注50~100mg,直至饮食恢复正常。一般不主张使用抗精神病药,遇有躁动不安,特别是谵妄病人应予以处理。焦虑抑郁时可对症用药。

思考题

1. 谵妄的临床表现。

2. 痴呆的临床表现。

3. 躯体疾病所致精神障碍的共同特点。

(陶治平　金九森)

第六章　精神活性物质或
非成瘾性物质所致精神障碍

第一节　概　述

　　精神活性物质所致精神障碍是指来自体外的且可显著影响精神活动的各种物质所致的精神障碍。此类精神障碍按病因可包括酒依赖、酒中毒、阿片类物质、镇静安眠药、麻醉剂、兴奋剂以及其他精神活性物质所致精神障碍等。非成瘾性物质所致精神障碍指来自体外的某些物质，虽不产生心理或躯体性成瘾，但可影响人的精神状态。

　　精神活性物质的滥用已成为全人类共同面临的严重问题。根据联合国2005年的统计，全世界各类毒品的滥用人数达2.24亿，这一数字几乎是20世纪80年代末吸毒人数的5倍。20世纪90年代以来的10年，吸毒人数增长最快，而且毒品流行的地域也在不断扩大，吸毒不仅是西方国家的严重社会问题，也是发展中国家面临的严重问题。新中国成立后，我国仅用3年的时间，就在全国范围内基本上禁绝了毒品，成为世界公认的"无毒国"。20世纪80年代末期，国际贩毒分子借道中国将毒品运往国际毒品消费市场，国内一些不法分子为牟取暴利，参与贩毒，导致毒品在我国死灰复燃。目前，海洛因滥用已由西南边境地区向内地蔓延，吸毒人员已涉及到各个阶层，吸毒人数逐年上升，危害日益严重。根据国家禁毒委员会办公室提供的统计数字，我国的吸毒人数已近百万人。当前的吸毒人员以青少年、社会闲散人员为主。当前在我国流行的毒品主要是海洛因。国内吸食海洛因人员已占到吸毒人员总数的87.6%。而吸食"冰毒""摇头丸""麻谷"等苯丙胺类新型毒品的人员比例正在迅速上升。

　　20世纪末有专家预测，苯丙胺类毒品将成为21世纪的主流毒品。随着人类跨入新世纪，新型毒品迅速流行，并以一种"伪善"的面孔出现在我们面前。很多人，特别是广大青少年，都认为这些是"娱乐消遣品"，不同于海洛因等毒品，认为"俱乐部毒品"是无害的。然而，新型毒品从它出现的那一天起，就没有给人类带来任何的益处。它同海洛因等毒品一样，使吸食者形成瘾癖并由此引发了大量其它违法犯罪活动以及多种疾病的扩散流行，严重危害了

133

人民群众的健康幸福，更影响了社会稳定和经济建设。为此，必须对全民特别是青少年进行预防新型毒品教育，使其远离毒品，健康成长。

所谓新型毒品是相对鸦片、海洛因等传统毒品而言，主要是指人工化学合成的致幻剂、兴奋剂类毒品，是由国际禁毒公约和我国法律法规所规定管制的、直接作用于人的中枢神经系统，可使人产生兴奋或抑制，连续使用能够使人产生依赖的精神药品或毒品。目前，在我国流行滥用的冰毒、摇头丸等新型毒品多发生在各类公共娱乐场所，所以又被称为"俱乐部毒品""休闲毒品""假日毒品"。

毒品给社会造成的危害将会越来越大。表现在以下几方面：

1. 吸食毒品不仅损害滥用者的身体健康，并且影响其工作、学习、生活和事业。

2. 吸毒泛滥加速了艾滋病的传播蔓延，造成严重的公共卫生问题。采用注射途径吸毒是我国艾滋病传播的主要途径之一。

3. 有资料表明，吸毒者的平均寿命较一般人群短 10～15 年，吸毒人群的死亡率较一般人群高 15 倍，吸毒过量如抢救不及时可危及生命。

4. 吸毒还会严重损害家庭关系，家庭成员中的吸毒者，可影响其他家庭成员染上毒品，导致家庭破裂。

5. 女性吸毒者不仅危害自身健康，一旦怀孕，还严重影响胎儿的发育成长。胎儿出生后还会出现毒瘾发作。并通过母婴途径传染上疾病。

6. 在我国部分地区，毒品问题诱发了大量的违法犯罪活动，毒品案件都占很大比重，且不断上升，严重影响了社会的稳定和生产力的发展。

总之，全社会要高度重视精神活性物质的滥用和依赖问题。

一、基本概念

(一) 精神活性物质

根据《中国精神障碍分类与诊断标准》第三版（CCMD-3），精神活性物质可分为以下几类：酒类、阿片类、大麻、催眠药、抗焦虑药、麻醉药、兴奋剂、致幻剂、烟草等。

毒品（drug）通常指能使人成瘾并在社会上禁止使用的化学物质。我国禁毒法所称毒品，是指鸦片、海洛因、甲基苯丙胺（冰毒）、吗啡、大麻、可卡因，以及国家规定管制的其他能够使人形成瘾癖的麻醉药品和精神药品。这些药物如果滥用即是毒品。不同类型的精神活性物质所导致的精神障碍在临床表现和严重程度上各不相同。根据《中国精神障碍分类与诊断标准》第三版（CCMD-3），精神活性物质所致精神障碍包括急性中毒、有害使用、依赖综合征、戒断综合征、精神病性障碍、智能障碍（痴呆）、遗忘综合征、残留性和迟发性精神病性障碍、意识障碍（如谵妄、昏迷）以及其他精神和行为障碍。

（二）依赖综合征

药物依赖（drug dependence），俗称药物成瘾（drug addiction），依赖综合征是指反复使用某种精神活性物质导致躯体或心理方面对某种物质的强烈的渴求与耐受性。这种渴求导致的行为已极大地优先于其他重要活动。

药物依赖包括躯体依赖和心理依赖两个方面。躯体依赖（physical dependence）又称生理依赖，是指反复使用药物使中枢神经系统发生了某种变化，以至于需要药物持续存在体内，导致觅药行为。心理依赖（psychological dependence）又称精神依赖，对于吸毒者来说又称"心瘾"，是指病人对药物的渴求感，由于使用药物后产生一种特殊快感，使用者为了得到这种感觉而反复使用精神活性物质。

（三）戒断综合征

戒断综合征（abstinence syndrome），又称撤药综合征（withdrawal syndrome），指反复长期和/或大剂量使用某种精神活性物质后，在减少或停用精神活性物质所致的综合征。戒断症状的出现是依赖形成的一个重要标志。

（四）耐受性

耐受性（tolerance）是指药物使用者必需增加使用剂量才能获得所需的效果，或使用原来的剂量则达不到用药初期的同等效力。

（五）滥用和有害使用

物质滥用（substance abuse），物质滥用是一种适应不良方式。是指反复使用与医疗目的无关的、具有依赖特性的药物，导致了明显的不良后果，如社会功能受损及精神痛苦等。

二、精神活性物质的分类

精神活性物质的分类是按照药理特性来分的，可分为七类：

1. 中枢神经系统抑制剂：包括酒精、镇静催眠药等。
2. 中枢神经系统兴奋剂：包括苯丙胺类、可卡因、咖啡因等。
3. 致幻剂：包括麦角酰二乙胺、仙人掌毒素、麦司卡林等。
4. 阿片类：包括阿片、吗啡、海洛因、美沙酮、哌替啶等。
5. 挥发性化合物：包括丙酮、苯环己哌啶（PCP）、四氯化碳等。
6. 大麻类：大麻制剂，主要成分是四氢大麻酚。
7. 烟碱：指烟草、鼻烟。

三、病因学

引起精神活性物质依赖的因素是多方面的。包括遗传素质、药物的可获得性、人格特性以及社会文化因素。

（一）社会因素

社会因素对物质滥用和依赖有着重要的作用。药物的可获得性是物质滥用和依赖的一个前提。我国实行改革开放以后,国际贩毒分子将金三角地区的海洛因借道我国走私到其他国家,因此在我国西南边陲地区又出现了吸食毒品的现象。

社会环境、文化背景对物质滥用也起着重要作用。在我国把请客喝酒、抽烟看成是一种表示友好、加强交流和沟通的方式。家庭环境对物质滥用和依赖也有影响。父母吸毒可影响子女,由于青少年好奇心强、好模仿,控制能力弱,辨别是非的能力差,因此,看到父母吸毒也就很有可能吸食毒品。社会环境因素与复吸也有密切关系,有一些人经过戒毒治疗后已经脱瘾,但回到原来的生活环境中或见到以前的毒友,会产生强烈的心瘾,导致复吸。

(二) 个体素质因素

心理因素与物质滥用和依赖有关。研究发现部分吸毒者有明显的人格问题,人格因素会促使物质滥用的形成,而长期吸食毒品又会导致人格的改变。除人格因素外,精神状态也与物质滥用有密切关系。

(三) 生物学因素

研究发现,中脑边缘多巴胺系统是多种成瘾物质产生犒赏效应的神经基础,而多巴胺又是此作用的重要神经递质。研究还发现,药物依赖的形成具有遗传性。

有研究显示,不同个体对药物的反应及代谢速度不同,对精神活性物质的耐受也就不同。如有一些人第一次吸食海洛因就有强烈的欣快感,而有的人第一次吸食海洛因后没有欣快的感觉。

四、诊 断

《中国精神障碍分类与诊断标准》第三版(CCMD-3)关于精神活性物质所致精神障碍的诊断标准如下:

【症状标准】

(1) 有精神活性物质进入体内的证据,并有理由推断精神障碍系该物质所致;

(2) 出现躯体或心理症状,如中毒、依赖综合症、戒断综合症、精神病性症状及情感障碍、残留性或迟发性精神障碍等。

【严重标准】社会功能受损。

【病程标准】除残留性或迟发性精神障碍之外,精神障碍发生在精神活性物质直接效应所能达到的合理期限之内。

【排除标准】排除精神活性物质诱发的其他精神障碍。

【说明】如应用多种精神活性物质,鼓励作出一种以上精神活性物质所致精神障碍的诊断,并分别编码。

第二节　精神活性物质所致精神障碍

一、酒精所致精神障碍

（一）概　述

酒精是对中枢神经系统有重要影响的物质。酒精所致精神障碍可在一次饮酒后发生，也可由于长期大量饮酒形成依赖后逐渐出现，或突然停饮后产生戒断症状，除精神障碍外还有躯体症状。

酒依赖的问题已成为世界各国的社会和公共卫生问题。近20多年来，随着我国经济的快速发展，酒的生产及消费有明显的增加，由饮酒造成的危害和酒依赖也随之增加。据统计我国酒的消费以13%的速度增加。在西方发达国家酒的消费量大，酒依赖的问题也就更多。

（二）病因与发病机制

（1）遗传因素

有研究显示，酒依赖有家族聚集性，酒依赖患者的家庭成员中，患病率高于一般人群。研究还发现酒精对中枢神经系统损害与遗传因素有关。酒依赖者的子女多具有特征性的心理缺陷，如冲动性、过于自信等。这种心理缺陷受到遗传因素的影响，容易使酒依赖者的子女发展为酒依赖。

（2）酒精代谢和神经生化

酒精在胃和小肠的上部吸收，在肝内通过乙醇脱氢酶转化为乙醛，然后经乙醛脱氢酶转化为乙酸，最后代谢为二氧化碳和水。当乙醛脱氢酶缺乏时，乙醛在体内积聚和乙醇代谢时产生的毒性代谢物对身体产生损害，影响中枢神经系统，损害神经细胞。同时还损害内脏器官。

有研究认为，酒依赖的产生与脑内某些区域多巴胺和5-羟色胺系统功能异常有关。

（3）社会因素

研究提示，社会、家庭、文化、经济状况、职业、性格特征等均与酒依赖的发生有密切关系。

（三）临床表现

1. 急性酒中毒

（1）单纯醉酒（simple drunkenness）单纯醉酒又称普通醉酒状态，是一次较大量饮酒时引起的急性中毒反应，严重程度与饮酒量及酒精在体内代谢速度有关。表现为言语增多，说话做事不加考虑，控制力减弱。同时动作步态失协调，哭笑无常，震颤，言语不清，此外还有脉搏增快，血压降低，皮肤血管扩张，面部充血，呕吐、眩晕等。另一种普通醉酒者则表现睡眠多、言语活动减少。普通醉酒一般可自行恢复。

(2) 病理性醉酒 (pathological drunkenness) 因个体特异性，小量饮酒即出现突发性严重的精神障碍。患者有意识障碍、强烈的兴奋性及攻击行为。有时出现错觉、幻觉、片断的妄想，多为恐怖内容，因而常发生攻击性行为。清醒后结束，有完全或部分遗忘。另外，过度疲劳或长期失眠也可能促使病理性醉酒的发生。

(3) 复杂性醉酒 (complex drunkenness) 小量饮酒便发生急性中毒反应，出现意识障碍、错觉、幻觉、被害妄想、兴奋、易激惹，有攻击和破坏行为，伤人或犯罪多见。醉酒持续时间较长，常持续数小时，缓解后病人对经过全部或部分遗忘。复杂性醉酒的患者一般都有脑器质性疾病病史，或者有影响酒精代谢的某种躯体疾病。

2. 慢性酒中毒

(1) 酒依赖 (alcohol dependence) 反复饮酒引起，表现为对酒的渴求和经常需要饮酒的强迫感。可持续或间断出现，若停止饮酒常感到震颤、心难受、坐立不安、恶心、呕吐、出汗等，若及时恢复饮酒则上述症状迅速消失。患者不能控制自己的饮酒行为。为了饮酒而放弃其他活动，影响工作、家庭及社会交往。

(2) 震颤谵妄 (delirium tremens) 是一种短暂的中毒性意识障碍，常发生于长期饮酒的患者，突然停止饮酒或减少饮酒量之后出现，发作时意识不清，出现生动而鲜明的幻视与被害妄想，极度恐惧不安或冲动行为，同时出现肢体震颤、共济失调、抽搐发作，常伴有发热、大汗、心率过速、血压升高等症状。严重者可发生死亡，持续时间 3~7 天，恢复后全部或部分遗忘。

(3) 酒中毒性幻觉症 (alcoholic hallucinosis) 是一种长期大量饮酒引起的幻觉状态，多数在突然停饮或减少饮酒量之后 24~48 小时内发生。出现大量鲜明的幻觉，以幻视为主，不伴有意识障碍。常见原始性幻视以及评论性和命令性幻听。在幻觉的基础上，可出现片断妄想以及相应的紧张恐惧或情绪低落。病程持续时间不定，可达数小时、数天或数周，最长一般不超过半年。

(4) 酒中毒性妄想症 (alcoholic delusion) 在意识清晰状态下，出现嫉妒妄想和被害妄想，以嫉妒妄想多见，怀疑配偶不忠，因此而发脾气，对怀疑对象或配偶进行攻击，有时酿成严重后果。

(5) 柯萨可夫精神病 (korsakov psychosis) 又称柯萨可夫综合征，主要临床特点为近记忆力障碍、遗忘、错构和虚构、定向力障碍。

(6) 酒中毒性痴呆 (alcoholic dementia) 是由于长期大量饮酒引起的脑器质性改变的结果。表现人格改变、智力低下、记忆力障碍。酒中毒性痴呆一般不可逆。

(7) 人格改变 (personality change) 患者只对饮酒有兴趣，对工作无热情，对亲人冷淡，以自己为中心，对社会没有责任感，经常说谎等。

（四）诊 断

《中国精神障碍分类与诊断标准》第三版（CCMD-3）关于酒精所致精神障碍的诊断标准如下：

符合精神活性物质所致精神障碍诊断标准，有理由推断精神障碍系酒精所致。

（五）治 疗

1. 戒断症状的治疗

（1）单纯戒断症状 可用苯二氮䓬类药物来缓解酒精的戒断症状。首次剂量要足，这样不仅可控制戒断症状，而且还能防止震颤谵妄的发生。如果在治疗后期出现焦虑、睡眠障碍，可选用三环类抗抑郁药物。

（2）震颤谵妄 在停止饮酒 48 小时后出现，72～96 小时达到高峰。出现谵妄、兴奋不安者，需要有安静的环境。如果有行为紊乱、恐怖性幻觉、错觉，需要有专人看护，以避免发生意外。如出现大汗淋漓，应注意保温。震颤谵妄的患者易出现感染，应注意预防肺部感染。

镇静药可选用苯二氮䓬类，地西泮一次 10mg，2～3 次/日，口服或注射给药。也可选用氯硝西泮静脉滴注，2～3mg/日，治疗一周，直到谵妄消失为止。控制精神症状可选用氟哌啶醇，5～10mg/次，2～3 次/日，肌肉注射。同时还要纠正水、电解质和酸碱平衡紊乱、补充大剂量维生素等。

（3）酒精性幻觉症、妄想症 对于幻觉、妄想症状的治疗，抗精神病药物可选用氟哌啶醇或奋乃静口服或注射，剂量不宜过大，在幻觉、妄想控制后可考虑逐渐减药治疗。

2. 戒酒硫治疗

戒酒硫（tetraethylthiuram disulfide）本身是一种无毒物质，能抑制肝细胞乙醛脱氢酶的活性，使酒精代谢停留在乙醛阶段，乙醛不能转化为乙酸。使用戒酒硫时如果饮酒，数分钟之后即出现面部发热、潮红、呼吸困难、恶心呕吐、出汗、口渴、低血压、全身不适、软弱无力等，使病人厌恶饮酒。如大量饮酒，可出现精神症状和休克，甚至危及生命。戒酒硫最好在医生指导下使用。可在最后一次饮酒后 24 小时开始使用，每天早上服用，一次用量 0.25 克或 0.5 克，可连续用 1～3 周。有一部分病人在应用戒酒硫治疗中，即使少量饮酒亦可出现严重不良反应，甚至危及生命。因此，有心血管疾病病史和年老体弱者应禁用。在应用戒酒硫期间一定告诫病人不要饮酒。

3. 支持治疗 慢性酒中毒患者多数有营养不良和维生素缺乏，因此治疗上应大量补充维生素 B 族和维生素 C，及时补充营养，维持水电解质平衡，给予促大脑代谢疗法。

4. 心理治疗 对于戒酒和预防复发可采取认知心理治疗。

5. 康复治疗 康复治疗是避免复发的重要措施，改善环境，鼓励病人参加各种社会活动，参加文体活动，促进职业康复及社会适应。

二、阿片类物质所致精神障碍

(一) 概　述

阿片类药物（opiates）　是指任何天然的或合成的、对机体产生类似吗啡效应的一类药物。阿片又称鸦片，俗称大烟、云土。为罂粟科植物罂粟的未成熟蒴果割开后渗出的乳状液干燥制成，是含有 25 种生物碱的混合物。按化学结构不同可分为菲类和异喹啉类。主要包括吗啡、可待因、蒂巴因、那可汀及罂粟碱等，其中吗啡（morphine）是阿片内最主要的生物碱。

阿片类物质包括天然来源的鸦片以及其中所含的有效成分，如吗啡、可待因（甲基吗啡）、海洛因、二氢埃托啡、哌替啶、美沙酮等。

目前滥用的阿片类物质主要是海洛因。海洛因俗称"白粉"，是吗啡的衍生物，化学名是二乙酰吗啡，通常是一种白色或浅棕色的粉末，水溶性大，吸收快，可很快通过血脑屏障，迅速进入中枢神经系统，在脑内迅速水解为吗啡，引起强烈的心境改变。海洛因致欣快感作用比吗啡更强，戒断症状也比吗啡重，因此极易成瘾，难以戒断。以海洛因为主的阿片类物质的滥用方式有烫吸、皮下注射、肌肉注射、静脉注射等方式。

(二) 作用机制

在脑内和脊髓内存在阿片受体。这些受体分布在痛觉传导区以及与情绪和行为相关的区域，集中分布在脑室周围灰质、腹侧被盖系统、中脑边缘系统和脊髓罗氏胶质区等区域。人脑内可分泌内源性吗啡肽，作用于阿片受体调节体内的去甲肾上腺素、多巴胺、胆碱能和垂体-性腺系统的正常运行。

如果吸毒者使用大量外源性阿片类物质，这些外源性阿片类物质抢先与阿片受体结合，使内源性吗啡肽的产生受到抑制。要维持这种平衡就需要大量的外源性阿片类物质进入体内。吸毒者一旦停止使用阿片类物质，会使整个阿片受体系统的功能活动处于失衡状态，可出现各种戒断症状。

阿片类物质通过与阿片受体作用产生犒赏效应，导致依赖的产生。

(三) 临床表现

1. 急性中毒

阿片类物质急性中毒见于误用过量的药物或意外静脉注射过量药物所致。吸食者对自身的耐受情况不了解，为追求快感盲目提高剂量或改变用药途径则容易发生意外中毒，另外所使用海洛因的纯度提高，而使用剂量不变，也容易发生中毒。

海洛因中毒的特征性表现是深度昏迷、呼吸抑制、瞳孔针尖样缩小及血压下降。如不及时抢救可导致死亡。

2. 依赖综合征

反复使用阿片类物质后即可形成依赖，停用或减量后会出现戒断症状。形成依赖的时间快慢与使用毒品类别、滥用的方式、每日次数、使用剂量、个体差异及环境因素都有着重要的关系。随着依赖的形成,个体对药物产生了适应,即产生了耐受。为了获得快感和避免戒断症状的产生,吸毒者不断增加剂量,并出现人格和行为特征的改变。长期吸毒后生活方式发生改变,工作能力下降,性格怪僻,自私自利,不知羞耻,不讲礼仪,意志消沉等。长期吸毒后躯体方面的改变有食欲不振、身体消瘦、乏力、性功能减退等。

3. 戒断综合征

长期使用阿片类物质后停用或减量即出现戒断症状。戒断综合征的出现是判定成瘾的重要标志。戒断症状一般在停药 6 ~ 8 小时即出现,于 72 ~ 96 小时达高峰。主要表现为,对药物强烈的渴求、觅药行为、心烦意乱、烦躁不安、脾气暴躁、极易为小事而激怒,伴有疲乏无力、心悸、睡眠障碍。以后出现频频打哈欠、流涕、出冷汗、瞳孔扩大、恶心呕吐、腹痛、腹泻、异常怕冷,并出现全身鸡皮疙瘩、全身肌肉和骨骼疼痛、血压上升、心率加快、虫爬感等,不堪忍受。6 ~ 8 天后主要症状基本消失。即使躯体症状完全消失,"心瘾"仍存在。

4. 躯体并发症

阿片类物质滥用后可引起食欲下降、体重下降、性功能减退、月经紊乱、免疫功能下降等。并发症有中毒性肝炎、病毒性肝炎、急性肾小球肾炎、急性肾功能衰竭、呼吸系统感染、周围神经炎、细菌性心内膜炎、中毒性心肌炎、蜂窝组织炎、败血症等。

吸毒是传播艾滋病(AIDS)的重要途径。由于海洛因的成瘾性,静脉注射毒品的吸毒者毒瘾发作时总是急不可待地由静脉推注海洛因溶液,一个注射器常常反复使用或多人共用,如果一个是艾滋病毒的感染者,那么病毒就可通过此途径传染给他人,致使艾滋病病毒在吸毒者中传播。

(四)诊 断

《中国精神障碍分类与诊断标准》第三版(CCMD-3)关于阿片类物质所致精神障碍的诊断标准如下:

符合精神活性物质所致精神障碍诊断标准,有理由推断精神障碍系阿片类物质(如阿片、海洛因、度冷丁等)所致。

(五)治 疗

1. 脱毒治疗

脱毒治疗是指通过躯体治疗减轻戒断症状,减轻吸毒者的痛苦,预防由于突然停药可能出现躯体问题的过程。脱毒治疗主要有以下方法:

(1)阿片递减疗法 阿片递减疗法是使用历史悠久的一种脱毒方法,该疗法主要优点是安全有效,副作用小,适用于轻、中度吸食毒品者。阿片递减疗法的剂量颇为重要,要遵循剂量个体化的原则。一般可在半个月完成。临床上目前此脱毒疗法应用已不多。

(2) 美沙酮替代递减疗法 美沙酮的药理作用与吗啡相似，口服后吸收好。美沙酮成瘾较慢，戒断症状也较轻，但长期使用也可成瘾。美沙酮替代递减疗法是目前最常用的脱毒治疗方法。该方法适用于海洛因成瘾的脱毒治疗。美沙酮替代递减疗法的使用原则是：单一用药，逐日递减，先快后慢，只减不加，停药坚决。美沙酮的初始剂量为每日 50～70mg，可根据情况每日以 5～10mg 剂量递减，直至停药，一般可在两周完成。减量后如出现焦虑、睡眠障碍可对症处理。

(3) 丁丙诺啡（buprenorPhine）脱毒治疗 可用于治疗和预防海洛因依赖。有针剂和片剂两种剂型。丁丙诺啡首日剂量为 0.9～2.1mg，以后根据病人的躯体反应情况逐渐减量，原则只减不加、先快后慢、时限减完。丁丙诺啡不良反应主要是呼吸抑制。轻者呼吸减慢，严重时出现呼吸困难，脸部发紫等。

2. 美沙酮维持治疗

美沙酮维持治疗的目的是：

(1) 为药物滥用者提供一种方便、合法、医学上安全和有效的药物以替代长期非法服用麻醉药品。

(2) 保持药物滥用者的职业功能和社会功能。

(3) 降低因为使用麻醉药品而导致的犯罪率、非法商业性活动和反社会行为。

(4) 与药物滥用者保持联系，及时向他们提供预防疾病的知识、社会支持及心理辅导。

(5) 减少药物滥用者静脉注射和共用注射器的机会，预防经血液传播的各种疾病，如乙肝、丙肝和艾滋病等。

(6) 萎缩毒品消费市场。

美沙酮社区药物维持治疗，只有达到"足够"剂量才能有效控制戒断症状和"渴求感"。

国外推荐的常用维持剂量为 80～120mg；我国《临床指导手册》推荐的维持剂量为 60～120mg。

3. 社会心理治疗

研究表明心理社会干预治疗能针对一些问题如复吸等起到较好的效果。

(1) 认知行为治疗：主要是改变适应不良行为，改变导致吸毒的行为方式。帮助病人如何应对毒品的渴求，加强病人社会技能的训练工作，使病人不吸毒行为得到强化。

(2) 集体治疗：集体治疗使病人有机会发现他们之间共同的问题，制定出切实可行的治疗方案，加强他们之间的沟通，使他们之间相互理解，让他们有机会共同交流，如何认识戒毒的成功经验和失败的教训。在治疗期间让他们互相监督、互相支持，有助于预防复吸。

(3) 家庭治疗：帮助家庭成员认识、解决家庭的问题，促进相互理解相互帮助，避免戒毒病人在治疗结束后回到一个病态的家庭环境中去。帮助家庭成员认识毒品的问题，支持、帮助、监督戒毒病人摆脱对毒品的心理依赖。帮助家庭其他成员渡过自身难关，消除吸毒者给他们造成心理创伤。有效的家庭治疗技术能打破否认，打破对治疗的阻抗，促进康复。

4. 社区治疗（TC）

社区治疗的目的：针对多种毒品成瘾人员，采取非药物治疗，设定心理与人格矫正的整体方案。方法：①居住性康复，历时一年或一年半的免费入治；②安排合理的生活、劳动与作息制度；③实施严格的奖惩升级方法；④采取当面批判的方法矫正人格。

三、大麻类物质所致精神障碍

（一）概　述

大麻（cannabis）属一年生草本植物，原产于印度，现在种植的区域分布很广，世界各地均有种植，我国也有不少地区种植大麻。20世纪60年代以来大麻滥用已在世界范围内出现。大麻是美国最常被滥用的毒品，在 18～25 岁这一年龄组中，有 50% 的人曾经有至少一次使用大麻的经历。近年来，大麻滥用在我国也有流行。大麻植物可分为毒品型和纤维型两种，我国种植的大麻大多属毒品型大麻。

大麻中至少含有 400 多种化合物，其中精神活性物质统称大麻类物质。大麻类物质中活性最强的是四氢大麻酚。大麻毒品有三种，即大麻草、大麻树脂和大麻油，不同大麻制品之间四氢大麻酚的含量不同。四氢大麻酚与脑部大麻素受体结合产生效应。大麻滥用者常常将大麻制品或大麻提取物以吸烟的方式使用，也可混入食物中食用、泡茶饮用和注射。

（二）临床表现

大麻所产生的精神效应是一个复杂的问题，这是由于大麻吸食者伴有程度不同的心理问题。大麻有致幻觉和镇静作用。小剂量时会使人产生欣快、放松，有一种洋洋自得的感觉。欣快之后出现倦睡、镇静。成瘾后记忆力下降，对时间、空间发生错觉，如感觉时间过得特别慢等，但程度比麦角酰二乙胺导致的要轻。大剂量时则产生麦角酰二乙胺样作用，如幻觉、思维障碍、偏执状态、焦虑、激越、双重人格等。吸食大麻可损害认知功能，影响学习、工作、社会技能和日常生活。

大麻对心血管系统有明显的作用，可导致心动过速及血压下降。大麻对肺部有影响，吸食大麻者易患呼吸道和肺部疾病。大麻含刺激物质和致癌物质，其致癌性大于烟草，吸食者肿瘤的发病危险增高。

有些人长期使用大麻后可出现依赖，停药后会出现轻微的戒断症状，主要表现易激惹、好冲动、工作能力下降、失眠、焦虑、多汗、食欲下降、胃部不适等，严重者出现幻觉、妄想、谵妄状态、瞳孔缩小、口齿不清和痴呆状态。

大麻也有与可卡因相似的闪回现象。

（三）诊 断

《中国精神障碍分类与诊断标准》第三版（CCMD-3）关于大麻类物质所致精神障碍的诊断标准如下：

符合精神活性物质所致精神障碍诊断标准，有理由推断精神障碍系大麻类物质所致。

（四）治 疗

因戒断症状轻微，无需进行脱毒治疗。可进行对症治疗及心理治疗。

四、镇静、催眠药或抗焦虑药所致精神障碍

（一）概 述

镇静、催眠药对中枢神经系统有抑制作用，可缓解紧张或获得欣快感，长期反复应用可产生耐药性和依赖性，突然停药可出现戒断症状。包括巴比妥类和非巴比妥类。

抗焦虑药是可以减轻焦虑、紧张恐惧、稳定情绪，兼有镇静催眠作用的药物。临床上应用抗焦虑药以来，患者由于长期反复大量地应用而导致药物依赖。抗焦虑药有苯二氮䓬类、丙二醇类和丁螺环酮。丙二醇类目前已很少使用。丁螺环酮为 5-羟色胺受体部分激动剂，无成瘾性，抗焦虑作用起效慢，不能改善睡眠。目前使用的抗焦虑药仍然以苯二氮䓬类药为主，临床上所见到的抗焦虑药成瘾一般都是苯二氮䓬类药引起的。

（二）临床表现

镇静、催眠药小剂量时产生镇静，大剂量可引起催眠、抗惊厥。药物过量使用引起急性中毒而死亡。镇静、催眠药都能产生耐受和依赖，长期大量使用后突然停药可出现戒断症状。

巴比妥类的戒断症状与酒精依赖的戒断症状非常相似，轻者出现震颤、焦虑不安、兴奋，严重时可出现抽搐发作。急性中毒表现为嗜睡、低血压、呼吸快而浅、瞳孔缩小、酸中毒，继续发展可出现昏迷、休克、甚至死亡。

苯二氮䓬类抗焦虑药与镇静催眠药不相同，但所产生的作用与镇静催眠药相似，即小剂量产生镇静，大剂量有催眠、抗惊厥作用。该类药物长期使用后会产生耐受和依赖。长期使用后突然停药可出现戒断症状，表现为焦虑、紧张、激动不安、易激惹、震颤、头痛、厌食、彻夜不眠、抑郁、心动过速、注意力不集中、记忆力下降、甚至抽搐发作。目前临床上使用的苯二氮䓬类药物均有依赖性，一定嘱患者合理使用。

如果患者服用治疗剂量的苯二氮䓬类药物 6 个月以上突然停药，有半数以上的患者可出现戒断症状。

（三）诊 断

《中国精神障碍分类与诊断标准》第三版（CCMD-3）关于镇静、催眠药或

抗焦虑药所致精神障碍的诊断标准如下：

符合精神活性物质所致精神障碍诊断标准，有理由推断精神障碍系镇静、催眠、镇痛、抗焦虑和麻醉等中枢神经抑制剂（阿片类物质除外）所致。

（四）治　疗

对抗焦虑药所致精神障碍，首先要以预防为主。可以使用丁螺环酮抗焦虑。另外选择 5-羟色胺再摄取抑制剂如帕罗西汀、文拉法辛、米氮平和西酞普兰等抗抑郁药也有抗焦虑作用，可替代苯二氮䓬类药物作为抗焦虑使用。

五、兴奋剂所致精神障碍

（一）概　述

中枢兴奋剂（central nervous system stimulants），或称精神兴奋剂（psychostimulants），包括苯丙胺、可卡因、咖啡因和其他黄嘌呤类物质。兴奋剂滥用问题在全球范围内日趋严重，联合国禁毒机构的报告认为，兴奋剂滥用自 20 世纪 90 年代以来迅速发展和蔓延，预测认为，在 21 世纪兴奋剂将超过海洛因，成为全球滥用最广泛的毒品。

苯丙胺类中枢兴奋剂包括苯丙胺、甲基苯丙胺、亚甲二氧甲基苯丙胺、哌醋甲酯（利他林）、苯甲马林、芬氟拉明等。目前滥用的苯丙胺类中枢兴奋剂主要有甲基苯丙胺和亚甲二氧甲基苯丙胺。

（二）作用机制

苯丙胺类兴奋剂具有强烈的中枢神经兴奋作用和致欣快作用。主要作用于儿茶酚胺神经细胞的突触前膜，通过促进突触前膜内的去甲肾上腺素、多巴胺和 5-羟色胺的释放，阻止递质再摄取，抑制单胺氧化酶的活性而发挥药理作用。而毒性作用可认为是药理作用的加剧。欣快作用产生主要与多巴胺的释放及阻止重吸收有关。

（三）临床表现

苯丙胺类兴奋剂是最主要的一类，其中甲基苯丙胺是普遍被滥用的品种，俗称冰毒。

甲基苯丙胺作用快而强，使用后果很难预测。有报道一人在第一次鼻吸后发生了中风，甲基苯丙胺每次使用都可能有生命危险。吸食甲基苯丙胺时表现不知疲倦、活动增加、幻想、偏执、睡眠减少、食欲下降、体温升高、心率加快、血压升高、易激惹、抑郁、焦虑、恐惧、语言能力障碍、甚至发生攻击行为和自杀。大剂量应用可致抽搐发作、震颤、意识障碍、高热，可导致死亡。

亚甲二氧甲基苯丙胺，俗称"摇头丸"，因使用后听到音乐会疯狂摇头而得名。"摇头丸"有强烈的中枢神经兴奋作用，有很强的精神依赖性，对人体有严重的危害。服用后表现为活动过度、感情冲动、性欲亢进、摇头不止、幻觉、偏执、妄想、眩晕、自我约束力下降以及暴力倾向等。

可卡因是植物古柯树叶中提取的一种生物碱，俗称可可精。滥用可卡因可产生一定程度的生理依赖和强烈的心理依赖。用药后出现欣快感、不知疲倦、自信心增强、对睡眠需求减少、食欲减退。长期大量使用可卡因后突然停药，可出现易激惹、乏力、失眠、抑郁、焦虑，甚至出现偏执观念和自杀观念。

咖啡因是从天然植物中提取的生物碱，又称咖啡碱。长期大量反复使用可出现胃部不适、恶心呕吐、心悸、兴奋、失眠、焦虑、易激惹、甚至抽搐发作。

长期大剂量使用苯丙胺类药物可出现精神障碍，称苯丙胺精神病。主要表现为幻听、幻视、被害妄想、夸大妄想、思维内容零乱等。停用苯丙胺类药物后症状可缓解。

兴奋剂的戒断症状轻，突然停用兴奋剂不会引起严重的戒断症状。戒断症状表现为抑郁、疲劳、对睡眠的需要增多、食欲增加以及对药物的渴求。虽然兴奋剂的躯体戒断症状较轻，但可出现严重抑郁情绪甚至自杀。

（四）诊　断

《中国精神障碍分类与诊断标准》第三版（CCMD-3）关于兴奋剂所致精神障碍的诊断标准如下：

符合精神活性物质所致精神障碍诊断标准，有理由推断精神障碍系兴奋剂（如苯丙胺、甲基苯丙胺、咖啡因、利他林、可卡因等）所致。

（五）治　疗

突然停用兴奋剂不会引起明显的戒断症状，因此不需要递减治疗及进行替代治疗。戒断症状的治疗主要是采用支持疗法。急性服用过量时可给予镇静、控制高热及心律失常，并防止循环衰竭，呼吸浅表者可使用呼吸兴奋剂。

对抑郁、焦虑等可采取抗抑郁药和抗焦虑药治疗，对出现的精神症状可用氟哌啶醇治疗。对可能出现的自杀行为应严加防范。

六、致幻剂所致精神障碍

（一）概　述

致幻剂是指影响人的中枢神经系统，可导致人的知觉、思维和情感活动改变的精神活性物质。致幻剂（hallucinogen），亦称拟精神病药（psyohotomimetic）。致幻剂大致包括：麦角酰二乙胺、二甲色胺、二乙色胺、塞洛西宾、佩人球毒碱、麦司卡林、苯环己哌啶、裸盖菇素、氯胺酮、大麻等。

致幻剂中最常见的是麦角酰二乙胺，被认为是当代最惊奇、最强烈的迷幻药。有粉剂、片剂、胶囊、溶液制剂。麦角酰二乙胺的效应难以预测，取决于使用的剂量、个性、情绪及使用时的环境。使用方法有口服，也可混入香烟中吸入，或者皮下、静脉注射。

（二）临床表现

麦角酰二乙胺进入人体后，通常在半小时后产生效应，可持续 8~12 小时。精神方面有感知觉、情感、思维等方面的改变。患者首先出现的是知觉改变，如声音被感知为是看到的。之后出现定向力障碍、人格解体、欣快、抑郁、紧张、恐惧、焦虑等，甚至会产生灵感。思维方面有牵连观念、偏执。躯体表现有瞳孔扩大、视物模糊、发热、头晕、乏力、困倦、心率加快、血压升高、多汗、食欲减退、口干、震颤、共济失调、生理反射亢进等。但持续时间并不长。

用药后的情绪变化可以从极度狂喜到痛不欲生。在用药后如果有快乐体验就称之为"快乐之旅"，反之出现焦虑、恐惧则称之为"倒霉之旅"。出现"倒霉之旅"的患者因害怕自己会失去控制、发疯或死去，而要求立即得到治疗。

"闪回症状"即在不用药的情况下自发地再次体验到以前使用致幻剂时出现过既往用药反应。闪回现象是发作性的，持续时间长短不一。闪回症状可引起心境变化甚至自杀。多数学者认为"闪回症状"可能是由于储存在体内的药物再释放所致。

苯环己哌啶在致幻剂中危害最大，使用后出现头晕、共济失调、呼吸心跳加快、血压升高、出汗、颜面潮红、流涎、瞳孔缩小等，还可出现幻觉、谵妄状态、古怪行为等。

裸盖菇素是一类具神经致幻作用的神经毒素，其致幻作用在许多方面与麦角酰二乙胺相同，但持续时间较麦角酰二乙胺短。主要症状有头昏、恶心、瞳孔扩大、视物模糊、幻觉、焦虑不安等。

麦司卡林是生长在墨西哥北部与美国西南部干旱地带的一种仙人掌所提取的活性成分。服用后 2 ~ 3 小时即出现幻觉，幻觉持续时间可高达 12 小时以上。吸食麦司卡林的危害主要是导致精神错乱，还会出现暴力性攻击及自杀、自残等行为。

致幻剂中的苯环己哌啶和氯胺酮，可使正常个体产生精神病性症状，临床表现与精神分裂症相似，难以鉴别。

（三）诊　断

《中国精神障碍分类与诊断标准》第三版（CCMD-3）关于致幻剂所致精神障碍的诊断标准如下：

符合精神活性物质所致精神障碍诊断标准，有理由推断精神障碍系致幻剂（如麦角酰二乙胺）所致。

（四）治　疗

对出现"倒霉之旅"的患者应使其在安静的环境内休息，并向其解释这种异常的体验是药物引起的、短暂的。严重者可给予苯二氮䓬类药物，应避免使用抗精神病药。

七、烟草所致精神障碍

（一）概　述

烟草（tobacco）是世界上使用最普遍的精神活性物质。据统计，目前我国有3亿多吸烟者，直接或间接受烟草危害者达7亿多人。吸烟严重损害人类的身体健康，根据世界卫生组织统计，烟草每年使世界上400多万人丧生。虽然烟草使用多见于男性，据预测我国妇女、青少年吸烟会进一步增加。烟草的滥用方式大致有三种，口吸、鼻吸和咀嚼。

(二) 作用机制

烟草中的主要精神活性成分是烟碱，即尼古丁 (nicotine)，烟碱是烟草中具有很高依赖性的物质。它对中枢神经系统既有兴奋作用，也有镇静作用。大量摄入烟碱后先产生兴奋，然后迅速转入抑制。研究发现，烟碱可提高多巴胺的水平。烟碱与脑中的胆碱能受体结合而发挥作用。研究发现中枢神经系统有多种烟碱的胆碱能受体。

(三) 临床表现

吸入烟后，烟碱可通过肺部快速吸收，产生多种反应。可使人的情绪改变、焦虑缓解、注意力、记忆增强。由于烟碱的代谢速度快，脑中烟碱的含量很快降低，可使吸烟者反复吸烟，这些人除吃饭和睡觉之外，总是烟不离口。烟草有很强的依赖性潜力，可产生觅烟行为。依赖者可出现戒断症状，如表现对烟的渴求增加、坐立不安、易激惹、注意力下降等。有些吸烟者在应激和焦虑时往往采取吸烟的方式改善情绪。

(四) 诊　断

《中国精神障碍分类与诊断标准》第三版 (CCMD-3) 关于烟草所致精神障碍的诊断标准如下：

符合精神活性物质所致精神障碍诊断标准，有理由推断精神障碍 (主要是依赖综合征和戒断综合征) 系由烟草所致。

(五) 治　疗

戒烟可采取逐渐减量的方法，同时结合药物治疗和心理治疗。

关于烟草依赖的药物治疗，可采用下列方法。如淡化性治疗；替代治疗，替代制剂有烟碱口香糖、烟碱透皮剂等；拮抗剂治疗，新烟碱为烟碱拮抗剂，可减少吸烟时烟碱的正性强化作用；可乐定治疗，可乐定可减轻戒烟时出现的渴求感、易激惹、焦虑和坐立不安等戒断反应，药物有可乐定透皮剂；中药治疗等。

心理治疗与支持治疗，心理治疗包括行为矫正和认知治疗，目的在于改变吸烟者已形成的与吸烟有关的行为方式和思维模式。运用心理治疗中行为矫正、厌恶治疗、放松疗法等技术，帮助患者树立戒烟信心，纠正吸烟的不良习惯。

八、挥发性溶剂所致精神障碍

(一) 概　述

挥发性溶剂经呼吸道吸入对中枢神经有抑制作用，可产生酩酊和异常体验。常见的挥发性溶剂包括醇类、汽油、芳香羟类、亚硝酸类。进入 20 世纪以后，随着汽车工业的发展，汽油的使用量增加，同时各种溶剂的发明和使用日益广泛，随之而来的滥用问题也逐渐增多。挥发性溶剂的滥用者，多集中在青少年。据报道，美国约有 10% 的青少年吸入挥发性溶剂。挥发性溶剂可以先产生短暂的兴奋，随后发生中枢神经系统抑制。如经常使用，可发生部分耐药性及心理依赖，但是不会产生戒断症状。滥用方式多为口吸或鼻嗅。

（二）临床表现

吸入挥发性溶剂早期的表现有头昏、发音不清、嗜睡、冲动、兴奋、活动过多、欣快、幻觉等。在欣快阶段常常出现做事不顾后果、自我放任以及有无限权利感。

慢性中毒者表现为头痛、头昏、乏力、睡眠障碍、记忆力减退等。还会出现心肌损害、肝细胞变性和坏死、再生障碍性贫血、白血病、周围神经炎、脑部损害等。中毒严重者可导致中枢抑制出现大小便失禁，最终可因呼吸、心脏抑制而死亡。

多数滥用者对挥发性溶剂都能产生精神依赖性，其特点是强制性和反复滥用以及戒断后复吸。滥用者通常固定使用某一类型的挥发性溶剂。

对于躯体依赖性存在有争议。有学者认为，可能是由于大多数溶剂在体内的作用时间短，而且间断用药的方式使躯体依赖症状不容易被观察到。撤药后 6～24 小时可出现症状，表现为震颤、易激惹、焦虑、睡眠障碍、感觉过敏，少数病例会出现抽搐发作。

吸入工业溶剂和雾化剂所致的中毒状态。早期出现的急性症状有头昏、嗜睡、言语不清及步态不稳，还会出现冲动、兴奋、易激惹。在中枢神经系统受到严重影响时，便会产生错觉、幻觉与妄想。滥用者会体验到欣快的梦幻样"飘飘欲仙"感，达到高潮后会引起短时间睡眠，可出现谵妄、精神运动性笨拙、情感脆弱和思维障碍。

并发症可能是溶剂或其他有毒成分（例如汽油中的铅）所造成。四氯化碳可引起肝坏死及肾功能衰竭，大量接触溶剂或对之过敏，可能造成脑、肝、肾及骨髓的损害。严重者可导致再生障碍性贫血。

（三）诊　断

《中国精神障碍分类与诊断标准》第三版（CCMD-3）关于挥发性溶剂所致精神障碍的诊断标准如下：

符合精神活性物质所致精神障碍诊断标准，有理由推断精神障碍系吸入汽油等挥发性物质所致。

（四）治　疗

治疗上给予对症治疗、社会支持及心理治疗。儿童病例治疗存在难度，常有复发。但多数使用者在青春期结束时会停用挥发性溶剂。普遍改善患者的社会技能及其家庭、学校、社会状况，可有助于治疗。

第三节　非成瘾性物质所致精神障碍

非成瘾性物质所致精神障碍是指来自体外的某些物质，如药物、有机化合物、一氧化碳、重金属及有毒食物等引起的精神障碍。临床表现一般可分为急性中毒和慢性中毒两类。可引起认知损害、情感障碍、精神病性症状、人格改变和社会功能受损，严重时则出现意识障碍。

诊断　《中国精神障碍分类与诊断标准》第三版（CCMD-3）关于非成瘾物质所致精神障碍的诊断标准如下：

【症状标准】有非成瘾物质进入体内的证据，并有理由推断精神障碍系该物质所致，由此引发心理或躯体症状，如中毒、智能障碍、精神病性症状、情感障碍、神经症样症状或人格改变等。

【严重标准】社会功能受损。

【病程标准】除残留性或迟发性精神障碍之外，精神障碍发生在非成瘾物质直接效应所能达到的合理期限之内。

【排除标准】排除精神活性物质所致精神障碍和器质性精神障碍。

一、一氧化碳所致精神障碍

（一）概　述

一氧化碳所致精神障碍是指一氧化碳中毒后，由于脑部病变导致以智能和意识障碍等精神异常为主的一种中毒并发症。一氧化碳（CO）是一种无色无味的气体，含碳物质不完全燃烧时均可产生一氧化碳。经呼吸道吸入的一氧化碳透过肺泡膜进入血液，与血红蛋白（Hb）结合成不易解离的碳氧血红蛋白（HbCO）。碳氧血红蛋白不仅不能携氧，而且还可以影响氧合血红蛋白的解离。高浓度的一氧化碳还可抑制组织的呼吸过程，造成全身组织器官严重缺氧。中枢神经系统对缺氧最为敏感，一氧化碳中毒后神经元内的三磷酸腺苷迅速耗尽，钠泵转运丧失能源，钠积聚在神经元内而引起细胞内水肿。缺氧还可引起血脑屏障通透性增加，引起细胞间水肿，导致脑水肿。

（二）临床表现

临床上大致分为四种类型：①意识模糊型；②痴呆型；③紧张违拗型；④去大脑皮层型。其中以痴呆型最为常见。

急性中毒较轻者可出现不同程度的中毒症状如头痛、头晕、乏力、恶心、呕吐等。如在一氧化碳环境中停留时间较长，可出现意识障碍，患者颜面充血，口唇呈樱桃红色，四肢皮肤潮红，严重者甚至呼吸衰竭死亡。

急性一氧化碳中毒患者在经过抢救苏醒后可出现2～40天的"清醒期"或

"假愈期"，此时病人清醒，精神正常。以后可出现迟发性脑病，表现为茫然、反应迟钝、行为古怪、谵妄状态；易激惹、片断的幻觉、错觉、缄默、违拗、木僵；出现帕金森综合征；偏瘫、病理反射阳性、小便失禁；失语或抽搐发作；头部 CT 可发现病理性低密度区，脑电图慢波增多，以额、颞叶为主。

慢性中毒是长期在一氧化碳浓度高的环境中工作而引起。主要表现为头痛、头昏、记忆力减退、乏力、个性改变等。为避免慢性中毒应加强安全防范措施。

（三）诊　断

《中国精神障碍分类与诊断标准》第三版（CCMD-3）关于一氧化碳所致精神障碍的诊断标准如下：

符合非成瘾物质所致精神障碍诊断标准，有理由推断精神障碍系一氧化碳所致。

（四）治　疗

急性中毒者首先应立即移至空气清新的环境中，意识障碍者应保持呼吸道通畅，尽早实施高压氧治疗，以减轻脑损害的后遗症。要积极纠正缺氧、电解质和酸碱平衡紊乱，防治脑水肿。病人清醒后，应继续观察病情如有并发症发生，及时给予恰当的治疗。对精神症状可给予适量抗精神病药治疗。

二、重金属所致精神障碍

（一）铅中毒所致精神障碍

1. 概述

急性铅中毒多为误服或多服可溶性铅无机化合物和含铅药物引起。慢性铅中毒多见于工作在铅矿开采中长期吸入铅烟、铅尘的工人，多为常见职业病。

2. 作用机制

铅作用于全身各器官组织，中毒时铅经吸收后主要分布于神经、造血、消化、心血管系统及肾脏。但在血液及软组织中含量过高时可引起铅中毒，铅主要经肾排出，在体内的代谢与钙相似。铅对中枢神经系统有损害。

四乙基铅进入体内后迅速转变为毒性更大的三乙基铅，后者与中枢神经有高度的亲和力，能明显抑制脑内葡萄糖的代谢过程。严重时损害神经细胞，而引起细胞毒性脑水肿和弥漫性脑损害。

3. 临床表现

急性中毒时出现急性脑病综合征，表现恶心呕吐、腹痛、血压升高。四乙基铅易引起兴奋、感觉异常、内容丰富的幻觉、行为异常、谵妄状态等。严重者可出现痉挛、抽搐发作、昏迷、脑水肿。慢性中毒主要表现为头痛、头晕、记忆力减退，睡眠障碍等。

4. 诊断

《中国精神障碍分类与诊断标准》第三版（CCMD-3）关于重金属所致精神

障碍的诊断标准如下：

符合非成瘾物质所致精神障碍诊断标准，有理由推断精神障碍系重金属铅所致。

5. 治疗

首先脱离中毒环境，防止继续中毒，误服者应立即采取洗胃、导泻等措施。驱铅治疗可使用依地酸钙钠或二巯基丁二酸钠。并应积极改善脑缺氧和脑水肿。控制精神症状可使用小剂量的氯丙嗪、奋乃静抗精神病药。

（二）汞中毒所致精神障碍

1. 概述

汞中毒见于汞矿的开采和冶炼及一切使用汞的仪表制造中。汞中毒以慢性多见。大剂量吸入或摄入汞化合物即可发生急性中毒。

2. 作用机制

汞能抑制蛋白质的巯基，因而抑制酶系统功能，导致细胞新陈代谢紊乱，使神经细胞发生损害死亡。中枢神经系统最容易受到损害，并且可以损害肾脏。

3. 临床表现

主要表现为头晕、头痛、乏力、记忆减退、睡眠障碍等，可逐渐出现性格改变和情绪障碍，表现为易怒、淡漠、木僵、孤僻、胆怯、好哭、焦虑、抑郁等。严重时可出现幻觉、妄想、智力减退、震颤、共济失调等症状。

4. 诊断

《中国精神障碍分类与诊断标准》第三版（CCMD-3）关于重金属所致精神障碍的诊断标准如下：

符合非成瘾物质所致精神障碍诊断标准，有理由推断精神障碍系重金属汞所致。

5. 治疗

首先脱离中毒环境以防止继续中毒。驱汞治疗可使用二巯基丙醇或二巯基丙磺酸钠肌肉注射。控制精神症状可使用地西泮或小剂量的奋乃静治疗。对躯体症状，一般应以大量维生素 B_1 及维生素 C 对症治疗。

（三）锰中毒所致精神障碍

1. 概述

锰中毒多为慢性中毒，常见于开采锰矿、冶炼金属锰以及从事陶瓷、玻璃、干电池等工作的工人。锰是以锰尘或烟雾的形式经呼吸道进入体内，对中枢神经系统有选择性作用。

2. 作用机制

目前作用机制尚不清，可能与神经细胞变性、神经纤维脱髓鞘有关。另外有人认为它能抑制多巴脱羧酶，使纹状体抑制性神经介质多巴胺含量减少。

3. 临床表现

急性锰中毒可因口服高锰酸钾或吸入高浓度氧化锰烟雾所引起，可出现急性腐蚀性胃肠炎或刺激性支气管炎、肺炎。

慢性中毒一般在接触后 5～10 年发病，早期出现头痛、头晕、头胀、头盔感、记忆力减退、肢体酸痛、全身无力、多汗、心悸、失眠和情绪改变。随着疾病进展，可出现帕金森综合征。亦可出现精神症状，如易激动、欣快、强迫观念、自杀观念、冲动攻击行为等。

4. 诊断

《中国精神障碍分类与诊断标准》第三版（CCMD-3）关于重金属所致精神障碍的诊断标准如下：

符合非成瘾物质所致精神障碍诊断标准，有理由推断精神障碍系重金属锰所致。

5. 治疗

脱离中毒环境，给予多钙质的食物。可给以依地酸钙钠、二巯基丁二钠驱锰治疗，对帕金森综合征可选用盐酸苯海索、东莨菪碱、左旋多巴等，对精神症状可给予地西泮和小剂量抗精神病药奋乃静治疗。

三、食物所致精神障碍

（一）概　述

食物所致精神障碍多见于食用有毒蕈类所引起。蕈类俗称蘑菇，有些蕈类含有毒素，而且这种毒素用一般方法如加热难以破坏，误食后容易引起中毒。

（二）临床表现

中毒开始时均有胃肠道症状，如频繁恶心呕吐、腹泻、阵发性腹痛等。

误食毒蝇伞、豹斑毒伞和牛肝蕈可引起神经精神症状。毒蝇伞、豹斑毒伞的毒素为毒蕈碱，中毒后可出现出汗、流涎、脉搏减慢而不规则、瞳孔缩小、感光消失等。精神症状表现为欣快感、言语增多，严重者出现谵妄、呼吸抑制等。误食牛肝蕈后，可出现矮小幻视、幻听、烦躁不安、恐惧、谵妄、被害、人格解体等精神症状。

（三）诊　断

《中国精神障碍分类与诊断标准》第三版（CCMD-3）关于食物所致精神障碍的诊断标准如下：

符合非成瘾物质所致精神障碍诊断标准，有理由推断精神障碍系食物（如蕈类）所致。

（四）治　疗

首先实施催吐、洗胃、导泻等措施，其中洗胃最为重要，可减少毒素继续吸收。对毒蝇伞、豹斑毒伞中毒者应用阿托品治疗。阿托品的使用：0.5～1mg

皮下注射，每隔 30 分钟至 6 小时一次，病情严重者 1～2mg 皮下注射，每隔 15～30 分钟一次，病情好转后应酌情调整剂量或停药。

对牛肝蕈中毒者可给予补液补钾等对症支持治疗及阿托品治疗，阿托品 0.5～1mg 肌注，如疗效不满意可给予 654-2 静脉滴注，用量在 10～20mg。停用阿托品或 654-2 指征为胃肠道症状消失或症状减轻，不主张用到阿托品化。精神症状明显者可用小剂量的氯丙嗪、奋乃静等抗精神病药。

思考题
1. 精神活性物质的概念。
2. 依赖综合征、戒断综合征的定义。
3. 急性酒中毒的临床表现。

（成孝军）

第七章　精神分裂症与其它精神病性障碍

第一节　概　述

精神病（psychosis）是指可造成社会功能障碍和现实检验能力下降的一种重性精神障碍。临床多以幻觉、妄想为突出表现，行为举止异常，有的可有意识障碍，病程长短不一，部分病人会出现持久的功能损害，甚至有精神衰退的可能。在这一组精神障碍中，最为常见的是精神分裂症、分裂情感性精神病、偏执性精神障碍和急性短暂性精神病。

虽然都是精神障碍，临床上都有幻觉、妄想等精神病性症状，但每种精神疾病都有其各自特征性表现。精神分裂症为思维、情感、意志行为及感知等方面的互不协调，互相分裂的精神疾病，其病因至今尚未完全阐明。许多专家学者的研究证明病因复杂，与遗传因素、内分泌因素、胎儿期感染、社会心理因素及脑结构异常都可能有关系。偏执性精神障碍，以系统妄想为主，病因不明。在不涉及妄想的情况下精神无明显异常，起病年龄较晚。不具有精神分裂症的被控制体验等特征性症状。一般认为，本病是在个性缺陷基础上遭遇精神刺激而诱发。患者个性多为自负、敏感多疑，对所遭遇的挫折作歪曲的理解而逐步形成妄想。在妄想的影响下容易和环境发生冲突，使之妄想更加强化、固化。多数学者认为这类精神障碍无明显的遗传因素或器质因素，主要是心理因素在致病中起主要作用。急性短暂性精神病（分裂样精神病除外），常无明显诱因或有一定的精神因素，患者突然产生妄想，如妄想阵发；有的患者在旅途中发病，病前有明显的精神刺激、过度疲劳、过分拥挤、慢性缺氧、睡眠缺乏及营养水分缺乏等综合因素作用造成精神失常。可出现大量片段幻觉、错觉、妄想，由此可导致攻击和冲动行为，他伤或他杀行为常有发生，这是旅途性精神病，该病在停止旅行、充分休息后可自行缓解。有的患者清醒后，当知道已殃及同事而出现情绪障碍，心情低落突出，自责、自罪甚至寻死等抑郁症状，应加强监护及妥善处理以防意外发生。

总之，精神病的发生是在易感素质和生活环境中不良应激因素相互作用的结果。

关于**精神分裂症、分裂情感性精神病、偏执性精神障碍和急性短暂性精神**

障碍的患病率、病因、发病机理等问题将在每个疾病单元中另有介绍。后两种
精神障碍国内尚缺乏流行病学资料。

第二节　精神分裂症

精神分裂症（schizophrenia）是一组病因未完全阐明的精神病。多在青壮
年发病，起病多缓慢。疾病过程中表现出思维、情感、意志行为等多方面的障
碍和精神活动的不协调。一般无意识障碍和智能障碍。大部分患者可出现认知
功能损害，病程多迁延，呈反复加重或恶化。部分病人可最终出现精神衰退；
部分病人经过系统治疗可达临床治愈。

本病的临床表现多种多样。精神病学专著中介绍始于 19 世纪中叶，欧洲
精神病学家对这一病症早有研究。如：法国的莫瑞（Morel，1857）首先采用
"早发性痴呆"的这一术语。德国的卡尔包姆（Kahlbaum，1874）把具有特殊
精神障碍，并伴有全身肌肉紧张的精神障碍称为紧张症。赫克尔（Hecker，
1871）将发生于青春期而且有荒唐、愚蠢行为病例称为青春痴呆。1896 年德国
的克雷丕林（E·Kraepelin）指出，各精神病学家所分别描述并非独立的疾病，
实际上是有不同症状的同一种疾病，是同一种疾病的不同类型。长期的临床观
察，这一疾病多发生在青年，最终导致衰退，而命名为"早发性痴呆"。20 世
纪瑞士精神病学家布鲁勒（E·Bleuler，1911），对本病进行了细致的临床观察，
注意到本病不一定皆发病于青春期，也不皆以衰退告终，有些患者尚可缓解，
即使发生痴呆，其性质与脑器质性痴呆也有质的不同。他根据本病患者通常有
思维，情感和行为的彼此分离，不相协调和继之而来的内向性，提出了"精神
分裂症"的概念，其含义更为广泛。认为病因不能肯定，并把"精神分裂症"
这一术语引入精神病学。

一、流行病学

有许多调查发现，精神分裂症的发病年龄多在 16～35 岁。男女两性间的
发病率没有明显差异。本病可见于各种社会文化和各个社会阶层中，成年人口
中终生患病率约为 1%左右。

我国 1982 年 12 个地区流行病学调查显示，城市精神分裂症的时点患病率
为 6.06‰，农村为 3.42‰；精神分裂症的终生患病率为 5.69‰；还表明女性
患病率高于男性，城市、农村均有此特点，男女的患病比例为 1∶1.6。1993 年
在上述 12 个地区中 7 个地区使用同样先进的方法和调查程序，进行了第二次
流行病学现况调查，在各种重性精神障碍的患病率中仍以精神分裂症最高，其
时点患病率为 5.31‰，终生患病率为 6.55‰。

我国两次大样本的精神疾病流行病学调查结果显示，1993 年 7 个地区各类精神障碍（不包括神经症）的终生患病率与 1982 年 12 个地区的终生患病率，经统计学处理后比较，无显著性差异；而其中精神分裂症的患病率城市高于农村，经济水平最低的人群患病率最高。结果显示精神分裂症是我国防治与科研的重点精神疾病。

精神分裂症这一精神疾病给患者家庭及社会带来很大的负担。从全球情况看，精神分裂症的疾病负担居于总疾病负担的前 10 位。据我国 1990 年统计资料显示，我国精神分裂症的疾病负担居总疾病负担的前 20 位。并且推测 2020 年精神分裂症的疾病负担仍然会是这样的水平。目前我国精神分裂症患者仅有 30% 左右在接受正规治疗，有部分患者根本没有接受过治疗。结果，除了造成部分患者本身的健康，认知功能损害及生活质量受到严重影响外，由于精神分裂症症状的特殊性，患者和家属对该病的认识不足，还成为危害自身及他人生命财产安全的重要危险因素。对于这点，将在临床症状中进一步说明。

很多调查资料报导指出，精神分裂症患者的及时就诊率低，不利于早期发现和尽早治疗这一原则。其原因有：①"精神卫生知识的缺乏"。许多患者及其家属没意识到精神分裂症的存在和发生，每当患者出现各种精神异常表现后，总是习惯地以受到外界刺激，或患者本人"狭隘"等理由来解释。所以，给予的帮助也就围绕在这几种认识去做所谓的"开导"。诸如什么"冲喜""散散心""劝解"和"安慰"等，是人们常做的事情。往往忽略了寻求医学的援助。②对精神疾病的歧视和偏见。许多人称精神分裂症患者为"疯子"，所以恐惧，回避，甚至蔑视。患者的精神异常（即使症状消失以后，就业、学习都会困难），给其患者本人及家人带来了负面影响，当然会给社会带来麻烦。所以，明明知道病人精神失常了，很多家人所关注的首先是避开人们的视线，做到家丑不可外扬。认为这是对家庭，更重要的是对患者本人的"保护"。③患者家庭及本人经济困难。④医学专业人员，特别是非精神科专业医生，精神卫生知识不足，造成对就诊患者的识别困难，不能正确指导就医。这就需要在对医学专业人员，特别是非精神科专业医生以及相关人员进行精神卫生知识和常见的精神疾病知识培训。同时应积极开展对一般普通人群的精神卫生知识教育。另外，提高精神科专业医生及全科医生的知识水平，不断提高对精神分裂症这一常见精神疾病的研究，做到尽早发现及时就医及接受系统治疗，减少复发、恶化和精神残疾，早日回归社会。从而减少精神分裂症给社会造成的负担是极为重要的。当然，社会整体经济水平的提高、社会保障体系的不断完善，对于患者的及时治疗和康复是更重要的。

二、病因和发病机理

（一）遗传因素

自 1916 年以来，开始对精神分裂症的遗传学研究。家系调查中对孪生子和寄养子的资料调查证明遗传因素在精神分裂症的发生中起一定作用。

1.精神分裂症患者亲属中的患病率比一般居民显著增高。与病人血缘关系越近患病率则越高。1986年国外一项用先征者来评估亲属发病危险性的研究表明，精神分裂症的一级亲属发病危险性为5%，而一般人群为0.2%～0.6%。1993年国外有人观察到200例精神分裂症母亲的子女中有16.2%发病，而对照组的子女发病率为1.9%。此外，精神分裂症的子女另有21.3%的人出现了分裂人格、偏执人格。

2.孪生子和寄养子的研究。国外学者在研究中发现，孪生子中单卵孪生的同病率是双卵孪生的4～6倍（Kallman，1946；Kringlen，1967）。寄养子研究亦支持遗传因素的作用。

3.分子遗传学研究。80年代以来，由于分子遗传学技术的进步。不断做关于精神分裂症的基因定位研究，但目前尚无定论。有的学者根据酚噻嗪类药物的作用机理对多巴胺受体基因定位发生兴趣，如 D_2 受体基因已克隆。由于氯氮平系通过D4受体发挥作用而对D4受体的基因克隆亦在进行中。

(二)神经生化病理的研究

1.多巴胺功能亢进假说

该假说的提出基于两个基本事实。一是中枢兴奋药物，如多巴胺（DA）受体激动剂苯丙胺可以产生类精神分裂症的症状，并且苯丙胺可以使精神分裂症患者的病情恶化；抗精神病药物的药理作用均和阻断多巴胺受体和拮抗多巴胺敏感性、腺苷酸环化酶的功能有关。但精神分裂症病人是否存在 DA 系统功能亢进尚需进一步证实。

2.谷氨酸生化假说

最近神经生化假说重视氨基酸-谷氨酸神经递质在本病发生中作用的研究。谷氨酸是皮层神经元的主要兴奋性递质。谷氨酸受体拮抗剂在人类可引起一过性精神症状，出现幻觉、妄想，也能引起阴性症状。另外，在临床研究中，高剂量甘氨酸（＞30g/日）能使精神分裂症的阴性症状有明显改善，提示甘氨酸的治疗可能成为处理精神分裂症阴性症状的新途径。抗精神病药物的作用机制之一就是增加中枢神经系统谷氨酸功能。

3.多巴胺系统和谷氨酸系统功能不平衡假说

学者研究发现刺激 DA 机制可增加感觉输入和警觉水平，而皮层纹状体谷氨酸系统则相反，起抑制作用，故认为精神分裂症是由于皮层下 DA 功能系统和谷氨酸功能系统不平衡所致。

4.5-HT假说

早在1954年有学者就提出，精神分裂症可能与 5-HT 代谢障碍有关的假说。近十年来，非典型（新型）抗精神病药物在临床上的广泛应用，再次使5-HT在精神分裂症病理生理机制中的作用受到重视。

(三) 脑结构和影像学的异常

近三十年来，由于 CT、MRI 及组织病理学研究的新技术应用，发现了精神分裂症患者脑结构异常。有额叶、颞叶、基底节、丘脑体积小，脑室扩大，存在脑组织萎缩等改变。研究发现，仅有 30% 左右的患者有以上所描述的某些结构改变，而且连续观察未发现进行性改变，表明这些病变不是由进行性病理过程所致。因此，脑结构的某些改变到底是精神分裂症的原因还是其结果尚无定论。另外，上述的脑部改变是否有普遍性，仍是不清楚的。

(四) 其它因素

精神分裂症的发生除了遗传因素在病中起重要作用外，环境中的心理应激和躯体疾病的影响，也是本病病因的重要方面。

1. 子宫内感染与产伤

研究发现，母孕后期曾患病毒感染及产科并发症（产伤等）的新生儿，成年后发生精神分裂症的比例高于对照组。

2. 社会心理因素

尽管有越来越多的证据表明生物学因素特别是遗传因素在精神分裂症的发病中占有重要地位，但心理社会因素在其病因学中仍可能有一定作用。精神分裂症除与社会阶层、经济状况有关外，还发现大多数精神分裂症患者的病前性格多表现为内向、孤僻、敏感多疑。很多病人在发病前半年可追溯到相应的生活事件。国内调查发现，精神分裂症发病前有精神因素者占 40% ~ 80%。有调查发现精神分裂症患者的生活事件明显多于一般人群。当然，尚无证据说明精神因素就是病因，但精神因素对精神分裂的发生可能是诱发因素。

多数学者认为精神分裂症的发生是遗传因素与环境因素累积作用的结果。

三、临床表现

(一) 早期症状

疾病尚未充分发展的阶段为疾病的早期。在缓慢或隐袭起病的初期多数患者在主要症状出现以前可以见到一些非特征性的多种多样的症状。早期识别和早期治疗的愈后相对好。但此时的精神症状不明显，有时还可能是一过性的，难以被周围人注意。

1. 个性及行为改变

表现为对亲人、同事、同学或朋友的态度原本热情变得冷淡，原本合群喜沟通变得独处、退缩；由勤快变得懒惰，不注意卫生。不整理内务，不换洗衣裤，不理发，不洗澡，不注意仪表；一贯按规矩办事，变得散漫，不按时上班，迟到早退，甚至旷工、旷课，即使上班上学也是无精打采。工作、学习能力下降，别人予以帮助也无济于事，说脑子好像塞进水了，不会想事了，等等。

2. 类神经症症状

可有不明显原因的头痛、失眠、焦虑、抑郁、情绪低沉、记忆力下降等含糊的体诉。还可有不典型的强迫表现，注意力不集中。但无求治要求，即使去看医生，也表现得不中肯。

3. 思维障碍

主动言语减少，言谈内容单调，说脑子不好使，有时言语或文字内容不恰当，思维混乱。有时多疑，对某些人在提防，又说不清道理。

4. 情感障碍

缺乏亲切感，甚至对人反感，无故殴打、谩骂父母、子女；可有抑郁症状，但说不清为啥，不可理解；情绪不稳，如莫明的伤感，激惹，流泪，暴怒或喜悦。不暴露内心体验。还可有烦躁、焦虑，甚至恐惧紧张，患者也觉得没什么事情发生，但就是对周围人不放心。有的还无缘无故地不快乐，见到昔日的好朋友也没什么可说，唤不起内心的愉快感。

5. 感知觉方面

有的患者在早期对自己的身体有过分的注意。比如，身体某部位有一个小小的疤痕，时时放在心上，为此不想上学，不愿上班，认为会给自己带来不好的影响；反复照镜子，说鼻子有点歪，别人解释、纠正，不能接受，为此苦恼等等。

6. 有的可出现强迫症状，如怕脏，怕得病、总洗手；有的总觉得自己形体有变化；有的疑病等，症状时隐时现。

7. 自知力。

多数人有一定的自知力，但随着时间的推移逐渐减弱或消失。实际上早期自知力也受到损害。虽然承认有病，但却不求治，甚至拒绝去医院看病。

(二) 核心症状

大多数精神病患者经过早期阶段，疾病的基本症状逐渐明显化，进入发展期。但与早期难以划出清楚的界限。有的患者在进入急性期时，病情仍有波动。

疾病的发展阶段，精神症状是复杂多样的。

1. 感知觉障碍

1) 幻觉

感知觉障碍是精神分裂症常见的症状。对诊断有特殊意义的是幻听，如思维鸣响、支配性（命令性）幻听和评论性幻听等。

(1) 幻听　精神分裂症最常见的感知障碍是言语性幻听，特别是发生在意识清楚情况下，更有意义。

①支配性幻听：也称命令性幻听。如病人听到有人让自己跳舞、不许吃饭等。

②评论性幻听：病人常听到熟人、陌生人或亲人的说话声。内容多是令人

不愉快的，具有特征性的是两个或两个以上的人在谈论病人的好与坏、是与非。比如：病人在寂静桌旁进餐，听到有人告诉其"你长的这么丑，饭里下毒了，不要吃了"。有的病人一人呆坐时会听到有三三两两的人在说些杂七杂八的话，记不清说些什么问题，有时听到好像在训斥自己，为此很生气，甚至手持棍棒等到处寻找那个人，要与之报复，但又找不到人。如果是听到隔壁邻居某某在骂自己等不利的话，就会径直去骂或打人家，这是很危险的。

另外，病人想什么就会听到什么，感到声音在重复自己的思想。这种幻听称为"思维鸣响"。如病人说：我想和爱人说件事，还没等把话说出去，就听到有声音先说出了自己的想法。上述的争论性幻听、命令性幻听及思维鸣响都是精神分裂的特征性症状，对诊断有重要意义。

病人的行为常常会受幻听支配；有时可侧耳静听，与之对话，有的可发怒，有的可发笑，有的恐惧、紧张、不知所措，有的还会喃喃自语、自笑、偷偷私语。

幻听可以是真性的，声音来自外界空间由听觉器官听到。幻听还有假性的，病人没有通过耳朵却感觉到脑子里有声音、肚子里有声音在说话等。有的患者曾说："我脑子里总有讲话的声音，有时又好像没有声音，可我却能听到，那声音不是自己耳朵听到的，也能听到在说些什么，能听懂"。

在命令性幻听支配下，可出现伤人、冲动、自伤、自杀等。如曾有一病人没有及时系统治疗，三个月内先后跳井、上吊、跳楼（均未遂），被救脱险。病人说听人说："你不要活了，活着要你遭罪。"听后心里害怕，啥办法没有，只有去死了。

（2）幻视 内容也很多样。在意识清晰情况下，可看见好看的画面，也可看到不愉快的场景等。有的看到外面有人，看到的形象不完整，如恍恍惚惚看到人的上半身，也可看到单调的颜色等。

（3）幻触 病人感到自己身体某部位有触碰、抚摸感。也可有触电、蚁走感等。

（4）幻嗅 病人闻到异常的气味，如腐烂物品的味等。常和妄想等症状同时存在。如病人坚信这是有人故意捣乱，而更加认为是有人在害自己。病人可做捂口鼻状。

（5）幻味 尝出食物中根本不存在的某种不好的味道，病人可因此拒食。

（6）内脏幻觉 感到某一脏器在扭转、穿孔、虫子在胃里游走等。

（7）机能性幻听 伴随某种刺激（如机械声音）出现的幻听。病人一听到钟的滴答声，就能听到某某小声说话。

2）错觉 单纯的错觉在精神分裂症不多见。急性起病时偶尔将人看成木头等，或有妄想性知觉的病人常把人的表情歪曲，天气好好的却看成是阴暗的。

幻觉为精神分裂症常见的精神病性症状。除此之外，还可见于脑质性精神障碍,酒精、药物依赖及其他急性精神病。意识障碍、谵妄状态、中毒状态均可出现丰富的、生动的幻觉。应注意鉴别。

3)感知综合障碍

多见躯体变形感、视物变形、空间知觉障碍、非真实感和人格解体。病人对客观事物的整体感知没有偏差,而对个人躯体的某些个别属性,例如:形象大小、颜色、位置、距离等都产生与该事物的实际情况不相符的感知。常见的有:

(1)视物变形　此时病人感到某个外界事物的形象、大小、颜色、体积出现了改变。例如:病人看到爱人的脸变形了,眼睛变小了,鼻子变大了,脸色暗紫,十分难看,甚至是可怕的。看见外界事物增大,称为视物变大症;反之,称为视物变小症。

(2)非真实感　病人感到周围事物、环境发生了变化,不真实了。树木和人都失去了生命感,模糊不清了。"看什么都好像隔着一层东西似的"。有虚无缥缈感。可见于精神分裂症,也可见于中毒及颅脑损伤所致精神障碍,抑郁状态等。

(3)人格解体　是指病人感到自己整个躯体某个部分,如身高变化了,变高或变矮了,肢体长了或短了,甚至感到自己已不存在了或已不属于自己了。自我体验到一种对自己的陌生感及虚无感。多见于精神分裂症,也可见于癔症。

2. 思维障碍

(1)联想障碍　最早布鲁勒指出联想障碍是精神分裂症的基本症状之一。主要表现在联想结构的障碍。主要症状是:①思维散漫或松弛。思维结构不紧凑,联想主题不突出,无论是口头还是书面表达,段落与段落间,各层内容缺乏内在的联系,给人一种东说西说叫人摸不清头脑,不知他到底想说什么,根本没有主题。②思维破裂。是思维结构更明显的障碍。患者在口头言语或书写时句子与句子之间缺乏或没有必然的逻辑联系。如患者写出"为人民……我在吃梨,吉林乡村……他在偷单位的物资,唱歌……炒股一万两千元"。③象征性思维。患者以动作、行为或装饰来表达某种特殊的意义,除了其本人,他人无法理解。比如:病人全身红色装饰表明是党的孩子。④语词新作、思维中断、思维云集、思维被插入及思维被夺等也都是思维联想障碍的表现。

语词新作:为病人自造的字、图形或符号,以表达特定的含义。如:"大人"表示"伟大";"↑言"表示恋情。这些只有病人自己理解。

思维云集:是强制性思维,脑子里不由自主地突然涌现出某些缺乏实际意义的概念,其产生与消失自己都不能控制,患者感到陌生。

思维中断:指病人的思维连续性障碍。联想过程中思路突然被阻隔,言语突然中断,是精神分裂症的特征性症状。病人感到联想突然阻断了,之后的思维与前面的思维缺乏必然的联系了,患者自己也说不清所以然,也无焦虑发生。

思维被插入：患者在思维过程中，突然插入一些与当时的思维内容完全无关的思维内容。患者体验到是不属于自己的思考，莫明其妙。

思维被夺：病人正在谈论某些事情时，突然转变话题了，别人完全不能理解，病人自己也没办法解释，感到自己的思维被外界力量所夺取。如：正与别人说买菜的事，突然又转到孩子与朋友钓鱼的情景。

思维中断、思维云集、思维被插入及思维被夺都是患者的思维自主性障碍，感到自己的思维被外力控制或操纵。感到自己想事、做事身不由己，是精神分裂症的特征性症状。

思维贫乏：病人的脑子空虚，概念和词汇贫乏。常以"不知道""没想什么"来回答问话，不主动说话。往往与情感淡漠、意志行为减退相伴随出现。是精神分裂症的三项基本症状。

思维被洞悉感：是指自己心里想的事不说出来别人也知道，甚至自己的一切内心活动都被外人所知、暴露无遗，也称内心被揭露感。多见于精神分裂症。

(2) 妄想　妄想是思维内容的障碍。这一症状是精神分裂症的最重要的表现。是在精神病理基础上产生的歪曲的信念，病态的推理和判断的结果。它虽然不符合客观现实，也不符合患者所受的教育水平，但患者对其坚信不移，无法克服，无法说服。妄想的内容与切身利益、个人需要和安全密切相关，与个人经历和时代背景有关。比如：学历高的可出现物理影响妄想；闭塞落后地区患者的妄想常具有迷信的内容，如坚信神灵、鬼神附体等。各版"精神病学"中介绍常见的妄想有：

①被害妄想：最常见。病人坚信周围人（领导、同志、同学、甚至亲朋）对自己或其家人进行不利活动，打击陷害等。如认为往饭里下毒、跟踪、监视或要杀害等，所以病人可表现为拒食、控告、逃跑或采取自卫、攻击、伤人等行为，可造成严重的危险后果。有的病人可表现出紧张、恐惧或情绪焦虑、情感低落，乃至出现自杀。

②关系妄想：也很常见。病人将周围与之无关的事物都看成与己有关。如别人聊天、咳嗽、吐痰、扔东西等一举一动，都是在对自己不怀好意，甚至是在讲究自己、讽刺自己；有时看到报纸或书刊杂志上的内容、电视中的内容，认为是有意在影射他和暗示他的。

③被控制妄想：病人感到自己的一切行为、思想、言语、情感都被某种力量或作用所控制。不受自己的意识控制，有被强加的体验。感到自己好像是机器人，一切都是别人操纵。

④影响妄想：也称物理妄想。认为有尖端仪器、电波等在干扰自己的身体和大脑。由此可引发其他症状。患者认为自己是在受迫害。如：有位精神分裂症患者发病中，认为自己的卧室内安装有窃听器、录像设施，不知谁有意在监

视自己的言行，为此紧张、不安，上上下下四处寻找，予以解释无济于事。

⑤夸大妄想：患者毫无根据地坚信自己有非凡的才能，有极高的地位和权势，有很多财富，说自己是皇上，家有万贯等等。具有其中一种表现，即可为夸大妄想。有的患者其自身情况与之相反，但因其有夸大的思考，常常表现傲慢，并且常常有荒唐的举止。如有女患，病期较长，只是一名家庭主妇、没文化。犯病时说自己是女皇，看见医生就封官、许愿，摆出一付似盛气凌人的架势。其本人表现仪表邋遢、蓬头垢面，给人一种举止荒唐之感。

⑥罪恶妄想：病人毫无理由地认为自己犯了大错，有不可饶恕的罪恶，要求惩罚，认为自己只有死路一条。有的因此拒食，或吃残汤剩饭，甚至寻短自杀，应注意防范。可见于精神分裂症和抑郁症。

⑦嫉妒妄想：指病人认为配偶对自己不忠，另有外遇的病态信念。表现对爱人的询问、跟踪、监视，暗地里查看爱人的内衣内裤、床单，翻看爱人的提包、信件，以寻找爱人与情人私通的证据。即使查不到所谓的证据，但仍坚信不移，常常与爱人发生矛盾，大吵大闹，有的还去爱人单位找领导，要求给予关注。无论爱人怎么做都无济于事，改变不了病人的偏执的信念。除了见于精神分裂症，还可见于更年期精神障碍。

⑧疑病妄想：指病人在毫无根据的情况下，坚信自己患了某种严重的躯体疾病或不治之症。无论经过怎样的详细检查或反复的给予医学上的验证，证明无病的材料，都不能纠正病人的病态信念。这种妄想可在触幻觉及内感不适的基础上引发。如有的患者说"自己的肠子烂了，是肠癌造成的"。多见于精神分裂症，有可见于更年期精神障碍，老年期精神障碍及疑病症（神经症）。

⑨钟情妄想：多见于年轻病人，青春型精神分裂症。病人深信某异性对自己产生好感，甚至爱上自己了。常去找对方，主动追求，表示自己的爱意。因为是根本不存在的事情，遭到对方本人及家人的严肃斥责，也痴心不改，反复不断地纠缠。常闹出双方家庭矛盾，或闹得正在恋爱的男女青年麻烦多多。有的病人还认为自己是对方的爱人，而说人家是第三者。即使人家双方领取了结婚证，仍坚信对方爱的是自己。

⑩内心被洞悉妄想：在思维联想障碍中已经提到。从妄想的角度看，又是思维内容障碍。指病人认为自己所思的事情没经语言文字表达而被周围人所知道，会把一些事弄得满城风雨，十分坚信，因此感到极为紧张，甚至寝食难安。常和关系妄想及被控制妄想同时存在，是精神分裂症的特征性症状。

⑪变兽妄想：指病人确信自己已变成某种动物了。如变成猫、狗、猪等。此时可有相应的行为异常，如吃草、在地上爬行等。见于精神分裂症。

⑫非血统妄想：指病人认为自己不是父母所生，而是出生于某某名门，此为出身名门妄想。所以拒绝父母的关心。多见于精神分裂症，也可见于躁狂症。

⑬特殊意义妄想：是指病人对外界事物赋予某种特殊意义或解释，又称释

义妄想。如秋季某一天突然下了一场大雨，树叶落了一地，一患者见状嚎啕大哭，说他父亲死了。问其有何根据？又是如何知晓的？患者说："不用说了，这场雨就是这么回事，你们还不明白吗？"这种病理性特殊意义的荒谬解释多见于精神分裂症。

妄想在不同疾病中的特点是不同的。妄想无可置疑是精神病的一种表现。因此明确妄想的存在，对判断是否有精神病十分重要。在许多精神病中，妄想往往是主要的临床症状，也是诊断的主要根据。

综上所述，精神分裂症可以出现各种形式的妄想。妄想在其疾病的急性期，对病人的情感及行为影响是比较突出的，而进入疾病的慢性期，尤其是晚期，随着病人精神衰退的日益显著，妄想特点逐渐失去鲜明和完整性，而逐渐变得支离破碎了，对病人的影响也减弱或够不成影响了。

强烈的情感体验，强烈的愿望和顾虑，都可明显影响人的思维过程，可形成对事物分析评价的片面性。特别是敏感多疑、经不起委屈的人，较易促使妄想的形成和发展。

3. 情感障碍

精神分裂症的情感障碍，主要表现为情感的不协调。表现与自身认识活动和行为的不协调，以及与周围环境的不协调。

（1）情感淡漠：指病人对外界刺激缺乏相应的情感反应。与之交谈时，态度冷漠，很少与对方有眼神的交流，毫无生气。譬如父母、爱人、子女或兄弟姐妹来医院探望，他（她）只顾吃带来的食物（这是本能行为），根本无问寒问暖，不关心别人痛痒。病人对周围事物漠不关心，甚至对其有切身利益及有利害关系的事情也如是如此。如病人入院时正处于就业的关键时期，也毫无关心态度。面部表情呆板、冷漠，缺乏内心体验。对生离死别的事情也引不起感情变化。精神分裂症的晚期尤为明显。

（2）情感迟钝：指病人对平时能引起鲜明情感反应的刺激，都表现得比较平淡，交谈不主动，也不中肯，表现出细微情感的逐渐缺失。多见于精神分裂症的早期。

（3）情感倒错：是指内心体验与情感之间的不协调或相反的表现。如病人的亲人病故却喜形于色。问其为何如此这般，说内心悲伤。或者患者表现痛哭流涕，但却无相应的内心悲伤体验，甚至相反，说自己心里很高兴，着实令人费解。常见于精神分裂症，尤其是青春型精神分裂症。

（4）矛盾情感：病人同时体验到两种相互矛盾甚至相反的情感。如对自己的亲人同时既爱又恨，所以一时不知如何对待，使之产生焦虑和痛苦。这是情感不协调的表现。多见于精神分裂症。

（5）抑郁情绪：精神分裂症的早期可出现或出现在疾病的恢复期。抑郁状态常是精神分裂症自杀的原因之一。

4.意志和行为障碍

意志是指个体自觉地确立目标，同时自觉地付诸行动，并在行动中克服困难，以最终达到目标的心理过程。

意志和行为障碍主要有：

(1) 意志增强：与其他精神症状密切相连。如病人在被害妄想的支配下出现不断告状，虽反复受阻，但决心不变。这些表现虽然荒唐，矛盾百出，病人却坚信不疑，无法纠正。另外，青春型精神分裂症的食、性本能意向要求、行动增多，兴奋状态时更为突出，与现实环境不协调。意志增强还可见于躁狂症。

(2) 意志减退：与上述情况刚好相反。意志活动显著减少。在情绪低落的影响下，病人对一切事情都不感兴趣，意志消沉，不愿参加外界活动，懒散独处，呆坐不动或卧床不起，或行动迟缓。凡事都感到吃力，甚至日常生活都不能自理。虽然对事情也有一定要求，但感到自己做不了，也不想做。常见于抑郁症，精神分裂症也可有这种表现，特别是单纯型精神分裂症，精神分裂症晚期，精神趋于衰退状态，缺乏高级意向。这种情况与情感性精神障碍的抑郁症的意志减弱有质的不同。

意志活动低下常与情感淡漠和思维贫乏同时存在。

(3) 意向倒错：指病人的意向要求与一般常理相违背或为常人所不能接受，以致于病人的某些活动或行为令人难以理解。如病人乱食，吃一些不能吃的东西，如乱草、粪便等。多见于青春型精神分裂症。

(4) 矛盾意向：病人对同一事物却同时产生对立的或相互矛盾的意志活动，病人对此无自觉，意识不到意向间的对立及矛盾性，所以不能主动地予以纠正。如病人要出门，又想不出门，所以他一脚迈出门，又向回退之。进食中持筷，拿起又放下，停在那里不知如何。常见于精神分裂症。

(5) 违拗：病人顽固地拒绝一切指令。如让其睁开眼睛，却用劲儿闭上眼睛，为主动违拗；让其睁眼睛病人不睁，为被动违拗。

(6) 蜡样屈曲：病人机械地执行外界的指令，呈现任人摆布他的姿势。如让病人一只上肢抬高或弯曲状，便可以在一个时间内保持原来的姿势不动。病人躺在枕头上，如将枕头撤出，病人可保持头部的悬空状态，称为空气枕头。见于精神分裂症。

(7) 模仿语言、模仿动作：病人机械地重复着别人的言语或行为。

(8) 冲动行为：有的病人可突然、无目的的冲动。如一连几天卧床不动的病人可突然跳起，打碎玻璃，之后又卧床不动。这种情况应注意防范。

(9) 精神运动性兴奋：发生在精神分裂症时其思维、情感、意志行为是分裂的、不协调的，缺乏动机和目的性，言谈举止表现躁动不安、杂乱无章，不可理解。

(10) 木僵：病人在意识清晰的情况下，出现精神运动的全面抑制。表现为不吃、不喝，呼之不应，推之不动，全身肌张力升高，大小便潴留，对外界刺激缺乏反应。紧张性木僵见于精神分裂症。

（11）作态：病人无任何目的做出稀奇古怪、愚蠢、幼稚的动作、姿势、步态或表情。如做怪相、拌鬼脸、单腿站立等等。多见于精神分裂症，尤其是青春型精神分裂症。

有的患者可没有明显的行为异常；有的可表现为退缩、自笑、独处发呆；有的可有自杀等行为，应予重视。

疾病进入慢性期，其定义不明确。一般指病期达 2～3 年以上，或 5～10 年，或更长。

疾病进入慢性期并非是最终的结局。少数病人有可能好转甚至痊愈，不可以认为慢性期必然趋向衰退。慢性期的临床标志主要是急性症状缓解，病情相对稳定，常常治疗效果欠佳。但现在新型抗精神病药物广泛用于临床，病人的治疗效果必然会提升。慢性期病人的病情也有轻重之分。轻者能维持一般生活和低水平的与人相处。重者则需要监护人照顾其生活起居。基本丧失工作能力，或能在督促下做机械性的简单劳动。

1. 思维方面

表现为言语减少，谈话内容空洞乏味，应答反应时间延长，表现迟缓，思维贫乏。多无幻觉、妄想存在，或不突出，不明显，对病人构不成大的影响。

2. 情感平淡或淡漠

病人表情变化减少或几乎完全没有变化，对周围人缺乏亲近感，自己得过且过，对于周围发生的事情无动于衷。

3. 意志活动减退

病人表现不修边幅、邋遢、不讲卫生。不能坚持正常工作、劳动或学习，精力缺乏，社会活动减少甚至完全没有。与家人及朋友的亲密交往能力也多丧失。处于一种随遇而安的状态。对自己的当前和未来都没有任何计划和打算。毫无积极上进，没有高级意向。

从上述描述看出，慢性期病人其症状以阴性症状为突出。所谓阴性症状是指正常的心理功能缺失所表现出的各种障碍。但是，很多患者除阴性症状外，阳性症状也与之同时存在。病情轻者的表现可有一时的妄想或幻觉出现，但不会造成明显影响。可较安静地生活在病区或家中。

4. 认知功能障碍

认知功能是人脑的基本功能。一般包括智力、注意、记忆、思维及学习、工作能力等。认知功能受损主要表现为：注意力不集中，注意力下降，记忆差，思维贫乏，领悟及思考的深刻程度远不如病前，处理事情及解决问题困难。对于指令性内容表现出执行难，筛除无关信息、优选能力下降。人际交往能力和获得新知识能力均下降。病人的智能会受损，智商低，丧失了以往聪慧的品质。

认知功能虽然不是诊断的依据,但严重地影响了病人的生活质量,是要重视的问题。在治疗过程中应尽量选用对认知功能影响小的药物,并积极促进其精神康复。

认知功能的损害还表现为自知力的缺乏。有的完全丧失。不承认自己有别于常人的异常举止是精神失常所致,或根本就不承认是异常举止。更不承认自己得了精神病。因此,不求治,甚至拒绝治疗。有的勉强间断接受治疗。如能设法进行系统治疗,自知力开始恢复,病人才能配合医生,有利于病情康复。

(三)临床类型

精神疾病发展到一定阶段,除具有精神分裂症的一般特征外,其主要临床相各有不同。可按此分为不同类型。这便于学习,也有利于临床治疗的实施,当然也便于对其病情的观察及预后的评估。

在临床上,见到部分病例,可从一种类型转为另一种类型,或多种类型的特点混在一起,但不同类型的发病形式、临床症状特点、病程经过和结局都有一定的差别。

1.单纯型　在精神分裂症住院人数中所占比例相对较少,有报 1% ~ 4%。青少年起病,发病缓慢,持续进展,以阴性症状为主。孤僻日益加重,离群,被动,活动减少,对朋友、亲人疏远、冷漠,行为退缩,越来越脱离现实生活。对学习、生活丧失兴趣,以致完全丧失学习和工作能力。临床上主要表现为逐渐走向人格衰退。幻觉、妄想不明显。发病的早期常不易被人注意,往往经过很长时间,病情严重了才被家人发现,治疗效果较差。

病例:男,22 岁,未婚,无业,初中毕业。四年来因孤僻、寡言少语、懒散、对人冷漠入院。

病人生于个体裁缝家庭,自幼发育正常。与家人相处较好。但胆小、内向、怕与陌生人接触。八岁读小学,成绩一般。初中毕业,朋友少。交往也不主动。中考落榜,一年后发现病人失眠,较前更不愿讲话,母亲主动询问,常诉身体不适,但无求治愿望。以后逐渐更为沉默寡言、离群孤独,懒散、不洗漱不修边幅。整日到一边独处,也不愿接触外界,老同学来了也十分淡漠,呆坐,不关心周围事情,时有无故发笑。家人吩咐其做什么也不予理睬。即使去做,也是马马虎虎,半途弃之。又去呆坐,或卧床。家中什么事都毫不关心,就连父母生病也不闻不问,无动于衷。住院后,病人常卧床,或呆坐,偶离床也无目的来回走动,目光呆滞,从不主动言语,整日懒散,鞋袜丢了也不知寻找,对医生、患友的举止毫不关注,生活起居均需督促和照顾。离群独处从不参加疗区的文体活动。入院多天后也不知道谁是自己的主治医生。与之交谈时只是要求出院基本无其他要求。问他整天都在想什么?说没想什么。思考内容贫乏,无内心体验流露。接触被动,反应迟钝,无法进行有效的交谈。感情平淡,偶有愚笑,问其笑什么也说没什么。在病室里总是无为状态,什么要求都没有。查不出幻觉、妄想。诉心烦,谁对自己都不好,但说不出具体内容。一般常识尚可，对新近发生的事情，比如新闻，都不知晓。身体检查及化验室检查无阳性所见。

2. 青春型　有报占住院精神分裂症人数的8%（北京）、12.5%（上海）、26.4%（南京）。主要表现为多在青春期急性起病。言语增多，内容荒诞离奇，想入非非，思维零乱，甚至呈破裂样思维。情感喜怒无常，变化莫测，时哭时笑，时打时骂，时吵时闹，常作怪相鬼脸，行为愚蠢，幼稚，常有冲动，兴奋。不知洁秽，不知羞丑，暴饮暴食，乱食脏东西。甚至吃大小便，当众裸体，解大小便等，是本能活动障碍。还有生动的幻觉及妄想，内容荒诞，还可有稀奇古怪的象征性思维。如病人抹两个红红的脸蛋，表明是跟党走。此型病情进展较快，病情常波动，易反复。经抗精神病药物治疗和坚持长期的药物维持治疗尚可延长缓解期，减少复发。因为年龄较轻，对其认知功能损害较突出，因此，对病人的社会功能影响较大，需要社会给予关注，尤其是精神科专业人员更应很好地为患者提供帮助。

病例：女，20岁，未婚，学生。精神兴奋，胡言乱语，哭笑无常，又打又骂，吵闹不休，毁坏衣物，踢翻桌子，外跑，不听劝阻。拾废物，乱食脏东西。家中护理十分困难而送入院。

住院后见病人愚蠢行为多，在病床上乱蹦乱跳、嬉笑无常、裸露上身，乱喊叫"鸭子有几颗牙？"，说自己是神仙二大爷，谁也管不了。一会又两眼斜向一侧似在听什么。问后说："一个男人让自己吃苹果吧，吃吧，吃吧。"医生问其在家吃了脏东西吗？承认吃过，还要吃废纸，说都是好吃的。与之交谈时也不能较长时间安静对答。时而独自乱语，言语不连贯，如说"外面有人要害自己，天要下雨了，猫跑了，老师不让写字"等等。说着又大哭起来，撕毁床单，否认有病。只顾吵闹，对病室里的事情不关注，也不与他人接触，但有时表现顽皮、幼稚、反复多次踢身旁的患友，乱抓别人，让其听自己的话，其实谁也听不明白他要说什么。经过抗精神病药物治疗一段时间曾好转，但不久病情波动。兴奋、傻笑、行为古怪，单腿站着，两手比比划划，有时一会上床一会下床乱翻乱滚，不知洁秽、乱吐痰、不穿衣服。医护人员劝阻不服从、并骂脏话。经注射强镇静剂转安静，后按规程给予电痉挛治疗渐渐病情缓解。

3. 紧张型　本型病人占住院精神分裂症病人的6.9%（南京）、11%（上海）、16%（北京）。近年来有减少趋势。多数病人起病于青年及中年。起病较急，病程多呈发作性。以紧张症状群为主要临床相。主要表现为紧张性兴奋和紧张性木僵，两者交替出现，或单独发生。临床上紧张性木僵较多见。

①紧张性木僵　表现为运动抑制。轻者少语少动，或动作缓慢，或长时间保持一种姿势不动。门诊常见来诊病人缓慢步入病室、不主动讲话，上肢垂着无任何动作、站在一处许久不动、问话回答被动、内容极简单。患者终日卧床、不食不动，缄默不语，对周围环境的刺激，如言语、冷热、疼痛等不起反应。唾液含在口里不咽不吐、常常从口角流出。肌张力增高。可出现蜡样屈

曲、空气枕头、被动服从，有时主动违拗。还可出现模仿言语或模仿动作。偶有幻觉、妄想。病人虽然呈现精神运动性抑制，但对周围事物的感知仍存在，待病人病情改善后，对所经历的事情均能回忆。一般可保持数日数周或更长。

②紧张性兴奋　以突然的精神运动性兴奋为特点。可有冲动，表现为无目的及不可理解，言语内容单调、刻板。常可危及自身和他人安全。如病人突然起床，砸东西，伤人毁物，无目的地在室内踱来踱去，行为怪异，言语散漫，内容荒唐，令人不可琢磨。这种状态可持续数日数周。有的可自行缓解，或随之转入木僵状态。此型常有自然缓解的可能。

病例：男，中年，工人。个人史及家族史略。入院前两周急性起病，表现沉闷，下班回家卧床呆视一处，或呆坐不语，有时乱翻东西，搬动桌椅，或站在屋中一角不动。有时无故发笑、独语、听不清内容。被动进食、一顿饭要吃很长时间、边吃边发愣，动作十分缓慢。后来终日卧床，不吃不喝，有唾液不知吐，含在口里。谁叫他也不知答应。因不进食水，家人送入院。

病人被抬入病房，一直卧床不动，不语，不回答问话，呆板淡漠，对周围刺激，如推拉其身体，无任何反应。用针刺手背、前额无任何反应。嘴里唾液很多，从口角流出，浸湿枕头。全身僵硬，肌张力增高。将其上肢或下肢抬起，病人保持原姿势很长时间不变。令其张嘴，反将嘴闭紧，为主动违拗。不进餐，不喝水。予鼻饲保证营养。生命指征均在正常范围。并投抗精神病药物，约两周左右，病人突然兴奋，离床冲动、行为紊乱、大喊大叫，将病室的钢丝床背起，两目圆睁，表情紧张。当即多人将其保护起来。经电休克及控制兴奋的药物及时使用，次日即转安静。并能进食和交谈。抗精神病药物继续治疗一个月后精神症状基本恢复正常。

虽然紧张性兴奋有时可自然缓解，但因行为紊乱、冲动等易危及自身与他人，不可等待自然缓解。又因为此型的兴奋状态可转入木僵；木僵也可转入兴奋，一定要严密观察病情，以防意外。

4. 偏执型　又称妄想型，是最常见的类型。占住院精神分裂症病人的41.3%（南京），46.55%（上海）和56%（北京）。发病年龄较晚，多在青壮年或中年。起病较缓慢。疾病初期表现敏感多疑，继而达妄想程度，并妄想范围扩大、泛化。妄想内容以关系妄想、被害妄想为多见。其次是自罪妄想、影响妄想和嫉妒妄想。绝大多数患者有数种妄想同时存在。此型病人一般不伴有感知障碍，或虽伴有幻觉，但在整个疾病过程中，妄想总是主要临床相。出现幻觉时，以言语性幻听为多见，内容多是令人不快，如批评、议论、威胁、命令等。也可有幻视、幻嗅、幻触和内脏幻觉，但少见。在幻觉妄想内容的影响下，可出现情绪、行为等方面的异常，因为处于病态的体验中，多不暴露内心体验，沉湎于幻觉、妄想体验之中，不与外界接触，经过治疗，随着病情的好转，上述症状也逐渐消失。该型病人在相当长的时间内，可以保存部分社会功能，病情发展缓慢，系统治疗后常可获得较好的疗效，较少出现精神衰退。愈后也相对较好。

病例：男，22岁，未婚，中专毕业，医生。个人史、家族史从略。

入院前半年，因失恋，情绪焦虑烦躁。以后渐渐表现呆滞、闷闷不乐。胡说自己活不了多久了、犯罪了。单位同志犯罪，领导认为是自己（病人）给造成的（其实并无此事）。还说天下大乱了，不敢出门，整天独处，喃喃自语，空笑。曾住某精神病院，诊为抑郁症。经阿密替林、氯丙嗪治疗，20余天后出院。间隔两天，病人惊恐不安，说有灾难要发生了，十分惊慌。还说看见一道白光。认为不是好兆头（实际一切都平静如常）。还说别人讲话都是有意暗示自己，举手投足认为是不怀好意，说自己在工作中出医疗事故了。又说有种仪器在控制他；有人在命令他滚出办公室。一年来病情慢慢加重，有时大声对骂、并说要去法院告状，要求查清仪器的来龙去脉。无目的外走、知归。不能坚持正常工作。

入院后病人坚信有仪器在操纵、控制自己的思想、行为和情绪。周围人本来平常眼神和言语，认为是在暗示他。别人看报，是暗示他不能落在后面；有人摸摸头，也是控制自己不能随便活动。病人说自己脑子里有人说话声，因为听不清在说什么，所以很烦。说自己心里的事没说出来别人就知道了。问自己还能有秘密吗？不承认自己有精神病，再三要求出院，找说理的地方去。经奋乃静治疗，辅以电休克治疗后两个月病情缓解。出院后生活自理好，未上班工作。正考虑改行事宜。

5. 未定型 也称未分化型。其他各型的症状都部分的同时混合存在于疾病中。难以分型者不少见。是指病人的精神病性症状符合精神分裂症的诊断标准。有明显的临床症状，如妄想、幻觉、破裂性思维或较严重的行为异常，但又不宜归入偏执型、青春型或紧张型，因为难以判断病程中以何种为主要临床相。

6. 其他 沈渔邨主编《精神病学》三版中，已没有关于儿童精神分裂症的论述了。但在《中国精神障碍分类与诊断标准》中，在精神分裂症的分类中将其列入其他型或待分类的精神分裂症中，还包括晚发精神分裂症。

（1）儿童精神分裂症是一组原因未明，主要发生在青春前期，基本统一在14岁以下的精神病中较多见的一种。原发性缺陷、环境和社会因素可能是其发病的原因。在7岁以前基本不发生，因为中枢神经系统发育尚不成熟。思维能力等也不完善。

主要表现为个性改变、特征性思维、行为和情绪异常。在CCMD-3及ICD-10中，其诊断标准与成人相同。因为随着年龄的增长，症状表现逐渐接近成人，不存在儿童精神分裂症的分型。

①个性改变主要表现为古怪、胆小、敏感等；好发脾气、易激惹、打人骂人，尤其对父母的打骂为常见，不合群，原本聪明活泼变得孤独退缩，不易接近。

②思维和言语障碍、患儿常陷入自己的幻想中，分不清和现实的界限，提出一些怪异、无意义的问题。可有刻板言语和动作。如说：我想飞，我想飞……。也有少语缄默不语；思维联想异常时出现思维松散，思维破裂。如说：红色的，黄色的水倒流，树叶，我的书……。较大儿童可发生妄想。毫无根据地怀疑某些人，如老师要害自己。为此感到恐惧。是被害妄想所致。有的患儿认为外界力量在控制自己，使之行动不能自由，这是物理妄想，也称影响妄想，等等。

③感知觉障碍，视幻觉常见，多为恐怖性的，其次是幻听，如自己凭空听到有人在叫他名字。也可有典型的言语性幻听，听到批评他的言语内容等。有的还感到他的小腿不对称，长短不一。这种感知综合障碍也较多见。

④情感障碍，情感渐趋贫乏，对亲人不亲，不主动与别人接触。对与外界事物的变化无动于衷，不再活泼可爱，偶有特殊情感，对某一种东西特别喜欢，单调重复摆弄，如有人干扰则大发脾气。情绪不稳常吵闹父母，不听话，任性。

⑤可有行为怪异，懒散不洁，也可有木僵、兴奋和冲动等，自理能力明显下降，不能正常学习。

⑥一般无智能障碍，如患儿年龄小，受疾病影响不能正常接受教育，因为不能读书等而出现智力下降的情况。

其预后不好，患儿年龄越小后果越差。但有专家认为1/3患儿经过正规的系统治疗可很快缓解；1/3患儿病情迁延，时好时坏，需长期用药维持治疗；1/3患儿再三努力治疗，症状不见明显改善，或很快趋于衰退。但无论怎样都应该重视早发现、早治疗才是最重要的事情。首次急性起病预后较好。

（2）晚发性精神分裂症除了发病年龄晚，有报道45岁以上。症状表现与一般成年人精神分裂症相同。预后相对好。

四、诊断和鉴别诊断

（一）诊断时需要注意的问题

1. 发病年龄　一般首发年龄多在青春期至30岁左右。起病多隐袭，缓慢，急性起病者少见。当然，还有发病在儿童期（14岁以下）为儿童精神分裂症及晚发者（45岁以上），为晚发性精神分裂症。

2. 全面、认真、详实的收集可靠的病史。

3. 前驱期症状（早期症状）极需重视，尽早识别，对早期诊断及治疗是重要的。如出现某些莫明其妙、令人费解的异常变化，不愿或不去上学，不去上班，说些与实际不相符合的话，敏感，疑心，对人失去亲近感，言语举止古怪，抑郁或诉说身体某处不适，有不求治，甚至拒绝看医生等个性改变都应引起足够注意。

4. 熟练掌握相关的精神医学知识，特别是症状内容尤其重要。即认症非常关键。关于施耐德的一级症状，对精神分裂症的诊断有重要意义。

5. 精神检查要客观，并做出正确的判断和分析。

（二）CCMD-3《中国精神障碍分类与诊断标准》第三版中，诊断标准如下：

精神分裂症

【症状标准】至少有下列 2 项，并非继发于意识障碍、智能障碍、情感高涨或低落，单纯型分裂症另有规定：

（1）反复出现语言性幻听；

（2）明显的思维松弛，思维破裂，言语不连贯，或思维贫乏或思维内容贫乏；

（3）思维被插入，被撤走，被播散，思维中断，或强制性思维；

（4）被动，被控制，或被洞悉体验；

（5）原发性妄想（包括妄想知觉，妄想心境）或其他荒谬的妄想；

（6）思维逻辑倒错，病理性象征思维，或语词新作；

（7）情感倒错，或明显的情感淡漠；

（8）紧张综合征、怪异行为或愚蠢行为；

（9）明显的意志减退或缺乏。

【严重标准】自知力障碍，并有社会功能严重受损或无法进行有效交谈。

【病程标准】

（1）符合症状标准和严重标准至少 1 个月，单纯型另有规定。

（2）若同时符合分裂症和情感性精神障碍的症状标准，当情感症状减轻到不能满足情感性精神障碍症状标准时，分裂症状需继续满足分裂症的症状标准至少 2 周以上，方可诊断为分裂症。

【排除标准】排除器质性精神障碍，及精神活性物质和非成瘾性物质所致精神障碍。尚未缓解的分裂症病人，若又罹患本项中前述两类疾病，应并列诊断。

偏执型分裂症：

符合分裂症诊断标准，以妄想为主，常伴有幻觉，以听幻觉较多见。

青春型（瓦解型）分裂症：

符合分裂症诊断标准，常在青年期起病，以思维、情感、行为障碍或紊乱为主。例如明显的思维松弛、思维破裂、情感倒错、行为怪异。

紧张型分裂症：

符合分裂症诊断标准，以紧张综合症为主，其中以紧张性木僵较常见。

单纯型分裂症：

【诊断标准】

（1）以思维贫乏、情感淡漠，或意志减退等阴性症状为主，从无明显的阳性症状；

173

(2) 社会功能严重受损,趋向精神衰退;

(3) 起病隐袭,缓慢发病,病程至少2年,常在青少年发病。

未定型分裂症:

【诊断标准】

(1) 符合分裂症诊断标准,有明显阳性症状;

(2) 不符合上述亚型的诊断标准,或为偏执型、青春型,或紧张型的混合形式;

说明:本型又名混合型或未分化型。

其他类型或待分类的分裂症:

符合分裂症诊断标准,不符合上述各型的诊断标准,如儿童分裂症、晚发型分裂症。

分裂症后抑郁:

【诊断标准】

(1) 最近1年内确诊为分裂症,分裂症病情好转而未愈时出现抑郁症状;

(2) 此时已持续至少2周的抑郁为主要症状,虽然遗有精神病性症状,但已非主要临床相;

(3) 排除抑郁症、分裂情感性精神病。

分裂症缓解期:

曾确诊为分裂症,现临床症状消失,自知力和社会功能回复至少已2个月。

分裂症残留期:

【诊断标准】

(1) 过去符合分裂症诊断标准,且至少2年一直未完全缓解;

(2) 病情好转,但至少残留下列1项:①个别阳性症状;②个别阴性症状,如思维贫乏、情感淡漠、意志减退,或社会性退缩;③人格改变。

(3) 社会功能和自知力缺陷不严重;

(4) 最近1年症状相对稳定,无明显好转或恶化。

慢性(其他病程类型):

【诊断标准】

(1) 符合分裂症诊断标准;

(2) 病程至少持续2年。

分裂症衰退期:

【诊断标准】

(1) 符合分裂症诊断标准;

(2) 最近一年以精神衰退为主,社会功能严重受损,成为精神残疾。

说明:分裂症后抑郁、分裂症缓解期、分裂症残留期、慢性(其他病程类型)及分裂症衰退期,在 CCMD-3 中为精神分裂症的第四位编码内容。

（三）鉴别诊断

精神科专业医生，多年的临床实践，清楚的了解没有智力的下降就不能诊断痴呆；没有意识的改变就不能诊断谵妄与昏迷；没情感的改变就不能诊断情感性精神障碍。然而，精神分裂症却没有这样的中心心理学特征。关于精神分裂症却没有这样的概念，就必须确认已排除脑器质性疾病、躯体疾病和情感性障碍等精神障碍的可能性。

1. 脑器质性及躯体疾病所致精神障碍

许多脑器质性疾病，如癫痫、颅内感染、脑血管疾病和某些躯体疾病，如心、肺、肝、肾等内脏器官疾病引起的脑功能紊乱所致的类似精神分裂症的表现，如有幻觉、妄想、兴奋、抑制等精神病性症状。但仔细观察，这类病人往往同时会伴有意识障碍，症状波动，有昼轻夜重的表现。幻觉多为恐怖性幻视。更关键的是，有临床体征及实验室证据，证明患者的精神状态与原发病有密切关系。精神症状在原发病的基础上产生，随着原发病的恶化而加重，原发病病情改善，精神症状也随之减轻或好转。原发病史的存在是重要的 鉴别依据。

2. 中毒性精神障碍

如催眠药、酒精、苯、一氧化碳及蕈类中毒等。一般根据有中毒史及意识障碍的存在，是重要的鉴别依据。病史是十分重要的。

3. 情感性精神障碍

无论是躁狂状态，还是抑郁状态，都可能伴发精神分裂症症状。但多数情况下，精神病性症状是在情感高涨或情感抑郁的背景下产生的，与患者的心境相协调。也有可能会出现一些与之当前的心境不一致的短暂的幻觉、妄想，这就需要和既往病史及疾病转归等因素结合起来分析判断，或进一步询问病史，仔细作精神检查，看是否为情感性障碍症状与精神分裂症症状同时存在，又同样突出，此种情况应考虑分裂情感性精神障碍的可能。

4. 神经症

精神分裂症的早期，常可出现某些神经症状，如头痛、记忆下降、心烦等。患者缺乏痛苦感，缺乏求治愿望，甚至拒绝看病。有的类似神经衰弱，焦虑，但表达的动机不充分；强迫感的内容荒唐，又无反强迫。这些都有助于我们排除神经症的诊断，而考虑为精神分裂症早期阶段。

5. 与应激相关障碍

往往精神创伤与精神分裂症的发生有较密切的联系。即精神创伤为精神分裂症发病的诱因存在。而心理创伤后应激障碍可出现幻觉、妄想及行为改变等精神症状。因此，精神分裂症应与之鉴别。严重精神创伤可引起急性应激反应。此时可有精神运动性兴奋或精神运动性抑制；有的可有意识范围狭窄。症状一般可持续1周，部分精神分裂症患者也可在精神创伤的影响下发病，但病程持续，迁延是其特点，一般无意识障碍。延迟性应激障碍可出现幻觉、妄想等精神症状，并持续相对较长时间。同时患者总是伴有明显的情绪反应，重现创伤性内心体验，并且创伤情景可加重其精神症状。随着时间的推移，或改变患者的生活环境，可使其精神症状逐渐好转，而精神分裂症没有这种特点。

6. 偏执性精神障碍

精神分裂症的偏执型需要与偏执性精神障碍相鉴别。偏执性精神障碍这类病人个性敏感多疑，主观，自尊心强，自我中心和自命不凡，尤其在偏执狂更为突出。妄想是在对事实片面评价的基础上发展起来的，思维内容是荒唐的，但思维比较有条理、有逻辑、情感和行为与妄想内容是一致的，无精神衰退。没有精神分裂症的分裂与不协调症状。

7. 人格障碍

精神分裂症的早期，特别是进展缓慢者易诊为分裂样人格。分裂样人格也有误认为分裂症。人格障碍是个性发展的偏离，不是一个疾病过程。在不顺利的情况下，个性缺陷可表现得更为明显。在做精神检查时一定了解个性发展的情况，有助鉴别。

五、治 疗

当今，精神分裂症可谓世界顽症，根治乏术。到目前为止，精神科临床对于精神分裂症，主要以抗精神病药物为治疗手段。治疗中多能取得较好的效果，表现为病情缓解和临床治愈。此外，电痉挛治疗，现在已改为"醒脉通治疗"，为无抽搐电休克治疗，较前者为安全。另外，脑外科立体定向手术也有选用。

(一) 药物治疗

1. 早期发现，尽早治疗。明确诊断后应立即开始用药物治疗。要注意抗精神病药物的选用。以单一用药为宜。小剂量开始，逐渐增加用量。增至较小的有效治疗剂量。疾病的急性期，也就是疾病的进展期应系统、规范治疗。要足量，足疗程（2个月）。否则，因为担心药物的副作用而服用较小的剂量，长期病情得不到有效控制，达不到满意的治疗效果，延误病情，对病人是不利的。治疗中不能突然停药，或擅自随便减药，这样会引起病情的反复，要在医生指导下合理用药。

2. 维持治疗是在急性期症状得以控制后开始的。对于减少复发是很重要的事情。首次发病者，需要维持服药治疗 1~2 年；复发者维持用药的时间应长些，一般在 2~5 年。终生服药也是有的。维持用药的剂量应个体化。一般为急性期的 1/2~2/3 左右。

3. 关于联合用药问题：前面说过，原则是单一用药。作用相似的药物不宜合用。对于出现抑郁、躁狂状态者及睡眠障碍时，可酌情选用抗郁剂、心情稳定剂和镇静催眠药，有锥体外系反应的可投安坦。

4. 药物的选择

传统抗精神病药物，也称第一代抗精神病药物和经典抗精神病药物。如酚噻嗪类中的氯丙嗪、奋乃静、三氟拉嗪；丁酰苯类氟哌啶醇，均能有效地控制精神分裂症的精神症状。40 多年来，广泛应用于精神科临床。氟哌啶醇的使用晚于氯丙嗪多年。上述药物镇静作用强，抗兴奋及消除幻觉、妄想作用明显，但有锥体外系作用、抗胆碱能作用。还对心血管及肝脏功能影响较大，服用剂量大，依从性差，而氟哌啶醇、三氟拉嗪抗幻觉和妄想作用突出，但锥体外系作用较严重，影响患者的认知功能和生活质量。

酚噻嗪类，如氯丙嗪的药物作用机制，主要是通过阻断 D_2 受体。具有多种药理活性，作用于中枢神经系统中脑的边缘系统和网状系统，具有抗精神病作用。阻断网状结构上行激活系统的 α 肾上腺素受体，具有镇静作用。

丁酰苯类氟哌啶醇，也是通过阻断多巴胺受体（D）的作用，抑制多巴胺神经元，并能增快脑内多巴胺的转化，还可阻断植物神经系统的 α 肾上腺素受体，产生相应的生理影响。

由于传统抗精神病药物改善阴性作用差，对认知功能损害改善也不好，而且服用剂量较大，副作用及不良反应也很常见，病人依从性很差，虽然至今仍有使用，但已明显减少。这与新型抗精神病药物的广泛应用有关。

简单介绍使用较久的抗精神病药物氯氮平和舒必利。

氯氮平于 20 世纪 60 年代已开始用于临床，治疗效果很好，但因其副作用及不良反应，如引起粒细胞缺乏及心血管系统的不良影响而被冷落。以后，于 1988 年又重新使用至今，属于新型抗精神病药物。但因氯氮平的副作用问题，除上述提及的，还有血压下降，猝死的病例也有报导，所以该药不做一线药物。

舒必利现已将其作为新型抗精神病药物使用了。作用机制是选择性阻断多巴胺受体，其作用不依赖于腺苷环化酶功能活动，对阳性症状及阴性症状都有较好的作用，对情绪抑郁、淡漠孤僻、接触被动等症状也有较好的疗效。它的镇静作用和锥体外系作用较轻。

5. 抗精神病药物的常用剂量

急性期的患者包括首发及复发病人，抗精神病药物治疗时力求系统和充分。即足剂量、足疗程，以求病情得以充分的缓解。一般疗程为 8 ~ 10 周。常见抗精神病药物的剂量如下：

（1）传统抗精神病药物

①氯丙嗪　200 ~ 600mg/日，口服；老年人及儿童酌减（成人量的 1/2 或 1/3）。

②奋乃静　20 ~ 60mg/日，药物副作用相对轻，适用于老年人及各型分裂症躯体情况较差者。

③三氟拉嗪　20 ~ 40mg/日，口服。该药物有兴奋、激活作用。适用于偏

执型及慢性精神分裂症。现已极少使用。

④泰尔登 300~500mg/日,口服。因为有诱发癫痫作用较少使用了。

⑤氟哌啶醇 6~20mg/日,口服。能较迅速地控制精神运动性兴奋,抗幻觉、妄想及对慢性症状亦有较好疗效。但锥体外系作用较突出。

⑥舒必利 600~800mg/日,口服。疗效与氯丙嗪接近。除对幻觉、妄想有效外,控制思维逻辑障碍有效,并改善病人抑郁情绪及淡漠孤僻症状。

(2)新型抗精神病药物

① 氯氮平 200~400mg/日,口服。该药锥体外系作用轻,又对急性分裂症的症状控制效果好,并且对难治性精神分裂症的疗效优于氯丙嗪,又廉价,很受医生及患者家属欢迎。但其副作用及不良反应问题,前面已经提到,务必引起重视,医生应慎使用。

②利培酮 2~6mg/日,口服。是5-HT2/D_2受体平衡拮抗剂。锥体外系副作用较轻,除对妄想等阳性症状有效外,亦能改善阴性症状。患者对该药物的耐受性及依从性也较好,但有明显的刺激催乳素分泌作用及停经。

③奥氮平 锥体外系副作用少,没有粒细胞缺乏的严重副作用。对阳性症状及阴性症状均有良好的疗效。常用剂量为5~20mg/日,口服。

④喹硫平 150~700mg/日,口服。对阳性症状、阴性症状均有效,耐受性好,对性功能和泌乳素影响小,对体重影响也小。

⑤阿立哌唑 5~30mg/日,口服。锥体外系副反应少,镇静作用轻,不影响催乳素水平和性功能。

⑥齐拉西酮 40~160mg/日,口服。除对阳性症状有效外,对阴性症状及情感症状更好(控制躁狂)。锥体外系作用发生率低。对泌乳素水平影响小。

(3)长效抗精神病药物

①五氟利多 10~50mg/周,口服。

②氟奋乃静癸酸酯 12.5~50mg/2~4周,肌肉注射。

③氟哌啶醇癸酸酯 50~100mg/2~4周,肌肉注射。

④哌普嗪棕榈酸酯 50~100mg/4~8周,肌肉注射。

长效剂适用于有明显精神症状及依从性不好或有藏药企图的病人,以及处于巩固疗效、预防复发维持治疗阶段的病人。剂量因人而异。一般小计量开始,逐渐加量。常有锥体外系症状等,应注意。

6.抗精神病药物常见的副作用

(1)传统抗精神病药物

①过度镇静 病人可有乏力、嗜睡。应告诉病人服药期间不应驾车及操纵机器,防止意外发生。

②药源性精神障碍 在用药初期、大剂量用药、药物骤停、换药及联合用药时可出现。表现为意识障碍、定向力差、言语散漫;错觉、幻觉,可有抓空、摸被边,甚至可有冲动行为,是精神运动性兴奋状态,应及时给予处理、

减药或停药。如病人伴有心跳、多汗等，应给予对症处理。

③惊厥　氯丙嗪、泰尔登等药物可引发。应减药或停药，并给予抗癫痫药。此时，也应注意是否有脑器质性疾病的可能性。

④锥体外系反应　发生率较高，约50%～70%。表现为：a运动不能，肌肉强劲，震颤、多汗、植物神经紊乱，所以病人行动笨拙、迟缓、面具脸、少动、流涎、多汗及皮脂分泌增多。b静坐不能，病人控制不住的烦躁不安，不能坐定，在室内来回走动。重者可出现焦虑紧张、易激惹。c急性张力障碍，表现为奇怪动作或姿势。如下颌不能闭合、口眼歪斜、眼球向上凝视（此为动眼危相）、角弓反张、扭转痉挛、吞咽困难、瞳孔散大、视物模糊、言语困难、心跳加快等。处置：安坦、异丙嗪、心得安有效。必要时可考虑减药、换药。d迟发性运动障碍，用药剂量过大可引起这一副作用，可有口、舌、颈、肢体的不自主运动，表现为吸吮、舐舌、四肢指划样运动，有的颈软、抬不起头，脚跟也抬不起来，拖着走路，全身不协调。治疗：目前尚无特效。减药或停药，可换用非典型抗精神病药；异丙嗪、安定也可使用。e兔唇综合征，口唇局部的不自主震颤。投抗震颤麻痹药有效。

⑤肥胖、闭经、泌乳、性功能低下　处置：可减药、停药或换用药。喹硫平、阿立哌唑等药物无明显内分泌系统副作用。

⑥肝脏损害　肝功异常有可能发生。所以，用药剂量不宜过大，注意保肝治疗。尽量使用对肝脏损害小的药物，必要时予减药、停药，具体问题，具体对待。服药期间，应注意肝功检查

⑦造血系统　有的可引起粒细胞下降或缺乏。应及时停药，并给予维生素B_4等治疗。

⑧心血管系统　发生体位性低血压、心动过速、心电图异常。此时应及时请内科医生进一步诊治。

⑨呼吸抑制　在与其他中枢抑制剂同时使用时易发生。一旦发生应立即停药，并投呼吸兴奋剂。

⑩便秘及排尿困难　应减药、停药或换药。一般给予对症处置。如有肠蠕动减慢或肠麻痹、肠梗阻及急性尿潴留，是较严重的副作用。应及时减药、停药、换药，并请消化科、泌尿科医生紧急会诊，严防意外发生。临床用药过程中，要认真细心观察病情变化是重要的，把问题消除在萌芽中。

⑪药疹　可发生在面部、四肢及躯干部。出现药疹可停药或换药，并投抗过敏药，如扑尔敏，同时给予大量维生素C。严重者可有剥脱性皮炎，一旦发生，应立即停药，抗过敏、抗炎、抗病毒处理，并应补液等支持疗法。

⑫光过敏　表现为皮肤露处发红、肿胀，应避免日光直接暴晒。

⑬猝死　吩噻嗪类有这方面报导，虽然发生罕见，如果一旦发生，后果是严重的，一定要给予足够的重视。对老弱病人及躯体有合并症者，用药应慎重。另外，最好不要联合用药，注意心脏监测，发现异常及时处理。

另外，需要特别指出的"恶性症候群"，也称"恶性综合征"，是较严重的不良反应。表现为显著的帕金森氏综合征。肌肉强劲、运动不能、木僵、缄默、构音或吞咽困难，也可表现为植物神经障碍，如多汗、流涎、血压不稳、心动过速、体温升高等。还可出现意识障碍，急性肾衰，处理不当死亡率较高，可达20%~30%。治疗：及时停药，支持疗法，如补液、降温、预防感染、适当给予激素。因锥体外系副作用突出，可投安坦、溴隐亭等。必要时应请有经验的医生指导治疗，细心的护理也是必要的。

关于血糖的升高，对于吩噻嗪类有报导，应予注意。

(2) 新型抗精神病药物

锥体外系副反应明显减少，较少有其他方面的严重副作用。但有的药物副作用及不良反应也是不可忽视的，甚至不作为一线用药。

①氯氮平　比较常用的新型抗精神病药物。锥体外系副作用少而轻。但植物神经功能障碍较多，如多汗、流涎、恶心呕吐、食欲不振、便秘、乏力等，也可引起肠麻痹；心脏和肝脏损害；过度镇静，表现嗜睡；直立性低血压；粒细胞减少或缺乏，重者危及生命。由于副作用较突出，一般不作为一线药物使用。氯氮平如需停药，一定缓慢减至小剂量，再逐渐停用，以防发生撤药反应，如精神症状加重，躯体症状出现，如寒战、激越、失眠、意识紊乱等。

②利培酮　广泛的临床应用显示，本品耐受性良好。常见的副作用、不良反应少，锥体外系副作用少而轻，但与剂量相关。可有失眠、焦虑、激越、头痛、头晕、偶见直立性低血压、心动过速、恶心、呕吐、腹痛、视力模糊、闭经、泌乳和性功能障碍等，体重增加少有发生。

③奥氮平　治疗精神分裂症效果好，副作用少。锥体外系症状少而轻，多在高剂量时出现。可引起泌乳素增高，也与剂量相关。食欲与体重增加，很少引起癫痫，尚未发现粒细胞缺乏症。对血压、体温、心电图无明显影响。常有嗜睡，所以驾驶车辆及操作机械应格外小心，罕见血糖升高。

④喹硫平　在治疗范围内耐受性及安全性好。不良反应有嗜睡、头晕、直立性低血压、口干、便秘、恶心呕吐、乏力、失眠、兴奋或激越、视物模糊、震颤、消化不良、腹痛、体重增加、白细胞减少等。

⑤阿立哌唑　该药在治疗剂量不良反应轻而少。治疗初期可有焦虑、静坐不能、头痛、头晕、失眠、嗜睡、恶心呕吐，随着治疗时间的延伸，可逐渐减轻或消失。可引起直立性低血压，锥体外系症状少，未见泌乳增加。

抗精神药物治疗的副作用和不良反应请参阅第十五章的相关内容。

(二) 精神分裂症的心理治疗

抗精神病药物治疗能有效地控制及消除精神病性症状，恢复自知力，达临床治愈程度。理想的结果是能保证病人恢复原来的日常生活能力、工作学习能力，重新使之建立正常稳定的人际关系，积极参加社会活动，使之认识到充分减轻精神残疾程度的重要性。但是，在精神分裂症的发病上，除了本身的易感性、环境中的不良影响，应激因素也不可忽视。

给予支持性心理治疗，如能帮助解除其急慢性应激问题，可以在一定程度上减轻社会心理因素给患者造成的精神压力和打击；通过家庭治疗可以改善患者与家庭成员间的情感问题；通过认知治疗可促进患者自知力的充分恢复，对疾病的恢复和稳定十分重要。心理治疗对保证病人能健康回归社会是不可缺少的重要辅助措施。

（三）电痉挛治疗

即电休克治疗。对精神分裂症的兴奋、躁动、冲动伤人、违拗、木僵或亚木僵、拒食（精神症状所致）、出走，突出的抑郁情绪、自杀等情况适合接受电痉挛治疗，抗精神病药物治疗无效者也可给予此疗法治疗。这种治疗可缩短疗程。进行此疗法要严格选择病例。掌握禁忌症。目前，因这疗法有一定危险性，已采用无抽搐电疗（醒脉通）。具体事宜参阅第十六章之四。

（四）其　他

1. 胰岛素昏迷治疗。临床上有一定疗效，特别是对精神分裂症患者顽固的妄想等有效。但有人认为缺乏操作性，加之治疗过程的危险性，早已不再使用。

2. 精神外科治疗。主要为脑立体定向术，改善病人精神症状。因为有抗精神病药物治疗均能获得较满意的疗效，只有极少数病人其他疗法都无法奏效的才考虑或接受精神外科手术治疗。

（五）康复训练

精神分裂症接受抗精神病药物治疗后，症状基本消失，但仍存在认知、行为、个性等问题，有的遗有残留症状，这就需要接受精神康复治疗和训练。采用适于患者的各种条件和活动内容，使患者的精神症状逐渐得以最大程度的调整和恢复。例如：对患者及其家属进行精神卫生知识的教育，特别是关于精神分裂症相关知识的教育，使他们了解早期发现、早期治疗的积极作用；使他们知道急性期及慢性期的精神异常表现，尽早发现，及时治疗，并能坚持全程系统治疗，保证病人得以更好的恢复病情。亲属的护理和监护，细心周到是十分必要的。当然，患者对自己的疾病能正确认识，才能重现精神的康复，可改变患者的得过且过忽视真正康复的态度，能很好的配合家属和医生，接受康复治疗。通过开展体育活动和适当的劳动，融入集体，能改善孤僻、退缩行为，使其与别人的交流能力、沟通能力、克服困难能力都能得到提高。由此，也会改善病人的情感表达，思考能力也会活泼起来。通过生活自理和家政方面的训练，可促进患者的生活自理能力和对家庭的责任感；通过职业训练可提升社会功能、增强自信心。同时面对发生的一切，会提高患者对疾病的应对能力，积极主动建立健康心理、预防和减少复发，为其回归社会打下良好基础。

第三节　偏执型精神障碍

一、病　因

　　偏执型精神障碍是一类以妄想为主要症状，而病因未明的精神障碍。若有幻觉则历时短暂且不突出，称妄想性精神障碍，包括偏执狂、偏执状态、急性妄想发作及不典型偏执性精神障碍。30岁以后起病者较多见。病前性格多具敏感、多疑、争强好胜、主观固执等特征。一般认为，本病是在个性缺陷基础上，遭受刺激而诱发，对所遭遇的挫折做歪曲的理解，而逐渐形成妄想。在妄想的影响下，容易和周围环境发生冲突，由此又强化其妄想。生活环境的改变，如移民、服役、被监禁及社会隔绝状态，可能会诱发偏执。偏执狂和偏执状态合称为偏执性精神障碍。临床特点为意识清楚，其妄想结构较为系统，妄想内容可变异较大，很少或不出现幻觉。其人格相对完整，一般不会出现人格衰退和智能受损，病程迁延，有的甚至妄想可持续终生，很少有精神衰退。不涉及妄想的情况下，无明显的其他精神方面异常。

二、临床表现

　　现今，《中国精神障碍分类与诊断标准》第三版中，偏执狂与偏执状态合为一个诊断，即偏执性精神障碍，临床表现一并列出。

　　1. 以系统妄想为主要症状，且内容较为固定，有一定的现实性，如不经了解真假难辨。主要表现为被害妄想、嫉妒妄想、夸大妄想、疑病妄想或钟情妄想等内容，很少出现幻觉，也无分裂症的特征性症状，如被控制体验等。

　　2. 病人的妄想信念表现出"条理化"，随病情的进展，病人可把许多本来毫不相干的情况都联系在一起，不断扩大怀疑的范围，其情感、行为及意志活动受妄想支配。

　　3. 临床上可见：①诉讼狂。较多见，在被害妄想的影响下，不断上告，诉诸法庭。诉状有逻辑，详尽，层次分明，字面上看不出破绽。患者病前个性多有自负、敏感、强硬的特点。②色情狂。女性多见，坚信异性对自己流露爱慕之情，遭到拒绝时还认为对方是在考验自己，毫无悔意，反而更加坚定地判断人家是爱恋自己的，所以继续努力。③夸大狂。患者自命不凡，认为自己才华横溢，说自己有发明创造能力。相信自己会由此而发财。自感精力充沛，智商高，能预知未来。表现得不可一世。有的患者拿自己所谓的"设计方案"，要求有关部门领导予以批准实施。达不到目的时锲而不舍，四处奔走，反复纠缠，影响所到之处的生活和工作秩序。无论怎样都听不得正面劝解。④嫉妒狂。对自己的配偶不信任，坚信其另有所爱。表现跟踪监视，检查配偶的衣裤、提包、信件，甚至不许爱人单独行动，严重者可发生暴力行为，症状表现没完没了。

偏执状态的表现基本与偏执狂近似。只是妄想内容不那么系统、固定和扩大，并可伴有幻觉。多见于女性。可发生在一些生活事件之后。对工作、生活基本无太大影响。

三、诊断与鉴别诊断

（一）诊　断

以 CCMD-3 的诊断标准为依据。

症状标准：以系统妄想为主要症状，内容较固定，并有一定的现实性，不经了解难辨真伪。主要表现为被害、嫉妒、夸大、疑病或钟情等内容。

严重标准：社会功能严重受损和自知力障碍。

病程标准：符合症状标准和严重程度标准，至少已持续 3 个月。

排除标准：排除器质性精神障碍，精神活性物质和非成瘾物质所致精神障碍、精神分裂症，或情感性精神障碍。

说明一点，如患者病前有明显的偏执素质，而环境因素不居主导地位，则妄想系统结构严密，情节并不荒谬，其病程进展是持续的，很少缓解，各种治疗很少奏效。由于妄想的影响，其社会功能会明显受损。然而，起病急，环境因素影响比较突出，病前无明显偏执素质，虽然妄想较系统，但结构较松弛，情节较荒谬，常在病程进展中有间歇缓解，对治疗反应较好。

总的说来，该组疾病预后是不良的。

（二）鉴别诊断

1. 偏执型精神分裂症。此病以原发性妄想为主，且不系统，不固定，内容荒谬，无"条理性"可言。易泛化，常出现幻觉及分裂症特征性症状，社会功能明显受损，并可导致精神衰退。

2. 心因性妄想。心因性妄想是因为有应激因素的长时间存在，患者长久地处于困境中而引发的妄想等症状，且内容与应激源有联系，容易暴露，预后好于偏执型精神障碍。

3. 偏执型人格障碍。虽然具有敏感多疑的个性特征，但不形成妄想。

4. 病理性嫉妒。这是精神病性症状，并不都构成妄想，也可以是一种超价观念。

四、治　疗

对于偏执性精神障碍，到目前为止尚没有特殊的治疗方法。抗精神病药物效果也不肯定。

1. 首先应建立良好的医患关系，因为患者无自知力，建立良好的医患关系，是一件很难的事情。患者常抱着对立的情绪，甚至气愤。医生则应努力使之情绪平静，与之坦诚相待，以友好打动之，并且能坚持不懈的以良好的心态不断主动接触患者，逐渐使其接受药物治疗。

2. 药物治疗。基本上很难达到以药物消除妄想的效果。但抗精神病药物可以起到镇静情绪，缓解妄想的作用。还可用抗焦虑、抗抑郁药治疗与妄想相伴随的焦虑及抑郁症状。但病人有拒绝治疗情况，不依从，所以，必要时可使用长效针剂。

因为病程呈慢性经过，有的终生不愈。但到老年后，由于体力和精力的不足，症状有所缓解。

3. 心理治疗。在取得信任的基础上，可以尝试。

第四节　分裂情感性精神障碍

分裂情感性精神障碍，是指一组分裂症状和情感症状同时存在，又同样突出，常有反复发作的精神病。分裂症状为妄想、幻觉及思维障碍等阳性精神病性症状，情感性症状为躁狂发作或抑郁发作症状。多在青少年或进入成年期发病，没发现性别、种族、地区或社会阶层方面的特殊联系。病因尚不清楚，但发病常有诱因（应激或巨大的生活事件）。

一、流行病学

《精神病学》四版中指出，因为诊断分类上的分歧和改动，很难找到确切的流行病学资料，但临床上本病并不少见。WHO（1975）报告，10 个国家 811 例精神分裂症中，分裂情感性精神病 107 人，占 13%；国内上海、苏州（1977 年）调查住院 301 例精神分裂症中，分裂情感性精神病 16 例，占 5.3%。国外有调查资料表明，本病的发病率为 0.3/100000 ~ 5.7/100000，相当于精神分裂症年发病率 7.3/100000 ~ 15.0/100000 的 1/4，大致相当于躁狂症的年发病率 1.7/100000 ~ 3.3/100000，终生患病率 0.5% ~ 0.8%（Tsuang MT, 1996）。本病多在青少年或成年早期发病。

二、病因和发病机理

沈渔邨主编的《精神病学》四版中介绍国内外学者有不同看法。①本病是精神分裂症的变异；②本病是情感性精神障碍的变异；③有别于精神分裂症或情感性精神病的第三种精神病；④是一种异源性：有属于精神分裂症的亚型、情感障碍的亚型，也许还有第三种精神病的亚型；⑤功能性精神病的谱、精神分裂症和情感性精神障碍各为一端，本病处于这一谱的中间地位；⑥本病是精神分裂症素质和重性情感障碍素质相互作用的产物。

以上均为病因假设。

遗传因素、神经内分泌因素的研究都受诊断分类上分歧的影响，当然结果也有分歧。

发病机理：有人提出可参考精神分裂症的素质模式，有些资料较多支持与情感性精神病具有一定的联系，必须在生物、心理、社会因素的冲击下发病。

三、临床表现

1. 有典型的躁狂或抑郁病相，同时具有精神分裂症症状。这两种症状同时存在或先后在病中出现。（躁狂或抑郁相，参阅第八章心境障碍）

2. 病程呈间歇发作，症状缓解后基本不留明显缺陷，因反复发作，对病人生活会造成一定影响。

3. 部分病人可有分裂症、躁狂抑郁家族史，起病较急，可有应激因素存在。

4. 青少年多见，临床上女性多于男性。

5. 预后一般较好。

四、诊断和鉴别诊断

（一）诊断

CCMD-3 中指出：

同时符合精神分裂症和情感性精神障碍躁狂或抑郁发作的症状标准；社会功能严重受损和自知力不全或缺乏；病程至少 2 周以上，并且出现与消失的时间较接近。要排除器质性精神障碍，精神活性物质和非成瘾性物质所致精神障碍、分裂症或情感性精神障碍。

说明：如在不同发作中分别以分裂症症状或情感性症状为主要临床相，仍按每次发作的主要临床相做出各自的诊断。

分裂情感性精神病分型：

1. 分裂情感性精神病，躁狂型。

2. 分裂情感性精神病，抑郁型。

3. 分裂情感性精神病，混合型。

（二）鉴别诊断

1. 精神分裂症。该病情感症状不突出，其抑郁症状与分裂症症状不是同时存在于病程中，而是在分裂症症状基本消失后出现。不具备分裂症症状及情感性精神障碍同样突出的特点。

2. 情感性精神障碍（有精神病性症状）。虽然在疾病过程中有精神病性症状，但与情感性症状相比并不突出。

3. 器质性精神障碍、精神活性物质与非成瘾物质所致精神障碍。根据病史及化验室检查等即可鉴别。

五、治 疗

(一) 分裂情感性躁狂的治疗。

1. 常用的药物是氯丙嗪和锂盐。两种药物的合用比单独使用为佳。治疗中椎体外系作用会发生,可给安坦处置。氯丙嗪的用量同一般常规剂量,而锂盐使用剂量要监测血锂浓度进行调整。

2. 无抽搐电休克治疗。在处于紧张或危险情况时,比如:自杀、严重逃跑、拒食等,可考虑作为辅助疗法,一定按常规要求去做。

3. 维持治疗。此时要求血锂浓度在 0.6mmol/L 左右,如长时间服用锂盐,病人应注意液体及食盐的摄入。定期检测血锂水平,注意肝、肾及甲状腺功能。孕妇,尤其妊娠早期应慎重(详见精神药物治疗章节)。

4. 丙戊酸盐。指钠、镁盐,可考虑使用。

5. 氯氮平。为了控制兴奋可以使用,或加用苯二氮䓬类药物。

(二) 分裂情感性抑郁的治疗

一般在使用抗精神病药物(传统抗精神病药物与新型抗精神病药物)后有时随着精神症状的消失,抑郁症状也可消失。如果治疗中抑郁症状不消失,可合用抗抑郁剂。(用量参阅精神药物治疗章节)

维持治疗问题。

急性期症状缓解后应进行维持治疗。根据病人具体病情继续使用抗精神病药物及抗郁药物。这两种药物的使用应根据病人具体情况而定。(详见精神药物治疗章节)

第五节 急性短暂性精神病

急性短暂性精神病是指一组起病急骤,以幻觉、妄想、言语、行为紊乱等阳性精神病性症状为主要临床表现的短暂性精神障碍,症状往往可在数小时或数天之内突然出现,多数病人能缓解或基本缓解。

该精神障碍与其他精神病性障碍之间的关系,尚存在争议。在不同分类系统中,该术语的内涵与外延均有差别,因此,有关本病的流行病学及遗传、生化等研究均没有一致的报道。本节所述的急性短暂性精神病包括:分裂样精神病、阵发妄想和旅途性精神病。

一、临床表现

(一) 分裂样精神病

其表现符合分裂症的各项诊断标准,只是症状标准的持续时间(即病程)

不到 1 个月。

(二) 妄想阵发

也称急性妄想发作。一般无明显诱因突然急性起病，多在一周内症状达到高峰，以短暂妄想为主，可有情感障碍和行为障碍。多见于青壮年，不发生于儿童，50 岁以后罕见。妄想结构松散、片断或多种，可有被害、关系、夸大、嫉妒或宗教妄想。可伴有恍惚、错觉、短暂的幻觉、人格解体、言语和行为紊乱，运动增多或减少，历时多暂短。另外，有的病人还可出现妄想知觉、妄想心境或妄想记忆，并由此引发其他症状，如焦虑、抑郁、恐惧等。病人还可有失眠，在失眠前后症状可加剧。

(三) 旅途性精神病

指一种病前存在明显的综合性因素，如精神刺激、过度疲劳、过分拥挤、睡眠缺乏、营养水分缺乏等综合因素作用，在旅途中急性起病的精神障碍。主要表现为意识障碍，片断的妄想、幻觉或行为紊乱。病程短暂，停止旅行、充分休息后，数小时至一周内可自行缓解。

意识方面主要为轻度的意识混浊，在此基础上，对知觉映像及环境的判断发生歪曲，有的患者可出现恐怖性错觉、幻觉和片断妄想，因而情绪紧张、行为紊乱，可有冲动、伤人行为，事后可有遗忘或部分片断记忆。

二、诊 断

(一) 分裂样精神病

除病程不足一个月，其他均与精神分裂症相同。

(二) 妄想阵发

1. 临床表现以突然产生的多种松散、变换不定的妄想为主，如被害、关系、夸大、嫉妒或宗教妄想。可伴有意识恍惚、短暂幻觉、人格解体、运动增多或减少等情况。

2. 病程短暂。部分病例可达三个月。

3. 应除外应激相关障碍，精神活性物质或非成瘾性物质所致精神障碍，或有持续性幻觉与特征性思维障碍的分裂样精神病。

(三) 旅途性精神病

1. 在长途旅行中或刚结束旅行后急性起病。

2. 发病前有明显的精神刺激，身体过度疲劳、过分拥挤、慢性缺氧、睡眠缺乏、营养及水分缺乏等因素综合作用，常可出现意识障碍、片断幻觉、妄想或行为紊乱、冲动、伤人等。

3. 病程短暂。停止旅行与充分休息后，数小时至一周内可自然缓解。

4. 应除外癔症和旅途中发生的其他精神障碍。如分裂症、情感性精神障碍等。

三、鉴别诊断

（一）妄想阵发的鉴别

1. 脑器质性疾病、躯体疾病、药物中毒或戒断等引起的谵妄状态。由于起病的经过、躯体疾病的体征、实验室检查均有其特殊性，一般鉴别不难。注意到这方面的情况是重要的。

2. 分裂样精神病。虽然均可为急性起病，也可伴有意识障碍，但该病以精神活动的不协调的分裂症状占优势。病程不足一个月。

3. 心境障碍。可急性起病，有的伴有精神病性症状，可出现各种极端的情绪，为其特征之一。有其可理解性。

4. 癔症。病前个性为自我中心。症状的发生和消失与暗示和自我暗示有一定联系。有潜在的目的性和继发获益，有特殊的分享和转换症状，其症状具有戏剧性。

（二）旅途性精神病的鉴别

1. 旅途中由各种原因诱发的脑器质性精神障碍、躯体病患者出现的谵妄。通过了解病史、发病的具体表现及躯体检查、实验室检查的证据，可做出鉴别。

2. 旅途中发生的精神分裂症、癫痫性精神运动性发作。精神分裂症有不协调的基本特征或有特征性的分裂症状；癫痫精神运动性发作，主要为意识朦胧，可有脑电图异常。另外，旅途中是否具有过度疲劳、紧张、营养及水分缺乏和睡眠缺乏，鉴别是应考虑的。

3. 癔症。旅途中遇到不愉快事件，加之有癔症性格和既往的癔症发作史，可鉴别。癔症的意识障碍主要表现为朦胧状态。

4. 应激相关障碍。此病的发生、发展与创伤性心理因素相关联。即其症状的发展与应激源之间是平行关系。而旅途性精神病强调发生在旅途中，是因过度疲劳，睡眠及营养，水分缺乏等因素所引起。

四、治　疗

（一）精神药物治疗

1. 要尽快控制症状，精神药物为首选，使用方法参考第十五章精神药物治疗相关部分。对不系统、片断妄想有较好的效果，应选择副作用小的药物为宜，剂量不可太大。急性症状缓解后，根据具体情况给予短期的维持治疗。

2. 病程中出现的焦虑、恐惧、抑郁症状可给予抗焦虑、抗抑郁药物。剂量不宜大，用药时间不可过长。症状消失即可。

（二）支持疗法

如病人存在身体衰弱、脱水及电解质紊乱时，应补液及加强营养。并保证病人充分休息。这点对旅途精神病很重要。

（三）心理治疗

针对性进行心理治疗对改善病情有益，当然对预防复发也是有好处的。对于旅途性精神病，应尽早停止旅行，脱离发病的环境，让病人充分休息也是重要的。并向其嘱咐，旅途中一定注意不要过劳，避开拥挤，保证充足的睡眠及饮食营养的全面是特别重要的。

思考题

1. 精神分裂症的概念、临床表现和分型的内容如何。
2. 精神分裂症的鉴别诊断。
3. 精神分裂症的治疗方法。

（靳桂丽　陈　明）

第八章　心境障碍

第一节　概　述

　　心境障碍（mood disorder），又称情感障碍，既往称为情感性精神病，是由各种原因引起的以情感或心境改变为主要特征的一组精神障碍。临床上主要表现为情感高涨或低落，通常伴有相应的思维、行为等方面的改变或紊乱，重者可有幻觉、妄想等精神病性症状，躯体症状也很常见甚至成为重要临床相。本组疾病首发年龄多在青壮年，15 岁以前和 60 岁以后均少见。大多数具有反复发作的特点，但一般预后良好，每次发作多可缓解，通常不留人格缺陷。少部分可有残留症状或转为慢性，成为致残性障碍。

　　我国临床目前执行的是《中国精神障碍分类与诊断标准》CCMD-3，它将心境障碍分为抑郁发作、躁狂发作、双相障碍、持续性心境障碍等几大类型。躁狂发作或抑郁发作是指仅有躁狂或抑郁发作，习惯上称为单相躁狂或单相抑郁。临床上单相躁狂较少见。双相障碍既往称躁狂抑郁性精神病，又称躁郁症，其临床特征是躁狂相和抑郁相的交替发作。

一、患病率

　　各个国家和地区有关心境障碍患病率的报道相差甚远。西方国家心境障碍的终生患病率一般为 2% ~ 25% 之间，远远高于我国报道的数字。其原因应该是多方面的，主要可能与诊断分类标准、流行病学调查方法、人群生物学特点以及社会文化背景等有关。

　　根据 1982 年在我国 12 个地区开展的精神疾病的流行病学调查，心境障碍终生患病率为 0.7604%（29/38136），时点患病率为 0.037%（14/38136）。抑郁性神经症的患病率为 0.311%，而且农村（0.412%）高于城市（0.209%）。1992 年又对上述的七地区进行了复查，发现心境障碍的终生患病率为 0.083%（16/19223），时点患病率为 0.052%（10/19223）。2004 年我国保定市进行的一项流行病学调查显示心境障碍的终生患病率为 9.01%（95% CI = 8.42% ~ 9.60%），时点患病率为 6.51%（95% CI = 6.00% ~ 7.02%），三种常见的心境障碍是重性抑郁障碍（4.19%，2.64%）、心境恶劣（仅现患）（2.15%）和未特定的抑郁障碍（2.49%，1.76%）。时点患病率：女性（7.65%）高于男性（5.42%）（P<0.01），农村（6.81%）高于城市（4.45%）（P<0.01）；50~59岁及60~69岁患病率高，分别为9.34%、9.70%。

2004世界精神卫生调查委员会报告的14个国家15项调查结果显示：各国心境障碍的年患病率在0.8%~9.6%之间，美国最高，尼日利亚最低，我国北京、上海分别为2.5%和1.7%。这些调查还显示无论在发达国家还是发展中国家心境障碍的诊治率均较低。

二、病因和发病机制

本病的病因至今尚不明确，但国内外大量的研究资料均明确表明生化、遗传等生物学因素和心理社会因素对本病的发生存在明显影响。多数观点认为生物学因素构成了发病因素或倾向，心理社会因素往往起到触发媒介的作用。

（一）心理社会因素

在心境障碍的治疗中，心理社会因素在我国越来越受到重视。临床观察发现无论单相或双相障碍，首次发作前出现应激性生活事件几率高于正常人对照。有研究发现大于90%的抑郁症病人发病前有负性生活事件，如丧失事件、严重躯体疾病，经济陷入危机等。一般认为，遗传因素或早年生活经历如幼年丧亲等在心境障碍发生中可能导致一种易感素质，它呈现一种过渡状态，易感的人在较轻的环境因素下即有可能发病，而正常人却非如此。相比较而言，环境因素对抑郁症的发病作用更重要。而遗传因素对双相障碍病人影响较大。

（二）遗传学因素

研究表明遗传学因素对心境障碍的发病有重要作用，但遗传方式尚未明确，目前遗传学研究主要集中在家族谱系、双生子、寄养子以及基因连锁等方面。

对家族谱系的研究调查结果相对一致。与正常人群相比，双相障碍患者先证者的一级亲属中双相障碍的发生率高近20倍，抑郁障碍的发生率高近10倍。研究显示如果双亲中任一位患有双相障碍，子女发生心境障碍的几率为25%；如果双亲均患有双相障碍，子女发生心境障碍的几率则会高达50%~75%。几乎所有研究均显示血缘关系越近，发病危险性会随之越高，而且呈现逐代增强加重现象。

在双生子研究方面，几乎每项研究均发现同卵双生子的心境障碍同病率高于异卵双生子。在对双相障碍的调查中发现，同卵双生子间的发病一致率约为40%，部分研究显示可能高达90%。异卵双生子间则为5%~25%。针对抑郁障碍的一项Meta分析认为遗传因素约占37%。多数研究均显示同卵双生子间的重性抑郁发作同病率约50%，而异卵双生子则为约20%。

针对寄养子的研究同样显示心境障碍具有明显的遗传倾向。有调查研究发现患双相障碍的寄养子，其血亲父母心境障碍患病率为31%，寄养父母中则仅有 12%。其他相关研究也显示：遗传因素在心境障碍的发病中远重于环境因素。

近年来，随着遗传学技术的进步，对发现的候选基因的区域研究不断深入，相关分析范围也更加广泛，如对色氨酸、多巴胺及去甲肾上腺素神经传导系相关的酪氨酸羟化酶、色氨酸羟化酶的研究，线粒体功能研究，将双相障碍易患基因定位于第 11 号染色体的研究等。但遗憾的是，迄今为止，尚未有任何一个研究结果能被重复证实。只能推测心境障碍是多基因遗传模式，是遗传因素和环境因素共同作用的结果。

(三) 神经内分泌因素

大量生化研究资料表明心境障碍的发生与神经内分泌功能失调有关，主要包括下丘脑—垂体—肾上腺（HPA）轴、下丘脑—垂体—甲状腺（HPT）轴、下丘脑—垂体—生长素（HPGH）轴的功能异常。

研究发现抑郁发作时肾上腺素能受体敏感性增高，HPA 轴活性增强，部分患者同时会有可能为继发的肾上腺增生。HPA 轴的活性主要受促皮质醇释放因子（CRF）调控。当中枢 NE 不足时会促进 CRF 的分泌，从而使肾上腺皮质增加分泌皮质醇，导致血液中皮质醇浓度增高。使肾上腺皮质激素对垂体前叶的负反馈作用减弱。正常人血浆皮质醇的昼夜周期波动有一定规律，由于抑郁症病人血中皮质醇水平高，因而正常周期波动规律紊乱。依据这一原理，临床上有时会应用地塞米松抑制实验来协助诊断抑郁症。

抑郁心境还常与甲状腺功能减退显著相关，很多快速循环障碍的患者也有甲状腺功能减退的表现，用甲状腺激素治疗有效。临床研究发现，在 TCAs 治疗的基础上加用 T3，能加速 TCAs 起效。

多数研究表明抑郁症患者夜间生长激素分泌减少，部分日间分泌增加。对 HPGH 轴的研究还发现抑郁症患者中地塞米松诱发的生长激素分泌显著减少。双相障碍患者躁狂发作时，去甲肾上腺能刺激的生长激素分泌也会减少。

(四) 神经生化因素

对心境障碍的神经递质功能研究主要包括去甲肾上腺（NE）、5-HT、DA、GABA，其中前二者被认为与心境障碍的发生关系最密切。

1. 去甲肾上腺素（NE）假说

一些研究发现，在抑郁症、躁狂症和分裂性精神障碍患者的脑脊液中，中枢 NE 的主要代谢产物 MHPG 的水平升高，另一些研究表明单相抑郁患者存在 NE 的高分泌，表现为血液和尿液中 NE 与 NE 代谢产物的增加，血浆中的 NE 基础浓度较高。

今年还有研究认为尿液中的 MHPG 浓度下降是双相 I 型抑郁患者的典型特征，双相 II 型的患者的 MHPG 水平类似于单相抑郁，但也有研究初步推测，血浆和尿液中 MHPG 浓度较高的单相抑郁患者更易发展为轻躁狂或躁狂。因此尿液中 MHPG 浓度可能有助于从生化角度对单相抑郁患者进行分类，但尚需进一步研究。

2.5-羟色胺（5-HT）假说

在心境障碍的生化病因学中倍受重视。众多研究都认为抑郁发作与 5-HT 功能活动下降有关，而躁狂发作与 5-HT 功能增强有关。较直接的药理学证据包括：利血平可耗竭 5-HT 而导致抑郁；SSRI 类药物通过阻滞 5-HT 的回收起到明显的抗抑郁作用；5-HT 前体 5-羟色胺酸能治疗抑郁症等。研究还发现抑郁症患者的脑脊液中 5-HT 的代谢产物 5-HIAA 含量降低，尤其是伴有自杀倾向者。最近的研究还证实中枢 5-HT 与 NE 系统间密切的交互作用可以继发地影响到多个神经递质系统的功能。

研究还发现，5-HT 的变化在人类的脑内与血浆中是一致的，因此设想通过测定血浆中血小板的 5-HT 变化来反应中枢 5-HT 的变化，但这一设想还需进一步证实。

3. 多巴胺（DA）假说

研究表明，多巴胺能活性增强对精神病性抑郁的发生起重要作用，伴有或不伴有精神病性症状的抑郁患者相比血浆多巴胺 β-羟化酶活性更低，DA 浓度及血浆中高香草酸（HVA）浓度更高，因此推测血浆多巴胺 β-羟化酶活性降低是精神病性抑郁发病的危险因子。

还有学者通过临床发现认为抑郁症病人存在中脑边缘系统 DA 功能失调，也可能存在多巴胺 DA1 受体功能低下，但三环抗抑郁药可能降低 DA1 受体功能并不支持这一观点。

4.r-氨基丁酸（GABA）假说

该物质对中枢神经系统的许多功能起到重要调节作用，如可调控癫痫阈值等。临床及药理学研究均显示心境障碍患者 GABA 代谢改变。GABA 有两个受体亚型，GABAa 和 GABAb，GABA 能系统通过受体调控参与心境调控，临床研究发现抗癫痫药如卡马西平、丙戊酸钠具有心境稳定作用。抗躁狂药物的药理作用是通过 GABA 能神经递质传递。

抑郁症患者脑脊液中的 GABA 浓度显著低于健康者，同时也有研究表明抑郁患者血浆及脑组织中 GABA 水平均降低，但无研究能说明 GABA 水平下降时心境障碍的特异性改变。

（五）脑电生理变化因素

心境障碍病人常出现睡眠障碍，如躁狂病人睡眠需要减少，而抑郁症病人则常见失眠，如入睡困难、早醒等。睡眠脑电变化研究提示，抑郁症病人总睡眠时间减少，觉醒次数增多，快眼动睡眠（REM）潜伏期缩短，抑郁程度越重，REM 潜伏期越短，且可预测治疗反应。

抗癫痫药可有效治疗双相障碍，证明脑电生理活动与心境变化之间存在密切关系，双相障碍病人可能存在大脑颞叶皮层的反复"点火"状态，从而导致神经活动的不稳定。

(六) 神经影像学因素

在结构性影像学研究中,采用 CT 技术发现,与正常人群相比,心境障碍病人明显显示脑室扩大和脑沟增宽,发生率分别为 12.5% ~ 42%、17%,但这种差异在单相抑郁与双相抑郁间差异无显著性。MRI 技术研究显示:双相障碍病人未治疗前额叶和颞叶处于相对水肿状态,通过锂盐治疗可得到纠正;伴MRI 异常的双相障碍病人多既往多次住院和有较多认知损害。部分功能性脑成像研究提出:双相障碍患者的全脑皮层的葡萄糖代谢率较单相障碍或正常对照低,差异显著;抑郁病人左侧前额区前外侧代谢减低。

第二节　躁狂发作

躁狂发作以心境高涨为主,与其处境不相称,可以从高兴愉快到欣喜若狂,某些病例仅以易激惹为主。病情轻者社会功能无损害或仅有轻度损害,严重者可出现幻觉、妄想等精神病性症状。

一、临床表现

躁狂发作(manic episode)病人一般存在所谓"三高"症状,即情感高涨、思维奔逸和意志行为增强。

(一) 情感高涨

这是躁狂状态的主要原发症状。患者通常表现为特别轻松愉快,兴高采烈,热情洋溢,无忧无虑,举止风趣,自我感觉亦为无比快乐和幸福,这种情感常富有感染力,容易引起周围人的共鸣,随其悲喜。有的患者表现情绪不稳,变化不定,刚才还欢乐愉悦,转瞬却激动暴怒。部分患者主要表现为易激惹,听不得半点指责,常因此而暴跳如雷、怒不可遏,甚至可出现破坏及攻击行为,但常常很快转怒为喜或赔礼道歉。重时可出现夸大观念,自认才华出众,狂妄自大,目空一切,甚至可达到妄想程度,其内容并不荒谬。在此背景下有时也可出现继发的关系妄想、被害妄想等,多继发于情感高涨。

(二) 思维奔逸

表现为思维联想速度明显加快,自觉思维非常敏捷,思维内容丰富,脑中的概念接踵而至,感到说话的速度远远跟不上自己的思想。常表现为言语增多、滔滔不绝、口若悬河、出口成章,即使口干舌燥、声音嘶哑仍讲个不停。患者被动注意增强,思维明显受周围环境影响,表现为随境转移,说话主题快速转移即表现为意念飘忽。部分患者可出现音联、意联的症状。

(三) 意志行为增强

病人的意志行为明显增强,为协调性精神运动性兴奋。行为、情感与内心体验一致，与周围环境相协调。表现精力旺盛，兴趣范围扩大，活动明显增多，喜交往，与人一见如故，爱凑热闹，爱开玩笑，好干涉，爱管闲事，整日忙忙碌碌，但做事常虎头蛇尾，不能专注于一事，因而常成事不足，败事有余。自我控制力减弱，行事常常是随心所欲，不考虑后果，如任意挥霍钱财，随意将财物赠送同事或路人，病情严重时会举止粗鲁，甚至有冲动毁物行为。自我评价过高，自认才智过人，可做任何事，乱指挥别人，训斥别人，专横跋扈，狂妄自大。社交活动多，随便请客，经常去娱乐场所，行为轻浮，且好接近异性。

（四）伴随症状

躁狂发作病人常伴有睡眠需要减少，整日忙碌，不知疲倦。活动过度时可引起体重减轻、脱水等。病人性欲亢进，偶可出现兴之所至的性行为，有时则可在不适当的场合出现与异性过分亲热、拥抱、接吻等行为而招惹是非。在发作极为严重时，患者呈极度的兴奋躁动状态，会出现意识障碍伴幻觉、错觉及思维不连贯等症状，此即谵妄性躁狂。多数患者在疾病的早期即丧失自知力。

另外有的躁狂发作临床表现较轻者称为轻躁狂。患者情感高涨、精力充沛、活动增多，有显著的自我感觉良好，注意力不集中，也不能持久，轻度挥霍，社交活动增多，性欲增强，睡眠需要减少。有时表现为易激惹，自负自傲，行为较莽撞，但不伴有幻觉、妄想等精神病性症状。对患者社会功能有轻度的或无影响。

再有年老体弱的躁狂症要特殊注意避免衰竭酿成躯体疾病。

【典型病例】林某，男性，33 岁。因异常兴奋、乱惹事、对异性不规矩而住院。

患者一月前无因发病，失眠，话多，同事感到其精力充沛，好言，变得聪明。经常写诗，某市日报连载 7 次，很受领导赏识。但随着时间的推移，变得亢奋，高谈阔论，乱买一些非必需用品，受到批评，反而训斥下级。稍有不如意则摔杯踢凳，甚至骂人。一反常态好接近异性，对女同事举止不轨，招惹很多是非。故被送入院。女医生检查时，表现话多，随境转移，说个不停，还称要与女医生搞对象，医生提醒其要自重，病人便拍案而起，怒称："你一个小小医生，还跩了吧唧的，我一个堂堂局长还配不上你吗？"被男医生制止后立即赔礼道歉，颇有诚恳之意。好干涉，在病室内乱惹事，否认有病。诊断为躁狂发作。

二、诊断和鉴别诊断

（一）精神科临床目前统一使用《中国精神障碍分类与诊断标准》第三版CCMD-3 诊断标准与分类

躁狂发作诊断标准如下：

【症状标准】以情绪高涨或易激惹为主，并至少有下列 3 项（若仅为易激惹，至少需 4 项)：

(1) 注意力不集中或随境转移；

(2) 语量增多；

(3) 思维奔逸(语速增快、言语迫促等)、联想加快或意念飘忽的体验；

(4) 自我评价过高或夸大；

(5) 精力充沛、不感疲乏、活动增多、难以安静，或不断改变计划和活动；

(6) 鲁莽行为(如挥霍、不负责任，或不计后果的行为等)；

(7) 睡眠需要减少；

(8) 性欲亢进。

【严重标准】严重损害社会功能，或给别人造成危险或不良后果。

【病程标准】

(1) 符合症状标准和严重标准至少已持续 1 周；

(2) 可存在某些分裂性症状，但不符合分裂症的诊断标准。若同时符合分裂症的症状标准，在分裂症状缓解后，满足躁狂发作标准至少 1 周。

【排除标准】排除器质性精神障碍，或精神活性物质和非成瘾物质所致躁狂。

【说明】本躁狂发作标准仅适用于单次发作的诊断。

30.1 轻性躁狂症(轻躁狂)【F30.0】

除了社会功能无损害或仅轻度损害外，发作符合 30 躁狂发作标准。

30.2 无精神病性症状的躁狂症【F30.1】

除了在 30 躁狂发作的症状标准中，增加"无幻觉、妄想，或紧张综合征等精神病性症状"之外，其余均符合该标准。

30.3 有精神病性症状的躁狂症【F30.2】

除了在 30 躁狂发作的症状标准中，增加"有幻觉、妄想，或紧张综合征等精神病性症状"之外，其余均符合该标准。

30.4 复发性躁狂症【F30.8 其他躁狂发作】

【诊断标准】

(1) 目前发作符合上述某一型躁狂标准，并在间隔至少 2 个月前，有过一次发作符合上述某一型躁狂标准；

(2) 从未有抑郁障碍符合任何一型抑郁、双相情感障碍，或环性情感障碍标准；

(3) 排除器质性精神障碍，或精神活性物质和非成瘾物质所致躁狂

30.41 复发性躁狂症，目前为轻躁狂【F30.8 其他躁狂发作】

符合 30.4 复发性躁狂的诊断标准，目前发作符合 30.1 轻躁狂发作标准。

30.42 复发性躁狂症，目前为无精神病性症状的躁狂【F30.8 其他躁狂发作】

符合 30.4 复发性躁狂的诊断标准，目前发作符合 30.2 无精神病性症状的躁狂标准。

30.43 复发性躁狂症，目前为有精神病性症状的躁狂【F30.8 其他躁狂发作】

符合 30.4 复发性躁狂的诊断标准，目前发作符合 30.3 有精神病性症状的躁狂标准。

30.9 其他或待分类的躁狂【F30.8；F30.9】

（二）鉴别诊断

1. 精神分裂症　发病早期常出现兴奋状态，多见于青春性兴奋，亦见于妄想性兴奋、紧张性兴奋等，有时需与躁狂发作相鉴别，其要点为：（1）精神分裂症是以思维障碍为原发症状，情绪也不是高涨，而是表现为肤浅的傻笑或嬉笑，给人愚蠢之感，无感染力；而躁狂发作是以心境高涨为原发症状，表现为协调性精神运动性兴奋，有感染力，可引起他人共鸣。（2）患者的思维、情感和意志行为等精神活动是不协调的，与环境格格不入，常表现为思维松弛、妄想荒谬离奇、行为怪异；急性躁狂发作出现精神病性症状时亦可出现不协调的精神运动性兴奋，但是在情感症状的背景下，与周围环境无明显背离，不荒谬。（3）病程多数为发作进展或持续进展，缓解期常有残留精神症状或人格缺损；而躁狂发作病程是间歇发作性病程，间歇期基本正常。（4）病前性格、家族遗传史、预后和药物治疗的反应等均有助于鉴别。

2. 躯体疾病　躁狂发作可继发于某些躯体疾病尤其是脑部疾病，它与原发性躁狂发作鉴别要点为：（1）前者有明确的器质性疾病史，体格检查有阳性体征，实验室及其他辅助检查有相应指标的改变。（2）前者的情感症状随原发疾病的病情消长而波动，原发疾病好转，情感症状相应好转或消失。（3）某些器质性疾病所致躁狂发作，其心境高涨的症状不明显。如甲状腺功能亢进，一般表现为易激惹、焦虑和紧张；另如脑动脉硬化病人多表现为欣快、易激惹、情绪不稳。（4）前者既往无心境障碍的发作史，而后者可有类似的发作史。

3. 药物　某些药物可导致类似躁狂的表现。因这种发作与用药有密切的关系，所以病情的严重程度及病程会随药物使用量的多寡而消长，同时病人常常伴有程度不等的意识障碍，一般不难鉴别。

可能导致躁狂的疾病和药物：

神经系统疾病：

锥体外系疾病（亨廷顿病、脑炎后帕金森病、Wilson 病）

中枢感染（麻痹性痴呆、病毒性脑炎）

其它（脑肿瘤、脑损伤、丘脑切开术、脑血管意外、多发性硬化、颞叶癫痫、皮克病）

其它疾病：

尿毒症、甲亢、糙皮病、维生素 B_{12} 缺乏症、分娩后躁狂药物：

各种抗抑郁药、苯丙胺、巴氯芬、溴剂、溴隐亭、卡托普利、西米替丁、可卡因、皮质醇（包括 ACTH）、环孢菌素、戒酒硫、致幻剂、肼酞嗪、异烟肼、左旋多巴、哌醋甲酯、甲泛葡胺、鸦片类、苯环已哌啶、丙卡巴肼、普环啶、育亨宾

三、病程和预后

春末夏初为躁狂的多发季节，多数为急性或亚急性起病。躁狂症的发病年龄一般在 30 岁左右。发病可早至 5～6 岁，晚至 50 岁以后，但 90% 以上的病例起病于 50 岁以前。

躁狂发作的自然病程，一般认为持续数周到 6 个月，平均为 3 个月左右，有的病例只持续数天，个别病例可达 10 年以上。有人认为反复发作的躁狂症，每次发作持续时间几乎相仿，多次发作后可成慢性，少数患者还有轻度残留症状，社会功能也未完全恢复至病前水平。现代治疗最终能使 50% 的患者完全恢复。有人认为在一生中只发作一次的病例仅占 5%，但也有人认为可高达 50%。在最初的 3 次发作，每次发作间歇期会越来越短，以后发作间歇期持续时间不再改变。对每次发作而言，显著和完全缓解率为 70%～80%。一般预后较好。

四、治　疗

临床中单相躁狂比较少见。目前抗躁狂发作一线药物为碳酸锂、丙戊酸盐或非典型抗精神病药如利培酮、奥氮平、奎硫平、齐拉西酮、氯氮平等，其中首选碳酸锂。卡马西平、奥卡西平可作为换药选择。具体请参见双相障碍治疗中躁狂发作部分。

第三节　抑郁发作

一、概　念

抑郁发作是一种心境障碍，可由各种原因引起，以显著而持久的心境低落为主要临床特征，尚有思维迟缓、意志行为减退和躯体症状，严重者可出现幻觉、妄想等精神病性症状。

二、流行病学及防治现状

抑郁症是一种常见的心境障碍，已成为全球第 4 大致残疾病。据世界卫生

组织（WHO）预测，到 2020 年，抑郁症将成为仅次于缺血性心脏病的第 2 位致残疾病。抑郁症的患病率较高，全球接近 8% 的成年人在一生中的某个时期患抑郁症。1998 年，世界精神卫生调查委员会（World Mental Health Survey Consortium, WMH）对焦虑障碍、心境障碍及药物依赖的年患病率、疾病严重度、功能损害程度及接受治疗情况等进行了调查，2004 年报道了该研究已完成的 14 个国家的 15 项调查结果，显示心境障碍的年患病率为 0.8%～9.6%，其中以美国最高，尼日利亚最低；我国北京市和上海市的年患率分别为 2.5% 和 1.7%。据最近 WHO 估计全世界有 1.2～2 亿抑郁症患者。美国近期调查显示抑郁症的终身患病率为 17.1%。北京安定医院于 2003 年对北京城乡社区进行的流行病学调查显示，抑郁症的终生患病率为 6.87%，时点患病率为 3.31%，年患病率为 4.12%。河北省 2004—2005 年抑郁症的现状调查结果时点患病率为 27.01‰，终生患病率为 47.47‰。

当前，抑郁症的识别率还很低。WHO 于 1993 年对 15 个不同国家或地区的抑郁症识别率的调查显示，平均识别率为 55.6%，而上海市则仅为 21%。能够被识别并且得到足剂量、足疗程治疗的患者所占比例则更低，在国外约占 50%，而国内不足 10%。不能得到足剂量、足疗程治疗的患者，特别是急性期患者，往往会有抑郁症残留症状（以下简称残留症状）的发生。临床研究显示，在那些未经治疗，或者经过治疗未达到临床痊愈的患者（治疗后汉密尔顿抑郁量表（17 项，HAMD17）≥8 分）中，存在着残留症状。残留症状会使抑郁症慢性化，导致抑郁的复发，以致残疾，无疑加重了社会、家庭的疾病负担。

最重要的是，抑郁障碍患者的自杀、自伤，甚至杀害亲人的危险性增高，2/3 抑郁症患者曾有自杀想法和行为，15%～25% 抑郁症患者最终自杀成功。自杀在青年及老年人中发生率较高。美国的资料显示，抑郁症人群中的年自杀率为 83.3/10 万。它是一般人群自杀率（11.2/10 万）的 8 倍，中国的年自杀率已达 22.2/10 万（1993），并且农村自杀率高于城市 3～4 倍，尤其是农村年轻女性的自杀率达 40～55/10 万，其中相当部分系抑郁障碍所致。国内最近的一项研究，对 571 例自杀死亡者作心理解剖，发现 63% 有精神疾病，40% 为抑郁症（Phillips，2002）。另一项自杀死亡者的研究则显示抑郁症患者占 2/3。

抑郁障碍具有高发病、高复发、高致残的特点。所带来的后果就是沉重的经济负担，因此全社会应争取不断改善抑郁障碍的防治，提高患者的治愈率及改善患者的生活质量，降低疾病负担。

三、临床表现

抑郁发作是以情感低落，思维迟缓，意志行为减退即"三低症状"和躯体化症状为主要临床表现。

1. 情绪低落　是抑郁发作的核心症状，抑郁障碍的主要症状，表现为悲观、心情灰暗，从轻度心情不佳、苦恼、忧伤到悲痛欲绝。病人体验到活着无意义。高兴不起来，总想沮丧之事，无乐趣感受。整日愁眉不展、唉声叹气、郁郁寡欢、兴趣索然、爱好丧失、无喜悦之感。悲观绝望、紧锁眉头，度日如年。痛苦难熬，生不如死，苦苦求救，甚至想一死了之。

在情感低落背景下，自我评价低，过分贬低自己，把自己看得一无是处。一切不如人，产生无用感、无价值感、无助无望感，强烈地过度自责。自感废物一个，前途暗淡无光，严重者产生自罪，常见罪恶妄想，自认罪恶深重，应受惩罚，死不足惜。在躯体不适的基础上亦可产生疑病妄想，各处就医，做各种检查，虽被告知无阳性所见，仍认为患上不治之症。部分病人出现焦虑、激越症状，更年期、老年期病人较为明显，病人表现焦虑，惶惶不可终日，不停来回走动，搓手顿足，捶胸扯衣。有的则表现易激惹性。

抑郁发作病人约有半数出现昼重夜轻的心境节律性变化。病人常有清晨抑郁程度重，下午、晚上则转轻之感受。此为抑郁发作的典型症状，有助抑郁症之诊断。

2. 思维缓慢　病人联想速度明显变缓，注意困难、反应迟钝、思路闭塞，自感如同生锈的齿轮一样启动运转困难。表现言语少，语音低沉，主动言语明显减少，甚至无语。记忆减退，工作学习能力明显下降，乃至不能。

3. 意志行为减退　病人的意志行为呈现明显持久的抑制。主动行为减少，行动缓慢，不与人交往，独坐一处。整日卧床，不想做事，不想学习，少食少动，甚而不食、不动、不语，至木僵状态。如细查尚能流露痛苦、抑郁反应，可与其他木僵状态相鉴别。

重性抑郁发作常伴有自杀观念和行为，通常在悲观绝望、自责自罪和疑病妄想的背景下产生自杀念头。随着症状加重，自杀的念头愈加强烈，千方百计试着了结此生，只求一死解脱，甚至拭杀亲人以免受失去亲人之苦或拭杀年老、妇幼体弱者，以求定罪受死。此为"扩大性自杀"。自杀是抑郁症的最危险症状，长期追踪观察发现约 15%~25% 自杀身亡，应提高警惕，严加防范。

4. 躯体症状　此为抑郁发作常见症状，部分抑郁症病人以此为主诉。主要表现有睡眠障碍，食欲减退、无饥饿感，终日不思饮食，体重减轻，周身不适，疼痛、阳痿、闭经等。

睡眠障碍很常见，病人往往以此为主诉就诊，典型表现为早醒 2~3 小时，醒后不能再入睡，为抑郁症的特征性症状，颇有诊断意义。部分表现入睡困难，睡眠不深。睡眠感缺失常见于更年期病人。

躯体不适可见于人体各种脏器，如恶心呕吐、心慌心跳、胸闷出汗、各部位疼痛等，少数病人有恐惧、强迫、人格解体、现实解体等症状，在此基础上严重者可出现疑病、虚无幻想。

抑郁发病的严重程度不等，临床上分为轻、中、重度，轻度可门诊治疗，重度特别是自杀观念强烈者，须住院治疗严防意外。

【典型病例】李某，男性，19 岁。三月前因未考入重点高校，自觉心情不好，闷闷不乐，精力不足，不爱活动，很有举步为艰之感，深爱之篮球亦逐渐不愿碰触，活动明显减少。自感思维缓慢，跟不上老师讲课的速度，早早起来，作业常完不成，成绩下降。自觉很对不起家长，影响班级荣誉，败坏学校声誉。少与人交往，有时不去上课。自我评价低，感到无力学好功课，将来是一个无作为的人，逐渐产生自杀观念，二周前写了诀别书和遗书，对一些琐碎往事感到罪过。一周前家属发现其情绪低落，表情绝望，卧床不起，不去上学，父亲下班再三劝慰询问方交出诀别书和遗书。因而来诊。检查合作，自述病中经过，表情愁苦，情绪低落，不时叹气，对答缓慢，行为迟缓，自责自罪，自杀观念，尚知精神有点不对，愿治疗，诊断为抑郁症。

四、诊断及鉴别诊断

(一)《中国精神障碍分类与诊断标准》第三版 CCMD-3 中抑郁发作诊断标准

32 抑郁发作【F32】

以心境低落为主，与其处境不相称，可以从闷闷不乐到悲痛欲绝，甚至发生木僵。严重者可出现幻觉、妄想等精神病性症状。某些病例的焦虑与运动性激越很显著。

症状标准：以心境低落为主，并至少有下列 4 项：

(1) 兴趣丧失、无愉快感；

(2) 精力减退或疲乏感；

(3) 精神运动性迟滞或激越；

(4) 自我评价过低、自责，或有内疚感；

(5) 联想困难或自觉思考能力下降；

(6) 反复出现想死的念头或有自杀、自伤行为；

(7) 睡眠障碍，如失眠、早醒，或睡眠过多；

(8) 食欲降低或体重明显减轻；

(9) 性欲减退。

严重标准：社会功能受损，或给本人造成痛苦或不良后果。

病程标准：

(1) 符合症状标准和严重标准至少已持续 2 周。

(2) 可存在某些分裂性症状，但不符合分裂症的诊断。若同时符合分裂症的症状标准，在分裂症状缓解后，满足抑郁发作标准至少 2 周。

排除标准：排除器质性精神障碍，或精神活性物质和非成瘾物质所致抑郁。

32.1 轻抑郁【F32.0】

32.2 无精神病性症状的抑郁【F32.1】

32.3 有精神病性症状的抑郁【F32.2】

32.4 复发性抑郁【F33】

(二) 鉴别诊断

1. 精神分裂症。精神分裂症早期及恢复期均可出现抑郁症状,类似抑郁发作。精神分裂症病人的情感特点是平淡而非抑郁,其思维障碍、情感淡漠为原发症状,逐渐显现言语零乱,思维松弛,情感不协调,荒谬多变,矛盾的意向,评论性、命令性幻听等特征性症状。抑郁发作伴随的精神病性症状不带有这些特征。且能找到在情感背景下的印记。抑郁发作严重时可出现木僵,但极少有大小便不能自理、蜡样屈曲和空气枕、违拗等,也不伴有紧张性兴奋。细心观察会发现其与他人之间保持着一定的情感反应,明显有别于精神分裂症的紧张性木僵。

2. 继发性抑郁。一些脑部疾病、躯体性疾病、药物和精神活性物质皆可导致抑郁症状。应与原发性抑郁发作相鉴别。此类继发的抑郁障碍都有原发疾病史或明确的药物和精神活性物质使用史,能查找到相应的病理体征和阳性实验室检验结果。抑郁症状也会随着原发疾病的好转或物质的停用而好转、消失。老年期抑郁症可能伴有明显的认知障碍,类似痴呆,称为抑郁性痴呆。在精神检查时表现为不愿回答问题,而非器质性痴呆的编造乱答。抗抑郁治疗可短期缓解,抑郁情绪和认知功能随之改善。器质性痴呆则多持续性加重。

五、病程及预后

抑郁症首次发作常可找到明显的心理社会因素,复发后却找不到这种生活事件。抑郁症大多数表现为急性或亚急性起病,秋冬季为好发季节。单相抑郁较双相障碍发病年龄晚,每次发作持续时间短的只有几天,长者则可达 10 年以上,平均病程约为 6~13 个月。一次发作病程超过 2 年者不足 20%。药物治疗可缩短病程。治疗越早,病程缩短越显著。复发次数越多,病情越严重,伴有精神病性症状,年龄越大,则病程持续时间就越长,缓解期相应缩短。

抑郁发作有明显的复发和慢性化倾向。1 次发作者 50% 会再发,2 次发作者再次发作的可能性为 70%,3 次发作患者又治疗不足三月者几乎 100% 会复发。首次复发抑郁患者约有 5%~10% 可转为双相。一般认为预后比精神分裂症好,但反复发作、慢性、老年、有心境障碍家庭史、病前为适应不良人格、有慢性躯体疾病、缺乏社会支持系统、未经治疗和治疗不充分者,预后往往较差。

六、抑郁障碍的治疗

抑郁障碍的治疗当前主要包括药物治疗、心理治疗和电抽搐治疗等。我国已出台试行《中国抑郁障碍防治指南》,内容精细、详尽、实用。本节即以其为主要指导。

抑郁障碍的治疗目标是提高抑郁障碍的显效率和临床治愈率，预防复发，最大限度减少病残率和自杀率，恢复社会功能，提高生存质量，达到真正意义的治愈，而不仅是症状的消失。

（一）抑郁障碍的药物治疗

抗抑郁药是当前治疗各种抑郁障碍的主要药物，能有效解除抑郁心境及伴随的焦虑、紧张和躯体症状，有效率约 60% ~ 80%。虽非病因治疗，但恰当的治疗可预防复发。一旦明确诊断后即应开始药物治疗，治疗中应始终遵循尽可能单一用药、用药个体化、逐渐增量、足剂量、足疗程的原则。国外的原则一般推荐 SSRIs、SNRIs、NaSSAs 作为一线药物选用。但我国目前临床用药情况调查显示 TCAs 如阿米替林、氯米帕明、麦普替林等在不少地区作为治疗抑郁症首选药物。大量研究也证明 TCAs 与 SSRIs、SNRIs、NaSSAs 疗效相当，只是副作用严重程度有差异而已。因此各地区可具体情况具体分析，依据安全、有效、适量、充分和经济的原则，因人而异，合理选用。

抑郁症为高复发性疾病，目前倡导全程治疗，分为三期：急性治疗期、巩固治疗期和维持治疗期。具体如下：

1. 急性期治疗

控制症状，尽量达到临床痊愈。治疗严重抑郁症时，一般药物治疗 2 ~ 4 周开始起效，治疗的有效率与时间呈线性关系。如果患者用药治疗 6 ~ 8 周无效，可改用或合并其他作用机制不同的药物，也可考虑电抽搐治疗。

2. 巩固期治疗

至少 4 ~ 6 个月，在此期间患者病情不稳，复燃风险较大，因此切不可大意，力争病人和家属遵嘱用药。

3. 维持期治疗

抑郁症为高复发性疾病，预防复发必须坚持用药。有关维持治疗的时间意见不一，多数认为首次抑郁发作维持治疗为 6 ~ 12 个月；两次发作者维持 3 ~ 5 年；三次发作者应长期维持治疗。也有学者认为，40 岁以前三次发作终生服药，40 ~ 65 岁二次发作终生服药，65 岁以后发作即终生服药，防自杀致残。维持治疗剂量应为原急性期治疗剂量或略低于之。新一代抗抑郁药不良反应少，耐受性好，服用简便，为维持治疗提供了方便。维持治疗后，病情稳定，可缓慢减药直至终止治疗，但应密切监测复发的早期征象，一旦发现有复发的早期征象，迅速恢复原治疗。

此期常需合并家庭心理治疗。临床实践得知，有相当部分病人和家属受各种因素影响，会固执地不肯坚持服药或自行减量，导致病情多次复发。通过心理治疗可使家属认识和理解维持用药的重要性，同时协助家庭增强心理社会适应能力，指导社会安排，有利于预防复发。

（二）抗抑郁药的种类

抗抑郁药发展迅速，品种多达 20 余种，以下是目前国内外常用的几种抗抑郁药。

既往分类多按化学结构进行分类，如杂环类（HCAs）抗抑郁药，包括三环类（TCAs）如阿米替林等、四环类如马普替林等。而今更多按功能（作用机制）来划分：5-HT 再摄取抑制剂（SSRIs）如氟西汀等；选择性 5-HT 及 NE 再摄取抑制剂（SNRIs）如文拉法辛；NE 及 DA 再摄取抑制剂（NDRIs）如安非他酮；$5-HT_{2A}$ 受体拮抗剂及 5-HT 再摄取抑制剂（SARIs）如曲唑酮，奈法唑酮，NE 及特异性 5-HT 能抗抑郁药（NaSSA）如米氮平。

1.SSRIs

5-HT 再摄取抑制剂是近年临床上广泛应用的抗抑郁药，具有疗效好，不良反应小，耐受性好，服用方便等特点。主要药理作用是选择性抑制 5-HT 再摄取，使突触间隙 5-HT 含量升高而达到治疗目的。对 NE、H_1、M_1，受体作用轻微，故相应不良反应也较少。一般两周起效。

（1）适应症　各种类型和不同严重程度的抑郁障碍。

（2）禁忌症　①对 SSRIs 类过敏者；②严重心、肝、肾病慎用；③禁与MAOIs、氯咪帕明、色氨酸联用；④慎与锂盐、抗心律失常药、降糖药联用。

SSRIs 镇静作用较轻，可白天服药，如出现倦睡乏力可改在晚上服，为减轻胃肠刺激，通常在早餐后或餐中服药。年老体弱者宜从半量或 1/4 量开始，酌情缓慢加量。

（3）不良反应　抗胆碱能不良反应和心血管不良反应比 TCAs 轻。①神经系统：头痛，头晕，焦虑，紧张，失眠，乏力，困倦，口干，多汗，震颤，痉挛发作，兴奋，转为狂躁发作。少见的严重神经系统不良反应为中枢 5-羟色胺综合征，这是一种 5-HT 受体活动过度的状态，主要发生在 SSRIs 与单胺氧化酶抑制剂合用。因此，SSRIs 禁与单胺氧化酶抑制剂类药物合用。②胃肠道：较常见恶心，呕吐，厌食，腹泻，便秘；③过敏反应：如皮疹；④性功能障碍：阳痿，射精延缓，性感缺失；⑤其他：罕见的有低钠血症，白细胞减少。

（4）药物相互作用　①置换作用：SSRIs 蛋白结合率高，如与其他蛋白结合率高的药联用，可能出现置换作用，使血浆中游离型药浓度升高，药物作用增强，特别是治疗指数低的药如华法令、洋地黄毒苷，应特别注意。②诱导或抑制 CYP（P450）酶：CYP（P450）酶诱导剂如苯妥英，将增加 SSRIs 类药物的清除率，降低 SSRIs 类药物的血药浓度，影响疗效；而抑制剂会降低 SSRIs 类药物的清除率，使 SSRIs 类药物的血浓度升高，导致毒副反应（表 8-1）。

表 8-1　可能与 SSRIs 类抗抑郁药相互作用的药物

CYP1A2	CPY2D6	CPY3A3/4	CYP2C19
氨茶碱	去甲咪帕明	阿普唑仑	苯妥英*
咪帕明	利培酮	三唑仑	地西泮
咖啡因	酚噻嗪类	红霉素	环己烯巴比妥

续表 8-1

CYP1A2	CPY2D6	CPY3A3/4	CYP2C19
非那西汀	氟哌啶醇	硝苯吡啶	咪帕明
华法令	可待因	皮质醇类	非那西汀
酚噻嗪类	普洛奈尔	环孢素（抗排异反应）	华法令
	奎尼丁	阿思咪唑（抗组胺药）	普洛奈尔
		酮康唑（抗真菌药）	TCAs

＊为诱导剂，余为抑制剂。

2．SNRIs

为 5-HT 及 NE 再摄取抑制剂。代表药物主要有文拉法辛（venlafaxine），为二环结构。有速释制剂（博乐欣）及缓释制剂（怡诺思，Efexor XR）两种。具有 5-HT 和 NE 双重摄取抑制作用，对 M_1、H_1、a_1 受体作用轻微，相应不良反应亦少。疗效与咪帕明相当或更优，起效时间也较快，对难治性抑郁也有较好治疗作用。

（1）药理特性　文拉法辛口服易吸收，主要代谢物为去甲基文拉法辛，蛋白结合率低，仅 27%，因而不会引起与蛋白结合率高药物之间置换作用。普通型制剂 $T_{1/2}$ 短，为 4～5hr，故应分次服药；但缓释剂每天服药一次，主要从尿排出。对肝药酶 P4502D6 抑制作用小，提示药物相互作用可能性较少。

常用的几种抗抑郁药的使用、不良反应及禁忌症参阅第十五章精神药物治疗相关部分。

（三）抗抑郁药的选用（中国抑郁障碍防治指南中介绍）

抗抑郁药的疗效和不良反应均存在个体差异，这种差异在治疗前很难预测。一般而言，几种主要抗抑郁药疗效大体相当，又各具特点，药物选择主要取决于患者躯体状况，疾病类型和药物不良反应。表 8-2 列出了几种主要抗抑郁药在选择时的比较。

表 8-2　几种主要抗抑郁药的比较和选择

类别	抗抑郁	抗焦虑	相对毒性	不良反应	优点	缺点
SSRIs						
氟西汀	＋＋	＋		＋	停药反应少	均有性功能障碍，焦虑、失眠 $T_{1/2}$ 长，清洗期长，药物相互作用(2D6、3A4)
帕罗西汀	＋＋	＋＋		＋	镇静作用较强	头疼，困倦，抗胆碱能不良反应，药物相互作用(2D6)
舍曲林	＋＋	＋＋		＋	药物相互作用较少	消化道症状较明显
氟伏沙明	＋＋	＋＋		＋	镇静作用较强	恶心，药物相互作用(1A2)

续表 8-2

类　别	抗抑郁	抗焦虑	相对毒性	不良反应	优　点	缺　点
西酞普兰	++	++		+	药物相互作用少	恶心,过量危险
SNRIs						
文拉法辛	+++	++		+	重度抑郁疗效较好,药物相互作用小	焦虑、恶心、头痛、血压轻度升高、性功能障碍
NaSSAs						
米氮平	++	++		+	胃肠道副反应少,性功能障碍少	镇静,倦睡,体重增加,粒缺罕见,如有感染应检查 WBC
TCAs	++	++	++	+++	价格便宜	不良反应较多,过量危险
SARIs						
曲唑酮	+	++	+	+	改善睡眠,抗焦虑	镇静、头晕、低血压、阴茎异常勃起
奈法唑酮	++	+++	+	+	改善睡眠,抗焦虑,性功能障碍少	镇静,药物相互作用(3A4)
NDRIs						
安非他酮	++	-	++	+	转躁少,性功能障碍少	过度兴奋,抽搐,失眠,恶心,头痛,震颤,精神病性症状
MAOIs						
吗氯贝胺	+	+		+	无镇静作用,无性功能障碍	头痛,失眠,焦虑,药物相互作用
其他						
噻奈普汀	++	++		+	抗焦虑,无镇静作用,性功能障碍少	口干、恶心

注：+轻　++中　+++重

抗抑郁药的选用，要综合考虑下列因素：（1）既往用药史：如有效仍可用原药，除非有禁忌症。（2）药物遗传学：近亲中使用某种抗抑郁药有效，该患者也可能有效。（3）药物的药理学特征：如有的药镇静作用较强，对明显焦虑激越的患者可能较好。（4）可能的药物间相互作用：有无药效学或药代学配伍禁忌。（5）患者躯体状况和耐受性；抑郁亚型：如非典型抑郁可选用 SSRIs。（6）药物的可获得性及药物的价格和成本问题。

（四）对不同类型抑郁症的治疗建议

1. 伴有明显激越的抑郁症的治疗

抑郁症患者可伴有明显激越，激越是女性更年期抑郁症的特征。在治疗中可考虑选用有镇静作用的抗抑郁剂，如 SSRIs 中的氟伏沙明、帕罗西汀，NaSSAs 中的米氮平，SARIs 中的曲唑酮，以及 TCAs 中的阿米替林等，也可选用

SNRIs 中的文拉法辛。在治疗的早期，可考虑抗抑郁药合并苯二氮䓬类的劳拉西泮（1～4mg/d）或氯硝西泮（2～4mg/d）。当激越焦虑的症状缓解后可逐渐停用苯二氮䓬类药物，继续用抗抑郁剂治疗。抗抑郁药治疗的原则和一般的抑郁障碍的治疗相同，保证足量足疗程。

2. 伴有强迫症状的抑郁症的治疗

抑郁症患者可伴有强迫症状，强迫症的患者也可伴有抑郁，两者相互影响。有人认为伴有强迫症状的抑郁症患者预后较差。药物治疗常使用 TCAs 中的氯咪帕明，以及 SSRIs 的西酞普兰、氟伏沙明、舍曲林、帕罗西汀和氟西汀。通常使用的剂量较大，如西酞普兰可用至 40～60mg/d、氟伏沙明 200～300mg/d，舍曲林 150～250mg/d，氯咪帕明 150～300mg/d。如无效可加用新型抗精神病药物，如奥氮平、奎硫平、阿立哌唑等，但一定要注意用药剂量应个体化。一般应达到最低有效治疗量以上。

3. 伴有精神病性症状的抑郁症的治疗

精神病性一词传统上强调患者检验现实的能力丧失，伴有幻觉、妄想、阳性思维形式障碍或木僵等精神病性症状。精神障碍程度严重，属于重性精神病范畴。有人认为这是一种独立的亚型，患者家族中患有精神病性抑郁的比率较高，且较非精神病性抑郁症更具遗传倾向。

使用抗抑郁药物治疗的同时，可合并第二代抗精神病药或第一代抗精神病药物，如奥氮平、奎硫平、齐拉西酮、利培酮、奋乃静、舒必利等，剂量可根据精神病性症状的严重程度适当进行调整，当精神病性症状消失后，继续治疗1～2月，若症状未再出现，可考虑减药，直至停药，减药速度不宜过快，避免出现撤药综合征。

4. 伴有躯体疾病的抑郁障碍的治疗

伴有躯体疾病的抑郁障碍，其抑郁症状可为脑部疾病的症状之一，如脑卒中，尤其是左额叶、额颞侧的卒中；抑郁症状也可能是躯体疾病的一种心因性反应；也可能是躯体疾病诱发的抑郁障碍。躯体疾病与抑郁症状同时存在，相互影响。抑郁障碍常常会加重躯体疾病，甚至使躯体疾病恶化，导致死亡，如冠心病、脑卒中、肾病综合征、糖尿病、高血压等。躯体疾病也会引起抑郁症状的加重。故需有效地控制躯体疾病，并积极地治疗抑郁。抑郁障碍的治疗可选用不良反应少，安全性高的 SSRIs（优先考虑西酞普兰）或 SNRIs 药物。如有肝肾功能障碍者，抗抑郁药的剂量不宜过大。若是躯体疾病伴发抑郁障碍，经治疗抑郁症状缓解，可考虑逐渐停用抗抑郁药。若是躯体疾病诱发的抑郁障碍，抑郁症状缓解后仍需继续治疗。

5. 难治性抑郁症的药物治疗

（1）难治性抑郁症的概念

目前尚无统一的标准，较严谨的标准是：首先应符合 ICD-10 或符合 CCMD-3 抑郁发作的诊断标准；并且用现有的两种或两种以上不同化学结构的抗抑郁药,经足够剂量(治疗量上限)、足够疗程治疗(6周以上),无效或收效甚微者。

难治性抑郁症约占抑郁症患者的 10%～20%。难治性抑郁症是一较复杂的问题,处理颇为棘手,是目前精神病学面临的难题之一。

(2) 难治性抑郁症的药物治疗建议

对难治性抑郁症建议采取以下治疗策略:

首先,可增加原抗抑郁药的剂量,至最大治疗剂量的上限。加药过程中密切注意药物的不良反应,尤其 TCAs 的加量时需严密观察心血管的不良反应,避免过量中毒。

其次,抗抑郁药物合并增效剂,具体联用方案可为合用锂盐,锂盐的剂量不宜太大,通常在 750～1000mg/d。一般在合用治疗后的 7～14 天见效,抑郁症状可获缓解。抗抑郁药与丁螺环酮(buspiron)联用:丁螺环酮的剂量逐渐增加至 20～40mg/d,分 3 次口服。抗抑郁药与苯二氮䓬类(BZD)联用,可缓解焦虑,改善睡眠,有利于疾病康复。抗抑郁药与新型抗精神病药物联用:如维思通(1～2mg/d)、奥氮平(5～10mg/d)、喹硫平(0.2～0.6g/d。主要用于精神病性的难治性抑郁;另一种可能起协同作用的抗精神病药为舒必利。抗抑郁药与抗癫痫药联用:如卡马西平(0.2～0.6/d)、丙戊酸钠(0.4～0.8/d)。抗抑郁药合用甲状腺素:如甲状腺素片 60mg2～3 次/d,或三碘甲状腺氨酸(T3)以 10mg～20mg/d 开始,并逐渐增加至 20mg2～3 次/d。

再者,两种不同类型或不同药理机制的抗抑郁药的联用,①TCAs 与 SSRIs 联用:如白天用 SSRIs,晚上服多塞平,阿米替林。SSRIs 和 TCAs 联用因药代学的相互作用,可引起 TCAs 血药浓度升高,可能会诱发中毒,联用时 TCAs 的剂量应适当减小。②TCAs 和安非他酮联用。③抗抑郁药合并电抽搐治疗,或采取生物心理社会综合干预措施。

联合用药时一般不推荐两种以上抗抑郁药联用,只有在足量、足疗程、同类型和不同类型抗抑郁药治疗无效或部分有效时才考虑联合用药,以增强疗效,弥补某些单药治疗的不足和减少不良反应。

6. 药物的过量中毒及处理

抗抑郁药中以 TCAs 过量中毒危害最大,一次吞服 2.5g 即可致死,尤其老人和儿童。其他抗抑郁药危险相对较小。TCAs 一次门诊处方量不宜超过 2 周,并嘱家人妥为保管。

TCAs 过量中毒的临床表现主要为神经、心血管和外周抗胆碱能症状(阿托品中毒症状)、昏迷、痉挛发作、心律失常,还可有兴奋、谵妄、躁动、高热、肠麻痹、瞳孔扩大、肌阵挛和强直,反射亢进、低血压、呼吸抑制、心跳骤停而死亡。

处理方法包括支持疗法和对症疗法。如发生中毒,可试用毒扁豆碱缓解抗胆碱能作用,每 0.5～1 小时重复给药 1～2mg。及时洗胃、输液、利尿、保持呼吸道通畅、吸氧等支持疗法。积极处理心律失常，可用利多卡因、心得安和苯妥英钠等。控制癫痫发作，可用苯妥英钠 0.25g 肌注或安定 10～20mg 缓慢静注。由于三环类药物在胃内排空迟缓，故即使服入 6 小时以后，洗胃措施仍有必要。

（五）抑郁障碍的心理治疗

常用的心理治疗方法有：精神动力学治疗、认知行为治疗、人际关系心理治疗、家庭婚姻心理治疗等。应由特定的专业人员施治。中、重度抑郁发作一般不选择单一心理治疗，应在药物治疗基础上合并支持性心理治疗和家庭心理治疗。轻度抑郁发作如心理治疗无效时亦应联合用药。对抑郁障碍患者的心理治疗主要可提高患者对服药的依从性；减轻和缓解心理社会应激源的抑郁症状，改善处理应激能力；促进心理社会功能和职业功能的康复；协同抗抑郁药维持治疗，预防抑郁障碍的复发。

（六）电抽搐和改良电抽搐治疗

适用于严重自杀、拒食和抑郁性木僵的病人，应为首选。也可用于抗抑郁治疗无效者。一般见效快、疗效好。6～10 次为一疗程。电抽搐治疗后仍需服用药物维持治疗。改良电抽搐治疗适应范围更广，可适用于不能药物治疗、躯体疾病、骨折、骨质疏松、年老体弱者甚至部分心血管疾病患者等。

第四节　双相障碍

一、概　述

双相障碍也称双相情感障碍，一般是指既有躁狂或轻躁狂发作，又有抑郁发作的一类心境障碍。一般呈发作性病程，躁狂和抑郁常反复循环或交替出现，但也可以混合方式存在，每次发作症状往往持续相当长时间，躁狂发作持续 1 周以上，抑郁发作持续 2 周以上，并对患者的日常生活及社会功能产生不良影响。

首次躁狂发作多发生于青年期，躁狂和轻躁狂的起病通常较急，可在数日内迅速发展至疾病状态；抑郁发作起病相对较缓，通常在数天至数周内逐渐发生，前驱期可有持续数周到数月的焦虑症状。随着年龄增长和发作次数的增加，正常间歇期有逐渐缩短的趋势。长期的反复发作，可导致患者人格改变和社会功能受损。

二、患病率

西方发达国家 20 世纪 70～80 年代的双相障碍终生患病率为 3.0%～

3.4%，90年代则上升到5.5%~7.8%（Angst，1999）。双相障碍发病年龄高峰在15~19岁，首次多为抑郁发作，往往一至数次抑郁发作后再出现躁狂或轻躁狂发作。男女性别间患病率相近。25%~50%的双相障碍患者有过自杀行为，11%~19%自杀身亡。年轻患者首次诊断后的第一年内尤其容易发生自杀。有资料显示，本病患者心血管疾病患病率较一般人群增加20%，约40%的患者同时合并有物质依赖。可见，双相障碍是一种严重危害人们心身健康的精神障碍。

目前，我国对双相障碍的流行病学问题还缺乏系统的调查。从现有资料看来，我国不同地区双相障碍流行病学调查得到的患病率相差悬殊。如中国内地12地区（1982）协作调查发现，双相障碍患病率仅为0.042%（包括仅有躁狂发作者），而台湾省（1982~1987）在0.7%~1.6%之间，香港特区（1993）男性为1.5%、女性为1.6%。同为华人地区，台湾与香港较接近，但较大陆高出约35倍。这种差别虽可能与经济和社会状况有关，但更主要的原因可能是流行病学调查方法学的差别。

目前就全球范围而言，双相障碍的识别率和及时治疗率依然不能令人满意。90年代后期，我国的诊断和治疗水平有了一定的改善，但与国际水准和现实需要还有相当的距离。因此，如何完善心境障碍包括双相障碍的防治体系，提高患者康复率及生活质量，减轻其所造成的社会经济负担，是摆在我们每一位精神科临床工作者面前的严峻课题。

三、诊断及鉴别诊断

(一) 诊　断

《中国精神障碍分类与诊断标准》第三版（CCMD-3）中双相障碍的诊断标准及临床亚型如下：

【31】双相障碍（F31）

目前发作符合某一型躁狂或抑郁标准，以前有相反的临床相或混合性发作，如在躁狂发作后又有抑郁发作或混合性发作。

【31.1】双相障碍，目前为轻躁狂

目前发作符合【30.1】轻躁狂标准，以前至少有1次发作符合某一型抑郁标准。

【31.2】双相障碍，目前为无精神病性症状的躁狂

目前发作符合【30.2】无精神病性症状的躁狂标准，以前至少有1次发作符合某一型抑郁标准。

【31.3】双相障碍，目前为有精神病性症状的躁狂

目前发作符合【30.3】有精神病性症状的躁狂标准，以前至少有1次发作符合某一型抑郁标准。

【31.4】双相障碍，目前为轻抑郁

目前发作符合【32.1】轻抑郁标准，以前至少有 1 次发作符合某一型躁狂标准。

【31.5】双相障碍，目前为无精神病性症状的抑郁

目前发作符合【32.2】无精神病性症状的抑郁标准，以前至少有 1 次发作符合某一型躁狂标准。

【31.6】双相障碍，目前为有精神病性症状的抑郁

目前发作符合【32.3】有精神病性症状的抑郁标准，以前至少有 1 次发作符合某一型躁狂标准。

【31.7】双相障碍，目前为混合性发作

（1）目前发作以躁狂和抑郁症状混合或迅速交替（即在数小时内）为特征，至少持续 2 周躁狂和抑郁症状均很突出；

（2）以前至少有 1 次发作符合某一型抑郁标准或躁狂标准。

【31.91】双相障碍，目前为快速循环发作

在过去 12 个月中，至少有 4 次情感障碍发作，每次发作符合【30.1】轻躁狂或【30】躁狂发作、【32.1】轻抑郁或【32】抑郁发作，或情感障碍的混合性发作标准。

说明：精神病性症状指幻觉、妄想，或紧张综合征等症状。

轻躁狂和轻抑郁主要指症状的严重度相对较低，没有造成社会功能影响或只有轻度影响。

混合性发作指发作时躁狂和抑郁症状混合或（在数小时内）迅速交替持续 2 周以上，躁狂和抑郁症状均很突出；以前应有过抑郁或躁狂发作。

快速循环发作特指过去 12 个月中，至少有 4 次情感障碍发作，每次发作形式不论，但符合轻躁狂或躁狂发作、抑郁发作或混合性发作标准。

（二）鉴别诊断（详见躁狂发作和抑郁发作）

1. 躯体疾病

可能与躁狂、抑郁发作有关的躯体疾病种类众多，临床上主要依据病史、体格检查和实验室检查，以及精神症状与躯体疾病的发生、发展和转归之间的关系加以鉴别。此外，某些躯体疾病的治疗药物也可诱发躁狂或抑郁发作。

2. 物质或酒精滥用所致精神障碍

物质或酒精滥用可诱发类似混合发作的症状。主要依据病史资料和精神活性物质定性进行鉴别。

3. 精神分裂症

在严重躁狂发作期与精神分裂症的鉴别有一定的困难。与精神分裂症相比，躁狂发作常急性起病并快速进展，患者的情绪反应与周围环境具有一定的联系，与内心体验相一致，且富有感染力。一般来说，思维内容不荒谬，具有一定的现实性和可理解性，多有相一致的情绪背景；若伴有精神病性症状，则其出现在情绪症状的高峰阶段，持续时间较短，经过治疗后较快消失；间歇期

社会功能保持相对完好，多无残留症状。半数患者有心境障碍家族史。

木僵状态常出现在严重抑郁发作阶段，此时与精神分裂症紧张型颇难鉴别，但抑郁性木僵往往是逐渐发生的，之前常有抑郁情绪，木僵往往是不完全的，罕见有大小便无法自理、肌张力增高、蜡样屈曲和空气枕头等症状，也不伴有精神紧张性兴奋。仔细观察时还可以发现患者的眼神往往与检查者保持一定的交流，或者眶中含泪，或者对情感刺激保持一定的反应，而且木僵一旦解除，其情绪低落的抑郁特征便暴露无遗，与精神分裂症的淡漠和精神病性症状为主的特征形成对照。

4. 经前期紧张症

经前期紧张症的焦虑、情绪不稳、易激惹与躁狂或抑郁的前驱期症状类似。鉴别要点是症状的时限性，即与月经周期有明确的关系，且随着月经的来潮而自发缓解。

四、病程及预后

双相障碍的躁狂发作通常急起发病，持续时间为 2 周至 4 或 5 月不等。而抑郁发作持续时间较长，约 6 个月至 1 年，平均为 9 个月。轻度发作不经治疗也可自发缓解。可连续躁狂发作多次后有一次抑郁发作。也可抑郁发作多次后才有躁狂发作，还可躁狂和抑郁交替发作。可有间隔期，也可连续发作。但少有混合发作转至躁狂发作。发作间歇期症状可完全缓解，间歇期的长短不一，可从数月到数年。首发通常有应激性事件，可见于任何年龄，但多数在 50 岁以前。随着时间延长，缓解期有逐渐缩短的趋势。中年后抑郁更为常见，持续时间也更长。

如果不经治疗，复发几乎不可避免，长期反复发作可导致人格改变、社会功能受损。混合发作、快速循环型预后不佳。双相障碍的予后较抑郁性障碍差。

五、治 疗

双相障碍几乎终生以循环方式反复发作，趋于慢性过程，因此应采取精神药物、躯体治疗、物理治疗、心理治疗（包括家庭治疗）和危机干预等综合治疗及长期治疗的原则，同时也有必要遵循患者与家属共同参与的原则。

为了使患者的治疗和安全能得到有效地保障和实施，在详细了解和评估患者的病情表现后，给予住院或门诊治疗的建议。

一般有以下情况者应住院治疗：急性期重症患者，有拒食、自伤或自杀或有伤人倾向，依从性不良，不能控制自己的行为，骚扰社会和家庭，缺乏有效监护人，伴有明显精神病症状，药物治疗效果不好而需进行电抽搐治疗，伴有重要器官疾病或有物质依赖及酒依赖需同时治疗者，老年人、孕妇及身体虚弱需密切监护者。

符合以下情况者可门诊治疗：病情许可、能坚持治疗、对他人或自身无危害者；轻、中度病情，有得力监护者；经住院治疗已完全缓解1个月以上者；已处于维持治疗阶段者等。

在有条件开展社区精神卫生服务的城乡，应在社区建立专病档案。专科医院可定期随访，由社区保健机构承担经常性追踪、供药及辅导任务。

治疗基本分为急性治疗期、巩固期和维持期三个阶段。

1. 急性治疗期

主要治疗目的是控制症状、缩短病程。注意治疗应充分，并达到完全缓解，以免症状复燃或恶化。如非难治性病例，一般情况下6~8周可达到此目的。

2. 巩固治疗期

此期主要是巩固疗效，应以前期主要治疗药物的治疗剂量维持治疗，防止症状复燃。巩固治疗期的时间长短原则上是按发作的自然病程。一般巩固治疗时间为：抑郁发作4~6个月，躁狂或混合性发作2~3个月。此期配合心理治疗十分必要，以防止患者自行减药或停药，促进其社会功能恢复。

3. 维持治疗期

此期治疗目的在于防止复发。可在第二次发作（不论是躁狂还是抑郁）缓解后即应给予维持治疗。在维持治疗期，对原治疗措施可以在密切观察下进行适当调整。但经验说明，使用接近治疗剂量者比低于治疗剂量者的预防复发效果要好。以锂盐为例，一般保持血锂浓度在0.6~0.8 mmol/L为宜。

但维持治疗并不能完全防止双相障碍病情复发。应教育患者和家属了解复发的早期表现，以便他们自行监控，及时复诊。维持治疗应持续多久尚无定论。如过去为多次发作者，可考虑在2~3年后，边观察边减少药物剂量，逐渐停药，以避免复发。对于再发者缓解后应给予更长维持治疗期。此期间施以心理治疗、家庭治疗可有效的提高抗复发效果。

（一）药物治疗

1. 药物治疗应以心境稳定剂为主　在用药之前，应进行全面的体格检查，以及血液、尿液、肝肾功能和甲状腺功能等实验室检查。一般选择药物应根据患者的症状特点、发作类型、年龄、躯体状况、既往治疗效果、药物相互作用及经济情况综合考虑。

对于双相障碍躁狂发作应首选碳酸锂，由于锂盐的治疗量和中毒量接近，应对血锂浓度进行动态监测，测定血药浓度时，采血应在末次服药后12小时（如次日晨）。对于循环发作或混合发作者则应首选丙戊酸盐或卡马西平，治疗剂量应达到抗癫痫的治疗剂量。

一种药物疗效不好，可换用另一种心境稳定剂或联合用药。要判断一种心境稳定剂无效，用药时间应大于3周。联合用药可两种心境稳定剂联用，也可心境稳定剂加抗精神病药或苯二氮䓬类药物、心境稳定剂加抗抑郁药。联合用药时应特别注意了解药物对代谢酶的诱导或抑制产生的药物相互作用。

双相障碍抑郁发作的治疗可先单用心境稳定剂治疗，如无效可加用抗抑郁剂，如 SSRI 类和被称为抗抑郁的心境稳定剂的拉莫三嗪。一旦抑郁症状缓解，继续心境稳定剂维持治疗。同时逐渐减少、停用抗抑郁药，防止转为躁狂。

2. 心境稳定剂　心境稳定剂是指对躁狂或抑郁发作具有治疗和预防复发的作用，且不会引起躁狂与抑郁转相，或导致发作变频的药物。目前，比较公认的心境稳定剂包括碳酸锂及抗抽搐药丙戊酸盐、卡马西平、奥卡西平。已有临床证据显示，其他一些抗抽搐药，如拉莫三嗪、托吡酯、加巴喷丁，以及某些抗精神病药物，如氯氮平、奥氮平、利培酮与奎硫平、阿立哌唑、齐拉西酮等，可能也具有一定的心境稳定剂作用，可列为候选的心境稳定剂。

常用的心境稳定剂：

I. 碳酸锂 (lithium carbonate)

锂盐是治疗躁狂发作的首选药物，总有效率约 70%，但起效较慢，需要持续用药 2~3 周的时间才能显效。锂盐对躁狂和抑郁的复发有预防作用。也用于治疗分裂情感性精神病。对抑郁障碍的治疗作用不够理想，但对双相抑郁有一定的疗效，对难治性抑郁有增效作用。一般来说，锂盐对轻症躁狂比重症躁狂效果好，对躁狂发作比混合性发作或分裂情感性障碍好。对快速循环发作的疗效欠佳，有效率仅约 25%。另外，锂盐可使双相障碍维持治疗阶段的自杀行为减少 85.7%，而当停用锂盐后，自杀危险性会增加 7.5 倍。因此，许多学者强调在双相障碍维持治疗阶段应使用锂盐，尤其对有自杀观念者及双相 II 型患者。

不良反应：常见有口干、烦渴、多饮、多尿、便秘、腹泻、恶心、呕吐、上腹痛。神经系统不良反应有双手细震颤、萎靡、无力、嗜睡、视物模糊、腱反射亢进。可引起白细胞升高。上述不良反应加重可能是中毒的先兆，应密切观察。长期服用锂盐可能引起甲状腺功能异常（多为临床上功能低下，尤以女性多见）和肾功能损害。脑器质性疾病、严重躯体疾病和低钠血症患者应慎用本品。服本品患者需注意在体液大量丢失，如持续呕吐、腹泻、大量出汗等情况下易引起锂中毒。服本品期间不可用低盐饮食。肾功能不全者、严重心脏疾病患者禁用。

过量中毒是指当血锂浓度达到或超过 1.5 mmol/L，会出现不同程度的中毒症状。早期中毒表现为不良反应的加重，如频发的呕吐和腹泻，无力，淡漠，肢体震颤由细小变得粗大，反射亢进。血锂浓度 2.0mmol/L 以上可出现严重中毒，表现有意识模糊、共济失调、吐字不清、癫痫发作乃至昏迷、休克、肾功能损害。血锂浓度 3.0 mmol/L 以上可危及生命。一旦发现中重度的锂中毒征象，应立即停药，注意水电解质平衡，用氨茶碱碱化尿液，以甘露醇渗透性利尿排锂，不宜使用排钠利尿剂。严重病例必要时行血液透析。并给予对症治疗及支持疗法。

用法与注意事项：抗躁狂治疗剂量一般在每日 1 000 ~ 2 000 mg，分 2 ~ 3 次服用，宜在饭后服，以减少对胃的刺激。应从小剂量开始，逐渐增加剂量，并在治疗的头 3 周参照血锂浓度调整剂量达到有效血锂浓度。维持剂量一般为一日 1 000 ~ 1 500 mg。老年体弱者酌减用量，并应密切观察不良反应。12 岁以下儿童、孕妇前 3 个月禁用。哺乳期妇女使用本品期间应停止母乳喂养，改用人工哺乳。

由于锂盐的治疗量和中毒量较接近，应对血锂浓度进行监测，帮助调节治疗量及维持量，及时发现急性中毒。急性治疗期可在连续服用某剂量 5 天左右，形成稳态血药浓度后，进行血锂检测，同时调整剂量使其达到并保持在理想水平，维持治疗期也可视情况安排复查。急性治疗的血锂浓度为 0.6 ~ 1.2mmol/L，维持治疗的血锂浓度为 0.4 ~ 0.8mmol/L，1.4 mmol/L 视为有效浓度的上限，超过此值容易出现锂中毒。老年患者的治疗血锂浓度为不超过 1.0 mmol/L 为宜。

药物相互作用：

1. 本品与氨茶碱、咖啡因或碳酸氢钠合用，可增加本品的尿排出量，降低血药浓度和药效。

2. 本品与氯丙嗪及其他吩噻嗪衍生物合用时，可使氯丙嗪的血药浓度降低。

3. 本品与碘化物合用，可促发甲状腺功能低下。

4. 本品与吡罗昔康合用，可导致血锂浓度过高而中毒。

5. 本品与 SSRIs 抗抑郁药合用时，会增加发生 5-羟色胺综合征的危险性，故应控制 SSRIs 的剂量。

Ⅱ. 丙戊酸盐（valproates）

主要药物为丙戊酸钠（sodium valproate）与丙戊酸镁（magnesium valproate）。

用于治疗双相情感障碍的躁狂发作，特别是快速循环发作及混合性发作效果较好，对双相情感障碍有预防复发的作用。在美国，丙戊酸盐与碳酸锂一样，是目前使用最为普遍的心境稳定剂。疗效与碳酸锂相仿，对碳酸锂反应不佳或不能耐受的患者是较为理想的替换药物。

不良反应：总体来说，不良反应发生率较低。常见有恶心、呕吐、厌食、腹泻等。少数可出现嗜睡、震颤、共济失调、脱发、异常兴奋与烦躁不安等。偶见过敏性皮疹、血小板减少症或血小板凝聚抑制引起异常出血或瘀斑、白细胞减少或中毒性肝损害。极少数发生急性胰腺炎，为一种罕见的特异质性反应。药物过量的早期表现为恶心、呕吐、腹泻、厌食等消化道症状，继而出现肌无力、四肢震颤、共济失调、嗜睡、意识模糊或昏迷。一旦发现中毒征象，应立即停药，并依病情给予对症治疗及支持疗法。

用法与注意事项：丙戊酸盐空腹时吸收良好，2 小时可达峰浓度，饭后服药会明显延迟吸收。半衰期为 5 ~ 20 小时。抗躁狂治疗应从小剂量开始，每次

0.2 g，每日 2~3 次。逐渐增加至每次 0.3~0.4 g，每日 2~3 次。高量不超过每日 1.8 g。白细胞减少与严重肝脏疾病者禁用。肝、肾功能不全者应减量。治疗期间应定期检查肝功能与白细胞计数。用药期间不宜驾驶车辆、操作机械或高空作业。孕妇禁用。本品可泌入乳汁，哺乳期妇女使用本品期间应停止哺乳。6 岁以下禁用。6 岁以上儿童剂量为每日 20~30 mg/kg 体重，分 3~4 次口服。老年患者酌情减量。

药物相互作用：

1. 本品能抑制苯妥英钠、苯巴比妥、扑米酮、乙琥胺的代谢，使血药浓度升高。

2. 本品与氯硝西泮合用可引起失神性癫痫状态，不宜合用。

3. 阿司匹林能增加本品的药效和毒性作用。

4. 与抗凝药如华法林或肝素等，以及溶血栓药合用，出血的危险性增加。

5. 与卡马西平合用，由于肝酶的诱导而致药物代谢加速，可使二者的血药浓度和半衰期降低。

6. 与氟哌啶醇及噻吨类、吩噻嗪类抗精神病药、三环类抗抑郁药合用，可降低丙戊酸的效应。

Ⅲ. 拉莫三嗪（lamotrigine，LTG）

用于治疗双相障碍的抑郁相，在美国被推荐为一线药物。也可用于治疗急性躁狂，但非一线用药。近期研究还发现该药对快速循环型病例有较好的预防复发作用。尤其对抑郁相的预防复发作用明显。

拉莫三嗪口服吸收快，达峰时间为 2~4 小时，不受食物影响。生物利用度 98%，蛋白结合率 55%。清除半衰期约 24 小时。通常不良反应较少，偶可引起严重皮疹。

（二）双相障碍治疗规范化程序

可参阅《中国双相障碍防治指南》制定了治疗规范化程序。

第五节　持续性心境障碍

持续性心境障碍表现为持续性并常有起伏的心境障碍，每次发作极少严重到符合轻躁狂或轻抑郁标准。一次发作一般要持续数年，有时甚至占据个体一生一半以上的时间，因此会造成相当程度的痛苦和功能损害。有时反复和单次发作的躁狂或抑郁可叠加在持续性心境障碍之上。持续性心境障碍主要包括环性心境障碍和恶劣心境。

一、环性心境障碍

环性心境障碍是一种慢性情绪障碍，主要表现为轻躁狂症状和抑郁症状交替出现，但其症状数量和严重程度均未达到躁狂发作或抑郁发作的程度，以往曾归于人格障碍，称为环性人格。CCMD-3 将环性心境障碍与双相障碍分列，置于持续性心境障碍中，但除症状较轻及病期较长外，它与双相障碍无本质区别。

CCMD-3 诊断标准如下：

33.1 环性心境障碍【F34.0】

【症状标准】反复出现心境高涨或低落，但不符合躁狂或抑郁发作症状准。

【严重标准】社会功能受损较轻。

【病程标准】符合症状标准和严重标准至少 2 年，但这 2 年中，可有数月心境正常间歇期。

【排除标准】

1. 心境变化并非躯体病或精神活性物质的直接后果，也非分裂症及其他精神病性障碍的附加症状；

2. 排除躁狂或抑郁发作，一旦符合相应标准即诊断为其他类型情感障碍。

环性心境障碍基本上按双相障碍治疗方法施治，主要是心境稳定剂治疗，因其症状较轻，往往不能耐受副作用，故应选用副作用较少的心境稳定剂如抗抽搐药、第二代抗精神病药，剂量宜小、要个体化，要长期维持。

二、恶劣心境

恶劣心境是指一种持久存在的心境低落，绝无躁狂发作，无论从严重程度还是一次发作的持续时间，目前均不符合抑郁发作障碍的标准，但过去可以有符合抑郁发作标准的病史。但无明显的精神运动性抑制或精神病性症状。患者在大多数时间里，感到疲倦、抑郁，对待生活中发生的一切，都认为是负担，没有一件能带来乐趣；对工作无兴趣，无热情，缺乏信心，对未来悲观失望，常觉郁闷不乐和抱怨，自觉精力不足。抑郁程度加重时也会有轻生的念头。尽管如此，患者通常尚能应付日常生活中的基本事物，工作、学习和社会功能无明显受损，常有自知力，自己知道心情不好，主动要求治疗。患者抑郁常持续 2 年以上，期间无长时间的完全缓解，如有缓解，一般不超过 2 个月，此期间可自述感觉不错。恶劣心境发作与生活事件和性格都有较大关系，也有人称为"神经症性抑郁"。焦虑情绪是常伴随的症状，也可有强迫症状出现。躯体主诉也较常见。睡眠障碍以入睡困难、噩梦、睡眠较浅为特点，常伴有头痛、背痛、四肢痛等慢性疼痛症状，尚有自主神经功能失调症状，如胃部不适、腹泻或便秘等。但无明显早醒、昼夜节律改变及体重减轻等生物学方面改变的症状。

恶劣心境临床上可分为早发型和晚发型，早发型通常始于成年早期，持续数年，有时终生。晚发型通常为一次独立抑郁发作的后果，与居丧或其他明显的应激有关。

在国内外的随访研究中表明恶劣心境与抑郁症之间无本质的区别，同一患者在不同发作中可一次表现为典型的抑郁发作，而另一次可为恶劣心境，也可叠加抑郁发作称为双重发作，只是症状的严重程度不同，或病期的差异。但也有人认为二者之间仍有区别，主要鉴别点为：①前者以内因为主，家族遗传史不明显；后者发病以心因为主，家族遗传史不明显；②前者临床上精神运动性迟缓症状明显，有明显的生物学特征性症状，如食欲减退、体重下降、性欲降低、早醒及晨重夜轻的节律改变；后者均不明显；③前者可伴有精神病性症状，后者无；④前者多为自限性病程，后者病期冗长，至少持续 2 年，且间歇期短；⑤前者病前可为循环性格或不一定，后者多愁善感，郁郁寡欢，较内向。

《中国精神障碍分类与诊断标准》第三版 CCMD-3 诊断标准如下：

33.2 恶劣心境 【F34.1】

【症状标准】持续存在心境低落，但不符合任何一型抑郁的症状标准，同时无躁狂症状。

【严重标准】社会功能受损较轻，自知力完整或较完整。

【病程标准】符合症状标准和严重标准至少已 2 年，在这 2 年中，很少有持续 2 个月的心境正常间歇期。

【排除标准】

(1) 心境变化并非躯体病（如甲状腺机能亢进症），或精神活性物质导致的直接后果，也非分裂症及其他精神病性障碍的附加症状。

(2) 排除各型抑郁（包括慢性抑郁或环性情感障碍），一旦符合相应的其他类型情感障碍标准，则应作出相应的其他类型诊断。

(3) 排除抑郁性人格障碍。

33.9 其他或待分类的持续性心境障碍 【F34.8；F34.9】

恶劣心境患者由于症状较轻，往往不能耐受抗抑郁药的副作用，因此要选择副作用较少的抗抑郁药，如 SSRIs、SNRIs 及 NRI（如瑞波西汀）等，由于伴有焦虑和躯体症状，一般应选择具有抗焦虑及镇静效能的抗抑郁药，也常需合用抗焦虑药（如丁螺环酮）。通常在药物治疗的同时，要结合针对性的心理治疗，以提高疗效。应重视的是，一旦病人症状改善，需病人作长期维持治疗。有文献报道瑞波西汀对病人可能有较好疗效。推荐剂量每天 8mg，分二次口服，酌情可提高至 12mg/天。肝肾功能不全者剂量减半。瑞波西汀与其他新型抗抑郁药相比，无明显的胃肠道反应，无性功能障碍，无体重增加和镇静作用。耐受性较好，似乎容易被患者接受。

思考题

1. 心境障碍和情感性精神障碍是否为同一概念，具体内容如何。

2. 何谓躁狂发作和抑郁发作，简单回答其治疗和注意事项。

3. 情感性精神障碍是否有精神病性症状，怎样与精神分裂症鉴别。

（王　晶　王双凤）

第九章 癔症、应激相关障碍、神经症

第一节 概 述

　　癔症、应激相关障碍、神经症这三种疾病均属精神障碍，有多种多样身体不适主诉，与性格及心理因素有直接关联；它们的起因各自不同，但躯体检查及试验室检查均无阳性体征及器质性证据。神经症是常见的一种精神障碍。我国解放后由于前苏联医学思想的影响，神经症（neuroses）长期一直译成神经官能症。应该说，这是一个错误的译名。neuroses 这个单词并没有"官能"两字。1984 年中华医学会神经精神科分会制订的分类系统已经正式定名为神经症。《中国精神障碍分类与诊断标准》（CCMD-3）给神经症一个简单的描述性定义，神经症是一组主要表现为焦虑、抑郁、恐惧、强迫、疑病症状或神经衰弱症状的精神障碍，本障碍具有一定的人格基础，起病常受心理社会（环境）因素影响，症状没有可证实的器质性病变做基础，但病人对存在的症状感到痛苦和无能为力，自知力完整或基本完整，病程多迁延。按传统，癔症又称歇斯底里，被视为一种神经症，《中国精神障碍分类与诊断标准》（CCMD-3）已把癔症列为一个疾病单元，许又新教授在他写的神经症一书中，专谈了"歇斯底里不是神经症"，从神经症里分出去。早在 1923 年即 Eratpelin 去世的第二年由 Jilange 编辑出版的《精神病学》第 9 版的分类里，歇斯底里就是独立于神经症以外的一个临床实体。世界卫生组织（WHO）1992 年的精神与行为障碍分类，临床描述与诊断要点（ICD-10）里也几乎完全抛弃了神经症这一术语，但仍保留了神经症的基本内容。我国学者经过慎重考虑，在 2001 年颁布的《中国精神疾病分类与诊断标准第三版》（CCMD-3）中仍然保留神经症这一分类名称。

　　应激相关障碍指一组主要由心理、社会（环境）因素引起异常心理反应，导致的精神障碍，也称反应性精神障碍。本组精神障碍的发生、发展、病程及临床表现的因素有：生活事件和处境，如剧烈的超强精神创伤生活事件，或持续困难处境，均可成为直接病因。具体有：（1）社会文化背景；（2）人格特点、教育程度、智力水平及生活态度和信念等；（3）不包括癔症、神经症、心理因素所致生理障碍，及各种非心因性精神病性障碍。本病表现与发病的应激反应是相关的，并伴有相应的情感体验，容易被人所理解，经过适当治疗，愈后良好，均有再次发作的可能。

第二节　癥　症

　　癥症（hysteria）是精神科常见的一种精神障碍，又称歇斯底里，本病多在人格基础上可因精神因素而急性发病，临床表现包括精神、神经和躯体等多种多样的症状。但此病各种试验室检查及影像检查均不能查出器质性损害。病人具有鲜明的情感色彩，遭遇重大的生活事件后，表现出内心冲突、意识范围缩小、选择性遗忘或情感暴发等。发作时间短，但容易反复发作，暗示或自我暗示作用于易感个体引起精神障碍，起病常受心理、社会（环境）因素影响，病程多反复迁延，但经恰当的治疗而迅速恢复。常见于青春期和更年期，女性较多，一般愈后良好。

　　癥症，在精神科门诊及综合医院门诊经常看到，发作以分离障碍称癥症性精神障碍，转换障碍称癥症性躯体障碍。国外称歇斯底里（hysteria），由于这一名词在非医学界广泛不理解，给患者留下不良的印象，以后翻译为癥症。我国农村或亚文化群体的人们对此病不甚理解，原因是中国几千年的封建迷信社会造成的，认为是神鬼所致，所以他们听说是癥病立刻就不吃药，拒绝医院治疗，去求神拜佛，烧香上供，这样延误了患者的治疗。癥症是精神障碍的一种，只有到专科医院治疗，相信科学是很容易治好的。

一、病　因

　　癥症的病因主要与精神因素有关，常在精神紧张、恐惧时诱发。如夫妻矛盾、婆媳吵架、下岗失业、童年期精神或躯体受虐待，天灾人祸等等，这些都是发病因素，但这类病人都有人格基础，一般都有以下人格特点：暗示性强、迷信观念重、好胜、自我为中心，多数文化水平低，青春期或更年期女性居多，有一些不属于这类人格的人，在强烈的精神因素下也可以患癥症。

二、临床表现

（一）癥症性精神障碍

　　患者多在精神因素的促发下急性起病，病情迅速发展到非去医院的地步，临床表现复杂多样。

　　癥症性精神障碍又称分离性障碍。主要是在精神因素作用下，表现为发作性意识改变状态。意识范围狭窄，具有发泄特点的急剧情感爆发，选择性遗忘及自我身份识别障碍，这类患者自我意识障碍常较突出，某些症状具有发作性，意识可迅速恢复正常。这一类型起病前精神因素常很明显，疾病的发作常有利于摆脱困境，发泄压抑的情绪，获取别人同情和注意，或得到支持和补偿。反复发作者，往往通过回忆和联想与既往创伤经历有关的事件或情境即可发病。这种病情在我国尤其是我国农村较多见。

最常见者为情感暴发，他们表现又哭又闹，捶胸顿足、毁物、扯头发或撞墙，以夸张表演的姿态，诉说他们的委曲和不快，带有情感的发泄特征。有些病人精神运动性兴奋强烈，可持续数小时之久，彻夜不眠，以至声嘶力竭，在多人围观的场合发作尤为剧烈。一般历时数十分钟即可安静下来，事后可有部分遗忘，不能完全回忆，在没人理睬时症状逐渐淡化。

严重的分离性障碍，包括遗忘、漫游、假性痴呆。癔症性遗忘，忘掉了自己的名字、身份和以往的经历，突然发生的一种记忆障碍，但病人意识清晰。癔症性漫游，突然无目的出走，途中可做许多复杂的活动，数小时或数天突然醒来，发现自己在一个陌生的环境，却不知如何走到这里，常和遗忘并存。癔症性假性痴呆，对提问可以理解，常给予近似回答。如"2 + 3 = 4，马有五条腿"之类症状。Ganser 原先认为这种综合症多见于犯罪和拘禁后产生的，真正符合上述标准的 Ganser 综合症并不多见。

癔症病人还可能伴有心因性幻觉，附体症状、冲动、伤人，行为明显紊乱，反复出现的以幻想性生活情节为内容的片断幻觉或妄想，日常生活和社会功能受损或自知力障碍，对疾病泰然漠视，病程短，无后遗症状，但也可反复发作，因而把这样的病情称为癔症性精神病。

癔症性多重人格，是突然的身份改变，附体症状也属此类。原先的身份排在意识之外，自己变成另外一个人了。两种或多种身份可以相互交替，包括：交替人格、双重人格、多重人格等，这均属自我意识障碍，又称癔症性身份障碍。

(二) 癔症性躯体障碍

癔症性躯体障碍最常见者为癔症大发作，可表现痉挛发作、瘫痪、站立不能、步行不能、抽搐、舞蹈症样动作或失声等。感觉障碍：可突然出现失明，呈现弱视，管状视野，单眼复视，也可突然耳聋。有的病人皮肤感觉过敏，对一般刺激特别敏感，反应强烈。有的感觉缺失，也有许多病人有咽喉部异物感或阻塞感，咽喉部检查不能发现异常，称为癔症球（globus hystericus）。中医叫梅核气。也可表现植物神经和内脏神经功能障碍。

(三) 癔症特殊表现形式

流行性癔症称癔症的集体发作：可能在一组人群中呈集体发病。多见女性集中的场合，因为此病暗示性高，大多数为年轻女性。也可能发生在文化较为隔离的地区。多在精神紧张、过度疲劳、睡眠不足、月经期以及具有表演型人格特征者，较易发病。某摩托车厂工人因没有长工资而癔症发作，单位就给她长了工资，其他女工群体相继发生了类似症状。这类癔症发作大多历时短暂，表现形势相似，在相互暗示和自我暗示作用下，或为达到某种目的，使癔症在短期内暴发流行。

赔偿性神经症：发生在赔偿纠纷时，如：在公伤、车祸或医疗事故纠纷时的获益补偿等心理作用下，要求多，得不到满足时可产生癔症样表现。症状多变，病程漫长，他们既有"意识"的成份，又有无意识的目的性。力求一次性彻底解决赔偿问题，既能减少本病的发生，症状能迅速缓解。

职业性神经症：由本职工作过度紧张与疲劳，患者每天需要数小时之久，多数工作长时间用于双手操作者，如抄写、打字、钢琴或提琴演奏特别是演出多、赶场时候，在紧张、疲劳情况下可发生手指活动障碍，严重时由于肌肉震颤或痉挛而无法运用手指、前臂，甚至整个上肢。因为这类症状常出现于书写时，称书写痉挛。多见于紧张、焦虑、对工作感到厌倦或精神负担很重的人。起病大都缓慢，神经系统检查不能发现器质性损害。

三、病程和愈后

常由明显的精神因素促发，大多数急性起病，其后症状可逐渐增多。本病有发作性和持续性两种病程。分离性神游症、木僵状态、恍惚状态、附体状态、情感暴发以及转换性痉挛障碍等常为发作性，而分离性遗忘症、身份障碍、转换性运动障碍、感觉障碍等往往呈持续病程。

急性起病，病程短暂的患者，大多数迅速恢复。此类患者的预后取决于多种因素：病因明确，且能及时合理解决，病程短，治疗及时，病前无明显人格缺陷者，大多能获得良好结局。如果持续病程超过一年，慢性化的可能较大，也有人发现半数病人在数年后症状仍然存在。

四、诊断和鉴别诊断

（一）《中国精神障碍分类与诊断标准》（CCMD-3）关于癔症诊断标准如下：

【症状标准】

（1）有心理社会因素作为诱因，并至少有下列1项综合征：①癔症性遗忘；②癔症性漫游；③癔症性多重人格；④癔症性精神病；⑤癔症性运动和感觉障碍；⑥其他癔症形式。

（2）没有可解释上述症状的躯体疾病。

【严重标准】社会功能受损。

【病程标准】起病与应激事件之间有明确关系，病程多反复迁延。

【排除标准】排除器质性精神障碍（如癫痫所致精神障碍）、诈病。

说明

（1）癫痫可并有癔症表现，此时应并列诊断。

（2）癔症性症状可见于分裂症和情感性精神障碍，假如有分裂症状或情感症状存在，应分别作出后两者的相应诊断。

(二) 鉴别诊断

1. 癫痫：癫痫发作时表现抽搐时间短，意识丧失，口唇发干，眼球上翻，有个别出现舌咬伤，尿便失禁，持续时间短暂，不分场合、地点。常有脑电图的改变，癫痫发作多无精神因素诱发。

如果可查到精神分裂症和情感障碍的症状存在，则不应考虑癔症的诊断。

2. 癔症性精神病与反应性精神病的鉴别：①病前性格。②精神创伤的程度强烈。③精神症状与心理因素有平行的关系。④有无发泄及夸张特点。⑤病程特点一周内缓解。

在于癔症性精神病常见于表演型人格障碍者，其精神症状可具有表演性、戏剧性或夸张色彩，可反复发作，并有症状完全缓解的间歇期。

3. 癔症与做作性疾病的鉴别要点在于：做作性疾病症状出于故意伪造，但却缺乏明确的动机。患者既不以此追求特殊利益，也不逃避任何法律责任，因而有别于装病。装病是有目的行为，有明显的装病动机。

五、治　疗

精神治疗是治疗癔症的有效方法，及时、恰当治疗对防止症状反复发作和疾病的慢性化非常关键。心理治疗主要是疏泄、解释和暗示。说明症状与心因和性格特征的关系，配合适当的心理与药物治疗，常可取得良好效果。在实施暗示治疗之前，要制定好完整、周密的治疗程序，充分估计到可能出现的各种情况，以便及时采取有效的措施，保证治疗的成功。如果治疗失败，可能增加下一步治疗的难度，甚至还可能使病情加重。因此，癔症的治疗须由有一定经验的医师实施，切忌滥用药物。另外，在治疗过程中要避免医源性暗示，如避免过多的反复检查、不恰当的提问。在检查过程中，不要多人围观和对病人的症状过分关注，这会造成不良暗示作用。癔症的症状是功能性的，因此心理治疗有重要地位。药物治疗主要是适当服用抗焦虑、抗抑郁药，能减轻躯体不适症状及提高心理治疗的效果。

1. 暗示治疗　是消除转换障碍的有效措施，特别适用于急性起病的患者。在意识清晰状态下，通过语言暗示，使其信任医生，给予鼓励、支持或配合适当理疗、针刺，即可取得良好效果。病程较长，病因不甚明确的病例，往往需要借助药物或语言催眠疗法，消除患者的心理压力。暗示疗法用于那些急性发作而暗示性又较高的患者，暗示治疗常可收到满意的疗效。

2. 催眠疗法　在催眠状态下，适合于治疗癔症性遗忘症、多重人格、缄默症、木僵状态以及情绪受到伤害或压抑的患者。

3. 行为治疗　对患者行为训练逐渐强化，对于对暗示治疗无效、有肢体或言语功能障碍的慢性病例，也可系统脱敏治疗。

4. 解释心理治疗目的在于使患者或家属正确评价精神刺激因素，充分了解疾病的性质，帮助其克服个性缺陷，加强自我修炼，促进心身健康。

5. **物理治疗** 针灸或电兴奋治疗对癔症性瘫痪、耳聋、失明、失声或肢体抽动等功能障碍，都有良好效果，可以选用。

6. **家庭疗法** 当患者家庭关系因此病受到影响，治疗需要家庭成员帮助时，以改善患者的治疗环境，取得家庭的支持。对患者的病症不应迁就或过分呵护，不利于症状消除。

7. **药物治疗** 癔症性精神病状态或痉挛发作时，可采用盐酸氯丙嗪 25 ~ 50mg，肌肉注射；或安定 10 ~ 20mg，静脉注射，促使患者入睡。有的患者醒后症状即消失。急性期过后，精神症状仍然明显者，可采用富马酸喹硫平口服给药，每天 1 ~ 2 次，每次 0.1 ~ 0.2g。也可给予阿普唑仑，氯羟安定，安他乐或氯硝西泮，每晚睡前口服。给药时间不宜过长，10 ~ 20 天左右即可。防止药物依赖的出现。

该病容易复发，应积极消除病因，调节情绪，改善人际关系，对预防复发有一定的帮助，指导患者有健康的体魄更应该有健康的心理，才是美好人生。

第三节 应激相关障碍

一、急性应激障碍

急性应激障碍，又称急性心因性反应，以前称反应性精神病，指一组因为强烈的心理刺激所致的精神障碍。精神症状发生、发展和内容，均与刺激密切相关，常将"应激性"和"心因性"看作同一个意思，人们都认识到心理社会因素刺激可引起精神障碍，所以把本病列为心因性精神障碍范畴。关于它的分类也繁杂，命名逐渐演变过来。急性应激反应预后良好，无残留症状。

(一) 病因及发病机制

精神刺激在本病发生中起重要作用。大致上有以下几类：①灾难性事件如：地震、洪水、火灾、飞机失事、严重的车祸等。这种事件出乎意料，性质严重，当事人毫无心理准备。②悲痛事件如：亲人离别、丧亡、失业、破产、失恋、严厉惩罚等精神创伤。③日常生活中不愉快事件如：夫妻争吵、家庭矛盾、邻里冲突、同事纠纷等。虽然事件不十分严重，但可能持久。④长期的心理压力或思想矛盾如：遭受歧视、蒙受冤屈、慢性疾病、经济困难等。

同时，以上各种应激源，轻重不一。可实际上为什么有许多人并不发病呢？这与个人素质和基因有直接关系。并非大多数遭受异乎寻常应激的人都会出现精神障碍，而只是其中少数人发病。这就说明个体易感性和对应激应付能力方面有一定的差异，不能忽视遗传因素和易感素质。此外，与整个机体健康状况也有关系，这就是中医所说的正气内存邪不可干，在体质弱或患有疾病的人群患急性应激反应发生的危险性可能比普通人群高。

(二) 临床表现

临床表现症状多种多样，抑郁、焦虑、易激惹、情绪不稳、幻觉妄想、意识障碍。一般当遭受超强应激性生活事件的影响后几分钟出现症状，发病非常急，开始可表现茫然状态，临床表现有较大的差异性。多数患者并伴有一定程度的意识障碍，意识障碍可见意识范围的缩小，注意力狭窄，不能领会外在刺激，并有定向力障碍，因此难以进行接触。偶有自发只言片语，词句零乱不连贯，令人难以理解，行为紊乱，这叫反应性朦胧。病情持续发展，可见对周围环境的进一步退缩。此时，患者自发活动明显减少，可在长时间内毫无动作，保持呆坐或卧床不起。虽有时睁眼，协调眼部运动，但缄默不语，这是常见的临床相，这叫反应性木僵。

临床上有的患者则表现为反应性兴奋，精神错乱，激越性活动过多，如兴奋、失眠、逃跑或无目的的漫游活动等。并伴有恐惧性焦虑和植物神经系统症状，如心动过速、震颤、出汗、面部潮红等，显示交感神经活动占优势。本病病程短暂，一般在几小时至一周内症状消失。恢复后对病情可有部分或大部分遗忘，难以全面回忆，所谓的反应性遗忘。

【典型病例】女性，20岁，工人，未婚，高中毕业后就参加工作。病前性格内向，工作肯干，生活中无任何特殊爱好。患者和母亲相依为命，患者也多有依赖。入院前五天，母亲因意外车祸死亡。患者得知噩耗，顿时浑身发抖，茫然不知所措，嚎啕大哭，片刻即不认识亲人，并喊"妈妈！死人了，来吧，在哪儿"，言语不连贯。入院后表现精神不振，定向力障碍，尤以对时间地点定向障碍明显，不知身在何处，对检查欠合作，难以正常交谈，有时对答不切题，不知来医院目的。生活自理差，需人帮助，诊断为急性应激反应。

经治疗，三天后意识基本清晰，定向力恢复，接触较好。结合心理治疗，劝告如何对待母亲的意外事件。住院十天，精神状态恢复正常，如病情有变化建议门诊复查。

(三) 诊断和鉴别诊断

1. 诊断

诊断标准可参考《中国精神障碍分类与诊断标准》第三版（CCMD-3）：发病前必须由于突然遭受异乎寻常的创伤性事件引起，而无其它精神障碍的影响。症状的表现与创伤事件有相应的关联。临床症状以反复重现创伤事件体验为主，表现在回忆中，白天想象中，或梦中，或触景生情的场合，有明显的情绪变化。警觉水平增高，失眠或易惊醒，并伴有植物神经系统障碍的症状。通常为几分钟至几小时内发病，临床相可分为两类状态：①精神运动性抑制，伴有一定程度的意识障碍，有的呈木僵状态；②精神运动性兴奋，伴有恐惧性情绪障碍症状。在情绪障碍中，焦虑或抑郁是常见的临床表现。病程短暂，一周内可恢复完全清醒。

2. 鉴别诊断

①精神分裂症占急性应激障碍误诊率近75%。精神分裂症情感平淡、孤独、退缩、思维荒谬、联想散漫，症状多泛化，症状与起病因素无关联。

②抑郁症这是第二位误诊疾病。英美的精神科医师干脆不再区分反应性抑郁而统称为抑郁症。

③癔症 常可在应激事件后发病，若急性发作时要与应激反应相鉴别。一般讲，癔症表现更为多样化，并有夸张或表演性，给人以做作的感觉。病前性格有自我中心、富于幻想等特点。癔症发作具有暗示性，且多次反复发作。

④急性器质性脑综合症 在感染、中毒等因素导致的谵妄状态，可表现意识障碍、定向力障碍、精神运动性兴奋状态；常见丰富生动的幻觉，尤其是幻视；其意识障碍有忽明忽暗的波动特点；但整个临床相也多在夜晚加剧，病史及躯体症状和实验室检查证明等均可与之区别开来。在临床治疗中预后不理想。

（四）治 疗

1. 心理治疗

急性应急反应有强烈的创伤性生活事件引起，因此心理治疗就有重要意义。在患者能以接触的情况下，和谐交谈。治疗内容为对症状表现进行解释，讲明创伤事件在一生中是难免的，关键问题在于帮助患者怎样有能力地应付这些心理应激，尽快缓解其应激反应，振作精神，以良好状态面对生活。

2. 药物治疗

药物治疗虽然是对症治疗，激越性兴奋的患者，可应用适当的抗精神药物，使症状较快的缓解，便于进行心理治疗。若患者有情绪障碍或睡眠困难，可给抗抑郁药或抗焦虑药。治疗药物剂量以中、小量为宜，疗程不宜过长。

对精神运动性抑制状态患者，如不能主动进食，给予支持疗法，保证所需热量，并给予细心的护理。

3. 环境治疗

由于患者精神障碍是环境创伤所引发，为了减少或消除应激处境不良作用，应尽可能离开或调整当时的环境，消除创伤性体验，改善人际关系，建立新的生活规律等，对整个治疗有积极意义。要根据患者的具体情况，与家庭及单位和社区协同进行安排，改变患者患病时的环境，这对治疗及预防有良好康复作用。

二、创伤后应激障碍

（一）病 因

创伤后应激障碍（post traumatic stress disorder，PTSD）是指病程迁延，超过6个月；创伤后应激障碍，就是指延迟性心因性反应。他们多有社会功能缺损。有关因素有：自然灾害和人为灾害。战争、严重事故、地震、洪水泛滥等等。几乎所有经历这类事件的人都会感到巨大的痛苦。有关危险因素还有：存在精神障碍的家族史与既往史、童年时代的心理创伤、性格内向及有神经质倾向、创伤事件前后有其它负性生活事件、家境不好、躯体健康状态欠佳、包括职业功能、人际交往功能等诸多因素都是本病发病的诱发因素。

(二) 临床表现

创伤后应激障碍又称延迟性心因性反应。临床特征表现为在重大创伤事件后出现一系列特征性症状。患者以各种形式重新体验创伤性事件，有反复摆脱不了的回忆，反反复复出现的痛苦梦境。此时患者仿佛又完全身临创伤性事件发生时所伴发的各种情感。例如，有过车祸经历的女士不敢坐出租车，每当汽车从她家门前通过时就往屋里跑，她吓得直哆嗦，认为车祸又即将发生，非常紧张和惊恐。患者接触与创伤性事件相关联或类事的事件、情景时，常常出现强烈的心理痛苦和生理反应。经过创伤性事件后患者对创伤相关的情景经常保持回避。患者在整体上给人以淡然的感觉，患者自己感到似乎难以对任何事情发生兴趣，感到与外界疏远、隔离，甚至格格不入；似乎对什么都无动于衷，难以表达与感受各种细腻的情感；对未来生活丧失信心，悲观绝望，以致自杀，呈慢性反应性抑郁状态。

反复出现创伤性梦境或恶梦，不与他人接触，害怕和避免想起遭受创伤的心情。另一方面表现自发性警觉状态，不能入睡、易惊，反应迟钝，思考能力下降等等。

(三) 诊断与鉴别诊断

1. 诊断

现在我国精神科临床广泛适用中国 (CCMD-3) 的诊断标准，以下就是CCMD-3 创伤后应激障碍的诊断标准：

由异乎寻常的威胁性或灾难性心理创伤，导致延迟出现和长期持续的精神障碍。主要表现为：(1) 反复发生闯入性的创性体验重现 (病理性重现)、梦境，或因面临与刺激相似或有关的境遇，而感到痛苦和不由自主地反复回想；(2) 持续的警觉性增高；(3) 持续的回避；(4) 对创伤性经历的选择性遗忘；(5) 对未来失去信心。少数病人可有人格改变或有神经症病史等附加因素，从而降低了对应激原的应对能力或加重疾病过程。精神障碍延迟发生，在遭受创伤后数日甚至数月后才出现，病程可长达数年。

根据创伤性应激障碍的定义，创伤性事件是其发生的主要原因，如果没有异乎寻常的创伤性事件，创伤性应激障碍的诊断就不能成立。过去曾假定创伤性应激障碍的症状与创伤事件的强度相对应，较大的创伤临床症状就重。但日益增加的研究证据并不支持这一观点。因此，当前的研究不仅关注事件的客观性质，同时强调事件对个体的主观意义。这些精神打击使病人感受到强烈的害怕、孤立无援或恐慌，提心吊胆。

【症状标准】

（1）遭受对每个人来说都是异乎寻常的创伤性事件或处境（如天灾人祸）；

（2）反复重现创伤性体验（病理性重现），并至少有下列1项；①不由自主地回想受打击的经历；②反复出现有创伤性内容的恶梦；③反复发生错觉、幻觉；④反复发生触景生情的精神痛苦，如目睹死者遗物、旧地重游，或周年日等情况下会感到异常痛苦和产生明显的生理反应，如心悸、出汗、面色苍白等。

（3）持续的警觉性增高，至少有下列1项：①入睡困难或睡眠不深；②易激惹；③集中注意困难；④过分地担惊受怕。

（4）对与刺激相似或有关的情境的回避，至少有下列2项：①极力不想有关创伤性经历的人与事；②避免参加能引起痛苦回忆的活动，或避免到会引起痛苦回忆的地方；③不愿与人交往、对亲人变得冷淡；④兴趣爱好范围变窄，但对与创伤经历无关的某些活动仍有兴趣；⑤选择性遗忘；⑥对未来失去希望和信心。

【严重标准】 社会功能受损。

【病程标准】 精神障碍延迟发生（即在遭受创伤数日至数月后，罕见延迟半年以上才发生），符合症状标准至少已3个月。

【排除标准】 排除情感性精神障碍、其他应激障碍、神经症、躯体形式障碍等。

2. 鉴别诊断

其他精神障碍　抑郁障碍有兴趣下降、与他人疏远隔离、感到前途渺茫等表现，但单纯的抑郁障碍不存在与创伤事件相关联的闯入性回忆与梦境，也没有针对特定主题场景的回避。对病史的详细询问有助于了解各障碍间的相互关系。

（四）治　疗

心理治疗合并药物治疗　各种形式的心理治疗当然对这些心因性疾病均有疗效。做好心理疏导工作对患者的预后非常重要。为了慢性创伤性应激障碍迅速康复，可以协同家属、社区全方面合作。

药物治疗　抗抑郁剂能减轻创入情景和回避症状。5-羟色胺再摄取抑制剂（SSRI）类新型抗抑郁剂对回避与情绪障碍效果较好。治疗时间和剂量都应充分。

根据病人症状特点，是否存在胸闷、气短、自主神经症状，可以选用的药物包括：抗焦虑剂，如盐酸丁螺环酮。病人有过度兴奋或暴力性的发作，一般不主张使用典型抗精神病药物，但在临床上可少量给心境稳定剂、非典型抗精神病药物。对药物治疗不同的病人可能作出不同的反应，必须慎重处理，针对病人个体症状不同，在治疗时用药的剂量和时间予以充分的考虑。

三、适应障碍

适应性障碍（adjustment disorder）临床上更常遇到的是一组起源于中等严重程度或日常生活中的精神刺激所致轻性精神障碍。他们的症状或强又不足以诊断为特殊的精神疾病，如神经症或情感性疾病。是一种短暂的情绪焦虑和情绪失调，常影响到社会功能，但不出现精神病性症状。即往称为"适应性反应"，美国精神科协会的译本《精神障碍诊断统计手册第四版》DSM-Ⅳ则命名为"适应障碍"，应该视为一类精神障碍，患者中男女两性无明显差异；也有报道在成年人中以女性多见，多见于成年人，任何年龄均可发病。所谓的悲痛反应，异常分离性焦虑等都归本类。

(一) 病 因

1. 应激源 适应性障碍的应激源可以是一个，如丧偶；也可以是多个，比如：失恋、下岗失业和婚姻破裂、亲人伤亡等。应激源可以是突然而来的自然灾害，家庭成员之间关系的不融洽。另外，来自某些特定时期，如新婚期，毕业生寻求职业时，离、退休后适应新的生活规律等。适应性障碍也可发生于集体移民、地震后、自然灾害人群移民等等。适应障碍的严重程度与应激源的性质、持续时间的长短、可逆性和个体性格特征等方面的情况有关。像被扣作人质、遭受恶劣的非人道待遇，此时情绪或行为方面的障碍则难以避免。每个人面对应激源时都可能出现情绪和行为障碍。

2. 个性心理特点 同样的应激源作用下，有的人适应良好，有的则适应不良，并不是所有的人都表现适应性障碍。证明有的人适应能力差，有的人适应能力强，说明这与每个人的素质有关，所以患者病前个性心理特征（即人格）起着不可忽视的作用。所以，适应性障碍发生与否，要同时全面衡量应激源强度和个性心理特征两方面的因素。

(二) 临床表现

适应性障碍发病多在应激性事件发生后，临床症状多种多样以情绪和行为异常为突出。临床上按其主要的精神障碍分为若干类型，如情绪低落、忧伤易哭泣、悲观绝望为表现的抑郁型；而以情绪和行为异常为主，常见焦虑不安、烦恼、胆小害怕、注意力难以集中、不知所措和易激惹、心慌和震颤、紧张性颤抖为突出症状的属于焦虑型等；以逃学、旷工、殴斗、野蛮、无视法纪和社会规范为特点称行为障碍型；同时可出现适应不良的行为而影响到日常生活、工作、学习等活动。病人可感到有惹人注目的适应不良行为或暴力冲动行为出现的倾向，但事实上很少发生。有许多病人，出现的症状是综合性的，如一名少年在和亲人分离后表现抑郁、易怒、不知所措和暴力行为，只能根据其突出症状分型，或者称之为"混合型"。

1. 焦虑性适应性障碍

以焦虑为主，神经过敏、心烦、心悸、紧张不安、激越等为主要症状。有关焦虑性适应性障碍的发生率不高，它与一般神经症难以鉴别，有待于进一步临床观察。

2. 抑郁心境的适应性障碍

这是较常见的适应性障碍。临床表现以明显的抑郁心境为主，但比重度抑郁为轻。

3. 品行异常的适应性障碍

表现为品行异常的主要有对他人权利的侵犯，不履行法律责任，违反社会公德；这类病例多见于青少年。

【典型病例】患者为 15 岁女性青年，初中生。患者因父母在城里打工，转学到城里新的学校。近二个月来行为突然发生变化，情绪变得易激惹、心烦、紧张、不愿意交谈，在心理治疗时患者谈出同学和校园生活，因学习成绩下降，并受到老师和同学们的轻视，同学关系紧张，不愿再继续上学，诊断适应性障碍。劝其应振作精神，又经过了两个多月的心理治疗，患者完成了初中学习，之后考入某实验中学。经短期随访，患者情绪行为均恢复正常。

【典型病例】女性，30 岁，已婚，近半个月，失眠，少语，自闭，来医院就诊。

近一年来夫妻感情不和，丈夫要离婚，患者不同意，之后夫妻关系趋于紧张不安状态。患者托其亲属与丈夫和解无效。随之患者表现不与人交往，被动接触亦简单少语，终日情绪低落，闭门不出。医生检查时尚合作，但不愿交谈，未发现其它精神病症状，诊断适应性障碍。起初，患者认识不到夫妻感情不和的原因，经过安慰和解释，数次心理治疗后，患者能清楚夫妻感情不和的因素，并能正确对待当前家庭关系，生活逐步恢复正常。

病程：本症预后多数良好。随着事过境迁，精神刺激的消除，心理经过调整，精神障碍随之缓解，最长不超过半年可恢复常态。有报道指出，青少年比成年患者病程要长一些。

（三）诊 断

适应障碍 因长期存在应激源或困难处境，加上病人有一定的人格缺陷，产生以烦恼、抑郁等情感障碍为主，同时有适应不良的行为障碍或生理功能障碍，并使社会功能受损。病程往往较长，但一般不超过 6 个月。通常在应激性事件或生活改变发生后 1 个月内起病。随着事过境迁，刺激的消除或者经过调整形成了新的适应，精神障碍随之缓解。

《中国精神障碍分类与诊断标准》第三版（CCMD-3）中诊断标准：

（1）有明显的生活事件为诱因，尤其是生活环境或社会地位的改变（如移民、出国、入伍、退休等）；

（2）有理由推断生活事件和人格基础对导致精神障碍均起着重要的作用；

（3）以抑郁、焦虑、害怕等情感症状为主，并至少有下列 1 项：①适应不良的行为障碍，如退缩、不注意卫生、生活无规律等；②生理功能障碍，如睡眠不好、食欲不振等；

(4)存在见于情感性精神障碍（不包括妄想和幻觉）、神经症、应激障碍、躯体形式障碍，或品行障碍的各种症状，但不符合上述障碍的诊断标准。

【严重标准】社会功能受损。

【病程标准】精神障碍开始于心理社会刺激（但不是灾难性的或异乎寻常的）发生后 1 个月内，符合症状标准至少已 1 个月。应激因素消除后，症状持续一般不超过 6 个月。

【排除标准】排除情感性精神障碍、应激障碍、神经症、躯体形式障碍，以及品行障碍等。

(四)治 疗

1. 心理治疗

可定期去心理门诊进行心理咨询、增强心理应对能力。当应激源消失后，而情绪异常仍无明显好转，则需要进行心理治疗。心理治疗就是帮助他们如何解决应激性问题，也可让他们发泄一下情绪，这对改善社会功能有积极作用。对青少年的行为问题，除个别指导外，还要进行家庭治疗，给予鼓励，解决心理实质问题。

2. 药物治疗

可根据具体病情选用抗焦虑剂或抗抑郁剂。以低剂量、短疗程为宜。在药物治疗的同时，心理治疗应继续进行，特别是对那些恢复较慢的患者，更应该给适当的抗焦虑和抗抑郁药物。

第四节 与文化相关的精神障碍

一、气功所致精神障碍

近年来气功锻炼盛行成为我国人民健康活动之一，但中医文献早就有气功"走火入魔"的记载，人们因性格缺陷在练气功的过程中，发生偏差而引起的精神障碍近来并不少见，为了健康发展祖国医学中这一强身祛病的方法，各地已在注意和研究精神障碍的发生机理，从而有效地加以防治。病人有社会心理因素，有不同的性格特点。共同特点是群体性、动作一致性、亚文化性、封建迷信社会的残留性，因为他们利用气功来摆脱心理冲突和困境，恰恰适得其反。气功是我国传统医学中健身治病的一种方法，通常做法是维持一定体位、姿势，或有某些动作，使注意集中于某处，沉思、默念、松弛和调节呼吸等，可出现某些自我感觉和体验。气功所致精神障碍是由于气功操作不当，处于气功状态时间过长而不能收功的现象，表现为思维、情感和行为障碍，失去自我控制能力,俗称"走火入魔",引起多种形式的精神障碍。全国目前形成的气功流派甚多,国内尚缺乏流行病学资料。气功几千年来在增强人类体质和治疗疾病上发挥了一定作用。

(一)病因和发病机理

关于气功所致精神障碍的机理尚不清楚,气功锻炼一般在气功师或其代理人以及录音机的引导下进行,最后要求达到"自动发功"的境地,即练功者体验到一些感知和思维方面的改变,一般理解为进入"特异功能"阶段。实际上是超越了气功,练功只要求达到入静和全身放松的目的,而使练功者在暗示下进入自我诱发的意识改变状态,可能引起精神障碍的基础。女性暗示性高,性格内向者较多见。城镇人群中,性格不良者、以年龄较大、收入稳定、以治病为目的多见,气功所致精神障碍与人格联系密切,常有分裂样、癔症性、焦虑性人格特征,或既往有精神疾病史、阳性家庭史者,最易出现气功所致精神障碍。

文化程度低者对客观事物不能科学地分析,将其归咎于宗教、迷信等神秘力量,过于相信气功及其奇效是其容易发病的原因;而文化程度高者对其他领域缺少深刻的认识,也易出现政治信仰和社会道德的迷茫,给气功所致精神障碍有可趁之机。有的人以治病为目的,常在练功时心情迫切,操之过急,练功过多或练功无度,当其在意识控制减弱时,被压抑的欲望或冲动会诱导出病态表现。

(二)临床表现

在练气功过程中出现精神失常并不多见,而仅有一些感知障碍,即所谓"出现特异功能"的异常体验,这种体验也就是自我夸大和炫耀。

练功者体验到"气"或"真气"在体内运行,能感受到周围发出的气,自己的气也可影响别人。这是一种群体性的感染力,多在心理作用下产生或以发功治病达到骗人的手段,有的练功者感到肢体麻木、酸胀感。在气的影响下,病人出现运动过多或保持特殊体态,在练功场地可观察到各种各样的"千里眼"、"顺风耳"、"闻香鼻",这种特异功能是不可信的。气功所致精神障碍的症状可分为分裂样精神障碍、癔症综合征、神经症样症状,以及躁狂综合征、抑郁综合征。

1. 分裂样精神障碍 多呈急性起病,患者可有言语零乱、幻听、被害、被控制妄想、内感性不适、行为紊乱等。自知力丧失,病期短暂,经脱离现场,中断锻炼并给予适当抗精神病药物后很快恢复,症状内容与气功有可以理解的联系,一般这类患者终止气功很难。

2. 癔症综合征 暗示性强的女性练功者,第一次上场即可通过暗示诱发癔症样发作,存在有恋爱、婚姻或家庭矛盾者尤易发生。表现形式有哭笑发作、痉挛抽动、缄默少动、肢体软弱、失音、视力下降、捶胸顿足、弃衣而走、高登而歌或吵闹不休等。

3. 神经症样症状 患者感觉气体流窜、失眠、多梦、躯体不适、紧张、焦虑、恐惧、头痛、头晕、胸闷气短、震颤、多汗、自主神经紊乱等。

4. 躁狂综合征 多急性起病，表现为情感高涨、思维奔逸、意志活动增多、症状内容围绕气功。

5. 抑郁综合征 可急性或缓慢起病，表现为情绪低，思维缓慢，言语活动减少，兴趣缺乏，愁眉苦脸，有轻生的念头，数日而愈。

上述各种临床表现虽然不同，但有共同特点，就是症状内容与气功相关。

(三) 诊 断

《中国精神障碍分类与诊断标准》第三版（CCMD-3）：

气功是我国传统医学中健身治病的一种方法。通常做法是维持一定体位、姿势，或做某些动作，使注意集中于某处，沉思、默念、松弛，及调节呼吸等，可出现某些自我感觉和体验。气功所致精神障碍系指由于气功操练不当（如每日练习过多），处于气功态时间过长而不能收功的现象，表现为思维、情感及行为障碍，并失去自我控制能力，俗称"走火入魔"。

症状标准

(1) 由气功直接引起；

(2) 症状与气功书刊或气功师所说的内容密切相关，通常只在做气功时出现，并在结束练功时迅即消失，而病人却持续出现或反复出现，无法自控；

(3) 至少有下列 1 项：①精神病性症状，如幻听、妄想等；②癔症样综合征；③神经症样综合征。

【严重标准】 社会功能受损。

【病程标准】 病程短暂，经脱离现场，中断练功，给予适当处理后很快恢复。

【排除标准】

(1) 排除以类似表现作为治病手段，及获取财物或达到其他目的，或可随意自我诱发或自我终止者；

(2) 排除其他精神障碍，尤其是癔症或严重应激障碍。

注：关于躁狂综合征及抑郁综合征的诊断参考躁狂、抑郁发作的有关内容。

【典型病例】 康××，女，53 岁，已婚，民族，汉，工人，该人于半年前开始练元极功，每日必练，不眠，闹心，说能看见眼前有男男女女的坐着练功，还能看见脑袋里有狐仙，凭空听到说"你能飞，你能飞"，自己认为旋转后就能起飞，自己感到有一种特殊的力量在支配她，精神检查意识清楚，情感不协调，有听幻觉、视幻觉被控制体验，还有夸大妄想，自知力丧失，符合 CCMD-3 气功所致精神障碍的诊断标准（分裂样精神障碍）。利培酮合并阿普唑仑治疗，住院 37 天，好转出院。

(四) 治疗和预防

练功时出现气功所致精神障碍，治疗原则：(1) 停止气功锻炼。(2) 心理治疗。①暗示治疗；②认知治疗。(3) 药物治疗。①抗精神病药物；②抗焦虑、抑郁药物。

以上提到个性素质不良和既往有精神疾病史者不宜从事气功锻炼。气功是放松疗法，应加强对气功的科学研究，让气功锻炼达到增强人们体质的作用。

二、巫术所致精神障碍

沈渔邨主编的《精神病学第四版》所述迷信和宗教在世界各国各种民族文化普遍存在，而且具有长达数千年历史的一种社会现象。宗教迷信作为一种社会观念，是社会存在的反映，但是一种虚幻的歪曲的反映，来源与蒙昧时代的狭隘、愚昧的观念。由于原始人对自然本质毫无了解，将自然现象人格化，赋予了以主宰人间祸福的超自然力量，并试着通过祈祷仪式等活动，去影响甚至控制这些力量。宗教是一定时期必然被人们创造出来的产物，这主要是由于宗教能满足社会的需要，"宗教在满足人们的心理需要，巩固民族团结、维护传统道德、调整人与自然关系诸多方面都有很大作用。尽管是一种愚蠢的协调人与社会存在的方法，但在当时条件下是唯一可行的方法，它的产生并无虚假成份，但在以后的发展中免不了受到僧侣的欺诈。"

迷信和宗教是两个概念，它们有相同的方面和内容，即两者有共同的中心概念，就是神灵信仰（或信念），但是二者仍有明显差别。一般讲迷信指相信星占、卜筮、风水、命相等。宗教并不是简单的迷信，它是一种社会观念的系统，它具有一系列的信仰理论和表达此种信仰的意识和行为规范，每一民族都有各自的可以称为宗教的某种信仰、传统习惯和仪式活动。

神灵信仰是所谓的民间信念，它以迷信习俗方式广泛渗透和扎根于社会的多数民众的头脑中，并历经数千年的口头、书面继承，业已形成根深蒂固的社会基础和顽固的习惯势力。在民众中间，在日常生活中有心身问题或疾患请巫医治疗，平时请人算命、卜卦、看相的大有人在，这种行为模式业已成为传统的行为。

迷信观念和传统的迷信行为是民众底层文化的最重要的组成部分和代表，这种底层文化是愚昧无知的文化，它缺乏科学、缺乏基本的文化知识，但又拒绝科学，坚持成见，顽固的抱残守缺，惰性非常强。中国是儒家和佛学思想影响最深最久的国家，我国本土传统宗教的道教形成于公元2世纪，信仰承袭了中国古代的巫术、求仙等思想，并与先秦以后的阴阳五行思想结合而成。佛教和道教在中国影响深远，中国农村人口多，文化教育水平偏低，文盲、半文盲数量很大，据估计约占人口的1/4，愚昧落后，迷信观念很重，这些说明迷信观念和传统迷信行为是与社会文化背景密切联系的。

上述神灵信念主要包括二个基本概念，一是"灵魂消失"，指人死后灵魂离体；二是"神灵闯入"，指神灵（神鬼和精灵后者指黄鼠狼、狐狸等）窃居失魂的所在，并从而导致精神异常，此种神灵闯入即广为人知的神灵附体状态。这是一个社会文化概念，很久以来就引用到临床精神病学中来命名为癔病附体状态。自古至今此类附体状态一直存在两种形式,一种是作为一种精神疾病,而自然产生的癔病性附体状态。另一种是由巫医、巫师通过自我诱导方式而产生的癔病附体状态。巫师、巫医这种"专职"人员是自古就有的,直到现在世界各地都有这类的人,虽有不同的称呼。在中国目前称作神汉、巫婆、巫医,他们能通过祈祷、默坐、默念、出神、长时不眠、不停地奔跑、歌唱、舞蹈、沐浴、自我折磨、奉献、牺牲、祭奠等狂热的意识活动方式诱导,致使他们自己达到精神恍惚状态即产生癔病性附体状态,这就是巫师、巫医,是能与神鬼交往的人,他们通过附体状态的神鬼新的身份,并借助他们的驱魔术以驱逐邪魔治疗疾患。

另一方面,巫医、巫师利用鬼神附体还可产生绝对不可忽视的消极作用或者某种严重社会危害作用,就当代现实情况来讲不少国家包括中国,巫医、巫师也包括某些作为精神疾病自然产生的具有鬼神附体状态的患者,他们一般缺乏起码的卫生和医药常识、心理学知识,他们往往在具有"权威"者身份后(即附体状态产生后),随心所欲,有的盲目蛮干,胡乱施展权威,以至把他们当成是邪魔的求治者,消除邪魔实质是将无辜求治者置于死地,甚至有的把自己的亲生父母、子女糊里糊涂加以杀害,而在当时都不能察觉。这类严重案件引起了社会上强烈反映,后果极其严重。

迷信和宗教在我国是区别对待的,迷信和宗教信仰之间的界限不应混淆。我国宗教政策规定保护宗教信仰自由,但对迷信和迷信活动,是反对和不允许的。在民众中对两者的区别较模糊,加上政府对迷信活动的管理和约束不够有力,在最近一段时间迷信思想和迷信活动有所抬头,值得重视。

巫术所致精神障碍,在精神病学书籍中无此章节。但在《中国精神障碍分类与诊断标准》第三版(CCMD-3)有它的诊断标准,精神障碍由巫术诱发,症状与迷信巫术密切相关,以神鬼附体的身份障碍、片断的幻觉、错觉、妄想或行为紊乱为主。排除:①以巫术作为获取财物或达到其他目的者;②可随意自我诱发或自我终止者;③其他精神障碍。

治疗上首先进行心理治疗,终止巫术活动。其次对有兴奋、躁动或意识障碍者适当给予药物治疗。有抑郁临床相抗抑郁治疗,有类分裂样症状的抗精神病药物治疗,适当用镇静剂保证患者充足的睡眠,促进早日康复。

(王喜龙)

第五节 神经症

一、概 述

神经症(neurosis)这一名称不是指某一特定的疾病单元,而是包括病因、发病机制和临床表现颇多不一致的一组精神障碍。主要表现为焦虑、抑郁、恐惧、强迫、疑病症状或神经衰弱的精神障碍。患者病前多有一定的易患素质基础和个性特征；疾病发生发展常受心理（社会）因素影响；体格检查没有可证实的器质性病变作为基础；自知力大多良好；患者通常不会把自己的病态体验与客观现实相混淆；行为一般保持在社会规范允许的范围内，可为他人理解和接受；患者对存在的症状感到痛苦和无能为力、有求治要求、病程多迁延。

源于感染、中毒、躯体疾病或者其他精神疾病而出现的各种神经症症状，不能诊断为神经症，称神经症样综合征，只有这些神经症症状非源于以上疾病所引起，而是原发的才能归为神经症一类诊断。就癔症一病过去归为神经症范畴，但中国精神障碍与分类标准第三版（CCMD-3）则将癔症从神经症中划分出来，单列一病。

（一）神经症的共性

神经症是一组精神障碍，表现为不同类型，有着不同的病因、发病机制、临床表现、病理特点。但研究发现，尽管各类型不同，但仍然存在着不少共同之处，有别于其他精神障碍。

1. 患病前常有一定的人格基础。

在经历应激事件后的群体，其发生为神经症是少数人，研究表明个体易患素质或个体特征对神经症发生有着重要意义。如巴甫洛夫认为，神经类型为弱型或强而不均衡型易患神经症，Eysenck 等认为个性古板、严肃、多愁善感、焦虑悲观、保守敏感、孤僻的人易患神经症。但要区别神经症与人格障碍，这是两种性质不同的精神障碍。神经症的发生发展是经历了一个疾病过程，健康与疾病两阶段显著不同，而人格障碍是自幼人格发展偏离正常，正常与异常分界不明显。

2. 心理社会（环境）因素对起病有一定的影响。

心理社会（环境）因素与神经症的发生有关。研究表明，神经症患者在发病前常有一定的心理社会（环境）因素发生。如工作不顺心、人际关系紧张、婚姻不如意、经济困难、家庭不和等因素。引起神经症应激事件常存在以下特点：①疾病发生不完全取决于应激事件的强度，但持续时间较长，而且反复发生，常是日常琐事，不同于引起心因性疾病，如急性应激障碍、创伤后应激障碍等疾病的应激事件那么强烈；②患者对应激事件引起的心理困境和冲突存在一定认识，但始终不能从困境和矛盾中解脱出来；③应激事件不仅来源于外界，更多是患者内在心理因素与对事件的不良认知。而应激障碍是个体对精神应激的直接反应，常为重大生活事件，患者也能清晰地意识到症状的发生、发展与这类事件明显相关，其病期大多短暂、适应障碍一般不超过半年，少有反复发作。

3. 症状没有可证实的器质性病变作为基础。

神经症患者表现为精神活动能力降低、焦虑烦恼和各种躯体不适感，自诉颇多。但在临床体格检查中，不能发现以器质性病变或躯体疾病作为其临床症状的基础，而在感染、中毒、物质依赖、代谢、内分泌障碍及以器质性疾病等疾病中出现的神经症样综合征，不能诊断为神经症，因此可见神经症是没有器质性疾病作为症状基础的。虽然现在没有发现神经症的相应科学理论和形态学变化，但随着科学技术水平的发展，某些功能性精神障碍将会找到器质性病因学基础。

4. 一般没有明显的持续性精神病性症状，社会功能相对完好。

神经症患者主要表现为焦虑、抑郁、强迫、躯体不适等症状。罕见精神病性症状，如幻觉、妄想、思维紊乱和逻辑障碍、罕见行为紊乱等行为，极少病人可能出现牵连观念、幻听多为一过性，持续时间短而非主要临床相。患者社会功能相对完好，一般生活能自理，尚可勉强坚持工作和学习，言语、行为通常保持在社会规范所允许的范围内，有工作能力，但学习效率及适应能力不同程度的减退，严重患者可有明显的社会功能障碍。

5. 自知力大多完好，有求治要求。

神经症患者在病中均有较好的自知力，通常不会把自己的病态体验与客观现实相混淆，即患者现实检验能力通常不受损害。他们不仅能识别自己的精神状态是否正常，也能判断自己的症状是否属于病态。常为病态体验而感到痛苦，存在摆脱欲望和治疗的渴求。而重性精神病患者现实检验能力缺失，对疾病没有认识能力，不能主动求医或者接受治疗，社会功能严重受损。自知力有无是临床判断精神病和神经症重要依据之一，但也不能作为唯一或特别指征，某些个别神经症，如严重疑病的患者、慢性强迫症患者，社会功能受损也可能相当严重，出现自知力不全。

（二）神经症分类

1. 分类

神经症作为一大类疾病，有着复杂的病因学和发病机理，也很难用单一的理论模式加以表达，不同国家的学者对神经症这一疾病的分类方法也有着不同看法。国际疾病分类第十版（ICD-10）和美国精神疾病诊断与统计手册第四版（DSM-Ⅳ）较权威的二大分类系统已将神经症这一术语抛弃。我国精神疾病分类体系中，仍保留了神经症这一疾病单元，而将抑郁性神经症归于情感障碍。癔症从神经症中划分出来单列一病。

在国际疾病分类第十版（ICD-10）第五章中神经症性障碍、应激相关障碍和躯体形式障碍归入同一编码（F4）

F40 恐怖性焦虑障碍，包括各种恐怖症。

F41 其他焦虑障碍，包括惊恐性障碍、广泛性焦虑障碍和混合性焦虑抑郁障碍。

F42 强迫性障碍，包括各种强迫症。

F43 对严重应激的反应和适应障碍，包括急性应激反应、创伤后应激障碍和适应障碍。

F44 分离（转换）性障碍，包括各种形式的分离性障碍。

F45 躯体形式障碍，包括躯体化障碍、疑病性障碍、躯体形式植物神经功能失调和持久性躯体形式疼痛障碍。

F48 其他神经症性障碍，包括神经衰弱（疲劳综合征）和人格解体——现实解体综合征。

《中国精神障碍分类与诊断标准》第三版（CCMD-3）

43　神经症

43.1 恐惧症（恐怖症）

43.11 场所恐惧症

43.12 社交恐惧症

43.13 特定的恐惧症

43.2 焦虑症

43.2.1 惊恐障碍

43.22 广泛性焦虑

43.3 强迫症

43.4 躯体形式障碍

43.41 躯体化障碍

43.42 未分化躯体形式障碍

43.43 疑病症

43.44 躯体形式自主神经紊乱

43.45 持续性躯体形式疼痛障碍

43.5 神经衰弱

43.9 其他或待分类的神经症

2. 神经症概念历史回顾

神经症作为一类疾病已经过了较长演变过程。这一术语是英国医生 William cullen（1710—1790）在 1769 年首先提出来的，他的功能在于对神经症进行了详细的分类，从而促进了神经精神病学的发展。到了 19 世纪后期，神经症逐步被公认为没有神经病理形态学改变的一类神经功能障碍。1861 年 B.A.Morel 首先使用强迫症一词；1869 年 G.M.Beard 关于神经衰弱的论文影响广泛；1871 年 K.Westphal 创用场所恐怖症一词进行临床描述；1894 年 S.Freud 将焦虑症视为神经症的一种独立临床实体；1898 年 L.Dugas 创用人格解体一词，从理论到治疗对神经症都产生了较大的影响。近半个世纪，抗精神病药物、抗焦虑药、抗抑郁药的临床使用，使精神分析的黄金时代成为过去，普遍认为神经症是一种非器质性精神障碍，心理和行为治疗及以药物治疗取得了重大的发展，神经症研究在多个领域里取得了很大进展，如心理社会方面的研究、条件反射和行为的研究，遗传研究，神经递质精神药理学的研究等。

（三）神经症的流行病学资料

神经症是一种发病率较高的精神疾病，国内外均有报导，我国 1982 年 12 个地区精神疾病流行病学调查资料显示，在 15 ~ 59 岁的人口中，患病率为 22.21‰，女性患病率 39.93 ‰，明显高于男性 4.71‰。以 40 ~ 44 岁平均年龄患病率最高，初发年龄最多在 20 ~ 29 岁年龄阶段。1993 年我国 7 个地区精神疾病流行病学调查，时点患病率 15.11‰。城市 13.02‰，农村 16.72‰。国外报导，神经症患病率 5% 左右，明显高于国内报导，可能与诊断标准、样板构成等各方面因素有关。

（四）神经症的诊断与鉴别诊断

1. 诊断

神经症患者表现症状多样，主诉颇多，体格检查及辅助检查又没有相应的证据，故神经症诊断应在详细地询问病史后进行细致的体格检查及必要的辅助检查，排除其他疾病后才能诊断。根据《中国精神疾病分类诊断标准》第三版（CCMD-3）神经症诊断标准如下：神经症诊断标准是指总的标准和亚型标准，在诊断亚型之前要符合神经症总的标准。

【症状标准】至少有下列一项：①恐惧；②强迫症状；③惊恐发作；④焦虑；⑤躯体形式症状；⑥躯体化症状；⑦疑病症状；⑧神经衰弱症状。

【严重标准】社会功能受损或无法摆脱的精神痛苦，促使其主动求医。

【病程标准】症状符合标准至少已 3 个月，惊恐障碍另有规定。

【排除标准】排除器质性精神障碍、精神活性物质与非成瘾性物质所致精神障碍、各种精神病性障碍，如精神分裂症、偏执性精神病及心境障碍等。

2. 鉴别诊断

神经症症状可发生在任何一种精神疾病和躯体疾病，应与以下疾病进行鉴别：

①器质性精神障碍 在器质性精神障碍的早期及恢复期很多疾病可以出现神经症样综合征。症状同于神经症等症状，应加以鉴别。器质性精神障碍有病因存在，如脑器质性精神障碍常有脑病变疾病，躯体疾病所致精神障碍有躯体疾病存在，中毒，精神活性物质所致精神障碍，有接触史及滥用依赖史，可以排除。器质性精神障碍的急性期常可出现意识障碍，也可出现智能障碍、人格障碍、记忆障碍、精神病性症状（如幻觉、妄想等），通过仔细询问病史、体格检查和实验室检查可以鉴别。

②精神分裂症 在精神分裂症早期，常常会表现类似神经症样症状，如失眠、头痛、记忆功能减退、兴趣下降、工作能力减退，甚至出现强迫、情绪变化等症状，让人误以为是神经症。但仔细询问病史，检查病人可发现患者有孤僻、懒散、思维离奇、情感淡漠等症状，精神分裂症患者无自知力，没有要求治疗的愿望。随疾病发展精神分裂症状会日益明显。而神经症患者有疾病引起痛苦体验，要求治疗。

③心境障碍 轻型抑郁障碍常有头晕、头疼、无力、失眠、工作效率下降而被误认为是神经症。但抑郁症患者是以情感障碍为主要临床表现，以焦虑、抑郁为主，随着疾病发生发展，情感障碍会日趋严重，社会功能出现明显受损，仔细询问病史和检查可发现，神经症虽然也有抑郁症状，但是较轻，不是疾病的主要临床相，持续时间短。

④应激相关障碍 应激相关障碍患者与神经症患者病前常有一定精神应激事件，可出现焦虑、抑郁、失眠症状，在疾病诊断中应加以鉴别。二种疾病在精神应激事件中，应激相关障碍常表现为强烈的精神因素刺激（重大生活事件），症状与生活事件有明显的相关，随着应激事件消除而症状缓解，病程多短暂少有反复发作，而神经症患者虽有一定应激事件，但不完全取决于应激事件的强度，与病前素质、个性特征相关，病情多迁延。

⑤人格障碍 人格障碍是自幼人格特征发展明显偏离正常。通常始于童年或青少年期。与神经症不同，大多数神经症是在人格已形成后发病的，即有病程特点。神经症的发生发展是经历一个疾病过程。健康与疾病两个明显不同阶段，人格障碍不是神经症发生的必备条件，但有的神经症是继发在人格障碍基础上。这种情况可以给予两个诊断。

（五）神经症治疗

主要采用心理和药物治疗，将在每个分类中分别介绍。

二、恐惧症

恐惧症（phobia）是一种以过分和不合理地惧怕外界客体或处境为主的神经症，病人明知没有必要，但仍不能防止恐惧发作，恐惧发作时往往伴随焦虑和自主神经症状。病人极力回避所害怕的客体或处境，或是带着畏惧去忍受。

我国 1982 年精神病流行病学调查，在 15～59 岁居民中恐怖症的患病率 0.59‰，占全部神经症病例的 2.7%，城乡发病率相近。1996 年 Magee 等报告，在美国恐惧症三种亚型的终生患病率为：广场恐怖 6.7%，社交恐惧为 13.3%，特殊恐惧 11.3%。在 25～44 岁年龄段人群中患病率最高。

恐惧症病程多迁延，预后较差，但单一恐惧症预后尚好。

（一）病因与发病机制

1. 遗传因素

Crowe（1983）的家系调查发现广场恐惧症患者的近亲中，广场恐惧的危险率（11.6%）较对照组的近亲（4.2%）为高。广场恐惧具有一定的家庭遗传倾向，尤其是女性亲属患病率较男性亲属高 2～3 倍。但对此遗传倾向原因尚不清楚。Torgersen（1983）双生子研究结果提示，13 对单卵双生子中有 4 对（31%）同时患有惊恐障碍和/或广场恐惧症。而 16 对双卵双生子的同病率为 0。这类研究说明广场恐惧症与遗传有关，也与惊恐障碍有一定联系。

2. 生化研究

某些研究发现，约50%的社交恐惧症患者在出现恐惧同时，有血浆肾上腺素含量的升高，提示本病患者可能有去甲肾上腺素功能失调。目前研究较多是5-HT、NE系统，有人推论恐惧症患者可能存在突触后5-HT能受体超敏现象。另有研究发现，社交恐惧症患者脑脊液中NE几乎高于惊恐障碍患者及正常对照组，但目前无肯定的结论。

3. 条件反射理论

美国心理学家Watson（1920年）曾以条件反射的方法使一名原不怕兔子的男孩形成了害怕兔子的条件反射。认为恐惧症是由于某些无害的事件或情境与令人害怕的刺激多次重叠出现，形成了条件反射，因而获得了引起焦虑的性质，成为患者恐惧的对象，这种焦虑是一种不愉快的情感体验，促使患者采用某种行为去回避它。而回避行为使得患者焦虑得到消除，形成一种强化因素，通过操作性条件反射，使这种行为固定下来，持续下去。在实验中Watson又以脱敏的方法使恐惧症状消除。有力证明条件反射和学习理论在本病发生中的作用。

（二）临床表现

恐惧症状共同特征是某种客体和情境常引起强烈的恐惧；恐惧时常伴有明显的植物神经症状，如头晕、晕倒、心悸、心慌、颤抖、出汗等；对恐惧的客体和情境极力回避；患者知道这种恐惧是过分的或不必要的，但不能控制。引起恐惧的情境和物体种类非常繁多，可达数百种，常见类型有以下三种：

1. 场所恐惧症（agoraphobia）又称广场恐惧症、旷野恐惧症等。是恐惧中最常见的一种，约占60%，女性多于男性，多起病于25岁左右，35岁左右是又一发病高峰。表现为对某些特定的环境，如广场、商店、餐馆、菜市场、车站等密闭的环境和拥挤的公共场所恐惧，害怕使用公共交通工具，如汽车、火车、地铁、飞机等，害怕离家或独处，害怕出远门。他们共同的特征是担心在公共场所昏倒而无亲友救助，或失去自控，无法逃离，因而回避这些环境。病情严重程度各不相同，有的人在初期，只要熟悉的人陪同，可以外出，随着病情加重，恐惧场所的泛化，不敢离开家门，可长年在家，甚至在家中也要人陪伴。

2. 社交恐惧症（social phobia）多在17~30岁期间发病。女性明显多于男性，无明显诱因突然发病。主要恐惧的对象为社交场合和人际接触，核心症状是对人际交往感到紧张和害怕，害怕被别人注视，害怕处于众目睽睽的场合，害怕当众出丑，使自己处于难堪或窘困的地步，不敢当众讲话或表演，不敢与人对视，发现有人注视自己就脸红，不敢抬头，不自然，集会不敢在前面。严重者不敢当众进食，甚至感觉无地自容，因而回避社交。害怕见人时脸红或坚信自己脸红已被别人看到，因而忐忑不安者称赤面恐惧症（erythrophobia）。害怕与人对视或自认为眼睛的余光在窥视别人，因而恐惧不安者称对人恐惧症

（anthropophobia）。常见的恐惧对象是异性，严厉的上司或未婚夫（妻）的父母等，也可以是熟人，甚至是自己的亲属、配偶等。

3. 特定的恐惧症

也称单一恐惧症，常起始于童年，女性多见。患者所恐惧的对象为特定的物体，如动物、鲜血、尖锐锋利的物体等，还有一些对自然现象产生的恐惧如雷、电、风等。主要有以下三种特点：①预期焦虑，即担心自己会遇见引起恐惧的物体、情境或活动；②恐惧刺激引起的焦虑情绪；③为了减轻焦虑而采取的回避行为。患者害怕的往往不是与这些物体的接触，而是担心接触之后会产生可怕的后果。如接触尖锐物品，害怕这种物品伤人。单一恐惧症的症状较恒定，多只限某一特殊对象，但部分患者在消除了对某一物体的恐惧后，又出现新的恐惧对象。

（三）诊断与鉴别诊断

1. 诊断

《中国精神障碍分类与诊断标准》第三版关于恐惧症诊断标准如下：

①符合神经症的诊断标准。

②以恐惧症状为主，需符合以下 4 项：

对某些客体或处境有强烈恐惧，恐惧的强度与实际危险度不相称；发作时有焦虑和自主神经症状；有反复或持续的回避行为；知道恐惧过分、不合理或不必要，但无法控制。

③对恐惧情景和事物的回避必须是或曾经是突出症状。

④排除焦虑症、分裂症、疑病症。

2. 鉴别诊断

①焦虑症　焦虑症和恐惧症都存在焦虑症状，并是二种疾病的核心症状，但焦虑症是以无明确对象和固定内容的紧张不安，无明显的恐惧和回避行为，而恐惧症是以过分不合理恐惧外界某种客观事物和情境为主要焦虑。

②强迫症　强迫症的恐惧主要来源于患者内心的某些观念和思想，并非对外界事物和情境恐惧，少有回避行为。

③精神分裂症　精神分裂症病人也可有恐惧症状，但同时也有精神病性症状，可以鉴别。

（四）治　疗

主要采用药物疗法控制焦虑症状，行为疗法消除患者回避行为。

①药物治疗：三环类抗郁剂丙咪嗪等对恐惧症可减轻焦虑抑郁症状。SSRIs 类抗抑郁药，如氟西汀、帕罗西汀、西酞普兰等也可减轻焦虑症状。苯二氮䓬类药物也可以减轻病人焦虑和改善睡眠症状。单胺氧化酶抑制剂类，如吗氯贝胺对社交恐惧有一定效果。

②行为疗法

脱敏疗法和暴露冲击疗法对恐惧症有良好的效果。目前最常用的为系统脱敏法,是让患者循序渐进地暴露于引起焦虑、恐惧的刺激,使患者对恐怖性刺激敏感性逐渐降低起到治疗作用,也有人采用暴露冲击疗法治疗取得较好效果。治疗能否成功取决于患者求治的动机和信心,有时也需取得家属的配合。

三、焦虑症

焦虑症(anxiety neurosis)是一种以焦虑情绪为主的神经症。以广泛和持续性焦虑或反复发作的惊恐不安为主要特征的神经症性障碍,常伴有植物神经功能紊乱、肌肉紧张和运动性不安。临床分为广泛性焦虑(generalized anxiety disorder GAD)和惊恐障碍(panic disorder)二种类型。焦虑症的焦虑是原发的,凡继发于躯体疾病的焦虑应诊断为焦虑综合征,其他精神病理状态伴发的焦虑,也不应诊断为焦虑症。

焦虑症患病率在我国1982年12个地区精神疾病流行病学调查中15~59岁人口中为1.48‰,占全部神经症病例的6.7%。城乡患病率相近。女性多于男性约2:1。美国(1994)资料显示广泛性焦虑患病率男性2%,女性为4.3%;惊恐发作患病率男性为1.3%,女性为3.2%。焦虑症预后与个体素质有关,病程短,症状较轻,病前社会适应能力好,诱发起病的生活事件圆满解决,预后较好。反之,病程长,病前个性缺陷明显,有癔症样表现及自杀者预后不佳。

(一)病因与发病机制

1. 遗传因素

遗传因素在焦虑障碍的发生中有一定作用,多数研究支持这一观点。Noyes(1987)报道,广泛性焦虑症患者一级亲属中本病的患病率为19.5%,远高于普通人群患病率。Slater等发现单卵双生子(MZ)的同病率为41%,远高于双卵双生子(DZ)的同病率4%。Kendler研究了1033对女性双生子,认为焦虑障碍有明显的遗传倾向,其遗传约为30%。有某些研究表明,上述遗传倾向主要见于惊恐障碍,而在广泛性焦虑中并不明显,惊恐障碍与广泛性焦虑有着不同的遗传病因学背景。

2. 生化因素

①乳酸盐假说 Pitts 和 Mcclure(1967)认为血中乳酸盐含量高可能与焦虑发作有关,给广泛性焦虑和惊恐发作患者注射了乳酸钠,使多数患者诱发了惊恐发作。这种现象的发生机理目前尚未明了。

②神经递质 近代有关焦虑的神经生物学研究着重于去甲肾上腺素、多巴胺、5-羟色胺、r-氨基丁酸这4种神经递质系统。去甲肾上腺素,支持的证据有焦虑状态时脑脊液中 NE 的代谢产物增加。兰斑含有整个中枢神经系统50%以上 NE 神经元,电刺激兰斑,可引起明显的恐惧和焦虑反应,同时兰斑神经冲动发放增加和中枢性去甲肾上腺素更新加速。能促使兰斑发放增加的药物,可激发焦虑,而能减少兰斑发放的药物,如可乐定、心得安、苯二氮䓬类药

物、抗抑郁剂，有抗焦虑作用。儿茶酚胺（肾上腺素和 NE）能诱发焦虑。5-羟色胺，许多主要影响中枢 5-HT 的药物对焦虑症状有效，说明 5-HT 参与焦虑的发生。此外，r-氨基丁酸、多巴胺也与焦虑有关，虽然研究颇多，但尚无定论。

③神经解剖 Gorman 等认为脑干特别是兰斑与急性惊恐发作密切相关。边缘叶为人类愤怒、警觉和恐惧等基本情绪中枢。动物实验观察到，边缘结构的激惹性病变，可引起焦虑和惊恐反应，这一部分的破坏性病变则使焦虑下降，预期性焦虑可能与边缘叶的功能损害有关。

④心理因素 精神分析理论认为，焦虑症的焦虑是对未认识到的危险的一种反应，神经症焦虑可为过去童年、少年或成年期未解决的冲突重新显现而激发。

行为学理论认为，焦虑是恐惧某些环境刺激形成的一种条件反射。以动物实验为例，如果动物按压踏板会引起一次电击，则按压踏板会成为电击前的一种条件刺激，条件刺激可引起动物产生焦虑作为条件反射，这种条件反射导致实验动物回避接触踏板，避免电击，这种无条件刺激成功，使动物的回避行为得以强化，从而使焦虑水平下降。这种动物模型说明焦虑发作是通过学习获得的对可怕情境的条件反应。

（二）临床表现

我国精神疾病分类 CCMD-3 将焦虑症分为以下两种类型：

1. 惊恐障碍（panic disorder）又称急性焦虑障碍。是一种以反复的惊恐发作为主要原发症状的神经症。其特点是发作并不局限于任何特定的情境，具有不可预测性和突然性，反应程度强烈，病人常有濒死感或失控感。其临床表现，病人在进行日常活动中突然出现强烈的恐惧感，好像即将死去、灾难将至、末日感。这种紧张心情使患者难以忍受，同时感到心悸、呼吸困难、心脏要从口腔跳出来、胸闷、胸痛，胸前压迫感或出现过度换气，好像透不过气来，有种即将窒息死亡感觉，因而病人常离开自己所处的环境以寻求帮助或奔走惊叫四处呼救。有的出现大汗、面部潮红、苍白，走路不稳、头晕、头痛、手脚麻木、震颤等植物神经紊乱症状。发作通常持续 5～20 分钟，很少超过 1 小时，可自行缓解，表现哈欠入睡，自觉一切正常，但不久又可突然再发。发作期间意识清楚，发作结束后表现虚弱无力，需经数日才可恢复。在惊恐发作的间歇期常有担心再次发病，心有余悸，60% 患者由于担心发病时得不到帮助而产生回避行为，不敢单独出门或到热闹场所、旅行等。有的病人合并广场恐惧，或伴有抑郁症状。通常病人发生惊恐发作的频度，每周 1～2 次，但也有每日数次或每年 1～2 次。

【典型病例】患者男性，45 岁，干部，因阵发心悸、不安、紧张半年入院治疗。病人在半年前因感觉心前区不适去查心电，无明显改变，但病人对此非常关注，认为是心绞痛。一日夜间突然出现心悸、出汗、手脚发凉，有一种要死去的感觉，立即到综合医院检查，未发现心脏明显改变，约半小时缓解。以后病人很紧张，曾多次出现这种情况。就诊于长春、北京等综合医院，并住院治疗，仍未好转。患者整日焦虑不安，担心死去，不敢一人在家中。

入院后查体神经系统正常。精神检查，意识清，接触尚可，可主动述说病情，说自己发病时太难受了，不能预料什么时间开始，发作时有一种死去的感觉，很紧张，很害怕。要求医生治好他的病。未查出幻觉和妄想，存在自知力，求治心切。

查心电图，血常规、肝功正常。

诊断：惊恐障碍。

2. 广泛性焦虑

是一种缺乏明确对象和具体内容的提心吊胆、紧张不安为主的焦虑伴有显著的植物神经症状，肌肉紧张及运动性不安。病人因难以忍受又无法解脱，而感到痛苦。

①精神焦虑：精神性焦虑是焦虑的核心症状，表现对未来可能发生的，难以预料的某种危险或不幸事件，经常担心，总担心有什么不测事情发生，终日志忑不安。担忧的内容及严重程度远远超过正常范围。有的患者不能明确意识到他担心的内容和对象，而只是一种提心吊胆、惊恐不安的强烈内心体验，称为自由浮动性焦虑（free-floating anxiety）。有的患者担心也可能是非现实的威胁，或是在现实生活中可能发生的事情，如担心子女出门遭遇车祸等，但担心其焦虑程度与现实很不相称，称为预期焦虑，常表现为终日心烦意乱，坐卧不宁，忧心忡忡，似大祸临头之感，对其日常生活失去兴趣，学习工作受到影响。

②运动性不安 表现为在室内来回走动，不能静坐，搓手顿足，紧张不安。患者常双眉紧锁，姿势僵硬而不自然，肌肉紧张，严重时出现肌肉酸痛，有小动作增加，可见眼睑面部或肢体震颤。

③植物神经功能紊乱症状 表现为心悸、气短、多汗、面部潮红或苍白、口干、便秘或腹泻、胃部不适、恶心、腹痛、尿频等症状。有的患者可出现阳萎、早泄、月经紊乱等症状。

④觉醒度提高 表现为过分警觉，对外界刺激敏感性增高，出现惊跳反应；注意力难于集中；有时感到脑子一片空白，易受干扰；睡眠障碍，表现为入睡困难、易惊醒；情绪易激惹。

有的患者常并发疲劳抑郁、强迫及人格解体症状，但不是主要临床相。

（三）诊断与鉴别诊断

1. 诊断

《中国精神障碍分类与诊断标准》第三版关于惊恐障碍和广泛性焦虑诊断标准如下：

惊恐障碍

①符合神经症的诊断标准；

②惊恐发作需符合以下 4 项：

发作无明显诱因，无相关的特定情境，发作不可预测；在发作间歇期，除害怕再发作外，无明显症状；发作时表现强烈的恐惧、焦虑及明显的自主神经症状，并常有人格解体、现实解体、濒死恐惧或失控感等痛苦体验；发作突然开始迅速达到高峰，发作时意识清晰，事后能回忆。

③病人因难以忍受，又无法解脱而感到痛苦。

④在 1 个月内至少有 3 次惊恐发作或在首次发作后继发害怕再发作的焦虑持续 1 个月。

⑤排除其他精神障碍，如恐惧症、抑郁症或躯体形式障碍等继发性惊恐发作；排除躯体疾病如癫痫、心脏病发作、嗜铬细胞瘤、甲亢或自发性低血糖等继发的惊恐发作。

广泛性焦虑

① 符合神经症的诊断标准；

② 以持续的原发焦虑症状为主，并符合下列 2 项

经常或持续的无明确对象和固定内容的恐惧或提心吊胆；伴自主神经症状或运动性不安；

③ 社会功能受损，病人因难以忍受，又无法解脱而感到痛苦；

④ 符合症状标准至少已 6 个月；

⑤ 排除甲状腺机能亢进、高血压、冠心病等躯体疾病的继发性焦虑；兴奋药物过量、催眠镇静药物或抗焦虑药物的戒断反应，强迫症、恐惧症、疑病症、神经衰弱、躁狂症、抑郁症或精神分裂症等伴发的焦虑。

2. 鉴别诊断

①精神疾病所致焦虑 抑郁症病人常伴有焦虑症状需加鉴别，但抑郁症病人情绪以抑郁为主要临床相，伴有行为和言语的减少，与焦虑症主要临床相不同，可以鉴别。精神分裂症病人也可伴有焦虑。但有精神病性症状无自知力可加以鉴别。其他神经症伴有焦虑时，焦虑症状在这些疾病中并非主要临床相，属于继发症状，可以鉴别。

②躯体疾病所致焦虑 甲状腺功能亢进、心脏病、高血压等疾病可伴发焦虑症状，但有原发疾病存在，症状随疾病好转而缓解。可排除此类疾病。在焦虑症临床诊断中应高度注意排除躯体疾病后才可诊断焦虑症。

③药物及中毒所致焦虑 长期应用激素、镇静催眠药或 兴奋药过量都可出现焦虑症状，但可根据服药史及停用药情况加以鉴别，慢性中毒性疾病也可出现焦虑症状，根据中毒史及其他躯体症状加以鉴别。

（四）治 疗

1. 药物治疗

①抗郁剂 三环类抗郁剂丙咪嗪、阿米替林对广泛性焦虑有较好效果。治疗开始剂量宜小，以阿米替林为例，每天 50～100mg 为好，效果不佳逐渐开始

加量。由于三环类药物有较强的抗胆碱能副作用和心脏的毒副作用，目前都采用 SSRI 等新型抗郁药，如帕罗西丁、氟西汀等。这类药物对广泛性焦虑有着较好疗效，已成为临床首选药物。由于这类药物起效慢，故早期常合并苯二氮䓬类药物，随着抗郁药疗效出现逐渐停用苯二氮䓬类药。由于 SSRI 类药物多是长效制剂，副作用较少，故目前临床已广泛应用。

②苯二氮䓬类药物　此类药物具有起效快、抗焦虑作用强等特点，在治疗早期常合并应用。苯二氮䓬类药物种类繁多，临床使用应遵循一定原则，根据药物半衰期及病人症状综合考虑。一般苯二氮䓬类药物可分为长、中、短程作用，长程作用指地西泮、氯硝西泮等。中程作用包括阿普唑仑、氯羟西泮等。短程作用，如三唑仑等。广泛性焦虑入睡困难或早醒，多选择长、中程药物。惊恐发作一般适用短程药物。临床用药一般从小剂量开始逐渐加药到最佳治疗量，由于此类药物具有成瘾性，长期使用产生依赖，故一般维持 2~6 周后逐渐停药，或抗抑郁药起效后逐渐停药，停药过程要缓慢进行，减药太快会出现症状反跳。

③丁螺环酮　近年来，一种非苯二氮䓬类新型抗焦虑药物丁螺环酮已受到普遍关注，广泛用于临床。此药治疗广泛性焦虑也有较好效果，虽然起效慢，但其优点不具有镇静和肌松作用，不存在成瘾性，故受到欢迎。治疗方法，起始为 5mg 每日 2 次，逐渐加量到每日 15~60mg，分 2~3 次服用。丁螺环酮起效时间一般需要 1~3 周与抗郁剂相似。

④β-肾上腺能受体阻滞剂　普萘洛尔（心得安）治疗焦虑症也有较好疗效，尤其对植物神经功能紊乱所致躯体症状心悸、多汗、气短等症状较好。

2. 心理治疗

采用认知治疗　治疗者帮助病人改变不良认知，或进行认知重建。行为治疗，运用呼吸放松训练，使病人放松全身肌肉，如生物反馈治疗。对惊恐发作可采用系统脱敏疗法。催眠治疗用于改善睡眠而治疗广泛性焦虑，详见心理治疗章节。

四、强迫症

强迫症（obsessive-compulsive disorder.OCD）是以强迫症状为主要临床相的神经症，其特点是有意识的自我强迫和反强迫并存，二者强烈冲突使病人感到焦虑和痛苦；病人体验到的观念或冲动系来源于自我，但违反自己的意愿，虽极力抵抗却无法控制；病人也意识到强迫症状的异常性，但无法摆脱。病程迁延者可以仪式动作为主而精神痛苦减轻，但社会功能严重受损。

1982 年我国 12 个地区精神病流行病学调查，本病在 15~59 岁人口中患病率 0.3‰，占全部神经症病例的 1.3%，城乡患病率相近，平均发病年龄在 20 岁左右。也有早在童年期发病，儿童期强迫症中，男孩的患病率为女孩 3 倍。

大多数病例起病缓慢，无明显诱因，就诊时病程已数年之久。（Black

1974）有 54～61％的病例逐渐发展，24～33％的病例呈波动病程，11～14％的病例有完全缓解的间歇期，症状严重或伴有强迫人格特征及持续遭遇较多生活事件的患者预后较差。

（一）病因和发病机制

过去大多研究认为，本病源于精神因素和人格缺陷，但近年来遗传和生物研究，以及药物治疗的显著效果，提示本病的发生有生物基础。

1. 遗传因素　（Black 等 1992 年）研究表明，在强迫症患者的一级亲属中焦虑障碍的发病率明显高于对照组的一级亲属，但他们患强迫症的危险率并不高于对照组。如果把患者一级亲属中有强迫症状但未达到强迫症诊断的病例包括在内，患者组父母强迫症状的危险率（15.6％），显著高于对照组（2.9％）。这种强迫特征在单卵双生子中的同病率也高于双卵双生的同病率（Carey 和 Gottesman 1981）。这些结果都提示强迫行为的某些素质是可以遗传的。

2. 生化因素　有不少研究证明强迫症患者有 5-HT 功能异常。如氯丙咪嗪、氟西汀具有抑制 5-HT 再摄取的药物，对强迫症治疗有较好效果，而缺乏对 5-HT 再摄取抑制的药物如阿米替林、丙咪嗪等治疗强迫症效果不佳。给强迫症患者口服 5-HT 激动剂（MCPP）可使强迫症状加重。

3. 神经解剖　脑 CT 检查，可见有些强迫症患者双侧尾状核体积缩小。（Luxenberg 等 1988）正电子发射脑扫描发现有的强迫症患者双侧尾状核和眶额皮层外侧代谢率升高（Baxter 等 1987），切除额叶与纹状体的联系纤维用以治疗强迫症有效。（Kettle 和 Marks 1986）但强迫症患者基底节功能障碍的直接证据尚不清楚。

4. 行为主义理论认为，强迫症是一种对特定情境的习惯反应，如强迫行为能减轻焦虑，该行为就被强化，从而反复出现，成为了强迫行为或仪式性动作，病前具有强迫性人格，在疾病的发生中，也起到了一定作用。

（二）临床表现

多在无明显诱因下缓慢发病。强迫症状大致分为强迫观念和强迫动作、行为。二者虽有不同之处，但又有其共同点。①症状反复，持续出现，患者完全能够察觉；②症状具有自我性，即非外力所致，但又非我所愿；③症状往往令自己内心焦虑、痛苦；④患者明知症状出现是不应该、不合理、不必要或无意义的，但难以摆脱；⑤患者往往采取相应的对抗性行动。临床常见的表现形式如下：

1. 强迫观念

①强迫思维　患者脑中经常反复出现某些词和句子，内容常是患者所厌恶的，使病人感到十分痛苦。

②强迫性怀疑　患者对自己所做事情的正确性反复产生怀疑，反复检查、核对。明知不必要，但又不能摆脱，如出门时门窗是否关好，下班时，办公室抽屉是否锁好，有的检查数十遍仍不放心。在怀疑的同时，有焦虑存在，而促

使患者不停地去检查。

③强迫性穷思竭虑　患者反复思考某些并无实际意义的问题，如1＋1为什么等于2，是先有鸡还是先有蛋，为这些问题无休止的争辩而困扰，明知毫无意义还要刨根问底，但因不能自控而反复思考。

④强迫性回忆　病人思维中反复出现过去所经历过的事情。无法摆脱，非常苦恼，有时这种回忆可达表象程度。

⑤强迫性联想　患者脑内出现一种观念或听到一句话，便不由自主的联想到每一个观念或词语，内容大多是对立性的，如想到和平，立即联想到战争，别人说好人，立即联想到坏蛋。别人说神圣，立即想到肮脏。这些称为对立性思维。由于对立性思维的出现违背患者本人意愿，常使患者十分苦恼和痛苦。

⑥强迫情绪　患者反复出现对某些事情的担心和厌恶。如担心自己会伤害别人，担心自己会说错话，做出不理智行为，或看见某件事、某个人产生厌恶感，明知不合理，却无法克制。

⑦强迫意向　患者反复体验到要做某种违背自己意愿的事情，明知这样做是荒谬的，不可能的，并控制自己不去做，如出现杀人、放火或从悬崖边跳下的冲动意向。虽然这种内心冲动十分强烈，而无法摆脱这种强烈的冲动，但却不会付诸于行动。

2. 强迫动作、行为

①强迫检查　是患者为减轻强迫怀疑产生的焦虑而采取的行为，如反复检查出门时门窗是否关好、煤气开关是否关闭、帐目是否有错等等。

②强迫询问　患者常表现不相信自己，而反复询问他人，要求家人给予解释和保证，以消除疑虑或穷思竭虑给患者带来的焦虑。

③强迫清洗　患者为了消除脏物或细菌、毒物的感染而不停的清洗，常表现反复洗手、洗衣服、洗澡，甚至不停地擦洗家具、被褥，有时一天数十次，干扰患者的生活工作，花费大量时间和精力。严重者要求家人按照他的要求去清洗。病人明知不对，但无法控制。

④强迫性仪式动作　是一种重复出现的动作，别人看来很荒谬可笑，但这类病人通过这种重复的动作可减轻焦虑情绪，例如有的病人出门时先转一圈，然后再走，否则就感到焦虑不安。在初期仪式动作可能是简单的，某一个动作就可缓解紧张不安，以后会逐渐出现新的内容、形式复杂固定格式的行为组合。在实施中，稍有差错会从头再来。强迫计数，如毫无意义的数台阶数、两旁树木等也属仪式动作。

⑤强迫性迟缓　可因仪式动作而行动迟缓，有些病人可能否认强迫观念，说是为了做事完美、精确而增加时间。如有的患者，早起反复梳洗，整理床铺要1～2小时而迟迟不能出门，以致经常迟到。这类患者往往不感到焦虑。

强迫症临床表现，有的是单一症状，有的是几种症状兼之混合存在。

【典型病例】于某，女性，50岁，退休工人，小学文化程度，因反复洗手、害怕传染上癌症1年，来门诊就诊。

20年前，经常出现反复检查，如出门要反复查看是否锁好门。1年前，因白带较多到妇婴医院就诊，诊断霉菌性阴道炎，接受治疗，从此后认为自己得了不干净病，来月经放卫生巾，洗完衣服都要反复多次用肥皂洗手，总觉得不干净，害怕自己将疾病传染给家人。霉菌性阴道炎治疗好转后，仍然不放心，上厕所提裤子，外裤和上衣碰到身体就觉得不干净，立即脱下洗干净。这期间农村有一亲属患有肺癌，病人前去探望，当时背包掉到地上，自己的手碰上了，觉得不干净，回去后不敢摸背包，反复洗手，认为自己会把癌症带回到家中，亲属家来人偶尔碰了一下水管，觉得水管脏了，不敢用手摸，并告诉其亲属以后不要到她家里，在家反复洗手、洗衣服、洗物品，只能穿一件衣服，不敢洗澡，病人自从怕患癌症之后，原有怕自己疾病传染给家人想法淡漠了，病人对这些感到很苦恼、很焦虑，也知不对，但不能放弃这种想法和行为。

自幼性格内向，办事极为认真，干什么事都要利利索索，力求完美。

诊断：强迫症

（三）诊断、鉴别诊断

1. 诊断

《中国精神障碍分类与诊断标准》第三版关于强迫症诊断标准如下：

①符合神经症诊断标准，并以强迫症状为主，至少有下列1项：

以强迫思维为主，包括强迫观念、回忆或表象，强迫性对立观念，穷思竭虑，害怕丧失自控能力等；以强迫行为（动作）为主，包括反复洗涤、核对、检查或询问等。上述的混合形式。

②病人称强迫症状起源于自己内心，不是被别人或外界影响强加的。

③强迫症状反复出现，病人认为没有意义，并感到不快，甚至痛苦，因此试图抵抗，但不能奏效。

④社会功能受损。

⑤符合症状标准至少已3个月。

⑥排除其他精神障碍的继发性强迫症状，如精神分裂症、抑郁症或恐惧症等。排除脑器质性疾病，特别是基底节病变的继发性强迫症状。

2. 鉴别诊断

①精神分裂症　在本病早期可出现强迫症状，但仔细检查发现病人感到非常苦恼的症状并不突出，无治疗要求和摆脱症状的意愿，强迫症状的内容常表现荒谬，无自知力，同时伴有其他精神症状，可以鉴别。

②抑郁症　抑郁症也可存在强迫症状，但非主要临床相。本病是以抑郁情绪为主要临床相，伴有言语行为减少。强迫症状可随抑郁症状的好转而消除。

③恐惧症和焦虑症　二种疾病本身都存在焦虑，恐惧症主要是惧怕外界客体和处境。恐惧对象来自客观现实，而强迫症主要是一种主观体验，回避行为与强迫怀疑、担心有关。焦虑症以焦虑为主要临床相，是一种缺乏固定对象和

具体内容的提心吊胆及紧张不安,可以鉴别。

④脑器质性疾病 中枢神经系统病变,特别是基底节病变,可出现强迫症状。可依据器质性疾病史和体征、实验室检查结果加以鉴别。

(四)治 疗

多采用药物和心理治疗相结合治疗方法。

1. 药物治疗,首选 5-HT 再摄取抑制剂,这方面药物有以下几种:

①三环类抑郁药 氯丙咪嗪治疗效果较好,临床疗效在 70% 左右。治疗剂量每日 150~300mg,一般从小剂量开始逐渐加量。开始显效时间在 2~3 周。4~6 周无效可考虑改用或合用其他药物。治疗时间应不少于 6 个月,有的患者可更长。过早减药或停药可使症状反复。

②5-HT 再摄取抑制剂(SSRI)主要药物有氟西汀、氟伏草胺、帕罗西汀等,都有较好效果,且副作用较少。氟西汀治疗剂量每日 80mg,开始一般宜小剂量,每日 20mg,可逐渐增量,达到治疗量。

③苯二氮䓬类药物 对伴有严重焦虑症状的病人可合并苯二氮䓬类药物,用于改善睡眠。在抗抑郁药尚未显效前,起到缓解焦虑症状的作用。

2. 心理治疗

对强迫症病人采用心理治疗,包括支持性心理治疗,使其增强自信,对客观现实有正确判断,了解疾病性质,把注意力从强迫症状中转移到工作、学习和生活中,减轻焦虑。也可进行行为治疗,采用系统脱敏疗法、冲击疗法、厌恶疗法等也可收到一定效果。心理治疗具体方法可参考心理治疗章节。

五、躯体形式障碍

躯体形式障碍(somatoform disorders)是一种以持久的担心或相信各种躯体症状的优势观念为特征的神经症。患者反复陈述躯体不适,四处求医却未能发现器质性病变,各种医学检查结果阴性和医生解释均不能打消其疑虑。这些躯体症状被认为是心理冲突和个性倾向所致,虽然症状与应激性生活事件或心理冲突密切相关,但他们也拒绝探讨心理病因的可能。无论是从生理还是心理方面了解症状的起因,都很困难。患者常有一定程度寻求注意(表演性)的行为,并相信其疾病是躯体性的,需要进一步检查。这些病人最初多就诊于内、外各科,到精神科治疗往往是具有多年就诊经历、大量临床检查资料、用过各种药物甚至外科手术后效果不佳的病例。躯体形式障碍包括躯体化障碍、未分化的躯体形式障碍、疑病症、躯体形式自主神经紊乱、持续性躯体形式疼痛障碍等多种形式。躯体形式障碍起病年龄大多较早,多在 30 岁以前发病,通常女性较男性为多,农村妇女尤为常见,文化程度偏低,易受暗示。常为慢性波动病程。

(一)病因与发病机制

1. 遗传因素 一些研究认为躯体形式障碍与遗传易患素质有关。Cloninger

等（1984）和 Sigvardsson 等（1986）寄养子研究表明遗传因素可能与功能性躯体症状的发病有关。但就目前资料，尚无明确定论。

2. 人格基础 孤僻、内向，对周围事物缺乏兴趣，对身体变化十分关注，具有自恋倾向的人格特征，可成为疑病症发病的人格基础。具有敏感多疑、易受暗示、性格内向的人，在患躯体疾病时易出现短暂性疑病症。

3. 神经生理 有人认为，躯体形式障碍的患者存在脑干网状结构滤过功能障碍。一旦滤过功能失调，患者的内激感增强，各种生理变化信息不断被感受，久而久之这些生理变化就可能被患者体会为躯体症状。

4. 心理社会因素 患者的人格特征及不良心境可影响认知过程，导致对感知的敏感和扩大化，使当事人对躯体信息的感觉增强，选择性地注意躯体感觉并以躯体疾病来解释这种倾向，增强了与疾病有关的联想和记忆及对自身健康的负性评价。

在应激事件中，Dantzer 强调生活事件与躯体之间的联系。Bacon 发现生活事件与身体主诉呈正比，生活事件与疼痛量呈正相关。生活事件中以长期性应激为主。

在社会文化因素中，有研究发现，躯体形式障碍特别多见于中老年妇女且文化较低者。还有研究显示慢性功能性疼痛也多见于女性文化较低者。

5. 躯体因素 处于青春期或更年期的人较易出现自主神经不稳定的病状，如心悸、潮热等。对这类生理现象过分敏感、关注，甚至曲解，可以促成疑病观念。

（二）临床表现

1. 躯体化障碍

躯体化障碍（somatization disorder）是一种临床表现为多种多样、反复出现、经常变化的躯体不适症状为主的神经症。病程持续至少 2 年以上。各种医学检查不能证实有任何器质性病变足以解释其躯体症状，常导致患者长期反复就医和显著的社会功能障碍。常见症状可归纳为以下表现：

疼痛为常见症状。可涉及头、颈、胸、四肢等，部位不固定，疼痛性质一般不很强烈，与情绪状况有关，情绪好时可能不痛或减轻。胃肠道不适可表现嗳气、返酸、恶心、呕吐、腹胀、腹痛、便秘、腹泻等。皮肤异常感觉（如瘙痒、烧灼感、麻木、酸痛等），可有心悸、胸闷、性功能障碍、假性神经症状，常见的有共济失调、肢体瘫痪或无力、吞咽困难或咽部梗阻感、失明、失聪、皮肤感觉缺失、抽搐等，常伴有明显的焦虑和抑郁症状，慢性波动病程，很少能完全缓解。

2. 未分化躯体形式障碍

未分化躯体形式障碍（undifferentiated somatoform disorder）主要表现一种或多种躯体症状，但构成躯体化障碍的典型性不够，其症状涉及的部位不如躯体化障碍广泛，也不那么丰富，病程不足 2 年。

3. 疑病症

疑病症(hypochondriasis)又称疑病障碍,是一种担心或相信自己患有某种严重的躯体疾病,为主要临床特征的一种神经症。患者对自身健康过分关注,其关注程度与实际健康状况很不相称。对身体微小变化却特别警觉,因而反复就医,各种医学检查阴性的结论和医生的解释不能消除患者的疑虑。患者坚信自己患了某种严重疾病,以致工作、学习、日常生活和人际交往受到明显影响。有的患者不适感十分明显,可伴有焦虑、抑郁情绪。有的认为身体畸形(又称躯体变形障碍,body dysmorphic disorders)也属于本症,主要见于青少年,患者坚信自己身体外表,如鼻子、嘴唇等部位存在严重缺陷,要求施行矫形手术,但实际情况远非如此。不同患者表现症状不尽一致,有的疑病观念不适感突出,有的疑病观念伴有焦虑抑郁情绪突出,但都未达到妄想程度,无其他精神病性症状。该病起病大多缓慢,病程持续,症状时轻时重,常导致社会功能缺损,治疗较难,预后不佳。

4. 躯体形式自主神经紊乱

主要表现为受自主神经支配的器官系统(如心血管、胃肠道、呼吸系统)发生躯体障碍所致的神经症样综合征。患者在自主神经兴奋症状(如心悸、出汗、面红、震颤)基础上,又发生了非特异的,但也有个体特征和主观性的症状,如部位不定的疼痛、烧灼感、沉重感、紧束感、肿胀感,经检查这些症状都不能证明有关器官和系统发生了躯体障碍。

临床特点如下:

心血管系统功能紊乱,表现为心脏神经症;胃肠系统表现呃逆、胀气,神经性腹泻,胃神经症;呼吸系统表现过度换气和咳嗽;泌尿系统表现为尿频和排尿困难。上述症状主要多为自主神经支配与控制的器官系统功能障碍所致,患者虽有生理功能的轻度紊乱,如胃肠胀气、心悸等,但并不影响相应器官或系统的基本生理功能。

5. 持续性躯体形式疼痛障碍

持续性躯体形式疼痛障碍(somatoform pain disorder)是一种不能用生理过程或躯体障碍予以合理解释的、持续而严重的疼痛。情绪冲突或心理社会问题直接导致了疼痛的发生,患者常感到痛苦,社会功能受损。医学检查不能发现疼痛部位有相应的器质性变化。病程常迁延,持续6个月以上。常见的疼痛部位是头痛、腰背痛和慢性盆腔痛,性质可为钝痛、胀痛、酸痛或锐痛,发病年龄多在30~50岁之间,女性多见,伴有焦虑、抑郁和失眠,经常服用镇静止痛药。

(三)诊断与鉴别诊断

1. 诊断

《中国精神障碍分类与诊断标准》第三版关于躯体形式障碍的诊断标准如下:

①符合神经症诊断标准。

②以躯体症状为主，至少有下列一项：对躯体症状过分关心（严重性与实际情况明显不相称），但不是妄想；对身体健康过分关心，如对通常出现的生理现象和异常感觉过分关心，但不是妄想。

③反复就医或要求医学检查，但检查结果阴性和医生的合理解释，均不能打消其顾虑。

④社会功能受损。

⑤符合症状标准至少3个月。

⑥排除其他神经症性障碍（如焦虑、惊恐障碍或强迫症）、抑郁症、精神分裂症及偏执性精神障碍等。

躯体化障碍

①符合躯体形式障碍的诊断标准。

②以多种多样、反复出现、经常变化的躯体症状为主，在下列4组症状之中，至少有2组共6项：胃肠道症状，如：腹痛、恶心、腹胀或胀气、嘴里无味或舌苔过厚、呕吐或反胃、大便次数多、稀便，或水样便；呼吸循环系统症状，如：气短、胸痛；泌尿生殖系统症状，如：排尿困难或尿频、生殖器或其周围不适感、异常的或大量的阴道分泌物；皮肤症状或疼痛症状，如：疤痕、肢体或关节疼痛、麻木，或刺痛感。

③体检和实验室检查不能发现躯体障碍的证据，能对症状的严重性、变异性、持续性或继发的社会功能损害作出合理解释。

④对上述症状的优势观念使病人痛苦，不断求诊，或要求进行各种检查，但检查结果阴性和医生的合理解释，均不能打消其疑虑。

⑤如存在自主神经活动亢进的症状，但不占主导地位。

⑥常伴有社会、人际及家庭行为方面长期存在的严重障碍。

⑦符合症状标准和严重标准至少已2年。

⑧排除精神分裂症及其相关障碍、心境精神障碍、适应障碍或惊恐障碍。

未分化躯体形式障碍

①躯体症状的主诉具有多样性、变异性的特点，但构成躯体化障碍的典型性不够，应考虑本诊断；

②除病程短于2年外，符合躯体化障碍的其余标准。

疑病症

①符合神经症的诊断标准。

②以疑病症状为主，至少有下列一项：对躯体疾病过分担心，其严重程度与实际情况明显不相称；对健康状况，如通常出现的生理现象和异常感觉作出疑病性解释，但不是妄想；牢固的疑病观念，缺乏根据，但不是妄想。

③反复就医或要求医学检查，但检查结果阴性和医生的合理解释，均不能打消其疑虑。

④社会功能受损。

⑤符合症状标准至少已 3 个月。

⑥排除躯体化障碍、其他神经症性障碍（如焦虑、惊恐障碍、强迫症、抑郁症、精神分裂症、偏执性精神病）。

躯体形式自主神经紊乱

①符合躯体形式障碍的诊断标准。

②至少有下列 2 项器官系统（心血管、呼吸、食管和胃、胃肠道下部、泌尿生殖系统）的自主神经兴奋体征：心悸、出汗、口干、脸发烧或潮红。

③至少有下列 1 项患者主诉的症状：胸痛或心前区不适；呼吸困难或过度换气；轻微用力即感过度疲劳；吞气、呃逆、胸部或上腹部的烧灼感等；上腹部不适或胃内翻腾或搅拌感；大便次数增加；尿频或排尿困难；肿胀感、膨胀感或沉重感。

④没有证据表明患者所忧虑的器官系统存在结构或功能的紊乱。

⑤并非仅见于恐惧障碍或惊恐障碍发作时。

被患者视为症状起源的器官或系统用第 5 位编码表示：

43.441 心血管系统功能紊乱，包括心脏神经症、神经循环衰弱、DaCosta综合征。

43.442 高位胃肠道功能紊乱，包括心因性吞气症、呃逆、胃神经症。

43.443 低位胃肠道功能紊乱，包括心因性激惹综合征、心因性腹泻、胀气综合征。

43.444 呼吸系统功能紊乱，包括过度换气症。

43.445 泌尿生殖系统功能紊乱，包括心因性尿频和排尿困难。

持续性躯体形式疼痛障碍

①符合躯体形式障碍的诊断标准；

②持续、严重的疼痛，不能用生理过程或躯体疾病作出合理解释；

③情感冲突或心理社会问题直接导致疼痛的发生；

④经检查未发现与主诉相应的躯体病变。

⑤社会功能受损或因难以摆脱的精神痛苦而主动求治。

⑥符合症状标准至少已 6 个月。

⑦排除检查出的相关躯体疾病与疼痛；排除精神分裂症或相关障碍、心境障碍、未分化的躯体形式障碍、疑病症。

2. 鉴别诊断

①躯体疾病　有的患者主诉可能是在真实症状基础上的夸大，医师不可误为疑病症状。在躯体疾病早期，症状不典型，没有显示医学检查证据时，不要轻易诊断本病。如症状部位固定，症状单一持续加重时，应考虑器质性疾病，故在诊断本病之前常行全面的检查，肯定排除各种躯体疾病后方可做出诊断。

②抑郁症　抑郁症常伴有躯体不适症状，而躯体形式障碍也常有抑郁情

绪。但抑郁症有生物学方面的症状，如早醒、晨重夜轻的节律改变，体重减轻及精神运动迟滞、自罪自责，自杀言行等，求治心情也不如躯体形式障碍者强烈，而药物治疗效果较好等可以鉴别。

③精神分裂症　早期可有疑病症状，但其内容多离奇、荒谬，常伴有思维障碍和其他内容的幻觉和妄想，患者无主动求治要求，可资鉴别。

（四）治　疗

整个躯体形式障碍患者的治疗较困难，应采取综合性治疗，治疗时应注意与患者建立良好关系，并给予适当的解释、保证。

1. 药物治疗　躯体形式障碍患者常伴有焦虑、抑郁、失眠症状，患者对健康要求高，对躯体反应敏感，宜选用不良反应小的药物，且以小剂量治疗为宜，往往用一种抗焦虑药（阿普唑仑、劳拉西泮、氯硝西泮等）。焦虑、抑郁症状明显者可予以适量抗焦虑药物或抗抑郁药，如 SSRI 类药物，抗抑郁药物小剂量治疗有效。针对躯体症状表现可予对症处理。

2. 心理治疗

①支持性心理治疗　给予患者解释、指导、疏通，令其了解疾病症状的知识，对于缓解患者的情绪症状、增强治疗信心有效。

②认知治疗　对于疑病观念明显，且有疑病性格的患者，予以认知矫正治疗，有远期疗效。

③森田疗法　在接受症状的情况下生活学习，即自然地生活，对于缓解疾病症状，提高生活质量有效，可参考心理治疗章节。

【典型病例】患者XXX，女，40岁，初中，家务。因反复胸痛、心慌和气短，有时腹痛、腹胀、稀便或水样便5年，近2年常常头痛、睡不好觉，"三伏"天都要穿毛衣。她说自己一年四季感冒从没好利索过，身体太虚，要求心血管病科的主任为他开设生命绿色通道，以便发病时直接送病房抢救。病人频繁就医，每次都要求做各种各样的医学检查，可是各种检查的结果基本正常，病人对检查结果既不相信也不满意，又求助医院有名的专家为其会诊。最后心血管、消化及神经科专家为他会了诊，分别诊断为"心血管神经官能症"、"胃肠道功能紊乱"和"神经衰弱"等，病人仍认为医生对其疾病重视不够，诊断草率。后来建议病人到精神病医院就医，经仔细检查，诊断为"躯体形式障碍"，后经心理治疗和小剂量抗抑郁剂治疗，病人的各种症状开始好转。

六、神经衰弱

神经衰弱（neurasthenia）是一种以脑和躯体功能衰弱为主的神经症。以精神易兴奋又易疲劳为特征，表现为紧张、烦恼、易激惹等情绪症状及肌肉紧张性疼痛、睡眠障碍等生理功能紊乱症状。这些症状不能归因于脑、躯体疾病及其他精神疾病。表现缓慢起病，病程迁延波动。病前多有持久的情绪紧张和精神压力。近一个世纪，神经衰弱的概念经历了一系列变迁。在美国和西欧，已不作此诊断。在我国神经衰弱的诊断也明显减少。其原因主要在于医生对这一疾病的认识有了变化。随着各种特殊综合征和精神障碍（尤其是神经症）亚型的进一步划分，使这一疾病的范畴明显缩小。

我国 1982 年 12 个地区精神疾病流行病学调查，在 15～59 岁年龄人群中，神经衰弱患病率 13.03‰，占全部神经症约 58.7%，居各类神经症首位。起病年龄大多在青壮年时期，以 15～39 岁多见。1993 年 7 个地区精神疾病流行病学调查，神经衰弱患病率 8.39‰。

（一）病因和发病机制

神经衰弱的病因与发病机制至今尚无定论。而多数研究认为，素质、躯体、心理、社会和环境等诸多因素的综合作用是引起这一疾病的原因。

1. 社会心理因素

由于生活事件所引起的长期心理冲突是导致该病的重要原因之一，包括学习工作不适应，家庭、婚姻、恋爱问题处理不当，人际关系紧张，在患者思想上引起矛盾和内心冲突，成为长期痛苦的根源。这些事件也许性质并不很强烈，但持续的时间长，而导致患者的神经、精神疲劳。大量的研究表明，脑力活动，过度紧张，生活忙乱无序，作息时间规律打乱，都为神经衰弱的产生提供了条件。

2. 生理因素

巴甫洛夫认为，高级神经活动类型属于弱型和中间型的人，个性特征是表现孤僻、急躁、胆怯、敏感、多疑、易紧张者容易患病，这类患者表现为易兴奋又易疲劳，大脑皮层功能弱化，其调节和控制皮层下植物神经功能也减弱，从而出现各种植物神经功能亢进的症状。

（二）临床表现

1. 衰弱症状　是神经衰弱的常见症状，脑力易疲劳，感到无精打采，精力不足，萎靡不振，自感脑子迟钝，注意力不集中或不能持久，记忆力差，脑力和体力均易疲劳，肢体无力，工作、学习、生活效率显著下降。

2. 情绪症状　主要感到烦恼，易激惹与紧张。焦虑、抑郁情绪在神经衰弱的病人中一般程度较轻，不持久，有些患者可以完全没有抑郁情绪。

3. 兴奋症状　感到精神易兴奋，表现为回忆和联想增多且控制不住，伴有不快感，但没有言语运动增多。这种情况在入睡前较多，表现为对指向性思维感到费力，而缺乏指向的思维却很活跃，因难以控制而感到痛苦，有时对声光很敏感。

4. 肌肉紧张性疼痛　如紧张性头痛、肢体肌肉酸痛等。

5. 睡眠障碍　多表现为入睡困难与易惊醒，或感睡眠很浅似乎整夜未眠，还有些患者醒后仍疲乏不解，白天困倦，夜间无眠，整天为失眠而担心、痛苦，睡眠觉醒节律紊乱。

6. 心理生理症状　可有头晕眼花、耳鸣、心悸、胸闷、腹胀、消化不良、尿频、多汗、阳萎、早泄或月经紊乱等。有时这类症状可成为本症患者求治主诉，使神经衰弱基本症状被掩盖。

(三) 诊断与鉴别诊断

1. 诊断

《中国精神障碍分类与诊断标准》第三版关于神经衰弱诊断标准如下：

①符合神经症的诊断标准。

②以脑和躯体功能衰弱症状为主，特征是持续和令人苦恼的脑力易疲劳（如感到没有精神，自感脑子迟钝，注意不集中或不持久，记忆力差，思考效率下降）和体力易疲劳，经过休息或娱乐不能恢复，并至少有下列 2 项：情感症状，如烦恼、心情紧张、易激惹等，常与现实生活中的各种矛盾有关，感到困难重重，难以应付；可有焦虑或抑郁，但不占主导地位；兴奋症状，如感到精神易兴奋（如回忆和联想增多，主要是对指向性思维感到费力，而非指向性思维却很活跃，因难以控制而感到痛苦和不快），但无言语运动增多；有时对声光很敏感；肌肉紧张性疼痛，（如紧张性头痛、肢体肌肉酸痛）或头晕；睡眠障碍，如入睡困难、多梦、醒后感到不解乏，睡眠感缺失，睡眠觉醒节律紊乱；其他心理生理障碍，如头晕眼花、耳鸣、心悸、胸闷、腹胀、消化不良、尿频、多汗、阳萎、早泄，或月经紊乱等。

③患者因明显感到脑和躯体功能衰弱，影响其社会功能，为此感到痛苦或主动求治。

④符合症状标准至少已 3 个月。

⑤排除标准：排除以上任何一种神经症亚型。排除分裂症、抑郁症。神经衰弱症状若见于神经症的其他亚型，只诊断其他相应类型的神经症。神经衰弱症状常见于各种脑器质性疾病和其他躯体疾病，此时应诊断为这些疾病的神经衰弱综合征。

2. 鉴别诊断

①慢性疲劳综合征　美国疾病控制中心的诊断标准如下：新近起病的严重而虚弱性疲劳，持续至少 6 个月；没有发现引起疲劳的内科或精神科疾病。包括广泛的头痛、肌痛、关节痛、发热、咽痛、淋巴结痛、肌无力、活动后持久性疲劳、神经心理症状（如易激惹、健忘、注意力不集中、思维困难、抑郁等），睡眠障碍，突然发生的疲劳等（要求至少有其中 8 项症状）。

客观标准包括低热（口表 37.6～38.0℃或肛表 37.9～38.8℃）、非渗出性咽炎、颈前或腋下淋巴结肿大、触痛。这类疾病被认为可能系 Epstein-Barr 病毒感染或免疫异常。由于低热、咽痛及淋巴结肿大等特征，可资鉴别。

②躯体疾病　神经衰弱症状常见于各种脑器质性和其他躯体疾病，如颅内炎症、肿瘤、变性、外伤、中毒、脑血管病变和结核、溃疡、内分泌等躯体疾病。此时应诊断为这些疾病的神经衰弱综合征，属于这些原发疾病的症状之一。根据病史和体征及实验室检查可以鉴别。

③恶劣心境障碍 是一种以持久的心境抑郁状态为特征的疾病,虽然伴有焦虑、疲劳、躯体不适感和睡眠障碍,但心境持续低落是主要症状,应仔细了解病人有无持久的抑郁心境。确无抑郁心境或抑郁很轻或不持久者,则考虑神经衰弱的诊断。

④精神分裂症 精神分裂症病人早期可以出现神经衰弱症状,表现失眠、情绪易激惹、注意力不集中,但求治愿望不强烈。随着病程发展精神症状的出现,鉴别不难。

(四) 治 疗

1. 心理治疗

①支持性心理治疗 通过解释、疏导,使患者提高对本病的认识,引导其不要将注意力全部集中在对自身疾病的观察上,增加自信心。

②放松疗法 对于紧张症状明显伴疼痛不适等症的患者有效,可以采用生物反馈疗法,详见心理治疗章节。

③森田疗法 把神经衰弱患者的注意点从自身引向外界,以转移患者对自身感觉的过分关注,是治疗神经衰弱行之有效的方法之一。详见心理治疗章节。

2. 药物治疗

药物治疗一般根据患者症状的特点选择,以抗焦虑药物为主,常用药物有苯二氮䓬类(如安定、阿普唑仑,氯硝西泮等),也可应用抗抑郁药和β受体阻滞剂(如心得安等)。一般说来,抗焦虑药物可改善病人的紧张,减轻激越的程度,也可使肌肉放松,消除一些躯体不适感。治疗药物宜用小剂量服用,抗焦虑药长期服用易产生药物依赖,适合短期使用。也可以应用小剂量抗抑郁药,如 SSRI 类药物,用以缓解和消除焦虑抑郁情绪。

3. 其他 胰岛素低血糖治疗、医疗体育和理疗、中药和针灸、生物反馈疗法和音乐疗法等,也用于神经衰弱治疗。

思考题

1. 癔症与神经症的区别。

2. 创伤性应激障碍与适应性障碍的鉴别。

3. 试述神经症的亚型及其临床特点。

(蔡 芳 刘桂霞)

第十章　心理因素相关生理障碍

心理因素相关生理障碍指一组与心理社会因素有关的以进食、睡眠以及性行为异常为主的精神功能障碍。

第一节　进食障碍

进食障碍是一组以进食行为异常为主的精神障碍，主要包括神经性厌食、神经性贪食及神经性呕吐。一般不包括儿童期拒食、偏食及异食症等儿童进食障碍。一直到 20 世纪 70 年代后期，进食障碍都被认为是很罕见的，在出现了对神经性贪食的描述之后，进食障碍才逐渐被看作是一类普遍并可导致功能残疾的疾病。在临床中，许多进食障碍病人仍然未被识别。据估计，通科医生对神经性贪食症的识别率为 12%，对神经性厌食症的识别率为 45%。

一、神经性厌食

本病是一种多见于青少年女性的进食行为异常，特征为故意限制饮食，使体重降至明显低于正常的标准，为此采取过度运动、引吐、导泻等方法以减轻体重。常过分担心发胖，甚至已经明显消瘦仍自认为太胖，医生再三进行解释也无效。部分病人可以用胃涨不适、食欲下降等理由来解释其限制饮食。常有营养不良、代谢和内分泌紊乱。女性可出现闭经，男性可有性功能减退，青春期前的病人性器官呈幼稚型。有的病人可有间歇发作的暴饮暴食。本症并非躯体疾病所致的体重减轻，病人节食也不是其他精神障碍的继发症状。

（一）病　因

本病病因未明，可能是多因素致病。

（1）社会心理因素。"怕胖"被认为是该病的病态心理核心。青春期的女孩，对自身第二性征发育和日益丰腴的体形缺乏足够的心理准备，产生恐惧和羞怯感，盲目地节食、减肥，希望保持苗条。有证据表明，那些发展为神经性厌食（或神经性贪食）的病人有着易于使他们对进食、体型和体重过分关注的家庭和社会背景（Fairburn 等，1999）。家庭中对节食和对体型、体重关注的比率升高，进食障碍的比率也明显升高。职业竞争的强大压力，使女性产生严重的心理负担，为适应社会的要求，严格节食以达到理想中的体形。

261

（2）人格特点。这类患者常常有自我为中心、神经质、争强好胜、追求完美；另一方面又表现出不成熟、不稳定、敏感多疑、害羞、过分依赖等人格特点。

（3）生物学因素。有报道，去甲肾上腺素能促进碳水化合物的摄入量，其作用部位是下丘脑的室旁核，神经性厌食症患者脑脊液中去甲肾上腺素含量降低；5-HT 具有兴奋下丘脑饱食中枢的作用。有研究表明，患者脑脊液中 5-HT 含量有改变。

（二）诊断与鉴别诊断

《中国精神障碍分类与诊断标准》（CCMD-3）神经性厌食的诊断标准：

（1）明显的体重减轻比正常平均体重减轻 15% 以上，或者 Quetelet 体重指数为 17.5 或更低，或在青春期前不能达到所期望的躯体增长标准，并有发育延迟或停止。

（2）自己故意造成体重减轻，至少有下列 1 项：①回避"导致发胖的食物"；②自我诱发呕吐；③自我引发排便；④过度运动；⑤服用厌食剂或利尿剂等。

（3）常可有病理性怕胖：指一种持续存在的异乎寻常地害怕发胖的超价观念，并且病人给自己制定一个过低的体重界限，这个界值远远低于其病前医生认为是适度的或健康的体重。

（4）常可有下丘脑—垂体—性腺轴的广泛内分泌紊乱。女性表现为闭经（停经至少已经 3 个连续月经周期，但妇女如用激素代替治疗可出现持续阴道出血，常见的是用避孕药），男性表现为性兴趣丧失或性功能低下。可有生长激素升高，皮质醇浓度上升，外周甲状腺素代谢异常，及胰岛素分泌异常。

（5）症状至少已 3 个月。

（6）可有间歇性发作的暴饮暴食（此时只诊断为神经性厌食）。

（7）排除躯体疾病所致的体重减轻（脑瘤、肠道疾病如 Crohn 病或吸收不良综合症等）。

（三）治 疗

（1）改善低体重造成的营养不良，首先应使患者恢复适当的体重，制定合理的食谱。按照我国正常成人身高和体重的关系，标准体重公式：（身高厘米数 − 100）× 0.9 ± 10%（kg）。对重症者必须住院治疗，以挽救患者的生命。此时的治疗为纠正水电解质平衡，补充钾钠氯，并进行检测。血浆蛋白低下者，要静脉输注氨基酸、新鲜血浆、脂肪乳等。重新进食要少量多餐，逐渐增加，切忌急于求成。体重增加以 1 ~ 1.5kg/周为宜，可用助消化药物。

（2）心理治疗 疏导病人的心理压力，使患者了解健康体魄的概念，标准体重的意义及食物、营养学方面的知识，使其对自己身体状况有客观的估计。了解病人家庭关系，必要时做家庭心理治疗。家庭治疗主要是调整家庭成员的相互关系以解除其不良投射。行为矫正治疗，可采用限制病人的活动范围和活动量的方式，随着体重的增加，逐步奖励性地给予自由活动。生物反馈疗法作为一种心理生理的自我调节技术可结合放松训练调整生理活动，保持情绪稳定。

（3）药物治疗 针对某些患者存在的抑郁情绪、强迫观念等症状对症治疗。临床上使用较多的是抗抑郁药，常用的有5-羟色胺再摄取抑制剂及三环类抗抑郁药。如：百忧解、舍曲林、阿米替林等。对改善病人的抑郁焦虑情绪，促进食欲有肯定的疗效。

（四）病程与预后

在早期阶段，神经性厌食症常常表现为恶化与阶段性部分缓解之间波动的病程。病史较短的病例，病人完全康复的情况并不少见。神经性厌食症的远期预后很难判定。因为大多数已发表的研究，或者是已经过挑选的病例为基础的，或者随访不完全。该病的预后是各种各样的。尽管病人的体重和月经情况通常可以得到改善，但进食习惯常常持续异常，并且有些病人会发展为神经性贪食。该病不会转化为其他形式的精神障碍，预示疾病预后的主要因素是疾病表现的持续时间长短和起病的年龄。病史短，起病年龄小，则预后效好。

（五）评 估

大多数神经性厌食病人都不愿到精神科就诊，因此，医生与病人建立良好的关系很重要。这意味着医生要倾听病人的观点，向病人解释可供选择的治疗方案，并且要了解抑郁的症状，取得病人的信任。

二、神经性贪食

神经性贪食是指具有反复发作的不可抗拒的摄食欲望，及多食或暴食行为，进食后又因担心发胖而采用各种方法以减轻体重，使得体重变化并不明显的一种疾病。其发病人群主要是女性，发病年龄多在18~20岁。男性少见。本病可与神经性厌食交替出现，两者可能具有相似的病理心理机制及性别、年龄分布。大多数病人是神经性厌食的延续者，发病年龄较神经性厌食晚。

（一）病因与发病机制

病因不明。常见的因素包括精神疾病的家族史，特别是抑郁。一定程度的儿童时期的不良经历。曾经有人认为性虐待在此类病人中特别常见，但现在有证据表明，该病病人中受性虐待的比率并不比那些发展为其他类型的精神障碍的病人高。其他的易患因素包括个性中追求完美和自我评价低。目前遗传因素的作用仍不清楚，只是存在一些相互矛盾的证据。可能存在一种对体重和进食习惯的遗传性异常调节（Lilenfeld 和 Kaye, 1998），一旦这种异常调节建立起来，对体型和体重持续的关注、过度进食和靠呕吐或清除控制体重形成的恶性循环就共同起作用，造成这种疾病。

（二）临床表现

患者常常出现反复发作，一次性进食大量食物，吃得又多又快，故称为暴食;多数人喜欢选择食用高热量的松软甜食,如蛋糕、巧克力等,自己明知不对,却无法控制。患者往往过分关注自己的体重和体形,存在担心发胖的恐惧心理。在发作期间为避免长胖、避免体重增加常反复采用不适当的代偿行为,如:自我诱发呕吐、滥用泻药、间歇进食,使用厌食剂等。暴食与代偿行为一经出现,且长时间持续可能造成水电解质紊乱,常见有低血钾、低血钠、代谢性碱中毒、代谢性酸中毒、心律失常、胃肠道损害等。有时其暴食障碍往往是从合理地尝试减肥开始,患者全神贯注于减肥及继续将身体看做是"肥胖的",对体像的认识歪曲,继之突发暴食,患者常伴有情绪低落。这类患者的行为常常具有冲动性,除冲动性进食行为外,还有冲动性购物。在超级市场中无法自控的吃、拿食物,自杀的发生率也比较高。

(三)诊断与鉴别诊断

《中国精神障碍分类与诊断标准》(CCMD-3)神经性贪食的诊断标准:

(1)存在一种持续的难以控制的进食和渴求食物的优势观念,并且病人屈从于短时间内摄入大量食物的贪食发作;

(2)至少用下列一种方法抵消食物的发胖作用:

①自我诱发呕吐;②滥用泻药;③间歇禁食;④使用厌食剂,甲状腺素类制剂或利尿剂。如果是糖尿病人,可能会放弃胰岛素治疗;

(3)常有病理性怕胖;

(4)常有神经性厌食既往史,二者间隔数月至数年不等;

(5)发作性暴食至少每周2次,持续3个月;

(6)排除神经系统器质病变所致的暴食,及癫痫、精神分裂症等精神障碍继发的暴食。

【说明】有时本症可继发于抑郁症,导致诊断困难或在必要时需并列诊断。

(四)治 疗

1.心理治疗 以心理治疗为主,药物治疗为辅。常采用认知—行为疗法,原则是从病人的进食问题入手,不断纠正其异常行为和观念。第一步是增强病人对自身进食行为的控制力。请病人参加制定食谱,内容包括:食品种类、具体数量(三餐进食为宜)。要求病人详细记录执行情况及诱吐导泻的方式和频率,根据执行情况给予奖励强化。通过建立规律的进食模式,消除病人进食中及进食后的焦虑和恐惧心理,减少暴食或节食的发生。第二步,矫正极度怕胖心理,建立健康标准体重的概念。这种治疗要求病人定期和医生接触,大约需20次,整个治疗需时数月。以后每3个月随访一次,以利巩固疗效。在治疗中要讲清道理,注意调动病人的能动性,使其没有被强迫、受监视之感。

2.药物治疗 抗抑郁药,首选5-羟色胺再摄取抑制剂,其中氟西汀对暴食伴有情绪障碍的患者效果较好。

3.手术治疗 目前国内外有通过脑立体定向手术使神经性贪食症病人症状消失的报道。

（五）病程与预后

这种疾病的病程和预后都不能确定。迄今为止的证据显示，临床上严重的病例倾向于形成一个慢性病程。治疗研究的结果表明，该病的结局比最初提到的情况要好得多。即便如此，就是运用认知—行为治疗，也仅有大约 50% 的病人能完全康复。

【典型病例】某女，36 岁，担心自己发胖，不敢多吃，结果慢慢出现厌食症状。可是不久后，情况却截然相反，每天不停地吃，越吃越有味道。心里明知道吃得太多会发胖，可又控制不住自己，于是大吃一顿后，又想方设法呕吐，呕吐出吃进去的食物，吐完又要吃。她已完全无法控制自己的贪食症。自感心烦、焦虑、心情不好、活着没有意思，曾经想过自杀，经过心理医生详细询问及检查身体，被诊断为"神经性贪食症"。给以抗抑郁药物合并心理治疗两个月后，症状消失出院。

三、神经性呕吐

神经性呕吐指自发或故意诱发反复呕吐的心理障碍。神经性呕吐不影响下次进食的食欲，常与心情不愉快、心理紧张、内心冲突有关。无器质性病变。可有害怕发胖、减轻体重的想法，但由于总的进食量不减少，所以体重无明显减轻。部分病人具有癔症性人格，表现为自我中心、好表现、易受暗示等。

临床诊断以自发的或故意诱发的反复发生于进食后的呕吐为主要依据，呕吐物为未消化的胃内容物。体重减轻不显著（体重保持在正常平均体重值的80% 以上）。可有害怕发胖或减轻体重的想法。呕吐几乎每天发生，并至少持续 1 个月。鉴别诊断需排除躯体疾病导致的呕吐，以及癔症或神经症所致呕吐。治疗采用认知行为疗法。

第二节　非器质性睡眠障碍

指各种心理社会因素引起的非器质性睡眠与觉醒障碍。本节包括失眠症、嗜睡症和某些发作性睡眠异常情况（如睡行症、夜惊、梦魇等）。

一、失眠症

失眠症是指睡眠的始发和维持发生障碍致使睡眠的质和量不能满足个体正常需要的一种状况。失眠的表现有多种形式，包括难以入睡、睡眠不深、易醒、多梦早醒、醒后不易再睡、醒后不适感、疲乏，或白天困倦。失眠可引起病人焦虑、抑郁或恐怖心理，并导致精神活动效率下降，妨碍社会功能。患病率为 10% ~ 20%。

（一）病　因

1. 社会心理因素。失眠的发生往往与生活中的不良事件有明显关系。精神紧张、焦虑、恐惧、思虑过度、担心失眠等都是常见因素。此外与个性特征、自幼不良睡眠习惯以及遗传因素有关。

2. 药物。常见的有咖啡因、茶碱、甲状腺素和抗震颤麻痹药。某些药物的副作用对睡眠有干扰作用，如拟肾上腺素类药物常引起头疼、焦虑、震颤等。有镇静作用的药物产生的觉醒—睡眠节律失调。撤药反应引起的反跳性失眠等。

3. 其他精神疾病可出现失眠症状，如躁狂症因昼夜兴奋不安而少眠或不眠以及抑郁症导致的早醒需鉴别。

（二）临床表现

失眠的表现形式有难以入睡、睡眠不深、多梦、早醒、或醒后不易再次入睡、醒后不适感、疲乏或白天困倦等；患者往往白天不同程度地感知到未能充分休息和恢复精力，因而躯体困乏、精神萎靡、注意力减退、思考困难、反而迟钝。由于失眠带来的上述不适以及对失眠的担心常常令患者引起情绪沮丧，焦虑不安。使得失眠→担心→焦虑→失眠的连锁反应不断循环，反复强化迁延难愈。

（三）诊断与鉴别诊断

《中国精神障碍分类与诊断标准》（CCMD-3）失眠症的诊断标准：

【症状标准】

（1）几乎以失眠为唯一的症状，包括难以入睡、睡眠不深、多梦、早醒，或醒后不易入睡，醒后不适感、疲乏，或白天困倦等。

（2）具有失眠和极度关注失眠结果的优势观念。

【严重标准】对睡眠数量、质量的不满引起明显的苦恼或社会功能受损。

【病程标准】至少每周发生 3 次，并至少已 1 个月。

【排除标准】排除躯体疾病或精神障碍症状导致的继发性失眠。

（四）治　疗

需要医患共同努力，密切配合，主要方面有病因的解决，对失眠的正确理解、坚持治疗计划、树立治疗信心。

1. 心理治疗　首先要找出影响睡眠的各种因素，指导患者如何消除和看待这些不利因素，正确对待和估价失眠对自身的危害。解除患者对失眠的焦虑和恐惧情绪。

2. 改善睡眠环境，创造良好的睡眠条件　避免噪音，保持卧室内空气清新，光线暗淡，不宜喝浓茶和咖啡，睡前避免剧烈运动，可适当做些放松的活动，如洗脚、听音乐等。

3. 药物治疗　常用药有舒乐安定 1~2mg，佳乐定 0.4~0.8mg 等，一般在睡前半小时服用，每种药物服用不应超过两周，可选用 2~3 种药轮换服用，以免产生依赖性。

【典型病例】张某，女，56 岁，农民，失眠、多梦 20 余年。该患 20 年来夜间睡眠不好，表现为：难以入睡，睡眠不深，睡后易醒，且早醒多梦。自觉晚上像没有睡一样，但她白天照样干农活，并无乏力之感。曾在当地诊所诊治，症状一直无明显改善，时轻时重。2 年前，张某病情加重，表现为：醒后心悸，且常常满头大汗，也不思饮食。自患病以来，张某一直为失眠所苦。头颅 CT 检查未发现异常，转至心理科治疗。精神检查：未查及幻觉、妄想等重性精神病性症状，有治疗要求。临床给予苯二氮䓬类药物及心理治疗一个月，症状好转出院。

诊断：失眠症

二、嗜睡症

嗜睡症指白天睡眠过多。不是由于睡眠不足、药物、酒精、躯体疾病所致，也不是某种精神障碍（如神经衰弱、抑郁症）的症状。

（一）临床表现

白天睡眠过多。表现为在特别安静或单调环境下，经常困乏思睡并可不分场合甚至在需要十分清醒的情况下，也出现不同程度、不可抗拒的入睡。过多的睡眠引起显著的痛苦，社交、职业或其他重要功能的受损。常见的损害是认知和认知功能障碍，学习新鲜事物出现困难，甚至意外事故发生率增多。这些问题常使患者情绪低落，甚至被别人误认为懒惰、不求上进，给患者造成极大的心理压力。

（二）诊断与鉴别诊断

《中国精神障碍分类与诊断标准》（CCMD-3）嗜睡症的诊断标准：

【症状标准】

（1）白天睡眠过多或睡眠发作。

（2）不存在睡眠时间不足。

（3）不存在从唤醒到完全清醒的时间延长或睡眠中呼吸暂停。

（4）无发作性睡病的附加症状（如猝倒症、睡眠瘫痪、入睡前幻觉、醒前幻觉等）。

【严重标准】病人为此明显感到痛苦或影响社会功能。

【病程标准】几乎每天发作，并至少已 1 个月。

【排除标准】不是由于睡眠不足、药物、酒精、躯体疾病所致，也不是某种精神障碍的症状组成部分。

（三）治　疗

首先必须尽可能地找出原因，有针对性的治疗。如是抑郁症的一个临床表现，可进行心理治疗或抗抑郁药物治疗。白天嗜睡可采用小剂量中枢兴奋剂，如哌甲酯（利他林）、苯丙胺等。用兴奋剂后，会加重夜间睡眠障碍，可适当加服短效安眠药。应严格遵守作息时间，每天准时上床睡觉和起床，白天可定时睡觉。白天增加活动以改善白天的过度嗜睡从而改善夜间睡眠。

三、睡眠觉醒节律障碍

睡眠觉醒节律障碍指睡眠—觉醒节律与病人所要求的不符，导致对睡眠质量的持续不满状况，病人对此有忧虑或恐惧心理并引起精神活动效率下降，妨碍社会功能。本症不是任何一种躯体疾病或精神障碍症状的一部分。如果睡眠—觉醒节律障碍是某种躯体疾病或精神障碍（如抑郁症）症状的一个组成部分，不另诊断为睡眠—觉醒节律障碍。

本病多见于成年人，儿童期或青少年发病者少见。

（一）病　因

1. 生活节律失常　长期特定的环境形成的习惯与本病的发生有关，常出现于夜间工作和生活无规律的人中。

2. 心理社会的压力　约三分之一的患者发病前存在生活事件造成的压力，如人际关系、学习负担、工作求职、环境变化等。压力造成的焦虑情绪可使人推迟入睡时间、易醒、早醒而使整个节律结构紊乱。

（二）临床表现

睡眠—觉醒节律紊乱、反常，有的睡眠时间延长。比如患者常在凌晨入睡，次日下午醒来，在常人应入睡的时候不能入睡，在应觉醒的时候需入睡。有的入睡时间变化不定，总睡眠时间也随入睡时间变化而长短不一；有时可连续 2~3 天不入睡，有时整个睡眠时间提前，过于早睡和过于早醒。病人多伴有忧虑或恐惧心理，并引起精神活动效率下降，妨碍社会功能。

（三）诊断与鉴别诊断

《中国精神障碍分类与诊断标准》（CCDM-3）睡眠觉醒节律障碍的诊断标准：

【症状标准】

（1）病人的睡眠—觉醒节律与所要求的（即与病人所在的环境的社会要求和大多数人遵循的节律）不符。

（2）病人在主要的睡眠时段失眠而在应该清醒的时段出现嗜睡。

【严重标准】明显感到苦恼或社会功能受损。

【病程标准】几乎每天发生，并至少已经 1 个月。

【排除标准】排除躯体疾病或精神障碍（如抑郁症）导致的继发性睡眠—觉醒节律障碍。

（四）治　疗

由于患者作息时间与正常的社会作息时间不符，常给工作学习或生活带来困难和不便。治疗方法主要是调整患者入睡和觉醒的时间以恢复到正常人的节律。可逐步调整或一次性调整立刻达到正常作息时间，并需不断巩固、坚持下去。为防止反复，常需结合药物巩固效果。

四、睡行症

睡行症过去习惯称为梦游症。指一种在睡眠过程中尚未清醒时起床在室内或户外行走，或做一些简单活动的睡眠和清醒的混合状态。一般不说话，询问也不回答，多能自动回到床上继续睡觉。发作时难以唤醒，唤醒时有意识障碍、定向障碍、警觉性下降、反映迟钝。本症在儿童发病率较高，可达 1% ~ 15%，成人低于 1%，男孩多见，可伴有夜惊症及遗尿症。

（一）病　因

本症发生与儿童大脑中枢神经系统发育不完善、功能失调、抑制和兴奋的调节紊乱有关。病人家庭中常有类似发作史者。也可见于癫痫、脑外伤所致精神障碍等情况。病人人格特点为富于暗示性，自我为中心，具有表演性。此外，患有某些发热性疾病的人，本症也极易发作。成年人则可能伴有神经精神疾病。

（二）临床表现

患者在入睡后不久，突然从床上起来四处走动，常双目向前凝视一般不说话，询问也不回答。患者还可有一些复杂的行为，如能避开前方的障碍物，能劈柴、倒水、开抽屉等。但难于被唤醒，常持续数分钟到数十分钟，自行上床，或被人领回床上，再度入睡。待次日醒来，对睡行经过完全遗忘。睡行多发生于入睡后不久，发作时脑电图可出现高波幅慢波，但在白天及夜间不发作时脑电图正常。多能自动回到床上继续睡觉。通常出现在睡眠的前三分之一段的深睡期。次日醒来对发生经过不能回忆。

（三）诊断与鉴别诊断

《中国精神障碍分类与诊断标准》（CCMD-3）睡行症的诊断标准：

【病症标准】

（1）反复发作的睡眠中起床行走，发作时睡行者表情茫然、目光呆滞，对别人的招呼或干涉行为相对缺乏反应，要使病人清醒相当困难。

（2）发作后自动回到床上继续睡觉或躺在地上继续睡觉。

（3）尽管在发作后的苏醒初期，可有短暂意识和定向障碍，但几分钟后，即可恢复常态，不论是即刻苏醒或次晨醒来均完全遗忘。

【严重标准】不明显影响日常生活和社会功能。

【病程标准】反复发作的睡眠中起床行走数分钟至半小时。

【排除标准】

（1）排除器质性疾病（如痴呆、癫痫等）导致的继发性睡眠—觉醒节律障碍，但可与癫痫并存，应与癫痫性发作鉴别；

（2）排除癔症。

（四）治 疗

由于发作时患者意识不清，不能防范危险，有发生意外的可能性，所以首先要清除危险品，保证安全。一般情况下儿童患者随着年龄的增长此病可不治自愈。成年的，症状较严重的患者可考虑干预措施，如使用催眠治疗或镇静催眠类药物、抗抑郁剂治疗。

五、夜 惊

夜惊是一种常见于儿童的睡眠障碍，主要为反复出现从睡眠中突然醒来并惊叫，通常发生在睡眠前三分之一阶段，大约在入睡后 15～30 分钟。

（一）临床表现

儿童在睡眠中突然惊吓、哭喊伴有惊恐表情和动作、两眼直视、手足乱动、心率增快、呼吸急促、出汗、瞳孔扩大等自主神经兴奋症状。通常在夜间睡眠后较短时间内发作，每次发作约持续 1～10 分钟，难以唤醒，当时意识呈朦胧状态。醒后有意识和定向障碍，不能说出梦境内容，对发作不能回忆。

（二）诊断与鉴别诊断

《中国精神障碍分类与诊断标准》（CCMD-3）夜惊的诊断标准：

【诊断标准】

（1）反复发作的在一声惊恐性尖叫后从睡眠中醒来，不能与环境保持适当接触，并伴有强烈的焦虑、躯体运动及自主神经功能亢进（如心动过速、呼吸急促、出汗等），约持续 1～10 分钟，通常发生在睡眠初三分之一阶段。

（2）对别人试图干涉夜惊发作的活动相对缺乏反应，若干涉几乎总是出现至少几分钟的定向障碍和持续动作。

（3）事后遗忘，即使能回忆也极有限。

（4）排除器质性疾病（如痴呆、脑瘤、癫痫等）导致的继发性夜惊发作，也需排除热性惊厥。

（三）治 疗

安排儿童的生活要有规律，避免白天过度劳累，过于兴奋。睡前不讲紧张兴奋的故事，不看惊险恐怖的影片，不用威胁的方式哄儿童入睡。睡前让儿童充分发松，在轻松愉快的心情下安然入睡。必要时也可服用苯二氮䓬类药物。

六、梦 魇

梦魇指在睡眠中被噩梦突然惊醒，引起恐惧不安、心有余悸的睡眠行为障碍。发病率儿童为 20%，成人为 5%～10%。

（一）病 因

儿童在白天听了恐怖故事，看恐怖影片后，常可发生梦魇，成人在应激事件后，如遭遇抢劫、强暴等灾难性事件后可经常发生噩梦和梦魇。睡眠姿势不当也可发生梦魇，如睡眠时手臂压迫胸部会感觉透不过气来，出现憋气、窒息、濒临死亡的梦魇。某些药物如受体阻滞剂、镇静催眠剂等常引起梦魇。突然停用镇静安眠药物可能诱发梦魇。

（二）临床表现

梦魇的梦境多是处于危险境地，使患者恐惧、紧张、害怕、呻吟、惊叫或动弹不得，直至惊醒。一旦醒来就变得清醒，对梦境中的恐怖内容能清晰回忆，并仍处于惊恐之中，通常在夜间睡眠的后期发作。

（三）诊　断

《中国精神障碍分类与诊断标准》（CCMD-3）梦魇的诊断标准：

【诊断标准】

（1）从夜间睡眠或午睡中惊醒，并能清晰和详细地回忆强烈恐惧的梦境，这些梦境通常危及生存、安全、自尊。一般发生于睡眠的后半夜。

（2）一旦从恐怖的梦境中惊醒，病人能迅速恢复定向和完全苏醒。

（3）病人感到非常痛苦。

（四）治　疗

偶尔发生梦魇属于自然现象，不需要特殊处理。对发作频率较高者给生活造成严重影响的要予以干预。首先，找出病因对症处理，如睡前不看恐怖性书籍和电影，缓慢停用镇静安眠药，睡前放松调整睡姿以保证良好睡眠。由生活应激事件引起的梦魇要采用心理治疗的方法，使其了解梦魇产生的原因，正确认识梦魇以消除恐惧心理。如成人反复出现类似的梦境而没有相对应的现实基础者，应寻求心理医生帮助，以求得尽快治疗。患者的症状往往随年龄增大而有所减轻。

第三节　非器质性性功能障碍

指一组与心理社会因素密切相关的性功能障碍。常见为性欲减退、阳痿、早泄、性乐高潮缺乏、阴道痉挛、性交疼痛等。

【症状标准】 成年人不能进行自己所希望的性活动。

【严重标准】 对日常生活或社会功能有所影响。

【病程标准】 符合症状标准至少已 3 个月。

【排除标准】 不是由于器质性疾病、药物、酒精及衰老所致的性功能障碍，也不是其他精神障碍症状的一部分。

【说明】 可以同时存在一种以上的性功能障碍。

（一）性欲减退

指成年人持续存在性兴趣和性活动的减低，甚至丧失。

《中国精神障碍分类与诊断标准》（CCMD-3）性欲减退的诊断标准：

（1）符合非器质性性功能障碍的诊断标准，应注意以下鉴别诊断：①躯体疾病所致性欲减退，这是病因方面的区别。各种各样的躯体疾病都可以影响人的性兴趣、性功能。通过详细了解既往病史可以提供依据。这样的疾病很多，常见的有慢性风湿病、高催乳素血症、神经退行性变疾病、心血管疾病以及消化系统疾病、泌尿系统疾病等。②药物因素所致性欲减退。许多药物都有降低性欲的副作用，用药后出现性欲减退，停用药物逐渐恢复正常。常见的药物有抗抑郁药如三环类抗抑郁药、5-羟色胺再摄取抑制剂、抗雄性激素作用的物质如醋酸环丙酮等。

（2）性欲减低，甚至丧失，表现为性欲望、性爱好，及有关的性思考或性幻想缺乏。

（3）症状至少已持续 3 个月。

（二）阳 痿

指成年男性有性欲，但难以产生或维持满意的性交所需要的阴茎勃起，如性交时阴茎不能勃起或勃起不充分或历时短暂，以致不能插入阴道。但手淫时，睡梦中，早晨醒来时可以勃起。

《中国精神障碍分类与诊断标准》（CCMD-3）阳痿的诊断标准：

（1）男性符合非器质性性功能障碍的诊断标准，注意以下鉴别诊断：①躯体疾病所致的阳痿。某些躯体疾病影响性功能，以阳痿为表现形式的诊断为躯体疾病所致的阳痿，如内分泌失调类的睾酮水平不足等；②药物所致的勃起功能障碍。许多药物影响勃起功能，如大量长期饮酒、吸入尼古丁，某些抗抑郁药等。

（2）性交时不能产生阴道性交所需的充分阴茎勃起（阳痿），至少有下列 1 项：

①在作爱初期（阴道性交前）可充分勃起，但正要性交时或射精前，勃起消失或减退；

②能部分勃起，但不充分，不足以性交；

③不产生阴茎的膨胀；

④从未有过性交所需的充分勃起；

⑤仅在没有考虑性交时，产生过勃起。

（三）阴 冷

阴冷指成年女性有性欲，但难以产生或维持满意性交所需要的生殖器的适当反应，以致性交时阴茎不能舒适地插入阴道。本病的症状有复发的倾向，有的病程迁延不愈，有的可能发展成性欲低下。

《中国精神障碍分类与诊断标准》（CCMD-3）阴冷的诊断标准：

（1）女性符合非器质性性功能障碍的诊断标准。

（2）性交时生殖器反应不良，如阴道湿润差和阴唇缺乏适当的膨胀，至少有下列 1 项：

①在作爱初期（阴道性交前）有阴道湿润，但不能持续到使阴茎舒适的进入；

②在所有性交场合，都没有阴道湿润；

③某些情况下可产生正常的阴道湿润。（如和某个性伙伴、或手淫过程中，或并不打算进行一道性交时）

（四）性乐高潮障碍

性乐高潮障碍指持续地发生性交时缺乏性乐高潮的体验，不能从性交中获得足够的刺激以达到性高潮。女性较常见，男性往往同时伴有不射精或射精显著延迟。

《中国精神障碍分类与诊断标准》（CCMD-3）性乐高潮障碍的诊断标准：

（1）符合非器质性性功能障碍的诊断标准。

（2）从未体验到性乐高潮（原发性）或有一段性交反应相对正常，然后发生性乐高潮障碍（继发性）。可进一步分为：

①普遍性性乐高潮障碍，发生于所有的性活动中和任何性伙伴在一起时；

②男性的境遇性性乐高潮障碍，至少有下列 1 项：性乐高潮仅发生于睡眠中，从不发生于清醒状态，与性伙伴在一起时从无性乐高潮；与性伙伴在一起时出现性乐高潮，但不是阴茎在进入或保持在阴道内的时候；

③女性在某些情况下可有性乐高潮，但明显减少。

（五）早　泄

早泄指持续地发生性交时射精过早导致性交不满意，或阴茎未插入阴道时就射精。早泄往往发生于性冲动过强、性行为过于匆忙、过于紧张、性环境缺乏安全感。偶尔出现早泄属于正常现象。

《中国精神障碍分类与诊断标准》（CCMD-3）早泄的诊断标准：

诊断应符合非器质性性功能障碍的诊断标准；不能推迟射精以充分享受作爱并至少有下列一项：

①射精发生在进入阴道前夕或刚刚进入阴道后；

②在阴茎尚未充分勃起进入阴道的情况下射精；

③并非因性行为节制继发阳痿或早泄。

（六）阴道痉挛

指性交时阴道肌肉强烈收缩，致使阴茎插入困难或引起疼痛。如勉强插入常可引起性交疼痛，所以常有回避行为。其发病原因源于对性生活的无知而产生的恐惧、紧张、担心、害怕的心理，以及严厉的家庭教育、早期的性创伤、害怕怀孕、害怕受伤、害怕性病传播所造成的。

《中国精神障碍分类与诊断标准》（CCMD-3）阴道痉挛的诊断标准：

诊断应符合非器质性性功能障碍的诊断标准；阴道周围肌群的痉挛阻止了阴茎进入阴道或使进入不舒服，至少有下列 1 项：

① 原发性阴道痉挛，指从未有过正常反应；

② 继发性阴道痉挛，指一段性活动的反应相对正常，然后发生阴道痉挛，但不进行阴道性交时，可产生正常的性反应。对任何性接触的企图都恐惧，并力图避免性交。

鉴别诊断主要是通过妇科检查的手段排除妇科疾病。仔细采集病史是非常必要的。

(七) 性交疼痛

指性交引起男性或女性生殖器官疼痛。这种情况不是由于局部病变引起，也不是阴道干燥或阴道痉挛引起。常见于童年期错误的性知识潜移默化的影响，强烈的性压抑、性罪恶、性耻辱感导致焦虑情绪的影响，以及人际关系的麻烦、工作压力的重负、性对象缺乏性魅力等。

《中国精神障碍分类与诊断标准》(CCMD-3)性交疼痛的诊断标准：

①诊断应符合非器质性性功能障碍的诊断标准；

②男性在性生活过程中感到疼痛或不舒服；女性在阴道性交的全过程或在阴茎插入很深时发生的疼痛，不能归因于阴道痉挛或阴道湿润差。

鉴别诊断常常需要与泌尿科或妇产科的疾病相区别。临床上常常在上述两科就诊后方可下诊断。

二、性功能障碍的治疗

1. 心理治疗　由于性功能障碍的主要病因来自于对性问题的不良认识、人际关系问题、夫妻感情问题及早年或人生成长的性创伤等。所以开展认知治疗、家庭治疗、婚姻治疗、行为治疗、精神分析治疗均会收到效果。

2. 药物治疗　只能作为心理治疗的辅助方法。西地那非（万艾可）治疗阳痿有效。他的作用是在有性欲及性刺激的情境下发挥的。万艾可不能增强性欲。

3. 其他治疗　激素替代疗法用于治疗内分泌异常。如果病因是源于正在服用的药物，就要寻找既对原发病有效又对性功能没有影响的替代药物。对于某些因躯体疾病而出现性功能障碍的病人，原发病的治疗可直接使病人的性功能得到改善。

思考题

1. 神经性厌食与普通减肥行为的区别。

2. 阳痿的诊断、治疗原则。

3. 怎样收集性功能障碍的病史。

（杨　隆　孙秀萍）

第十一章　人格障碍、习惯与冲突控制障碍、性心理障碍

第一节　人格障碍

　　人格是由气质和性格两方面构成。气质指一个人心理活动的动态特点。比如：容不容易动感情；心情稳定还是易变；情绪反应的快慢、强弱和持久性、行动的快慢等。性格是一个人心理活动的社会倾向性，与人对事物的态度有关。人格的形成与先天的生理特征及后天的生活环境均有较密切的关系。童年生活对于人格的形成有重要作用，且人格一旦形成具有相对的稳定性，但重大的生活事件及个人的成长经历仍会使人格发生一定程度的变化，说明人格既具有相对的稳定性又具有一定的可塑性。

　　人格障碍是一组以人格结构和人格特征明显偏离正常而不伴有精神病性症状的人格缺陷，是一种根深蒂固和持久不变的行为模式。人格障碍常常开始于童年、青少年，并一直持续到成年。部分人格障碍患者成年后有所缓解。人格障碍者常与周围环境的人和事格格不入，不能保持和谐一致。虽然他的认知和智力没有障碍，但情绪反应、动机和行为都表现异常。

　　人格障碍患者一般没有神经系统形态学的病理改变。大部分人能参与社会上的日常活动，但由于情绪不稳定、自制力差，经常与周围人发生冲突，并处处碰壁。他们不能从错误中吸取应有教训，所以一般仅以最起码的方式应付日常要求，也就是勉强应付工作、学习或家庭生活中出现的一般问题。如果问题趋于复杂，就会表现明显的适应不良，且使自己感到非常痛苦。

　　人格障碍可能是精神疾病发生的素质因素之一。在临床上可见某种类型的人格障碍与某种精神疾病的关系较为密切，如精神分裂症患者很多在病前就有分裂人格的表现，偏执性人格容易发展为偏执性精神障碍。人格障碍也可影响精神疾病对治疗的反应。

　　人格障碍与人格改变不能混为一谈。人格改变是获得性的，指一个人原本正常，而在严重或持久的应激、严重的精神障碍及脑部疾病、损伤之后发生，随着疾病痊愈和境遇改善，有可能恢复或部分恢复。人格障碍没有明确的起病时间，始于童年或青少年且持续终生。人格改变的参照物是病前人格，而人格

障碍主要的评判标准来自社会心理的一般准则。

《中国精神障碍分类与诊断标准》(CCMD-3)人格障碍的诊断标准

【症状标准】 个人的内心体验与行为特征(不限与精神障碍发作期)在整体上与其文化所期望和所接受的范围明显偏离,这种偏离是广泛、稳定和长期的,并至少有下列1项:

(1)认知(感知,及解释人和事物由此形成对自我及他人的态度和形象的方式)的异常偏离;

(2)情感(范围、强度,及适切的情感唤起和反应)的异常偏离;

(3)控制冲动及对满足个人需要的异常偏离;

(4)人际关系的异常偏离。

【严重标准】 特殊行为模式的异常偏离,使病人或其他人(如家属)感到痛苦或社会适应不良。

【病程标准】 开始于童年、青少年期,现年18岁以上。至少已持续2年。

【排除标准】 人格特征的异常偏离并非躯体疾病或精神障碍的表现或后果。

(一)流行病学

迄今为止,有关人格障碍患病率的资料较少。1982年和1993年我国部分地区精神疾病的流行病学调查结果是人格障碍的患病率均为0.1%。国外所作的调查结果,人格障碍的患病率大部分在2%~10%。从得到的有限资料来看,中国人格障碍的发病率与西方国家相比似乎特别低,这可能是中西方对人格障碍的理解和诊断标准的不一致及文化差异造成的。

(二)病因及发病机制

1. 生物学因素 人格障碍患者亲属中人格障碍的发生率较高,双亲中脑电图异常率较高。多项研究均得出类似的结论。

有关寄养子的研究报道,人格障碍患者的子女从小寄养出去,成年后与正常对照组相比,仍有较高的人格障碍发生率,提示遗传因素的作用。

有人研究发现罪犯中染色体畸形呈XYY核型者的比例超过普通人群。这种染色体畸形与异常攻击行为及反社会性人格可能有某种程度的关系。

2. 心理发育影响 童年生活经历对个体人格的形成具有重要作用。幼儿心理发育过程中重大精神刺激或生活挫折对幼儿人格的发育产生不利影响。如父母离异、父爱或母爱的剥夺,从小没有父亲或缺乏父爱的孩子成年后往往表现出性格上的胆小、畏缩,母爱剥夺可能是反社会性人格的重要成因。教养方式不当也是人格发育障碍的重要因素。父母教育态度的不一致,使儿童生活在矛盾的牵制之中,无所适从,或者儿童在父母之间踩跷跷板,形成不诚实的习惯;或长期受老师压制或排斥,遭到同学们鄙视等,这些因素对人格发育均有不利影响。

3. 环境因素 不良的生活环境、结交有品行障碍的"朋友"对人格障碍的形成往往起到重要作用。此外,社会上存在的不正之风、拜金主义等不合理的社会现象、扭曲的价值观念对人格障碍形成的消极作用不可忽视。

（三）《中国精神障碍分类与诊断标准》（CCMD-3）常见人格障碍的诊断及临床表现：

1. 偏执型人格障碍

以猜疑和偏执为特点，始于成年早期，男性多于女性。

【诊断标准】

（1）符合人格障碍的诊断标准；

（2）以猜疑和偏执为特点，并至少有下列3项：

①对挫折和遭遇过度敏感；

②对侮辱和伤害不能宽容，长期耿耿于怀；

③多疑，容易将别人的中性或友好行为误解为敌意或轻视；

④明显超过实际情况所需要的好斗，对个人权利执意追求；

⑤易有病理性嫉妒，过分怀疑恋人有新欢或伴侣不忠，但不是妄想；

⑥过分自负和自我中心的倾向，总感觉受压制、被迫害，甚至上告上访，不达目的不肯罢休；

⑦具有将其周围或外界事件解释为"阴谋"等的非现实性优势观念，因此过分警惕和抱有敌意。

【典型病例】李某，男，36岁，自幼父母离异，随母亲一起生活，母子二人生活得很艰辛。李某懂事较早，平素性格内向，很少与他人交往，没有朋友。参加工作后因母亲告诫他防人之心不可无，便对别人疏远，防别人搞鬼，别人多看他几眼都认为有问题，经常小心谨慎做事，工作完成得较好，经过10年的追踪观察，未见幻觉、妄想等重性精神病性症状。社会功能保持完好。

诊断：偏执型人格障碍

2. 分裂样人格障碍

以观念、行为和外貌装饰的奇特、情感淡漠，及人际关系明显缺陷为特点。男性略多于女性。

【诊断标准】

（1）符合人格障碍的诊断标准

（2）以观念、行为和外貌装饰的奇特、情感淡漠，及人际关系缺陷为特点，并至少有下列3项：

①性格明显内向（孤独、被动、退缩），与家庭和社会疏远，除生活和工作中必须接触的人外，基本不与他人主动交往，缺少知心朋友，过分沉湎于幻想和内省；

②表情呆板，情感冷淡，甚至不通人情，不能表达对他人的关心、体贴及愤怒等；

③对赞扬和批评反应差或无动于衷；

④缺乏愉快感；

⑤缺乏亲密、信任的人际关系;

⑥在遵循社会规范方面存在困难,导致行为怪异;

⑦对与他人之间的性活动不感兴趣(考虑年龄)。

3.反社会性人格障碍

以行为不符合社会规范,经常违法乱纪,对人冷酷无情为特点,男性多于女性。本组病人往往在童年或青少年(18岁前)就出现品行问题,成年后(指18岁后)习性不改,主要表现行为不符合社会规范,甚至违法乱纪。

【诊断标准】

(1)符合人格障碍的诊断标准,并至少有下列3项:

①严重和长期不负责任,无视社会常规、标准、义务等,如不能维持长久的工作(或学习),经常矿工(或旷课),多次无计划地变换工作;有违反社会规范的行为,且这些行为已构成拘捕的理由(不管拘捕与否);

②行为无计划或有冲动性,如进行事先未计划的旅行;

③不尊重事实,如经常撒谎、欺骗他人,以获得个人利益;

④对他人漠不关心,如经常不承认经济义务、拖欠债务、不赡养父母;

⑤不能维持与他人的长久的关系,如不能维持长久的(1年以上)夫妻关系;

⑥很容易责怪他人,或对其与社会相冲突的行为进行无理辩解;

⑦对挫折的耐受性低,微小刺激便引起冲动,甚至暴力行为;

⑧易激惹,并有暴力行为,如反复斗殴或攻击别人,包括无故殴打配偶或子女;

⑨危害别人时缺少内疚感,不能从经验,特别是在受到惩罚的经验中获益。

(2)在18岁前有品行障碍的证据至少有下列3项:

①反复违反家规或校规;

②反复说谎(不是为了逃避体罚);

③习惯性吸烟、喝酒;

④虐待动物或弱小同伴;

⑤反复偷窃;

⑥经常逃学;

⑦至少有2次未向家人说明外出过夜;

⑧过早发生性活动;

⑨多次参与破坏公共财务活动;

⑩反复挑起或参与斗殴;

被学校开除过,或因行为不轨而至少停学一次;

被拘留或被公安机关管教过。

4.冲动性人格障碍(攻击性人格障碍)

以感情爆发，伴明显行为冲动为特征，男性明显多于女性。

【诊断标准】

（1）符合人格障碍的诊断标准；

（2）以情感爆发和明显的冲动行为作为主要表现，并至少有下列 3 项：

①易与他人发生争吵和冲突，特别在冲动行为受阻或受到批评时；

②有突发的愤怒和暴力倾向，对导致的冲突行为不能自控；

③对事物的计划和预见能力明显受损；

④不能坚持任何没有即刻奖励的行为；

⑤不稳定的和反复无常的心境；

⑥自我形象、目的，及内在偏好（包括性欲望）的紊乱和不确定；

⑦容易产生人际关系的紧张或不稳定，时常导致情感危机；

⑧经常出现自杀，自伤行为。

【典型病例】患者赵某，男，18 岁，高中三年级学生。赵某情绪极不稳定，极易兴奋和冲动。不爱学习，成绩落后，与同学关系不好，特别爱寻凶、滋事，常常为一点不起眼的事情跟同学发生争吵、打斗。还常常打群架。打得鼻青脸肿、头破血流。父母常替他向其他同学赔礼道歉，他对此也无感激之心，常顶撞父母，有时别人提起他还后悔，就是控制不住。

诊断：冲动性人格障碍

5. 表演性（癔症性）人格障碍

以过分的感情用事或夸张言行吸引他人的注意为特点。

【诊断标准】

（1）符合人格障碍的诊断标准；

（2）以过分的感情用事或夸张言行，吸引他人的注意为特点，并至少有下列 3 项：

①富于自我表演性、戏剧性、夸张性地表达情感；

②肤浅和易变的情感；

③自我中心。自我放纵和不为他人着想；

④追求刺激和以自己为注意中心的活动；

⑤不断渴望受到赞赏，情感易受伤害；

⑥过分关心躯体的性感，以满足自己需要；

⑦暗示性高，易受他人影响。

6. 强迫性人格障碍

以过分的谨小慎微、严格要求与完美主义，及内心的不安全感为特征，男性多于女性 2 倍，约 7% 强迫症病人有强迫性人格障碍。

【诊断标准】

（1）符合人格障碍的诊断标准；

（2）以过分谨小慎微、严格要求与完美主义。及内心的不安全感为特征，并至少有下列 3 项：

①因个人内心深处的不安全感导致优柔寡断、怀疑及过分谨慎；

②需在很早以前就对所有的活动作出计划并不厌其烦；

③凡事需反复核对，因对细节的过分注意，以致忽视全局；

④经常被讨厌的思想或冲动所困扰，但尚未达到强迫症的程度；

⑤过分谨慎多虑、过分专注于工作成效而不顾个人消遣及人际关系；

⑥刻板而固执，要求别人按其规矩办事；

⑦因循守旧、缺乏表达温情的能力。

【典型病例】患者李某，平素性格内向，做事循规蹈矩，行为刻板，做事生怕出差错，怕被别人笑话和瞧不起。在课堂上把自己限制得死死的，遵照规定，一板一眼，效率低下。就连写字也是一笔一划，生怕写错，不敢写连笔字和潦草字。回到家里，将书桌反复收拾得整整齐齐、干干净净，否则，就沉不下心来做作业。平时，衣服整理得非常平整，反复检查。出门总是莫名其妙地感到紧张，每次都要返回家里，看看门是否锁好，有时候给人写信也要将粘好的信封撕开检查，看是否把信件与信封装错，然后再检查邮票是否贴好，地址是否写对，精神压力大，思虑过多。做事总感到没有把握，凡事要求严格和完美。生怕自己粗心影像自己形象，为此感到疲劳。

诊断：强迫型人格障碍

7. 焦虑性人格障碍

以一贯感到紧张、提心吊胆、不安全及自卑为特征，总是需要被人喜欢和接纳，对拒绝和批评过分敏感，因习惯性地夸大日常处境中的潜在危险而回避某些活动的倾向。

【诊断标准】

(1) 符合人格障碍的诊断标准；

(2) 以持久和广泛的内心紧张、忧虑体验为特征，并至少有下列 3 项：

①一贯的自我敏感、不安全感及自卑感；

②对遭排斥和批评过分敏感；

③不断追求被人接受和受到欢迎；

④排除得到保证被他人所接受和不会受到批评，否则拒绝与他人建立人际关系；

⑤惯于夸大生活中潜在的危险因素，达到回避某种活动的程度，但无恐惧性回避；

⑥因"稳定"和"安全"的需要，生活方式受到限制。

8. 依赖性人格障碍

【诊断标准】

(1) 符合人格障碍的诊断标准；

(2) 以过分依赖为特征，并至少有下列 3 项：

①要求或让他人为自己生活的重要方面承担责任；

②将自己的需要附属与所依赖的人，过分地服从他人的意志；

③不愿意对所依赖的人提出即使是合理的要求；

④感到自己无助、无能或缺乏精力；

⑤沉湎于被遗忘的恐惧之中，不断要求别人对此提出保证，独处时感到很难受；

⑥当与他人的亲密关系结束时有被毁灭和无助的体验；

⑦经常把责任推给别人，以应对逆境。

9. 其他和待分类人格障碍

包括被动攻击性人格障碍、抑郁性人格障碍和自恋性人格障碍等。

（四）治疗和预后

人格障碍的治疗较为困难。但有关的治疗手段对行为矫正仍可发挥一定的作用。

1. 药物治疗 一般而言药物治疗难以改变人格结构，但在出现异常应激和情绪反应时用少量药仍有帮助。如情绪不稳定者少量应用抗精神病药物；具有攻击行为者给予少量碳酸锂，亦可酌情试用其他心境稳定剂；有焦虑表现者给予少量苯二氮䓬类药物或其他抗焦虑药物。但一般不主张长期应用和常规使用，因远期效果难以肯定。有研究报道具有潜在抗冲动作用的选择性 5-HT 回收抑制剂氟西汀对分裂样人格障碍治疗有效。

2. 心理治疗 人格障碍者一般不会主动求医，常常是在和环境及社会发生冲突而感到痛苦或出现情绪睡眠方面的症状时才非常"无奈"地到医院就诊。医生通过与患者深入接触，与他们建立良好的关系，帮助其认识个性缺陷之所在，鼓励他们改变自己的行为模式并对其出现的积极变化予以鼓励和强化等措施，对患者有益。

人格障碍治疗的目的之一就是帮助病人建立良好的行为模式，矫正不良习惯。直接改变患者的行为通常相当困难，但可以让患者尽可能避免暴露在诱发不良行为的处境之中。如攻击性强的人并非在任何场合都出现攻击行为，羞涩忸怩的人并不是在任何地方都怕羞。找到激发异常行为的场合或因素对于处理和预防有重要意义。

3. 教育和训练 人格障碍特别是反社会性人格障碍患者往往有一些程度不等的危害社会的行为，收容于工读学校、劳动教养机构对其行为矫正有一定帮助。

第二节 习惯与冲动控制障碍

习惯与冲动控制障碍指在过分强烈的欲望驱使下，采取某些不当行为的精神障碍，这些行为系社会规范所不容或给自己造成危害，其行为目的仅仅在于获得自我心理的满足，不包括偏离正常的性欲和性行为。具体包括以下四种亚型：

1. 病理性赌博

病人有难以控制的赌博欲望和浓厚兴趣，并有赌博行为前的紧张感和行动后的轻松感。赌博的目的不在于获得经济利益。

《中国精神障碍分类与诊断标准》（CCMD-3）病理性赌博的诊断标准：

(1) 自己诉说具有难以控制的强烈赌博欲望，虽然努力自控，但不能停止赌博；

(2) 专注与思考和想象赌博行为或有关情境；

(3) 这些赌博发作没有给个人带来收益，或尽管对自己的社会、职业、家庭的价值观和义务均有不利影响仍然赌博；

(4) 在一年中，至少有过 3 次赌博发作。

【说明】诊断应从严掌握。

2. 病理性纵火

病人有纵火烧物的强烈欲望和浓厚兴趣，并有行为前的紧张感和行动后的轻松感。经常思考或想象纵火行为及其周围情景。纵火并非为了获得经济利益、报复或政治目的。

《中国精神障碍分类与诊断标准》（CCMD-3）病理性纵火的诊断标准：

(1) 自己诉说有强烈的纵火欲望并有行为前的紧张和行动后的轻松感；

(2) 专注与想象纵火行为或行动时周围情境；

(3) 至少有过一次无明显动机的纵火行为或企图。

3. 病理性偷窃

病人有难以控制的偷窃欲望和浓厚兴趣，并有偷窃行动前的紧张感和行动后的轻松感。偷窃的目的不在于获得经济利益。

《中国精神障碍分类与诊断标准》（CCMD-3）病理性偷窃的诊断标准：

(1) 自己诉说具有难以控制的强烈偷窃欲望，虽然努力自控，但不能停止偷窃；

(2) 专注与思考或想象偷窃行为或有关情境；

(3) 这些偷窃发作没有给人带来收益，或尽管对自己的社会、职业、家庭的价值观和义务均有不利的影响仍然偷窃；

(4) 在 1 年中，至少有过 3 次偷窃发作。

4. 拔毛症（病理性拔毛症）

病人有拔除毛发的强烈欲望并付诸行动，并有行动前的紧张感跟行动后的轻松感。虽然企图控制这一行动，但经常失败，结果引起毛发缺失。这种意向并非皮肤疾病或妄想、幻觉等其他精神障碍所致。

《中国精神障碍分类与诊断标准》（CCMD-3）拔毛症的诊断标准：

（1）引人注目的头发缺失是由于持续的控制拔发的冲动失败所致；

（2）病人诉说有一种强烈的拔发欲望，伴有一种行动前的紧张感和之后的轻松感；

（3）并非皮肤疾病，如皮炎所致，也不是精神症状，如妄想或幻觉的反应。

第三节　性心理障碍

性心理障碍既往称性变态，泛指性心理和性行为明显偏离正常，并以这类性偏离作为性兴奋、性满足的主要或唯一方式为主要特征的一组精神障碍。其正常的异性恋受到全部或者某种程度的破坏、干扰或影响。一般的精神活动并无其他明显异常。性心理障碍临床上包括三种类型：性身份障碍如易性症；性偏好障碍如恋物症、异装症、露阴症、窥阴症、摩擦症、性施虐与性受虐症；性指向障碍如同性恋等。

性心理障碍和人格障碍是有区别的。性心理障碍在寻求性对象及满足性欲的方式方法方面与常人不同。性心理障碍患者大多性格内向，但多数患者对社会生活适应良好，除了性心理障碍所表现的异常性行为之外，并无其他与社会不相适应的行为，更没有反社会行为，有不少患者还是社会知名人士和成功人士，不具备人格障碍所具有的特征。

性心理障碍患者触犯社会规范不应一概认为他们道德败坏、流氓成性或性欲亢进。他们具备正常人的道德伦理观念，自己对寻求性欲满足的异常行为方式有充分的辨认能力。事后多有愧疚之心，但往往难以控制自己。各类型性变态患者往往具有下述性格特征：内向、怕羞、安静少动、不喜欢交往；或孤僻、温和、具有女性气质。另有相当数量的男性患者当自尊心受损时易对妇女产生偏见，从而激起强烈的仇恨和报复心。

性心理障碍不能等同于性犯罪，性犯罪是司法概念，当然其中包含有性心理障碍的违法行为，但他所包含的范围更广，诸如侮辱妇女、强奸、乱伦、卖淫、宿娼等。当然性行为障碍者如果将其扭曲的性冲动予以实施，干扰社会秩序时，应予追究。

一、病因及发病机制

性心理障碍表现形式多种多样，关于其形成原因目前并无一致看法。

1. 生物学因素　在关于同性恋的研究中确实发现有少数患者内分泌异常或性染色体畸变。有的学者认为人体最初的胚胎发育具有双性的基础，这些原始双性结构的残余及异性性激素的残余可能是同性恋的生物学基础。大多数性心

283

理障碍目前尚未发现其生物学异常变化。

2. 心理因素 心理因素可能在性心理障碍的病因学中占主导地位，弗洛伊德认为性变态与其性心理发展过程中遇到挫折走向歧途有关。此外，父母对子女的性教育失当与社会不良影响也具有重要意义。

3. 社会因素 性心理障碍的产生与文化背景有一定的关系。同性恋合法化不符合我国现行法律、风俗习惯和文化背景。

二、临床表现

（一）性身份障碍

性身份障碍，主要指易性症，患者对自身性别的认定与解剖生理上的性别特征呈持续厌恶的状态，并有改变本身性别的解剖生理特征，以达到转换性别的强烈愿望（如使用手术或异性激素），其性爱的倾向为纯粹同性恋。转换性别的认同至少已持续 2 年才可以诊断异性症。异性症患者少见，估计其发生率为 1/10 万。其中又以男性多见，男女之比约为 3:1。

易性症患者往往为自己的性别而深感痛苦，为自己不是异性感到遗憾。女性患者明确表明厌恶女装并坚持穿男装，否定自己的女性解剖结构，有的表示即将长出阴茎，不愿意乳房发育或月经来潮，有的偷偷地甚至公开上男厕所并取站立位排尿。而男性期望自己将长成女人，明确表示阴茎和睾丸令人厌恶或即将消失。男性患者约有 1/3 结婚，即使结婚，离婚比例亦高。

【典型病例】某男，28 岁，未婚；青春期变声后讨厌自己变声，总学女人说话，细声细语，走路模仿女人走路。随着年龄的增长四处求医，想手术摘除喉结、睾丸。曾多次用剪刀刺破阴茎，家人无法护理而来诊。精神检查：意识清，定向力完整，问话对答切题，自称自己很痛苦，想改变性别，未查出幻觉、妄想等重性精神病性症状。只有一个要求，想做变性手术。

诊断：易性症

（二）性偏好障碍

1. 恋物症 在强烈的性欲望和性兴奋的驱使下反复收集异性所使用的物品，所恋物品均为直接与异性身体接触的东西。抚摸、嗅闻这类物品伴手淫或在性交时由自己或由异性对象手持此物可以获得满足，即所恋物体成为性刺激的重要来源或获得性满足的基本条件。

该症初发于青少年性成熟期，个别起源于儿童期。几乎仅见于男性，有相当部分是单身或孤独的男人。正常人对心上人所用之物偶尔也有闻一闻、看一看、摸一摸等念头和想法，不能视为恋物症；有人所迷恋的物品是作为提高用正常方式获得性兴奋的一种手段，不能视为恋物症；只有当所迷恋的物体成为性兴奋的重要来源或达到满意性反应的必备条件或作为激发性欲的惯用和偏爱的方式，方可诊断为恋物症。

恋物症患者所眷恋的妇女用品常有胸罩、内衣、内裤、手套、手绢、鞋袜、月经带、饰物等。恋物症患者接触所偏爱的物体时可导致性兴奋甚至达到性高潮，体验到性的快乐。因此他们采取各种手段甚至不惜冒险偷窃妇女用品并收藏，作为性兴奋的激发物。一般说来，他们对未曾使用过的物品没有兴趣，往往喜欢用过的甚至于是很脏的东西，且一般并不试图接近物品的主人，对异性本身并无特别的兴趣，一般不会出现攻击行为。

有些恋物症患者表现为对女性身体的某一部分如手指、脚趾、头发、指甲迷恋。有的在拥挤的公共场所抚摸女人的头发，甚至将头发剪下收藏作为性刺激物。国内有报道一名患者偷剪 20 余个女性的头发。

2. 异装症　是恋物症的一种特殊形式，表现为对异性衣着特别喜爱，反复出现穿戴异性服饰的强烈欲望并付诸行动由此引起性兴奋，当这种行为受到压制时，可引起明显的不安情绪。

异装症患者并不要求改变自身性别的解剖生理特征，对自身性别的认同并无障碍。大多数人有正常的异性恋关系，性爱指向是正常的。同性恋患者中有些也喜穿着异性服装，但同性恋患者是为了取悦于性伙伴，增加自身的性吸引力，或者认为只有这样才符合他们的性取向和他们的内在性格。而异装症患者以异装行为作为唤起物并取得性满足，其内在动机和出发点不同于同性恋。另一方面，同性恋穿着异性服装是一种一贯倾向，而异装症患者一经性唤起达到性高潮便脱去异性服装。

3. 露阴症　成人为了性的满足，在正常性生活以外及不适当的环境中以暴露自己的生殖器或手淫而引起异性的紧张恐怖反应，并由此获得性快感的变态性行为。一般无进一步性侵犯行为施加与对方。露阴症发病率在性心理障碍中比例较大，约占性心理障碍的三分之一左右。男性多见，女性极少，他们的性能力一般是低下的，有时伴有各种人格障碍，或继发于精神障碍、癫痫、老年痴呆等。故中老年患者首次出现露阴行为应疑及器质性原因。患者个性多内倾，露阴之前有逐渐增强的焦虑紧张体验。时间多选在傍晚，并与对方保持安全距离，以便逃脱。当对方感到震惊、恐惧或耻笑辱骂时感到性满足。情景越惊险紧张，他们越感到刺激，性的满足也越强烈。有些年纪大的妇女对露阴者的露阴行为表现出冷淡和无动于衷，反倒令露阴者大为扫兴。

露阴症通常由女性受害者报案而发现。女性害怕露阴行为之后遭强奸，其实强奸并不多见。大部分露阴者性功能低下或缺乏正常性功能，有的明确表示对性交不感兴趣。

4. 窥阴症　一种反复多次地窥视他人性活动或亲昵行为或异性裸体作为自己性兴奋的偏爱方式，有的也在窥视当时手淫，有的事后通过回忆手淫，达到性的满足，他们对窥视有强烈追求。窥阴症以男性多见，且其异性恋活动并不充分。他们往往非常小心，以防被窥视的女性发现，大部分窥阴症者不是被受害人报告而是被过路人发现。

窥视者通过厕所、浴室、卧室的窗户孔隙进行这些活动。有的长时间潜伏在厕所等肮脏的地方,有蚊虫叮咬、臭气熏天,但患者控制不住冲动,依然铤而走险。有的借助于反光镜或望远镜等工具偷窥。但他们并不企图与被窥视者性交,除了窥视行为本身之外,一般不会有进一步的攻击和伤害行为。他们并非胆大妄为之徒,他们的性能力是低下的,有的伴有阳痿。多不愿与异性交往,有的甚至害怕异性、害怕性交,与性伴侣的活动难以获得成功。

很多人都有童年偷看异性上厕所的经历,但随着年龄的增长会自然消失。有的由于偶然的机会偷看异性洗澡、上厕所不属于此症。有的爱看色情影片、录象、画册同时伴有性兴奋或作为增强正常性活动的一种手段,也不能诊断为窥阴症。

5. 摩擦症 指男性在拥挤的场合或乘对方不备,伺机以身体的某一部分(常为阴茎)摩擦和触碰女性身体的某一部分以达到性兴奋之目的。

摩擦症患者没有暴露生殖器的愿望,也没有与摩擦对象性交的要求。有的男性青年偶尔在人多拥挤的地方,无意中触碰到女性的臀部,自发阴茎勃起甚至射精,不能诊断为摩擦症。有进一步的性侵犯动作甚至于企图强奸对方是流氓行为而不是摩擦症。

6. 性施虐症与性受虐症 在性生活中,向性对象同时施加肉体上或精神上的痛苦作为达到性满足的惯用和偏爱方式者为性虐待症;相反,在性生活中,要求对方施加肉体或精神上的痛苦,作为达到性满足的惯用与偏爱方式者为性受虐症。国外报道较多。

性施虐症绝大多数见于男性,有鞭打、绳勒、撕割对方躯体,或谩骂、羞辱进行精神上的折磨。在对方的痛苦中感受性的快乐,甚至以施虐成为满足性欲所必需的方式。

在一对配偶中,很少双方同时出现,往往是应一方要求对方被迫配合。

【典型病例】1. 某男,40 岁,自幼被父母打扮成女孩子模样,并被称为"女儿",上学时被同学称为"大姑娘",25 岁结婚后夫妻感情融洽,生育一女。一次偷着试穿妻子的胸罩被妻子发现带来就诊。检查时未发现任何精神异常,自述幼年起一直喜欢女装,认为只有穿女装才符合自己的性格和情趣,16 岁起出现穿女装的强烈欲望,穿上之后才感到心情平静,同时有性快感。结婚之后觉得对不起妻子,但当欲望来临又控制不住。

诊断:异装症

2. 患者为高中学生,男,18 岁,自幼家教严格,青春期后对异性有好感,但不敢说出来,总独自在床上思考,学习成绩下降,一次偶然的机会,碰到同学李某的臀部,产生一种莫名其妙的快感,以后就控制不住总喜欢到人多的地方,用勃起的阴茎去摩擦女性的大腿、臀部等部位。经常控制不住想进行摩擦,夜里不眠,饮食也差,家人发现后带来诊断。精神检查:意识清、语量少,自称心烦,总想找机会到人多的地方,未查出幻觉妄想等重性精神病性症状。

诊断：摩擦症

（三）性指向障碍

性指向障碍有多种表现形式，常见形式为同性恋。同性恋是以同性为满足性欲的对象。是性心理障碍中最常见的一种。过去一直被认为是一种心理障碍，现在不少心理卫生专家持相反观点。

同性恋的病因尚不明确，但社会环境因素有一定作用。绝大多数同性恋者在幼年时期即可出现迹象，自幼在游戏中扮演异性，或被父母打扮成异性，或自幼生活在异性同伴中，效仿异性或以异性自居，长大后将感情倾注于同性，而对异性毫无兴趣。由于文化、风俗、宗教和社会制度的不同，西欧国家同性恋的发生率远高于东方。美国自 1975 年将同性恋合法化后，据调查，在青年中同性恋已达 5% 左右。

美国性学博士金赛（Kinsey）提出异性恋至同性恋间的 7 级标准：

(1) 单一异性恋；

(2) 异性恋占主导，偶尔同性恋；

(3) 异性恋占主导，多次有同性恋经验；

(4) 异性恋与同性恋几乎相等；

(5) 同性恋占主导，多次有异性恋经验；

(6) 同性恋占主导，偶尔异性恋；

(7) 单一同性恋。

这个标准对治疗及临床统计方面很有价值，单一同性恋者属绝对同性恋，治疗没有效果。

不论男、女同性恋者，扮演丈夫角色者称"主动型"，扮演妻子角色者称"被动型"，男被动型、女主动型者心理障碍最重。有些同性恋者性活动中主动、被动兼而有之。有些同性恋者也不一定与对方发生性活动，只要一起散步、看电影、听音乐，就可得到性满足，这是"精神同性恋"。

有同性性行为的两个人，可能只有一个是真正的同性恋者，另一个为异性恋者，如果双方都是真正的同性恋者，那么在性行为中，会轮流更换主动位置，而在心理上他（她）们都会认定自己处于主动地位。

多数同性恋之间有具体的性行为，在男性中有以下几种表现形式：(1) 口腔—生殖器接触；(2) 相互手淫，互相取乐；(3) 肛门性交。女性除了口腔生殖器接触相互手淫之外，往往采取拥抱、阴部相互摩擦，使用人工阴茎或类似于阴茎的物体等方法。同性恋间的"感情"联系，女性之间比较固定，男性较不稳定。但总体而言，同性恋的关系不如异性恋稳定。

同性恋之间私下交好，若不损害第三方利益，多数国家不予追究，但若因同性恋活动导致一些刑事、民事纠纷，跟异性恋者间出现类似情形一样，法律将予以过问。国内已有多起同性恋因"失恋"而导致的伤害案例。另外，同性恋者的行为不符合社会的主流文化，一旦为外界所知，在各个方面都会受到不同程度的歧视，有些人深感痛苦、自责，自杀者亦不少见。特别是在青少年期经常出现性指向的痛苦，必须做出是继续还是压抑同性恋感情的决定，到了中老年同样面临很多社会心理问题。

【典型病例】某男，38岁，已婚。大学文化程度，教师，自幼性格内向，不愿与异性交往，参加工作后与同龄女性结婚，婚后夫妻感情差，经常分居，十年前与同科室男性开始交往并产生好感，以后相互玩弄生殖器并吸食精液，一次偶然被爱人发现。爱人领来医院看病，来诊时自称现无法对异性产生好感，自己现在生活状态满意。

诊断：同性恋。

三、诊 断

关于性心理障碍的确切发病率难以估计，诊断主要依据详细的病史，生活经历和临床表现。但在诊断某一类型心理障碍之前需排除躯体器质性病变，检查有无性激素及染色体畸变是完全必要的。

性心理障碍的共同特征如下：

1. 与正常人不同，即性冲动行为表现为性对象选择或性行为方式的明显异常，这种行为较固定和不易纠正；

2. 行为的后果对个人及社会可能带来损害。但不能自我控制；

3. 患者本人具有对行为的辨认能力，自知行为不符合一般社会规范，迫于法律及舆论的压力，可出现回避行为；

4. 具有前述各分类的特点，两性性行为的心理和行为明显偏离正常，并以这类性偏离作为性兴奋、性满足的主要或唯一方式为主要特征；

5. 除了单一的性心理障碍所表现的病态行为外，一般社会适应良好，无突出的人格障碍；

6. 除易性症需持续2年以上转换性别的认同外，其他各种性变态均需持续6个月才可以诊断性变态；

7. 无智能障碍。

四、治 疗

性心理障碍的治疗比较困难。原因是患者的求治愿望低，很少主动到医院就诊。一般都是因涉及民事、刑事而强制来就诊。或因性心理障碍本身严重影响了个人的工作、学习，苦于摆脱不了来自内心深处的性冲动而求助心理卫生专业人员。在治疗中取得家长和配偶的理解和支持尤其重要。

正面教育：明确指出某些行为的危害性，有些行为违反现行法律不符合所在文化的风俗习惯，而且就业、升学等方面面临严重问题，教育患者通过意志克服其性偏离倾向。

心理治疗：对于性心理障碍的治疗，药物基本无效。对于多种性心理障碍，领悟力好的患者心理治疗可采用中程精神分析治疗。每周 1～2 次晤谈，连续治疗 20 次以上，效果还是肯定的。锤有斌教授采用认识领悟疗法治疗多例性心理障碍患者，其中包括露阴症、摩擦症、恋物症等，疗效显著。但易性症患者只有通过手术治疗。但手术复杂并且涉及许多社会伦理，且手术后激素替代治疗有诸多不良反应。因此手术应慎重，并履行相应的法律手续。对于同性恋，防重于治。目前对同性恋，尤其五级标准以上的不提倡治疗，但因同性恋所致的人际、家庭问题可以进行干预治疗。四级以下的可以在产生同性恋欲念时采用厌恶疗法、情境转移法、升华法等治疗。心理治疗的疗效取决于患者的治疗愿望是否强烈、患者是否为自己的性心理偏离感到不安或痛苦。

思考题

1. 如何理解性心理和行为的"正常"与"变态"。
2. 几种性变态的区别要点。
3. 怎样对待同性恋现象。

（杨　隆　孙秀萍）

第十二章　精神发育迟滞与儿童和少年期的心理发育障碍

在我国通常把人的年龄划分为五个阶段，即童年期、少年期、青年期、中年期和老年期。其中儿童少年期（一般指 0 ~ 17 周岁）是人生的重要成长阶段，是生理心理发育的关键时期。儿童期一般指 0 ~ 6 周岁，这一时期儿童的生理特点是生长发育迅速。具体表现在神经系统（脑的结构和功能）、动作、言语等方面从无到有、从小到大逐步完善成熟。脑的发育，在这一时期最快。随着大脑发育不断完善成熟，随着言语的发展以及活动范围的不断扩大，活动内容的不断丰富，儿童的智力亦得到了迅速发展。智力包括观察力、注意力、记忆力、思维能力及想象能力。它涉及感知、注意、记忆、思维等一系列过程。美国心理学家布卢姆（Bloom）曾做过一项有关智力的研究，对近千名儿童从幼儿期一直跟踪到少年期，结果发现：如果把 17 岁的智力水平作为100%，那么儿童的智力水平从 0 ~ 4 岁就获得了 50%，4 ~ 8 岁又发展了 30%，8 ~ 17 岁只获得了 20%。这一研究充分证实了智力发展的最佳时期是在儿童期。脑的发育是心理发育的基础，是智力发展的先决条件。因此，任何先天或后天的有害因素损害了大脑的结构和/或功能，均可使少年儿童的心理发育受到阻碍，心理的各个方面达不到相应年龄的水平，出现不同程度的智力障碍。精神发育迟滞（mental retardation）就是以智力发育低下和社会适应困难为主要临床特点的一类颇为常见的心理发育障碍。除此之外，在《中国精神障碍分类与诊断标准》第三版（CCMD-3）中，心理发育障碍还包括以言语和语言、学校技能、运动技能等发育延迟为主要临床表现的特定性发育障碍（specific developmental disorders）及以孤独症为代表的广泛性发育障碍（pervasive developmental disorders）。

第一节　精神发育迟滞

精神发育迟滞（mental retardation）是一组以智力发育障碍为突出表现的疾病。在国内、外都曾有过很多同义词，如精神幼稚症、精神发育不全、智力低下、大脑发育不全、智力薄弱等等。近十多年来，教育部门倾向使用弱智（feeblemindedness），而民政部门则倾向使用智力残疾（mental handicap），事实上含义接近，指的都是同一类群体。这种术语使用的差别，可能是卫生部门主要强调疾病的本质，教育部门主要看到其智力的削弱，而民政部门则侧重考虑其功能缺陷所造成的社会后果。

精神发育迟滞并不是单一的疾病，而是很多先天或后天的原因所造成的精神发育受阻或不完全。由于原因很多，表现不同，故迄今无满意定义。概言之，精神发育迟滞是由于遗传的、先天的或后天获得的种种有害因素，在胎儿期、围产期或出生后直至18岁前损害了大脑的结构和/或功能，造成精神发育受阻或不完全。精神发育迟滞是一种症状复合体，其临床特征是显著智力低下伴有儿童学习困难及社会适应能力欠缺，一般是非进行性的。

一、流行病学

精神发育迟滞是一种比较常见的临床现象，是导致残疾的原因之一。世界卫生组织（WHO）1985年报导精神发育迟滞患病率轻度约为3‰，中、重度约为3‰～4‰。1988年我国8省市对0～14岁儿童的流行病学调查显示患病率为12‰，其中城市7‰，农村14‰。农村人口患病率较城市高，可能是农村卫生保健条件一般不如城市，造成脑损害的因素较城市为多。此外在偏僻地区，近亲婚配情况较多，不良遗传因素的有害作用机会较大亦为原因之一。就男女患病率情况而言，则男性患者略多于女性患者。1993年全国七地区精神疾病流行病学调查9～14岁儿童19223人，患病率2.84%，较1983年全国精神疾病流行病学调查患病率3.33%有下降趋势（罗开林，1998）。在婴儿早期对本症的轻度者诊断比较困难，常常在入学后其智力活动较其他儿童明显落后才被发现。部分轻度患者在无特殊事件的情况下可以适应社会，从事比较简单的工作，因而在一般人群中不被识别。这或许能作为解释在学龄期本症患病率较成年期患病率高的原因之一。当然重度患儿早年夭折也是另一原因。

二、病 因

引起精神发育迟滞的原因很多，其中较常见的原因有：

1. 出生前：

（1）遗传性异常：包括常染色体显性遗传和常染色体隐性遗传。前者如神经皮肤综合征中的结节性硬化症、神经纤维瘤、Sturge-Weber综合征、着色性干皮病及萎缩性肌强直症。后者如遗传性代谢病中的苯丙酮尿症、脂质沉积症、粘多糖病、脑白质营养不良症等。

（2）染色体异常：如21-三体（Down综合症、先天愚型）、18-三体；染色体缺失、易位、构造畸形；脆性X综合症；Turner综合症（先天性卵巢发育不全）、klinefelter综合症等（先天性睾丸发育不全）。

（3）先天性颅脑畸形：如家族性小头畸形、先天性脑积水、神经管闭合不全等。

（4）母体在妊娠期受有害因素影响：

①感染：各种病毒、细菌、螺旋体、寄生虫等感染，如巨细胞病毒、流感病毒、单纯疱疹病毒、风疹病毒、肝炎病毒、HIV 病毒、梅毒螺旋体、弓形虫等。尤其在妊娠 7～15 周时受感染对胎儿脑发育危害更大。

②药物、毒物或化学毒素：很多药物，特别是作用于中枢神经系统、内分泌和代谢系统的药物，以及抗肿瘤和水杨酸类药物均可导致精神发育迟滞。另外，有害物质如铅、汞等污染了环境、食物和水，也可导致精神发育迟滞。

③放射线和电磁波。

④母体健康情况：如营养不良、年龄偏大、吸烟、饮酒、严重躯体疾病、持续的情绪抑郁、焦虑等。

⑤胎盘功能不足。

⑥先兆流产、多胎妊娠等。

2. 围产期：早产、低出生体重儿、产程过长、宫内或出生时窒息、产伤、新生儿颅内出血等。

3. 出生后：

①中枢神经系统感染，如脑炎、脑膜炎；②核黄疸；③脑缺氧；④颅脑外伤；⑤甲状腺功能低下；⑥重金属或化学药品中毒；⑦颅内出血；⑧代谢性或中毒性脑病；⑨幼年重度营养不良；⑩儿童早年缺乏文化教育机会等。以上各种因素有时混合存在。

此外，即使目前检查方法已有很大进步，仍有半数左右的精神发育迟滞难以查出确切的病因。

三、临床表现

精神发育迟滞的主要临床症状为智力低下和社会适应能力的欠缺。除了智力缺陷以外，患者都有社会行为的不正常，表现为适应能力、处理人际关系能力及适应职业能力等的欠缺。常常伴有精神行为的异常，如冲动行为、易激动、刻板动作、强迫行为等。有的患者同时存在一些躯体疾病的症状和体征。根据《中国精神障碍分类与诊断标准》第三版（CCMD-3），按临床表现和严重程度将精神发育迟滞分为 4 级（智商 70～85 为边缘智力），具体描述如下：

1. 轻度精神发育迟滞：智商 50～69；一般语言功能较好，通过学习，他们对阅读、背诵无多大困难，应付日常生活交谈能力还可以，因此在与其短时间的接触中不易察觉。思维较简单，领悟力低，计算理解和分析能力差。经过努力，勉强可达小学毕业水平，有一定社交能力。成年以后智力水平相当 9～12 岁的正常儿童。日常生活可以自理并能学会一技之长，在他人照顾下从事熟练技能劳动。轻度病人，常表现性情温顺，缺乏主见，对环境变化缺乏应付能力。轻度患者约占全部患者的 85% 以上。

2. 中度精神发育迟滞：智商 35～49；他们的言语发育水平较差，词汇贫乏，不能完整表达意思；部分患者还发音不清，阅读及理解能力均有限；大部分患者不能学会简单的计算，不能适应普通小学的就读。在成年时，智力水平相当6~9岁的正常儿童，有一定的模仿能力，经过特殊训练，可学会简单的人际交往、基本卫生和安全习惯，大部分可从事简单、重复的劳动。但质量差、效率低。在指导和帮助下可学会自理简单生活。中度患者约占全部患者的10%。

3. 重度精神发育迟滞：智商20~34；他们的言语发育水平低，有的几乎不会说话，年长后亦仅能学会说简单语句，仅能达到3~6岁正常儿童的智力水平。不能接受学校教育，不会计数，不会劳动，不能接受训练以及学会简单技能，日常生活不能自理，需人照料，无社会行为能力。重度患者几乎均由显著的生物学原因所致，躯体检查常有异常发现，还常常伴有各种畸形。常合并脑损害。重度患者约占全部病例的3%~4%。

4. 极重度精神发育迟滞：智商<20；他们的智力水平极低，大多既不会说话也听不懂别人的话。对周围环境及亲人不能认识，对危险不知躲避，仅有原始情绪反应，如以哭闹、尖叫表示需求食物或不乐意，有时出现爆发性攻击或破坏行为。全部生活需人照料。极重度患者约占全部病例的1%~2%。

四、几种常见的临床类型

1. 地方性克汀病

地方性克汀病（endemic cretinism）又称地方性呆小病或先天性甲状腺功能低下（congenital hypothyroidism）。是由于先天性因素使得甲状腺素的分泌减少或完全缺乏而致生长发育迟缓、智力低下的疾病，是精神发育迟滞的重要原因之一。据国外报导，其发病率为1/3800~1/4500，列在各种先天性代谢异常病种之首位。发生在地方性甲状腺肿（endemic goiter）流行区。我国除广西、江苏及浙江三省外均有轻重不同的流行区。临床上大都有显著的精神发育迟滞和躯体发育迟滞，其智力低下的程度比较严重。有资料表明中、重度占60%以上，他们大多表现安静，反应迟钝，精神萎靡，活动少，少部分性情暴躁，哭笑无常。此外，言语、听力障碍都比较常见。

体格发育迟缓及发育不良是本病的另一特征。病人身材矮小且不匀称，身体下部量短于上部量，骨骼发育迟缓，不少病人合并运动功能不良，重者可见瘫痪，体重低于同龄人，性发育亦迟缓，轻度病人性发育完全并可生育。

检查可见体温、脉搏、血压一般正常，部分可见腹部膨隆。甲状腺功能基本正常。X线检查骨龄落后于实际年龄。脑电图检查显示基本频率偏低，节律不整，大多出现阵发性双侧θ波。重度病人心电图可见低电压，T波低平，QT间期延长及不完全右束支传导阻滞。

地方性克汀病是可以防治的疾病，关键是早期发现。甲状腺激素对脑功能的影响在不同的年龄是不同的，如在1岁内或更早期的预防，患病率会大大降低。为此,应提倡病区育龄妇女注射或口服碘油,同时对新生儿脐血进行甲状腺素 (T_3)、三碘甲腺原氨酸 (T_4)、促甲状腺激素释放激素 (TSH) 检测,以早发现、早诊断、早治疗。

2. 苯丙酮尿症

苯丙酮尿症 (phenylketonuria 简称 PKU) 是一种氨基酸代谢病,通过常染色体隐性遗传。由于先天缺乏苯丙氨酸羟化酶,体内苯丙氨酸不能转化成酪氨酸而引起一系列代谢紊乱。临床主要表现是智力障碍。患儿出生后数月即表现发育延迟、烦躁、易激惹、易兴奋、反应迟钝、明显的语言障碍。体格发育一般正常,但 90% 患儿有白皙的皮肤,淡黄色的头发和蓝色的虹膜。神经系统体征包括震颤、肌张力异常、共济失调、腱反射亢进,甚至瘫痪。1/4 患儿合并癫痫。治疗本症的方法是严格限制苯丙氨酸摄入,经过有效治疗,皮肤颜色加深,头发可由黄转黑,烦躁与兴奋减轻,癫痫发作减轻甚至恢复正常,但智力低下改善不明显。若能在出生后短期内及早发现及治疗,发育可望正常。

3. 先天愚型

先天愚型又称 Down 综合征或伸舌样痴呆,是畸变染色体的三体征中最常见的类型,是由于异常增多了一条 21 号染色体所致。后来还发现本症有 D 组染色体或 G 组异位所致。本病的发生与母亲的生育年龄有关,年龄越大,分娩本症患儿的危险越高,20~25 岁分娩本症发生率为 1/2000,45 岁以上可达 1/50。

本症患者有相似的外貌特征:头型短小、眼距宽、两眼外角上斜、耳位低、鼻梁低、舌体宽厚、常张口伸舌、舌表面有裂缝、手足短宽、末指短小常向内弯曲或只有两节、第 1、2 足趾间距大。大约一半病例并发先天性心脏病。本症患者智力损害多是中度。其智力随年龄增长而逐渐下降。大多数患者表现安静、温顺,经过特殊教育训练,虽在文化技能上很难达到小学一、二年级水平,但适应能力可有明显改善,有一定的生活自理和劳动能力。

五、诊 断

1. 确定诊断及其严重程度 智力发育低下和社会适应困难是确立临床诊断的必备条件,二者缺一不可。所以需要全面采集病史、精神检查和躯体检查,其中详细的生长发育史特别重要,据此可对儿童生长发育情况做出全面的临床评估。同时根据年龄和智力损害的程度选择适用于患者的标准化发育量表或智力测验辅助诊断。国内常用韦氏智力量表评估儿童智商。《中国精神障碍分类与诊断标准》第三版 (CCMD-3) 建议使用儿童社会适应行为评定量表来评估儿童的社会适应能力。若患者 18 岁以前有智力低下和社会适应困难的临床表现,智力测验结果智商低于 70,则可诊断为精神发育迟滞,再根据智商、智力发育的水平和社会适应情况确定精神发育迟滞的严重程度。

2. 病因学诊断 对所有确诊为精神发育迟滞的患者,应通过病史和躯体检查（以及根据可能的病因）选择相应遗传学、代谢、内分泌等实验室检查以及颅脑特殊检查，尽量寻找病因，做出病因学诊断，以利于治疗和康复，也为患者家庭的优生、优育提供有用的数据和指导。对于病因不明者应常规做染色体检查，进行核型分析。

六、鉴别诊断

精神发育迟滞是有生以来或自幼就有的精神发育受阻或不完全，精神发育一直落后于其年龄。一切 18 岁以后因后天疾病或其它因素而致的智力衰退，均不属于精神发育迟滞。正常儿童中有部分儿童语言能力、运动功能发育缓慢，但一般理解及适应环境能力则仍正常，一旦功能发育，能迅速赶上正常儿童，在各方面都不显落后，与精神发育迟滞不同。

1. 暂时性发育迟缓　各种心理或躯体因素，如营养不良、慢性躯体疾病、学习条件不良或缺乏、视觉听觉障碍等，都可能影响儿童心理发育，使儿童的智力发育延迟。当这些原因去除或纠正后，心理发育速度在短期内加速，赶上同龄儿童的智力水平。据此与精神发育迟滞鉴别。

2. 特定性发育障碍　特定性言语和语言、学校技能或运动技能发育障碍都可能影响儿童在学习和日常生活中智力水平的发挥，表现为学习困难、人际交往困难和社会适应能力下降。通过对儿童发育水平的全面评估可发现特定性发育障碍患者除了特定的发育障碍以外，心理的其它方面发育完全正常，在不涉及这些特定技能的时候，可以完成学习任务。例如：有语言发育障碍的儿童，能够通过书面方式学习，达到与智力水平相当的学习成绩。与之不同，精神发育迟滞患者在任何情况下，智力和学习成绩都保持相当水平。

3. 儿童精神分裂症　也有学习成绩低下、对周围环境接触及适应不良，但大多数患者并无真正的智力低下，病前智力相对正常，有疾病的发生、发展、缓解等演变过程，存在确切的精神病性症状。

4. 儿童多动症　常有注意力不集中、学习成绩差、不守纪律、适应社会能力差等，类似精神发育迟滞，但检查其智力在正常范围，经督促成绩可明显改善，服药治疗可好转。

5. 儿童孤独症　见本章有关内容。

七、治　疗

（一）病因治疗

对于部分病因明确的精神发育迟滞可以针对病因进行有效治疗。如苯丙酮尿症和半乳糖血症等遗传代谢性疾病，若能早期诊断，及早进行饮食治疗，可避免发生严重智力障碍。具体治疗方法：①苯丙酮尿症，可采用大米、玉米淀粉、蔬菜、水果、羊肉等低苯丙氨酸饮食，并限制小麦、蛋白类、鱼、虾、乳类等含苯丙氨酸丰富的饮食摄入，可采用低苯丙氨酸水解蛋白治疗，常用量为每日 3～10g。②半乳糖血症要停止应用乳类食品，早期食用米麦粉或代乳粉、代乳类食品，并辅以多种维生素和无机盐。对地方性克汀病，及早予以甲状腺素治疗可明显改善智力低下。对于某些先天性颅脑畸形、先天性脑积水等予以手术治疗可减轻大脑压迫，促进智力发育。

(二) 药物治疗

1. 对症治疗　由于很多精神发育迟滞病因不明，即使查明病因，目前尚无特殊治疗手段，因此，对症治疗有时也是必要的。精神发育迟滞患者约30%～60%伴有精神症状，可根据不同情况选择相应的药物治疗。若患者伴有精神运动性兴奋、攻击行为、自伤或自残行为者，可选用利醅酮、富马酸喹硫平、奥氮平等新型抗精神病药物，它们与传统抗精神病药物相比具有疗效好、副作用小、服用方便的特点，尤其对注意、记忆、执行功能影响较小，甚至可以改善认知功能，所以更适宜精神发育迟滞患者的使用。药物的使用方法及用药剂量严格遵循药品说明书。应从小剂量开始逐渐增加到有效剂量，当症状消除以后逐渐减量，最终停药。对于拒绝口服的患者可短时间使用氟哌啶醇 2～5mg，肌肉注射，每天 1～2 次。对于合并注意缺陷多动障碍或抑郁障碍，可适当选用中枢兴奋剂哌醋甲酯或苯异妥因等改善注意缺陷的药物或新型抗抑郁药。对于合并癫痫者，要用抗癫痫治疗。

2. 促进脑功能发育治疗　可使用谷氨酸、吡拉西坦 (吡乙酰胺)、维生素、脑磷脂、γ-氨酪酸和脑活素等药物，促进大脑代谢，改善和提高智能。脑活素对中、重度患者促进言语及运动功能发育有一定效果，但对极重者无效。在发生脑损害或出现精神发育迟滞以后尽早使用。用法 5～10ml 加入 5% 葡萄糖溶液中静脉滴注，每日 1 次，10 次 1 个疗程，可重复 2～3 个疗程，每个疗程间隔 10 天。

(三) 教育及训练

这是对于大多数精神发育迟滞患者的首选治疗方案。无论何种类型，年龄越小接受训练越早效果越好。教育训练主要由学校教师、家长、临床心理治疗师以及职业治疗师相互配合进行。教师和家长的任务是使患者能够掌握与其智力水平相当的文化知识、日常生活技能和社会适应技能。教师和家长对患儿应有耐心，使他们能够逐渐适应周围环境，并安排简单的劳动。临床心理治疗师针对患者的异常情绪和行为采用相应的心理治疗，常用的方法是采用行为治疗来矫正患者的异常行为。目前国内尚缺乏专业的职业治疗师为精神发育迟滞患者提供服务。在对患者进行教育训练时，特别要强调个别化，即按照患儿迟滞的程度和缺陷的方面制定特殊教育、训练的具体目标和计划。

轻度精神发育迟滞患者一般能够接受小学低年级到中年级的文化教育，最好在普通小学接受教育，教师和家长在教育过程中应采用形象、生动、直观的方法，同一内容反复强化。日常生活能力和社会适应能力的培养和训练，包括辨认钱币、购物、打电话、乘公共交通工具、到医院看病、基本的劳动技能、回避危险和处理紧急事件等。对于不能适应普通学校学习的患者，可到特殊学校学习。当患者成长到少年期以后，要对他们进行性知识教育与职业训练，使其成年后具有独立生活、自食其力的能力。

对中度精神发育迟滞患者着重训练生活自理能力和社会适应能力，如洗漱、换衣，与人交往中的行为举止和礼貌，正确表达自己的要求和愿望等内容，同时给予一定的语言能力训练。

对重度精神发育迟滞主要训练患者与照料者、护理者之间的协调配合，以及简单的生活能力和自理能力。如进餐、定点入厕、简单语言交流以表达饥饱、冷暖、躲避危险等。可采用将每一种技能分解成几个步骤，再逐步反复强化训练的方法。

对极重度精神发育迟滞患者几乎无法实施任何教育训练。细心呵护不可缺少。护理要点在于防止意外，避免伤残，预防感染。

八、预 防

1. 加强孕期保健 母孕期中有很多有害因素可损害胎儿脑发育而造成精神发育迟滞。故母体在妊娠期间应注意营养，戒烟，戒酒，绝对禁止摄入毒品，避免接触有害化学物质，避免接触放射线，避免服用能致畸的药物，预防病毒及原虫感染，做好产前检查，预防妊娠并发症，防止病理分娩。

2. 做好儿童保健 婴幼儿及儿童早期的疾病及意外所造成的脑损害，最易引起严重的精神发育迟滞，故要避免脑缺氧，预防传染病及中枢神经系统感染，防止中毒，避免脑外伤，慎重使用对视听神经有损害的药物，进行定期的健康监测。应早期对婴幼儿及儿童进行言语及智力教育。重视儿童入学学习。

3. 为儿童智力的正常发育提供良好的环境 精神发育迟滞大多数为轻度，而轻度智力低下在社会经济地位低下者中显著增高，因此，还应注重对贫困儿童的健康监测，以及生活、学习条件的改善。

4. 开展遗传咨询和产前诊断 对于家族中有精神发育迟滞患者或已有一个本病子女的父母来说尤为重要。近年来随着医学的发展，越来越多的疾病可通过产前诊断（B超、羊膜腔穿刺等）早期发现，为相关家庭做出抉择是否需要终止妊娠、防止有病胎儿出生提供依据。

5. 宣传教育 加强宣传教育，禁止近亲结婚，避免高龄妊娠。

【典型病例】患者李某，女性，25岁，系第一胎，母孕期正常，分娩时发生脐带绕颈。2岁以后开始学步，2岁半开始学喊"爸爸，妈妈"。4岁时进幼儿园，但自我照顾能力比其他同龄儿童差。患者8岁入小学，老师发现患儿上课时能安静听课，但反应慢，记忆力差，傻笑，经常不能独自完成课堂作业，需要老师辅导。在家里也需要母亲辅导，才能完成家庭作业。学习成绩差，以数学为突出。语文总是60~70分，数学每学期不及格。因学习越来越跟不上，念至小学二年级退学。在家性格温顺，5元以上的钱不会花，不认识10元、

100 元面值的人民币，可以做简单饭菜，稍复杂的需要别人指导。23 岁与一残疾男性结婚，生有一女儿，与公公婆婆一起生活，会看好赖脸，公婆说她或不给她好脸便跑回娘家，有时会被不认识的人（给点好吃的）领走。因被强奸来院鉴定。既往无重大疾病史。父母非近亲结婚。无精神和神经疾病家族史。躯体检查无阳性体征。精神检查时意识清楚，定向力完整，着装整齐，时而傻笑，安静合作，语言表达简单，词汇贫乏，对 30 以内加减法计算缓慢，65%的准确率，知道简单的生活常识，抽象思维困难，能辨明自己和丈夫睡觉与自己和别的男人睡觉的差别，认为后者是"坷碜"、"有罪"。头部 CT 未见明显异常，智商测定：37。综合其智力发育水平和社会适应情况，临床诊断为中度精神发育迟滞。

第二节　广泛性发育障碍

广泛性发育障碍（pervasive developmental disorders）是指一组起病于婴幼儿期的全面性精神发育障碍，其共同特点是人际交往和沟通模式的质的异常，如言语和非言语的交流障碍，兴趣与活动内容局限、刻板、重复。多数在婴幼儿期起病，少数例外，症状常在 5 岁以内已很明显，以后可有缓慢的改善。多数儿童伴有精神发育迟滞（应并列诊断）。《中国精神障碍分类与诊断标准》第三版（CCMD-3）中广泛性发育障碍包括 5 种亚型，分别为儿童孤独症、不典型孤独症、Rett 综合征、童年瓦解性精神障碍（Heller 综合征）及 Asperger 综合征。本节主要介绍儿童孤独症。

（一）概　述

儿童孤独症（childhood autism）是以社会交往障碍、兴趣范围狭窄和刻板重复的行为方式为基本临床特征的一种儿童行为障碍。儿童孤独症的患病率约为 3～4/万，但近年报导有增高的趋势。男孩的患病率高于女孩，男女比例为2.3～6.5:1。国内尚未见流行病学调查报告。孤独症的病因和病理机制还未清楚。研究发现孤独症与遗传、围产期易损性、免疫系统异常、多种神经内分泌和神经递质功能失调有关。

（二）临床表现

社会交往障碍，语言交往障碍及兴趣范围狭窄和刻板的行为模式是孤独症的特征性症状，具有诊断意义。

1. 社会交往障碍　孤独症性孤独是一种社会交往障碍，表现为儿童不能与他人建立正常的人际关心。对人情温暖通常表现冷漠，年幼时即表现出与别人目光不接触，对父母和对陌生人一样没有反应，甚至对父母和别人的拥抱、爱抚予以拒绝。对其他儿童没有兴趣，难以与同龄儿童之间建立正常的伙伴关系，例如在幼儿园多独处，不喜欢与同伴一起玩耍，即使被迫与其他儿童一起玩耍，也不会主动接触别人，不会全身心地投入到集体活动之中。亦不能与父母建立正常的依恋关系，如与父母分离时没有尾随等表示依恋的行为。他们对人和对没有生命的物体的反应几乎没有分别。

2. 语言交流障碍 语言发育很晚或完全缺乏。有的患儿在婴儿期就不咿呀学语，终生沉默的患者约占孤独症的一半。少数语言发育正常，但到了 2 岁，这些能力部分或全部丧失。患者很少甚至不会使用语言进行正常的人际交流。他们不会主动与人交谈，不会提出话题或维持话题。经常是自顾自的说话，毫不在意别人是否听自己讲话，所讲的内容多与当时的环境、与别人正在谈论的主题完全不相关，语言单调平淡，缺乏抑扬顿挫和情感。有的患儿不会使用或错用代词，以致不知其所云。还有的患儿不会使用语言，而往往以动作或其它方式来表达自己的愿望和要求。手势、点头、摇头等肢体语言明显少于正常同龄儿童。此外，还可能有模仿语言或刻板重复语言，例如，模仿别人刚说过的话或数十天前电视播过的话，有的患儿则表现出无原因的尖叫或喊叫。

3. 兴趣范围狭窄和刻板的行为模式 患儿对一般儿童所热衷的游戏、玩具都不感兴趣，而对某些非玩具的物品有特别的兴趣和迷恋，尤其是圆的或是可以旋转的物品，如喜欢锅盖、瓶盖、观察旋转的电扇、奔驰火车的车轮，达到痴迷的程度。对喜欢的物品终日拿着，若强迫更换，则又会选择另一对象作为新的迷恋对象。对物体的主要特征不感兴趣，却十分关注非主要特征，如反复触摸光滑物体的表面，有的对光亮的家具、墙面反复触摸，有的迷恋于看快速翻动的书页。患儿对环境及生活习惯、行为方式倾向于要求固定不变。如天天要穿同样的衣服，玩同样的玩具，出门要走同样的路线等等，一旦有改变，便大哭大闹发脾气，硬要满足他的要求后才可罢休。多数患儿还表现出一种无目的的重复行为，如单调反复地拍手、蹦跳、转圈，在房里长时间地来回跑，在楼梯上不停地上上下下，任何人不得阻止或妨碍。

4. 智力和认知缺陷 多数患儿智力迟钝，约 3/4 的孤独症伴有精神发育迟滞。少数患儿可表现出在某方面有特殊才能，可具有超常的机械记忆和推算能力，即所谓"白痴学者"、"白痴天才"。如对日期、数字、诗歌、识字、路线等记忆特别好，以致在较小年龄阶段时被认为是超常儿童。

5. 其它症状 表现为感知觉过弱、过强或不寻常。有的患儿对疼痛刺激反应迟钝，如外伤后疼痛感不明显；有的对声音、光线特别敏感或特别迟钝；有的特别能忍耐苦味、咸味或甜味；有的患儿自身平衡能力特强，如走在窄窄的床栏上从不摔倒；有的运动方面缺乏平衡能力，很早学会自己走路，但始终学不会骑三轮车；有的患儿非常胆小，听到低音乐声也会捂住耳朵哭个不停。孤独症儿童，可在无明显诱因的情况下突然发怒或恐惧。多数合并注意缺陷和多动。约 20% 患者有抽动症状。有些可出现自伤行为。12%～20% 患者出现癫痫发作。

(三) 诊 断

通过详细收集病史、仔细的精神检查，若发现患儿在 3 岁以前起病，具有社会交往障碍、言语发育迟缓、兴趣范围狭窄和刻板重复的行为方式等临床表现，在排除精神分裂症、精神发育迟滞和其它广泛性发育障碍之后，可做出孤独症之诊断。患者脑电图、脑地形图、CT 和 MRI 没有特异性的改变。"儿童孤独症量表"、"孤独症行为清单"等一些临床评定量表有助于诊断，了解症状的严重程度，评估治疗效果。常用评定量表是孤独症行为评定量表和克氏孤独症行为量表。

(四) 鉴别诊断

1. 精神发育迟滞 将近75%的孤独症合并精神发育迟滞，而有的精神发育迟滞儿童中亦可有不同程度的缺乏情感、任性和刻板重复的行为。鉴别的主要区别在于①智力障碍 精神发育迟滞的智力障碍表现为智力的全面发育低下，而孤独症是智力的各个方面发展不平衡。②语言障碍 孤独症除智力障碍外，还有与智力水平不相称的突出的语言发育障碍，精神发育迟滞言语发育不足，但无质的损害。③精神发育迟滞患儿大多不回避见人，不缺乏对人的情感反应，喜欢与人交往，乐于助人。

2. 儿童精神分裂症 孤独症患者可伴有一些精神病性症状，两者容易混淆，其鉴别点是起病年龄、发育史、临床特征。孤独症是从幼年期以前或出生后就出现心理发育迟滞，以社会交往、语言等方面发育问题为主要临床表现。药物治疗对这些症状无明显效果。精神分裂症起病较晚，多在学龄期以后，语言和智力发育正常，有幻觉妄想等感知觉、思维的特殊症状，抗精神病药物可以有效改善临床症状。虽为慢性病程，常有间歇性缓解。

3. 抽动秽语综合征 本症有的患儿出现强迫性行为和仪式性行为，重复叫喊、刻板重复言语等症状，需与孤独症鉴别。详细询问病史及检查，该病患儿有正常发育期，愿意与人交往，回避集体和他人是由于频繁地发作而暂时回避，绝大部分智力正常，渴望得到理解和同情，渴望治疗。孤独症患儿缺乏这些社会化行为。

4. Asperger综合征 这是原因未明的广泛性发育障碍之一，与孤独症同样存在社会交往障碍，局限、重复、刻板的兴趣和活动方式，区别在于此病无明显的语言和智能障碍。

5. Rett综合征 也是一种广泛性发育障碍，主要见于女孩。出生后 6~18 个月内有一正常发育期，以后可出现孤独症样症状。与孤独症的鉴别要点在于Rett综合征的神经系统症状较为突出，如有躯干共济失调，走路时两腿跨得较开，脊柱侧突，还可出现舞蹈、指划样动作。半数患者到青少年期以后出现严重的运动不能，只好坐轮椅。

6. heller综合征 发生在幼儿期，以各种能力倒退为特点的广泛性发育障碍之一。临床表现与孤独症相似，有社会交往障碍，语言的理解和表达能力差，局限、重复、刻板的兴趣和活动方式，对周围事物普遍丧失兴趣等。但起病前有 3～4 年的正常发育阶段，发病后各种功能出现明显的、迅速的倒退，据此与孤独症鉴别。

（五）病程及预后

孤独症是慢性病程，患者一般在 3 岁前缓慢起病，其中部分患者在 3 岁以前就有心理发育迟缓的表现，从未达到过正常同龄儿童的发育水平。少数患者在起病前心理发育正常，起病后出现发育退行的现象。例如，患者在 2 岁时能说一些简单的词句，但起病以后逐渐变得不会说任何词句。

随着年龄的增长有些症状逐渐改善，具体表现在对语言的理解能力和会话能力提高，回避目光对视、多动、集体活动、自我控制、进食、睡眠障碍等方面症状减轻。但是患者的语言表达能力差，情绪淡漠，怪异行为，不与人交往，恐怖情绪等症状会持续存在。部分重症患儿到少年期时症状反而会恶化，表现为自伤、伤人、活动过度、攻击行为、恐怖情绪、固执违拗等症状。少部分人在青少年期发生癫痫。

一般认为孤独症的预后是与智商水平、是否存在言语发育障碍以及疾病的严重程度等因素密切相关。如至学龄期，表现有交往性语言能力、智商在 70 以上者，预后则为好；如起病年龄早，至学龄期仍无交往性语言、智力严重低下或伴有癫痫及明显脑器质损害基础者，预后则较为严重。孤独症的远期预后大多较差。约 2/3 患儿的症状没有多少改善，不能独立生活，许多患儿需要监护。良好的教育训练和治疗有助于改善预后。

（六）治　疗

遵循早发现、早治疗的原则。孤独症的最佳治疗时机应为 36 至 48 个月，因为此时大脑的分化刚刚开始，许多功能还不完善，其可塑性是最大的。所以在这个阶段治疗成功的机率最大，效果也最好。随着年龄的增长，大脑功能的可塑性降低，许多功能分化结束，再重新分配就很困难，治疗效果也随之降低。目前治疗孤独症常用的方法有感觉统合训练、听觉统合训练、心理治疗、药物治疗及食物治疗、音乐治疗、高压氧治疗等。孤独症的治疗是以教育训练为主，药物为辅。

1. 教育和训练　教育目标的重点是促进患者的语言发育，提高社会交往能力，掌握基本生活技能和学习技能。孤独症的教育属特殊教育，应当在特殊教育学校、医疗机构中接受教育和训练。教育训练要遵循三个原则：一要对孩子的行为宽容和理解。二是要改变和变更异常行为。三是特殊能力的发现、培养和转化。训练应该以家庭为中心，同时注意充分利用社会资源，开办日间训练和教育机构。在对患儿训练的同时，也向家长传播知识，这是最有效、最主要的治疗方法。在教育训练的过程中，要特别注意个别化。按照每位患儿的具体症状程度，分别制定出详细的计划和步骤，应将要达到的目标分解成非常小的步骤，一小步一小步地朝制定的目标靠近，直到达到患儿学会并固定下来。

在孤独症儿童交流交往的训练中，注视和注意力的训练是最基本的，也是最重要的，要及早进行。教育训练开始的年龄越小越好，获得后越容易固定下来。发达国家一般都有这一类的教育和训练机构，由特殊教育教师、护士、职业治疗师共同提供服务。在国内，近年来这类康复训练机构在比较大的城市也快速发展起来。目前感觉统合训练、听觉统合训练是针对儿童孤独症感知觉异常的特点新开展起来的颇受家长们青睐的训练方法。感觉统合训练能为孤独症儿童的其他干预训练准备一个良好的感知觉系统，为孩子的健康发展创造可能。但值得注意的是，感觉统合训练并不是万能的。换句话说，感觉统合训练仅仅是诸多能促进孤独症孩子发展的方法之一，并且从以往的经验来看，孤独症孩子在参与感觉统合训练的初期会有比较明显的改善，通常在三个月之后进步趋势将逐渐缓和，所以，只有结合孩子的实际特点，充分利用行为矫正、音乐治疗等其他方法的广泛介入，才是比较科学的选择。

2. 心理治疗　多采用行为治疗。行为治疗的主要目的，一是强化已经形成的良好行为；二是矫正异常行为。家庭治疗也可采用，它可以使患者的父母在帮助儿童发挥潜力的过程中得到支持和鼓励，还可帮助他们了解患者存在的问题，使他们与治疗人员相互支持协作，全力参与治疗。对于智力损害不重、年龄较长的患者，可采用认知治疗，目的是帮助患者认识自己与同龄人的差异，认识自身存在的问题，激发自身潜力，发展有效的社会技能。

3. 药物治疗　到目前为止，没有任何一种药物能改变孤独症的病程，也没有哪种药物能够有效地改善儿童孤独症的三大核心症状。但是，对于患儿通常伴随的精神病性症状及情绪行为异常，如情绪不稳、注意缺陷和多动、冲动攻击及自伤自杀行为、强迫症状等，药物治疗的确有一定疗效。通过药物治疗，不仅使患儿各种症状得到有效改善，有利于保护患者自身或他人的安全，也为教育训练创造了更好的条件。常用药物有抗精神病药、中枢神经兴奋剂、抗抑郁剂、抗痫药物及锂盐等。

(1) 抗精神病药：小剂量、短期使用，在使用的过程中要注意药物副作用，尽可能选用新型抗精神病药物，按药品说明书服用。

在新型抗精神病药物中，诸多文献报导利培酮和奥氮平能够消除患者伴随的精神病性症状，改善兴趣范围狭窄和刻板重复的行为方式。拒绝服药者，可予以利培酮口服液口服。

在传统抗精神病药物中，氟哌啶醇是用于儿童孤独症治疗研究最多的药物。它可控制冲动多动刻板行为，对情绪不稳、坐立不安、容易发脾气等情感症状以及精神病性症状均有效，还可改善社会交往和语言障碍。拒绝服药者，可予 2~5 mg 肌肉注射。舒必利则可改善孤僻、退缩，使患儿变得较活跃，言语量增多，反应敏捷，减轻烦躁。常见副作用为轻度兴奋及睡眠障碍。一般每日用量 100~400mg。

(2) 中枢兴奋药：适合于合并注意缺陷和多动症状。常用药物是哌醋甲酯或苯异妥因。应用原则一是以最小剂量获得最佳效果，二是给药注意个别化，最好间断服用，幼儿一般不用。

哌醋甲酯（利他林）：每日 0.3～0.5mg/kg，分 1～2 次口服。本药可降低抽搐阈值，故对有抽搐倾向的患儿，尤其有脑器质性改变者应慎用，以免诱发癫痫和抽动。

（3）抗抑郁药：能减轻重复刻板行为，强迫症状，改善情绪问题，提高社会交往技能。对于使用多巴胺阻滞剂后出现的运动障碍，如退缩、迟发性运动障碍、抽动也有一定效果。尽可能选择副作用小、依从性好的新型抗抑郁药。

（4）其他苯巴比妥、氯硝西泮、卡马西平、丙戊酸盐等抗癫痫药物用于癫痫发作者，对惊恐发作、焦虑不安的可短期使用抗焦虑药物如丁螺环酮等。而对于冲动好发脾气的患儿可选用锂盐、妥泰及丙戊酸盐等心境稳定剂。

4. 饮食治疗　对孤独症儿童产生影响的食物都不完全相同，但有几类食物却是共同的。当孩子吃了这些特定的食物后，病情就会恶化。

①谷类食物：并非所有谷类食物孤独症儿童都不能吃，我们所说的主要是指大麦、黑麦和燕麦等制成的食物。如燕麦片、黑面包。不包括大米和土豆等。

②酪蛋白食物：孤独症儿童无法彻底分解牛奶中的酪蛋白，造成消化道内带有鸦片活性的短肽链增多，从而影响他们的症状。因此，控制孤独症儿童不吃或尽量少吃奶或奶制品。此外，鸡蛋、蛋糕等食物也富含酪蛋白。

③含色素的食物：巧克力、橘子汁、彩色泡泡糖等尽量避免吃。

④含水杨酸盐成分高的食物均有不良作用，如番茄、橘子、柠檬等。

【典型病例】患者王某，男性，13 岁，体重 56 。因兴趣局限、孤僻、语言交流困难 10 年，冲动、外跑 1 年入院。围生期及身体发育正常，2 岁时还不会说完整句子，3 岁以前能仿说句子，还能识别二三百个字词，且会背诵儿歌、故事。3 岁上幼儿园后，明显地表现孤僻，不与其他小朋友玩，别的小朋友在一起玩耍时，他从不参与，而是一个人在一边反复地摆弄自己的小汽车，专注地看着转动的车轮。有时在窗前看路上跑动的汽车长达二、三个小时，甚至在马路和火车站能安静地看上一整天的汽车或火车，此时别人叫他都不予理睬，被打扰则不高兴或哭闹。与亲人和周围人很少有目光的接触，拒绝别人的拥抱和亲吻。当需要东西时不会用言语说出来，而是拉着大人的手走到自己想要的东西跟前。5 岁时则变的很少说话，不会说完整的句子，大小便仍需要大人协助，除了喜欢看车外，听到音乐便高兴地"啊！啊！"高声喊叫，并手舞足蹈。6 岁时曾到北京大学精神卫生研究所就医，诊断"儿童孤独症"，接受儿童感觉统合训练等教育和训练。以后一直由父母陪带，定期到训练中心接受培训，学习能力有所改善，但与正常儿童有明显差别，尤其以数学成绩明显。一年前开始突然外跑，突然打人，摔东西，以至家里没有一件完整的家电。不眠，大声喊叫，家人难于护理，送入医院。精神检查：与医生没有目光交流，对医生的问话不予理睬，对父母的离去无情感反应，注意集中困难，持续时间短暂，常独自趴到窗前叨咕"大吊车、大吊车"，被干扰时发脾气，骂人，内容单调、刻板，如"骂你、骂你"。听到音乐时表情欣快，乱蹦乱跳。见到女护士叫妈妈，叨咕"我要吃虾条、我要吃虾条"，有时突然打周围人一拳，没有明确对象及目的。有时光脚下地，突然将水碗打翻，睡眠减少、喊叫，饮食、入厕需协助。无重大疾病史、精神和神经疾病家族史。诊断为儿童孤独症。治疗予以奥氮平 5mg，晚上一次口服，氟哌啶醇 5mg，每天 1～2 次肌肉注射。7 天后精神安静，恢复正常，生活护理基本能配合。该患智商测定：56，言语功能较差，又有毁物、伤人行为，预后差。

思考题

1. 精神发育迟滞临床分级及各级的主要临床表现。
2. 儿童孤独症的基本临床特征及其与精神发育迟滞相鉴别的要点。
3. 儿童孤独症的治疗原则及常用治疗方法。

（杨丽君　宋丽波）

第十三章　儿童和少年期多动障碍、品行障碍和情绪障碍

在儿童和少年的生长发育阶段，容易受到各种有害因素的影响，可能导致各种精神疾病的发生。根据大多数心理学家的意见，狭义的儿童期是 0 ~ 12 岁，广义的儿童期是 0 ~ 18 岁，儿童期终结的实际年龄并不具有绝对的意义。少年期一般是指 13 ~ 18 岁，少年期为青春发育期。该组疾病起病于童年和少年期，与同龄儿童相比，表现为明显的注意集中困难，注意保持时间短，活动过度；反复而持久的反社会性、攻击性或对立性品行障碍及儿童时期的焦虑、恐惧、强迫、羞怯等情绪障碍。在《中国精神障碍分类与诊断标准》第三版 (CCMD-3) 中，该组疾病包括多动障碍、品行障碍（包括反社会性品行障碍、对立违抗性障碍）、特发于童年的情绪障碍（包括儿童分离性焦虑、儿童社交恐惧症、儿童广泛性焦虑症）、儿童社会功能障碍（包括选择性缄默症、儿童反应性依恋障碍）、抽动障碍、其他童年和少年期行为障碍（包括非器质性遗尿症、遗粪症、婴幼儿和童年喂养障碍、异食癖、刻板性运动障碍和口吃）。

第一节　儿童多动症

儿童多动症又称注意缺陷与多动障碍（attention deficit and hyperactiver disorder），是指儿童智力正常或接近正常，其主要临床表现是明显注意力不集中和注意持续时间短暂，活动过多和冲动，常伴有认知障碍、学习困难或品行障碍。症状发生在各种场合（如家里、学校和诊室等），男孩多于女孩。患病率各家报道差异较大，据有关报道，国内患病率 1.5% ~ 10%，国外患病率 3% ~ 5%。

一、病因与发病机制

本病的病因与发病机制尚未阐明，目前有许多病因学假说，如遗传因素、生化因素、心理社会因素等，有人认为是多种因素共同作用的结果。发病相关因素如下：

（一）遗传因素

儿童多动症有家族遗传倾向，如患儿的父母或亲属在儿童时期有多动症的

305

病史。Willeman（1973）调查 93 名孪生子，发现单卵孪生同病率为 100%，而双卵孪生的同病率明显降低。Mick 在家族研究中发现，父母有注意缺陷与多动障碍使子女患病的风险增加了 2～8 倍。

（二）脑器质性因素

最初认为本病的病因与脑损伤有关，包括围生期损害、婴儿期中枢神经系统感染、颅脑外伤、中毒和高热昏迷等。但是，临床所见有明显脑损伤史的儿童出现多动症的并不多见，同时，本症患儿多数无脑损伤史，说明脑损伤并不是唯一的或主要的致病因素。

（三）神经递质

有研究认为，本病的发生可能是由于脑神经递质数量不足，不能及时传递而造成的一种病态。提出了多巴胺、去甲肾上腺素及 5-羟色胺（5-HT）假说。患者血和尿中多巴胺和去甲肾上腺素功能低下，5-HT 功能亢进。

（四）额叶功能障碍

Yakouler（1967）提出多动症是大脑前额叶发育迟缓所引起的。而 Grueuinger 和 Pribram（1973）在动物试验中发现猴子额叶受控时出现多动和注意力分散的现象。推测该病与额叶受控有关。

（五）发育异常

患者的母孕期或围生期并发症多，幼年期有动作不协调，语言发育延迟等问题。

（六）心理社会因素

家庭环境和社会教育对儿童多动症的发生和发展有很大影响。如家庭不和谐，父母离异，自幼得不到温暖，父母和教师采用简单粗暴的教育方法等因素，均可能作为发病诱因或导致多动症症状加重。

二、临床表现

（一）注意障碍　是主要症状之一，患儿的注意力不能集中，注意保持短暂，常被无关的刺激所吸引，东张西望。表现在听课、做作业或其他活动时注意难以持久，常常不断地从一种活动转向另一种活动。当老师布置作业时听不清，所以常把作业忘记。写字时粗心潦草，错字连篇。平时丢三落四，经常遗失随身物品，忘记日常的活动安排。

（二）活动过多　多数从婴幼儿时期起即不同于一般儿童，表现活动过多，常以跑代步，登梯爬高不得安宁。入小学后表现更为突出，上课时不能安静听讲，小动作多，屁股在椅子上扭动，或离开坐位走动，大声讲话，影响教室秩序。他们在书本上乱涂乱画，书包里乱七八糟，文具盒常常丢失。下课后到处乱跑，不停活动。在家做功课时，边写边玩，不能及时完成作业。

（三）学习困难　患儿虽然智力正常，但由于注意缺陷和多动影响了患儿在课堂上的听课效果、完成作业的速度和质量，导致学业成绩差，低于其智力所应该达到的学习成绩。有些多动症儿童存在认识活动障碍，如常把"d"读或写成"b"，把"6"读或写成"9"等，甚至分不清左或右。有的患儿还存在言语表达能力差。

（四）神经系统体征　患儿的精细动作不协调、共济运动失调、快速轮替动作笨拙。如翻手、对指运动、系鞋带和系纽扣都不灵活。还有肌张力轻度增高、腱反射轻度亢进。部分患儿脑电图异常，但无特异性诊断意义。

（五）品行障碍　注意缺陷与多动障碍和品行障碍的同病率高达 30% ~ 58%。表现为经常不听从父母及老师的管教、不遵守纪律、破坏物品、辱骂、打架、虐待他人和动物、说谎、逃学、纵火、偷盗等。

三、诊断与鉴别诊断

（一）诊　断

《中国精神障碍分类与诊断标准》第三版（CCMD-3）关于注意缺陷与多动障碍的诊断标准如下：

【症状标准】

（1）注意障碍，至少有下列 4 项：

①学习时容易分心，听见任何外界声音都要去探望；

②上课很不专心听讲，常东张西望或发呆；

③做作业拖拉，边做边玩，作业又脏又乱，常少做或做错；

④不注意细节，在做作业或其他活动中常常出现粗心大意的错误；

⑤丢失或特别不爱惜东西（如常把衣服、书本等弄得很脏很乱）；

⑥难以始终遵守指令，完成家庭作业或家务劳动等；

⑦做事难于持久，常常一件事没做完，又去干别的事；

⑧与他说话时，常常心不在焉，似听非听；

⑨在日常活动中常常丢三落四。

（2）多动，至少有下列 4 项：

①需要静坐的场合难于静坐或在座位上扭来扭去；

②上课时常做小动作，或玩东西，或与同学讲悄悄话；

③话多，好插嘴，别人问话未完就抢着回答；

④十分喧闹，不能安静地玩耍；

⑤难以遵守集体活动的秩序和纪律，如游戏时抢着上场，不能等待；

⑥干扰他人的活动；

⑦好与小朋友打逗，易与同学发生纠纷，不受同伴欢迎；

⑧容易兴奋和冲动，有一些过火的行为；

⑨在不适合的场合奔跑或登高爬梯，好冒险，易出事故。

【严重标准】对社会功能（如学业成绩、人际关系等）产生不良影响。

【病程标准】 起病于 7 岁前（多在 3 岁左右），符合症状标准和严重标准至少 6 个月。

【排除标准】 排除精神发育迟滞、广泛性发育障碍，情绪障碍。

（二）鉴别诊断

1. 精神发育迟滞　精神发育迟滞可伴有注意缺陷和活动过多，轻度精神发育迟滞的患儿很容易被误认为儿童多动症。但精神发育迟滞患儿主要表现是智力低下、社会适应能力缺陷、接受能力差、学习成绩差与其智力水平相符。

2. 情绪障碍　儿童在焦虑、抑郁或躁狂的情况下都会表现好动、注意力不集中、易激惹。情绪障碍患儿的主要症状是情绪问题，呈间断性病程，而多动症患儿的注意缺陷和活动过多是长期持续性的。

3. 抽动障碍　抽动障碍患儿主要表现不自主、间歇性、多次重复的抽动，如挤眉弄眼、耸肩、歪颈、挥手、扭动和不自主的发声抽动，易被误认为多动症。但抽动障碍的特点与注意缺陷与多动障碍不同，不难鉴别。

4. 精神分裂症　在精神分裂症早期往往表现为注意力不集中、活动过多、不遵守学校纪律、学习成绩下降等。但随着疾病的发展患儿会逐渐出现如幻觉、妄想、情感淡漠、行为怪异等特征性症状，据此相鉴别。

5. 儿童孤独症　孤独症患儿多数伴有多动和注意障碍等症状。但孤独症患儿有严重的人际交往和沟通困难、言语障碍、活动内容局限等症状，不难鉴别。

6. 品行障碍　有些品行障碍的患儿也常表现多动、不遵守纪律，但突出的表现是反复的、持续的反社会性、攻击性行为，违反社会道德准则。

四、治　疗

主要采用药物、心理相结合的治疗方法。

（一）药物治疗　药物可改善注意缺陷，降低活动度，在一定程度上提高学习成绩，短期内可改善患者与家庭成员的关系。

1. 中枢兴奋剂 适用于 6 岁以上的学龄儿童，对 6 岁以下者应以教育和行为矫正为主。

（1）哌醋甲酯，又名利他林，为首选药物，主要作用于大脑皮层和网状激活系统，对中枢神经有较强的兴奋作用。口服易吸收，一般在用药 45 分钟后显效，作用可持续 4 小时左右。注意障碍可获得明显改善，小动作减少，学习成绩提高，同伴关系和家庭关系也有所改善。初始剂量 5mg/日，剂量范围每日 5~40mg。低剂量（每日 0.3mg/kg）有助于改善注意力，高剂量（每日 0.7mg/kg）能够改善多动、冲动症状，减少行为问题。

（2）苯异妥因，又名匹莫林，半衰期长，排泄慢，药物起效也较慢。开始剂量每日 10mg，每周增加剂量 10~20mg，最大剂量每日 80mg。少数出现肝功能改变，在治疗前和治疗中需定期检查肝功能。肝功能异常者勿用匹莫林。

(3) 苯丙胺，又名安非他明，本品作用迅速，服后 1 小时即可发挥作用。开始每晨服 5mg，必要时可中午再服一次。如不见效，可增加剂量。副作用同利他林。

药物应每日早晨上学前口服，剂量增加后分 2 次，于早晨和中午口服，下午 4 时以后禁止使用。本类药物可能影响生长发育，因此每周六、周日及节假日停止使用。疗程根据病情而定，可间断用药数月至数年。大剂量或长期使用可出现依赖，应避免药物滥用。

2. 三环类抗抑郁药　常用的有米帕明和氯米帕明，一般不作为首选药物，对伴有焦虑和抑郁的多动症患儿比较适宜。用法：初始剂量 25mg/日，分 2 次口服，根据疗效逐渐增量，最大剂量 100mg/日。

3. α_2-去甲肾上腺素能受体激动剂　苯氨咪唑啉又名可乐定，能提高注意力，改善多动、情绪不稳和抽动症状。适用于合并抽动症状的患儿。开始剂量 0.05mg/日，以后缓慢加至 0.15～0.3 mg/日，每日 3 次。需要监测血压。

（二）心理治疗　主要有行为矫正治疗和认知行为治疗两种方式。行为矫正治疗是利用条件反射的原理，及时对患儿的行为予以正性或负性强化，使患儿学会适当的社交技能。认知行为治疗主要解决患儿的冲动性问题，如让患儿学习如何去解决问题，识别自己的行为，提高自我控制能力，改善冲动性，做事养成"三思而后行"的习惯。心理治疗形式有个别治疗和小组治疗。小组治疗对患者学会适当的社会交往技能更有好处。

开展家庭和学校的咨询活动。组织召开有教师参加的家长座谈会，讲解本病的性质和特点以及正确的教育方法，不要采用歧视、打骂、体罚的方式。对待患儿应耐心，发现其优点应及时表扬和肯定。教师应加强对患儿的辅导和督促，减轻学习负担，改进教育方法。家长要适当调整家庭环境，改善家庭气氛，消除各种紧张因素，安排好儿童的学习和生活。

最新研究报道：2005 年 6 月报道的一项美国加拿大多中心大样本注意缺陷与多动障碍治疗研究报道指出，多种注意缺陷与多动障碍治疗方案比较，单独药物治疗有效；单独行为矫正治疗效果有限；而药物治疗与行为矫正治疗结合可以减少药物的用量；药物治疗结合父母教育、儿童教育、儿童行为管理与监控可以取得最为满意的疗效。

总之，医生、教师和家长密切合作，共同努力，持之以恒，对儿童多动症的防治有重要意义。

第二节　品行障碍

品行障碍（conduct disorder）指儿童少年期出现的反复而持久的反社会性、攻击性或对立性品行。当发展到极端时，这种行为可严重违反相应年龄的社会规范，较之儿童普通的调皮或少年的逆反行为更为严重。据我国学者调查，儿童品行障碍的发生率为 2.9% ~ 13.6%，7 ~ 8 岁是高峰期，男孩多于女孩，城市多于农村。

一、病因与发病机制

(一) 生物学因素

研究显示，反社会行为在单卵双生子中的同病率高于双卵双生子，亲生父母有违法或犯罪行为的儿童反社会性行为出现率偏高。若亲生父母之一有犯罪史，被寄养孩子的犯罪危险性是其他群体的 1.9 倍。中枢 5-HT 水平低下的个体容易出现冲动攻击性行为。围生期并发症、颅脑损伤、中枢神经系统感染、癫痫等因素也与品行障碍发生有关。

(二) 家庭因素

不良的家庭环境因素是品行障碍的重要病因，如父母患精神疾病、物质依赖、精神发育迟滞。父母与子女之间缺乏感情沟通、家庭不和睦、父母离异、父母有犯罪史、酗酒等使得儿童少年时期在不良的环境中成长，容易出现品行问题。父母管教方式不当也容易出现品行问题，如过分粗暴、过分惯纵、教育态度不一致等。

(三) 社会环境因素

儿童少年如果接触的人有不正确的价值观，经常看一些暴力或黄色媒体的宣传以及结交一些有不良行为的同伴等都会对儿童少年产生不良影响。这些因素与品行障碍的发生有关。

品行障碍的病因复杂，往往不是单一因素的作用，而通常是多种因素综合作用的结果。

二、临床表现

(一) 反社会性行为　　反社会性行为是违反道德规范及社会准则的行为。表现为多次在家中或在外面偷窃贵重物品或大量钱财。勒索或抢劫他人财产，或入室抢劫。强迫他人与自己发生性关系，或猥亵行为。对他人进行躯体虐待，持凶器故意伤害他人，故意纵火。在小学时期即经常逃学，擅自离家出走或逃跑，经常在外过夜。故意损坏他人财产，或公共财产。参与犯罪团伙，从事犯罪活动等。

(二) 对立违抗性行为　　多见于 10 岁以下儿童，主要为明显不服从、违抗或挑衅行为，但没有更严重的违法或冒犯他人权利的社会性紊乱或攻击行为。表现为经常说谎，暴怒或好发脾气。常怨恨他人，怀恨在心或心存报复。常拒绝或不理睬成人的要求或规定，常因自己的过失或不当行为而责怪他人，常与成人争吵，常与父母或老师对抗，经常故意干扰别人等。

（三）其他症状　常合并有注意力不集中、活动过多等多动症的表现，有的还伴有抑郁、焦虑、发育障碍。

三、诊断与鉴别诊断

（一）诊　断

《中国精神障碍分类与诊断标准》第三版（CCMD-3），品行障碍的诊断标准。

1. 反社会性品行障碍诊断标准如下：

【症状标准】

（1）至少有下列 3 项：

①经常说谎（不是为了逃避惩罚）；

②经常暴怒，好发脾气；

③常怨恨他人，怀恨在心，或心存报复；

④常拒绝或不理睬成人的要求或规定，长期严重的不服从；

⑤常因自己的过失或不当行为而责怪他人；

⑥常与成人争吵，常与父母或老师对抗；

⑦经常故意干扰别人。

（2）至少有下列 2 项：

①在小学时期即经常逃学（1 学期达 3 次以上）；

②擅自离家出走或逃跑至少 2 次（不包括为避免责打或性虐待而出走）；

③不顾父母的禁令，常在外过夜（开始于 13 岁前）；

④参与社会上的不良团伙，一起干坏事；

⑤故意损坏他人财产，或公共财产；

⑥常常虐待动物；

⑦常挑起或参与斗殴（不包括兄弟姐妹打架）；

⑧反复欺负他人（包括采用打骂、折磨、骚扰及长期威胁等手段）。

（3）至少有下列 1 项：

①多次在家中或在外面偷窃贵重物品或大量钱财；

②勒索或抢劫他人财产，或入室抢劫；

③强迫与他人发生性关系，或有猥亵行为；

④对他人进行躯体虐待（如捆绑、刀割、针刺、烧伤等）；

⑤持凶器（如刀、棍棒、砖、碎瓶子等）故意伤害他人；

⑥故意纵火。

（4）必须同时符合以上第（1）、（2）、（3）项标准。

【严重标准】日常生活和社会功能（如社交、学习、或职业功能）明显受损。

【病程标准】符合症状标准和严重标准至少 6 个月。

【排除标准】排除反社会性人格障碍、躁狂发作、抑郁发作、广泛性发育障碍，或注意缺陷与多动障碍等。

2. 对立违抗性障碍诊断标准如下：

【症状标准】

(1) 至少有下列 3 项：

①经常说谎（不是为了逃避惩罚）；

②经常暴怒，好发脾气；

③常怨恨他人，怀恨在心，或心存报复；

④常拒绝或不理睬成人的要求或规定，长期严重的不服从；

⑤常因自己的过失或不当行为而责怪他人；

⑥常与成人争吵，常与父母或老师对抗；

⑦经常故意干扰别人。

(2) 肯定没有下列任何 1 项：

①多次在家中或在外面偷窃贵重物品或大量钱财；

②勒索或抢劫他人财产，或入室抢劫；

③强迫与他人发生性关系，或有猥亵行为；

④对他人进行躯体虐待（如捆绑、刀割、针刺、烧伤等）；

⑤持凶器（如刀、棍棒、砖、碎瓶子等）故意伤害他人；

⑥故意纵火。

【严重标准】上述症状已形成适应不良，并与发育水平明显不一致。

【病程标准】符合症状标准和严重标准至少 6 个月。

【排除标准】排除反社会性品行障碍、反社会性人格障碍、躁狂发作、抑郁发作、广泛性发育障碍，或注意缺陷与多动障碍等。

(二) 鉴别诊断

1. 注意缺陷与多动障碍　注意缺陷与多动障碍的患者可出现打斗、不遵守学校纪律、攻击性行为，但同时还有注意力不集中，经过兴奋剂治疗后症状能够得到明显改善。有些注意缺陷与多动障碍的患儿可合并品行障碍，诊断时需给予双重诊断。

2. 精神分裂症　分裂症患者可能出现攻击或对抗行为，但患者还有感知觉异常、思维障碍、言语异常等症状。经过抗精神病药物治疗后行为问题会减轻，甚至完全消失。

3. 精神发育迟滞　因为智力低下，患者对自身行为缺乏正确的判断能力，缺乏控制力，容易受到别人的指使，做出一些违法或攻击行为。可根据患者具有智力低下和社会适应能力差相鉴别。如患者同时有智力低下与品行问题，而且品行问题的严重程度不能完全归于智力低下所致，则应当诊断为精神发育迟滞合并品行障碍。

4. 情感性精神障碍　情感性精神障碍发作期可出现攻击或对抗行为，但患者具有明显的情绪高涨，经过药物治疗症状可全部消失。

5.神经系统疾病　脑外伤、癫痫等患者可能出现攻击性行为，可根据患者的病史、体格检查和实验室检查与品行障碍相鉴别。

四、治　疗

（一）心理治疗

1.家庭治疗　通过改变父母与子女之间不良的相互交流方式，训练父母学习用适当的方法与子女进行交流，改变其不良行为。可采用正面行为强化措施奖赏患儿的亲社会性行为，辅以轻度惩罚的方法消除不良行为。还要减少家庭内部的生活事件及父母自己的不良行为，完善家庭功能。此项治疗必须取得父母的积极参加与合作才能得以实现。

2.行为治疗　治疗目的是逐渐消除不良行为，改变儿童的行为模式，促进社会适应行为的发展。可选用阳性强化法和惩罚疗法等。当患儿出现亲社会行为时要及时给予奖励，表扬其优点，对进步给予鼓励，帮助建立良好的行为模式。

3.认知治疗　认知治疗目的在于帮助患儿发现自己的问题、分析原因，做事要考虑后果，要找到解决问题的办法。

（二）药物治疗

目前药物治疗主要是用于治疗其他伴随症状。如冲动、攻击性行为严重者选用小剂量氯丙嗪、氟哌啶醇或碳酸锂等药物；可用哌醋甲酯等中枢兴奋剂治疗伴有活动过多者；用抗抑郁剂治疗抑郁症状；用苯二氮䓬类抗焦虑药治疗焦虑。

第三节　情绪障碍

儿童情绪障碍（children emotional disorders）是以焦虑、恐惧、抑郁为主要表现，包括强迫症、癔症在内的一组疾病。其发生原因较为复杂，包括个体、家庭和社会等多方面的影响。多见于7岁以上学龄儿童，随年龄增大而发病率相应增高。发病前大多有精神刺激与生活事件的影响因素。主要症状有头痛、头晕、胸闷、气短、叹气样呼吸、阵发性过度换气、胸痛以及四肢麻木等。但体格检查及各种辅助检查指标均为正常，并且上述症状的出现可呈反复性和暗示性。患儿感到痛苦或影响他们日常生活、学习和社会适应。病程多呈短暂性。据国内调查，各类情绪障碍发生率为17.66%，女性患病率多于男性，城市患病率高于农村。

一、病因与发病机制

(一)遗传及易感素质 有研究显示,15%焦虑症儿童的父母和同胞亦有焦虑。单卵双生子同病率为50%,双卵双生子为4%。易感素质对疾病的发生也有重要影响。自幼敏感、紧张、温顺、自尊心强、忧虑、过分认真及苛求自己的性格有患焦虑症的倾向。

(二)神经生化因素 有研究认为焦虑症的发生与5-羟色胺功能增高、多巴胺功能降低及γ-氨基丁酸功能不足有关。强迫症的发生亦可能与5-羟色胺系统功能增高有关。

(三)家庭因素和教养方式 父母对事物的态度、做事的行为方式和对刺激的反应对儿童情绪障碍的发生有影响。父母对儿童过度保护、溺爱或过分严格苛求、态度粗暴等不良教育方式易使儿童发生情绪障碍。另外对儿童学习要求过高、加重学习负担等,可使儿童产生紧张、焦虑。

(四)应激因素 患儿在发病前有应激事件,如家庭不稳定、父母患病、亲人住院或死亡、学业受挫等也是情绪障碍的致病因素。

二、临床表现

(一)分离性焦虑障碍 多发生于学龄前儿童,是指患儿与亲人分离时,出现过分的、持久的紧张焦虑、惊恐不安。过分担心自己所依恋的对象可能遇到伤害,或害怕所依恋的对象一去不复返。过分担心会发生自己走失、被绑架、被杀害等情况以至可能见不到亲人。患儿因不愿离开依恋的对象而不想上学或拒绝上学,即使勉强被送去,也表现哭闹、挣扎,并且出现恶心、呕吐、腹痛等躯体症状。有的儿童非常害怕一人独处,有的不敢外出,宁愿呆在家里。严重者与亲人分离后,可出现过度的情绪反应,非常痛苦和伤心,导致儿童许多重要功能的障碍或缺损。

(二)恐惧症 多发生在学龄前儿童,对日常生活中的一般客观事物和情境产生过分的恐惧情绪,出现回避、退缩行为。这些事物和情境并不具有危险性或者有一定的危险性,但患者所表现的恐惧程度明显超过了客观存在的危险程度。

(三)社交恐惧症 是指与陌生人交往时,存在过分的紧张、害怕、胆怯、退缩,有回避行为。对新环境感到痛苦、不适、哭闹、不语或退出。患儿与家人或熟悉的人在一起时,社交关系良好。

(四)儿童强迫症 较为常见,包括强迫观念和强迫动作。如反复整理书包,检查书本是否带齐,反复回忆自己刚做完的事,怕脏而反复洗手,毫无意义的计数,反复考虑一些无意义的事情。患儿明知这些想法和动作是不必要的、无意义的,但无法控制,并感到不快和痛苦。

(五)儿童癔症 常见于少年儿童,女性较男性为多见。家庭不稳定,教养方式不当，过分溺爱和保护易使儿童患癔症。文化程度及家庭经济水平低也是相关发病因素。临床发作形式有两个类型：一类是转换性反应，表现为躯体功能障碍，如疼痛、失明、瘫痪、抽搐、震颤、步态不稳等，以上表现无器质性基础；另一类为分离性反应，表现为发作性意识改变、情感爆发、冲动行为等。随着年龄增长，发作形式与成年癔症相近似。

（六）儿童抑郁症　是发生儿童时期的持续不愉快、情绪低落、悲伤哭泣、兴趣减少、言语活动减少、少眠、食欲减退等症状。少数病例可伴其他不良行为。

三、诊　断

《中国精神障碍分类与诊断标准》第三版（CCMD-3），儿童情绪障碍的诊断标准。

1. 儿童分离性焦虑障碍诊断标准如下：

【症状标准】至少有下列 3 项：

（1）过分担心依恋对象可能遇到伤害，或害怕依恋对象一去不复返；

（2）过分担心自己走失、被绑架、被杀害，或住院，以致与依恋对象离别；

（3）因不愿离开依恋对象而不想上学或拒绝上学；

（4）非常害怕一人独处，或没有依恋对象陪同绝不外出，宁愿呆在家里；

（5）没有依恋对象在身边时不愿意或拒绝上床就寝；

（6）反复做噩梦，内容与离别有关，以致夜间多次惊醒；

（7）与依恋对象分离前过分担心，分离时或分离后出现过度的情绪反应，如烦躁不安、哭喊、发脾气、痛苦、淡漠，或退缩；

（8）与依恋对象分离时反复出现头痛、恶心、呕吐等躯体症状，但无相应躯体疾病。

【严重标准】日常生活和社会功能（如社交、学习或职业功能）明显受损。

【病程标准】起病于 6 岁前，符合症状标准和严重标准至少已 1 个月。

【排除标准】不是由于广泛性发育障碍、精神分裂症、儿童恐惧症，及具有焦虑症状的其他疾病所致。

2. 儿童恐惧症诊断标准如下：

【症状标准】对日常生活中的一般客观事物和情境产生过分的恐惧情绪，出现回避、退缩行为。

【严重标准】日常生活和社会功能受损。

【病程标准】符合症状标准和严重标准至少已 1 个月。

【排除标准】不是由于广泛性焦虑障碍、精神分裂症、心境障碍、癫痫所致精神障碍及广泛发育障碍等所致。

3. 儿童社交恐惧症诊断标准如下：

【症状标准】

(1) 与陌生人（包括同龄人）交往时，存在持久的焦虑，有社交回避行为；

(2) 与陌生人交往时患儿对其行为有自我意识，表现出尴尬或过分关注；

(3) 对新环境感到痛苦、不适、哭闹、不语或退出；

(4) 患儿与家人或熟悉的人在一起时，社交关系良好。

【严重标准】 显著影响社交功能（包括与同龄人），导致交往受限。

【病程标准】 符合症状标准和严重标准至少已1个月。

【排除标准】 不是由于精神分裂症、心境障碍、癫痫所致精神障碍、广泛焦虑障碍等所致。

四、治 疗

治疗原则提倡综合治疗，以心理治疗为主，可使用小剂量抗焦虑药或抗抑郁药。

（一）心理治疗 儿童期是心理发育阶段，心理可塑性很大，所以早发现和早治疗是重要的。根据患儿发病相关因素和临床表现，可采取心理治疗，方法有支持性心理治疗、家庭治疗、行为治疗及游戏治疗等。在心理治疗中支持性心理治疗是必要的，应耐心听取患儿的诉说，对他们的痛苦要适当地表示同情，消除环境中的不利因素。要让患儿认识自己的弱点，树立独立自主的个性。鼓励他们积极参加集体活动，加强交流，更好地适应环境。家庭治疗以改变不良教养方式为主，家庭要给予患儿更多感情上的交流和支持。对于恐惧症和社交恐惧症可选用暴露疗法、系统脱敏及游戏治疗等方法。

（二）药物治疗 儿童期的任何情绪障碍都应该慎用精神药物，症状严重者可短期使用。抗焦虑及抗抑郁药可使用地西泮、阿普唑仑、罗拉或小剂量氟西汀等。抗强迫药可使用氯米帕明，抗精神病药可使用氟哌啶醇、利培酮。临床应用时应从小剂量开始，缓慢增加剂量，病情缓解后逐渐减少药物剂量，酌情停药。对儿童使用精神药物前，建议家属详细阅读药品说明书。

第四节 抽动障碍

抽动障碍（tic disorder）是一种不随意的突发、快速、重复、非节律性、刻板的单一或多部位肌肉运动或发声。运动和发声抽动都可分为简单和复杂两类。以眼部抽动为首发症状者约占38%~59%，发声抽动为首发症状者约占12%~37%。各种形式的抽动均可在短时间受意志控制，在应激或情绪紧张时加重，在睡眠时减轻或消失。有部分患儿在运动或发声抽动之前有躯体不适感，如感到压迫感、冷热感等。本病多发生于儿童期，少数可持续到成年。根据发病年龄、病程、临床表现和是否伴有发声抽动分为短暂性抽动障碍、慢性运动或发声抽动障碍、Tourette 综合征三种临床类型。

一、病因及发病机制

（一）遗传因素　有研究认为，可能与遗传因素有关，患儿家庭成员中，患抽动障碍的较多见。应用现代技术，通过家庭调查及家系研究，证明 Tourette 综合征遗传方式是孟德尔（Mendel）常染色体显性遗传，伴有不完全外显（Pads 和 Leckman，1986）。

（二）神经生化因素　许多研究发现 Tourette 综合征患儿有中枢神经递质失调现象。这一观点主要来源于 Tourette 综合征对一些神经阻滞剂有特定反应。

1. 多巴胺　有研究认为本病是脑内多巴胺功能亢进或多巴胺受体超敏所致。由于应用多巴胺受体阻滞剂氟哌啶醇、哌迷清和泰必利等治疗，大多数 Tourette 综合征的运动和发声抽动有效。而氟哌啶醇等药物可抑制脑内突触后儿茶酚胺，特别是多巴胺的再吸收。

2. 去甲基肾上腺素功能失调　在临床治疗中小剂量盐酸可乐定可使 Tourette 综合征的抽动症状减轻。去甲基肾上腺素能的神经纤维广泛分布于中枢蓝斑附近的大脑皮层之中，小剂量可乐定可作用于蓝斑区-肾上腺素能神经元，减少中枢 NE 的释放。

3. 5-羟色胺代谢异常　有人报告患者脑脊液中 5-HT 代谢产物 5-羟吲哚乙酸（5-HIAA）水平较对照组为低。近年来抗强迫症药物氯米帕明治疗本病伴发的强迫症有效。

4. γ-氨基丁酸（GABA）　有人认为 γ-氨基丁酸抑制功能降低与本病发生有关。

5. 内啡肽假说　近年来通过神经病理学研究，发现内啡肽（endorphin）与 Tourette 综合征的病理生理有联系。

（三）器质性因素　抽动障碍可能与围产期损害，如产伤、剖腹产、窒息等因素有关。有些患者可查出脑电图异常，主要为慢波或棘波增多，但无特异性改变。

（四）躯体因素　有些儿童常因身体某一部位的不适，产生习惯性动作而固定下来，如帽子或衣领过紧可引起皱眉、扭颈、耸肩；如眼结膜炎、眼内异物或倒睫刺激引起眨眼；如因上呼吸道感染而出现吸鼻、面肌抽动。当局部病因去除后，抽动症状仍持续存在。

（五）心理社会因素　本病可在精神因素影响下发病，例如家庭环境不稳定，不良教育方法，家庭生活事件，父母特殊性格，学习负担过重，儿童社会活动过多，均可促成本病发生。

（六）药源性因素　长期服用中枢兴奋药和抗精神病药物如哌醋甲酯、苯异妥因等，可能引起抽动障碍的发生。一般在用药几周或数月后出现症状，停药后多数症状可消失，但少数可长期存在，成为慢性病程。

二、临床表现

(一) 短暂性抽动障碍

短暂性抽动障碍又称抽动症，是临床上最常见亚型。特点为急性单纯性抽动，常限于某一部位一组肌肉或两组肌肉群发生运动或发声抽动。以头面部最常见，如眨眼、皱额、挤眉、呶嘴、伸舌、点头、摇头等。也可见于四肢，如耸肩、甩手、踢腿。少数表现为简单的发声抽动，如不停的咳嗽、清嗓子和出怪声。抽动障碍较轻时，一般不影响学习和社会适应能力，也很少伴有强迫症状和其他行为问题。起病于学龄早期，在4~7岁的儿童最常见，男孩多见。病程短者可持续数周，长者多达数月，但连续期不超过一年。

(二) 慢性抽动障碍

慢性抽动障碍又称慢性运动或发声抽动障碍。是以限于一组肌肉或两组肌肉群发生运动抽动或发声抽动，但两者不同时存在为其特征的一种抽动障碍。运动或发声抽动的形式可以是简单的，也可以是复杂的；抽动部位可以是单一的，也可以是多部位的。少数患者有慢性发声抽动，如清喉声、咳嗽声等。

有研究认为慢性抽动障碍为轻型的抽动-秽语综合征。本病病期至少持续一年以上。

(三) 抽动-秽语综合征

抽动-秽语综合征又称多发性抽动症，或 Tourette 综合征。本病是一种复杂的、严重的抽动障碍，起病于儿童时期，临床上是以进行性发展的多部位运动抽动和发声抽动为主要特征的综合征。

1. 运动抽动 有简单和复杂两种。简单的运动抽动为突然的、暂短、重复、无目的运动抽动。通常是一个或几个较小的、分离的肌肉受累。复杂的运动抽动发作较慢，似有什么目的，包括多组肌群受累，持续时间较长。复杂的运动抽动除其强度、不协调和重复性外，与普通的动作极相似。常见有蹦、跳、走路旋转、下蹲、跪地，冲动性触摸物品或自己的身体。而且抽动也不固定在某一个部位，一般起始于头面部肌肉，随着病情进展，抽动逐渐累及身体各部位。抽动可从一组肌群转移到另一组肌群，常见多组肌群同时抽动。当紧张、焦虑时，抽动频率和强度可加大。

2. 发声抽动 是本病主要症状之一。简单发声抽动表现为清嗓子、咳嗽、吸鼻声。常见的复杂发声抽动表现为重复言语、模仿言语、秽语。秽语经常发生在少年早期。发作时无任何刺激，多数以突然大声形式出现。

3. 感觉抽动 在运动或发声抽动之前，患者体验到一种先兆的感觉。感觉可以是身体局部的压力感或不舒服感，当运动或发声抽动发生后，先兆症状即消失。

4. 相关伴发症状　除了抽动症状外，可表现注意力不集中、多动、冲动、攻击行为、自伤行为等。此外有些患者伴有抑郁、焦虑、人格改变和强迫症状等。

三、诊断与鉴别诊断

(一) 诊　断

《中国精神障碍分类与诊断标准》第三版（CCMD-3），抽动障碍的诊断标准。

1. 短暂性抽动障碍（抽动症）诊断标准如下：

(1) 有单个或多个运动抽动或发声抽动，常表现为眨眼、扮鬼脸或头部抽动等简单抽动；

(2) 抽动天天发生，1 天多次，至少已持续 2 周，但不超过 12 个月。某些患儿的抽动只有单次发作，另一些可在数月内交替发作；

(3) 18 岁前起病，以 4~7 岁儿童最常见；

(4) 不是由于 Tourette 综合征、小舞蹈病、药物或神经系统其他疾病所致。

2. 慢性运动或发声抽动障碍诊断标准如下：

(1) 不自主运动抽动或发声，可以不同时存在，常 1 天发生多次，可每天或间断出现；

(2) 在 1 年中没有持续 2 个月以上的缓解期；

(3) 18 岁前起病，至少已持续一年；

(4) 不是由于 Tourette 综合征、小舞蹈病、药物或神经系统其他疾病所致。

3. Tourette 综合征（发声与多种运动联合抽动障碍）诊断标准如下：

【症状标准】表现为多种运动抽动和一种或多种发声抽动，多为复杂性抽动，二者多同时出现。抽动可在短时间内受意志控制，在应激下加剧，睡眠时消失。

【严重标准】日常生活和社会功能明显受损，患儿感到十分痛苦和烦恼。

【病程标准】18 岁前起病，症状可延续至成年，抽动几乎天天发生，1 天多次，至少已持续 1 年以上，或间断发生，且 1 年中症状缓解不超过 2 个月。

【排除标准】不能用其他疾病来解释不自主抽动和发声。

(二) 鉴别诊断

1. 神经系统疾病　在神经系统疾病中，小舞蹈症、肝豆状核变性、癫痫性肌阵挛有肢体或躯干的运动异常。根据这些疾病有相应的神经系统症状、体征、实验室检查阳性与抽动障碍相鉴别。

2. 强迫症　强迫症患儿的强迫性动作与抽动障碍的运动抽动有相似之处。但是，强迫症状是有意识的动作，患儿明知这些动作是不必要的、无意义的，但无法控制，并感到不快和痛苦。抽动障碍则没有这些特点。

3. 癔症　儿童癔症发作时可表现为抽动样或痉挛样的运动异常，但癔症患儿发作时有强烈的心理因素，消除心理因素以及经治疗后症状可缓解。并且儿童癔症发作还有其他临床表现。

4. 急性肌张力障碍　表现为局部肌群的持续强制性收缩，出现各种奇怪动作，经过一段时间后暂时缓解，此为抗精神病药物的副作用，患儿有服药史，停药后症状逐渐消失。

四、治　疗

根据临床类型和严重程度选择治疗方法。有心理治疗和药物治疗。

(一) 药物治疗

对已明确诊断的病例应早期治疗。药物起始剂量要小，缓慢增加药物剂量，可减轻或避免副作用。用药要达到适当疗程和足够剂量，以观察药物的疗效，不宜过早停药。由于药物治疗是对症治疗，故症状缓解后要维持一段时间，以巩固疗效和减少复发。

氟哌啶醇：首次剂量 1 ~ 2 mg，每天 2 ~ 3 次，根据病情和药物的副反应调整药物剂量。剂量范围 1 ~ 10mg/日。同时服用盐酸苯海索可减少锥体外系反应。常见不良反应有嗜睡、乏力、头晕、便秘、排尿困难和锥体外系反应。出现不良反应时可适当减少药物剂量和对症治疗。

哌迷清：是一种选择性中枢多巴胺拮抗剂。疗效与氟哌啶醇相当，镇静作用较轻，但对心脏的不良反应较氟哌啶醇为多见，故服药过程需要监测心电图。开始剂量 0.5 ~ 1mg，每日一次，小剂量缓慢增加，常用剂量每日为 1 ~ 12mg。

硫必利 (泰必利)：其特点是锥体外系副反应较氟哌啶醇轻，但见效稍慢。治疗剂量范围 50 ~ 100 mg，每日 2 ~ 3 次。常见副作用为嗜睡、无力、头昏、兴奋等。剂量过大可出现胃肠道不适。

苯氨咪唑啉 (可乐定)：为 α_2-肾上腺素能受体激动剂，可直接作用于中枢多巴胺神经元和去甲肾上腺素系统，降低去甲肾上腺素能活性，可减轻运动抽动和发声抽动，并能改善注意力不集中和多动症状。开始剂量为每日 0.05mg，分 2 ~ 3 次服用。常用剂量每日 0.05 ~ 0.075mg。不良反应有嗜睡、口干、头昏、低血压、失眠。少数病例可出现心电图改变，在用药期间应定期监测血压和心电图。

利培酮：是 5-HT$_2$ 受体和多巴胺 D$_2$ 受体平衡拮抗剂，可用于 15 岁以上青少年患者。初始剂量 0.25 ~ 0.5mg，每天两次。根据病情缓慢增量，每 3 ~ 5 天增加 0.25 ~ 0.5mg。治疗剂量范围 0.5 ~ 5mg/日。不良反应有头晕、嗜睡、静坐不能、无力、肌张力障碍、失眠、焦虑、激越等。

抗抑郁剂：氯米帕明，可用于合并强迫症状的抽动障碍。开始剂量每日 25 mg，分 2 次口服，以后每 3 ~ 5 天增加剂量一次。最大剂量每日 150 mg，疗程 4 周以上。

（二）行为疗法

1.消极练习法 告诉病人在指定的时间里（约 30 分钟），有意识地反复做某一种抽动动作，随着时间延长，患儿逐渐感到疲劳，抽动症状减轻。

2.松弛训练 让患者进行放松训练和呼吸调节，放松某一肌群，以促使抽动减轻。

3.正性强化法 让家长帮助患儿用意念克制自己的抽动行为，只要抽动有减轻，家长给予表扬和鼓励，以强化患儿逐渐消除抽动症状。

（三）学校及家庭心理咨询活动

在药物治疗的同时，应重视学校和家庭生活环境。在学校开展心理咨询活动，首先向教师讲解抽动障碍的性质和特征，从而得到教师的理解和支持，消除不正确的教育方法。对患儿的家庭应进行心理教育，取得他们的支持和帮助，要正确对待患儿，消除不良的教育方法，给患儿温暖、照顾，对促进康复有重要意义。

（四）外科治疗

尽管药物治疗是主要治疗，但仍有一些患儿属于难治性的，治疗效果不好。近年来，对一些难治性患儿已经开始尝试采用外科治疗。因外科治疗目前仍处于尝试阶段，故选择适应症要慎重。

思考题

1.儿童多动症的主要临床表现。

2.儿童情绪障碍包括哪些。

3.抽动障碍的药物治疗。

（成孝军 林冬梅）

第十四章　自杀行为与危机干预

第一节　自杀行为

一、概　述

自杀是一种社会现象，又是一个医学问题，自杀的历史几乎与人类的历史同步，远古时期就有自杀现象的存在，现已成为严重的公共卫生问题，并且自杀率呈逐年上升趋势。据统计，全球每年因自杀而死亡的人数约 200 万人。中国的年自杀率是 22/10 万，每年有 20 余万人因自杀死亡。自杀不仅使自杀本人死亡或造成残疾，而且给社会和家庭带来严重的经济负担和精神创伤，也影响社会的稳定。自杀与精神疾病密切关联，通过对精神疾病的认识和防治，可以更好地防范自杀。

二、自杀的定义与分类

（一）定　义

自杀又称自尽、自决、自裁、自灭、自诛、自终，指杀死自己的行为。《中国精神障碍分类与诊断标准》第三版（CCMD-3）将自杀定义为：故意采取自我致死的行为。是在意识清醒的情况下，个体故意损害甚至毁灭自己生命的主动或被动的行为。

（二）分　类

法国社会学家迪尔凯姆（Durkheim）的理论认为，社会压力与影响是自杀行为的主要决定因素。迪尔凯姆将自杀分为三类：①利他性自杀：指在社会习俗或群体压力下，为追求某种目标而自杀；②利己性自杀：指个人失去社会的约束与联系，对身处的社会及群体毫不关心，孤独而自杀；③失范性自杀：指个人与社会固有的关系被破坏，令人不知所措而自杀。CCMD-3 将自杀分为四类：①自杀死亡：死亡的结局系故意采取自我致死的行为所致。②自杀未遂：有自杀动机和可能导致死亡的行为，但未造成死亡的结局。③准自杀：又称类自杀，可以是一种呼救行为或威胁行为，试图以此摆脱困境。有自我伤害的意愿，但并不真心想死，采取的行为导致死亡的可能性很小，通常不造成死亡。④自杀观念：只有自杀意念，而未采取自杀行动。

三、自杀的流行病学

近年来统计资料表明，全球自杀人数有逐年上升的趋势。据世界卫生组织（WHO）统计：1950—1960 年，全球 30 多亿人口中，自杀率 10/10 万。1990 年 WHO 公布的 30 个国家自杀率表明，自杀率呈上升趋势。匈牙利 44.9/10 万，丹麦 31.57/10 万，美国 11.5/10 万，位于死亡原因的第八位。我国 2000 年统计表明，自杀率为 22/10 万。发达国家的自杀率男性高于女性，发展中国家（中国、斯里兰卡、菲律宾等）则相反，自杀率女性高于男性，随着社会发展和经济发展，自杀率则逐渐以男性高所代替。

年龄的不同则自杀率有明显差异。突出的自杀年龄有两个高峰期：15～25 岁，55 岁以后。青少年的自杀是其最主要的死亡原因之一，老年人自杀率高于青壮年，并随年龄的增加而增高。14 岁以下儿童自杀者较少见，但自杀未遂和有自杀意念者并不少见。

社会各阶层的自杀率呈两侧高，失业者、无固定职业者、非技术工人及高社会阶层的自杀率较高。根据 WHO 的文献，医生、农牧业从业人员的自杀率较高；而据美国的资料显示，蓝领工人的自杀率最低，而从事专门职业的医生、律师、作家、音乐家、经理阶层及行政管理人员的自杀率较高。

四、自杀的相关因素

（一）心理学因素

1. 心理应激：重大的负性生活事件可造成不能忍受的心理痛苦，成为自杀的直接原因或诱因。例如：①人际关系紧张、社会竞争激烈。②家庭纠纷、天灾人祸。③长期失业、压力过重。④考试或晋升失败。

2. 心理特征：自尊心强、胸襟狭窄、性格偏颇、爱走极端、适应能力差、具有冲动性和盲目性、不计后果，有情绪不稳定、不成熟的神经质倾向。

（二）社会学因素

一般情况下，在自杀死亡者中，男女性别之比约为 3:1 左右，而自杀未遂者中男女性别之比约为 1:3。我国男女性别比为 1:1.1。自杀率是随年龄增长而增加的，进入老年后上升更明显。14 岁以下儿童自杀死亡者罕见。男性自杀死亡高峰年龄为 45 岁左右，女性为 55 岁左右，老年人的自杀率高于青壮年。一般来讲，一个稳定的、整合力强的社会，自杀率较低；家庭关系融洽、夫妻和睦者，其自杀率较独身、离婚、丧偶或无子女者低。宗教对死亡的认识态度及教徒与社会的整合程度，会影响教徒对自杀的态度。

（三）生物学因素

1. 神经生化因素

研究发现，自杀者脑脊液中的 5-HT 代谢物 5-羟吲哚醋酸（5-HIAA）水平显著下降，自杀方法的致死性越高，脑脊液中 5-HIAA 水平减低越明显。抑郁症患者对芬氟拉明激发的催乳素分泌反应越迟钝，患者的自杀企图越强烈。对自杀者死后的脑组织研究，揭示脑前额叶皮质 5-HT 活动降低，尤以腹侧前额叶最为明显。

2. 遗传

家系调查和双生子研究表明，自杀行为确有一定的遗传基础。家系中有自杀者自杀风险较高，可能存在冲动性的遗传因素，其基础是 5-羟色胺水平减低。也可能存在遗传性的心理反应和人格特征，他们中的一些人在一定环境条件下会发生自杀。他们不能应付和对抗不良环境，或有绝望倾向。

3. 精神疾病

有资料表明，精神疾病的死亡人数占自杀死亡的 50%～90%，其中以心境障碍最多见，其次为精神活性物质滥用、精神分裂症、人格障碍等。近年来研究发现，焦虑症的自杀风险与抑郁症相比并不低，经追踪研究，癔症大多发生自杀未遂，但最后自杀者也不少。

4. 躯体疾病

研究表明，慢性或难治性躯体疾病，如癌症、艾滋病、脑损伤、糖尿病、肾脏疾病、肝脏疾病等慢性疾病的自杀率明显高于一般人群。各种躯体疾病占自杀死亡的 25%～75%，其自杀原因可能与下列因素有关：①活动功能受限，不能正常工作和生活。②难以忍受的慢性疼痛。③因病所致的绝望情绪。④经济负担过重，累及他人等。

五、自杀危险性评估

通过对自杀风险因素的分析和评估，有助于识别高危人群，从而进行有效的自杀干预。一个人如果具备下述中 4～5 项危险因素，都应认为此人正处在自杀的高危时期：

（一）有自杀家族史。

（二）有自杀未遂史。

（三）有特别的自杀计划。

（四）最近经历了亲人去世、离婚或分居。

（五）遭受虐待、暴力。

（六）陷入特别的创伤而难以自拔。

（七）精神病患者。

（八）有药物和酒精滥用史。

（九）最近有躯体和心理创伤。

（十）有失败的医疗史。

（十一）独居并与他人失去联系。

（十二）患抑郁症，或抑郁症恢复期。

（十三）分配个人财产或安排后事。

（十四）有特别的行为或情绪改变，如冷漠、退缩、隔离、易激惹、恐慌、焦虑，或有社交、睡眠、饮食、学习、工作习惯的改变。

（十五）有严重的绝望或无助感。

（十六）陷入以前经历过的躯体、心理或性虐待的情结中不能自拔。

（十七）显示一种或多种深刻的情感特征，如愤怒、攻击性、孤独、内疚、悲伤或绝望。

六、自杀的预防

基本原则是加强精神卫生服务网络的建设，促进社会结构的合理化，提高人群的心理健康水平。自杀是可以认识的，因此它是可以预防的。自杀行为的预防主要采取综合的三级预防。

（一）一级预防：主要预防个体自杀倾向的发展。

1. 提高人群的心理健康水平及预防自杀的意识。

2. 加强对高危人群及精神疾病的治疗。

3. 加强对自杀工具的控制，如农药、枪支、家用煤气等。

4. 规范新闻的负面报道。

（二）二级预防：对处于自杀边缘的人群进行早期干预。

1. 加强相关医务人员和有自杀倾向者的周围人群的防范意识，提高对自杀危险信息的识别及正确处理能力。

2. 建立 24 小时心理服务热线，随时为处于危机状态的人提供服务。

3. 建立专业的心理门诊，实施面对面的帮助。

4. 精神卫生工作者应主动为精神疾病患者及其他高危人群提供帮助。

（三）三级预防：对曾有自杀未遂者，防止再次出现自杀。

1. 完全掌握自杀未遂者导致自杀的原因，采取有利措施，消除原因，预防再次自杀。

2. 帮助自杀未遂者重新树立生活的信心。

3. 消除自杀未遂者周围的不良刺激，防范受到不良影响而再次自杀。

4. 提高自杀未遂者的自我觉察能力和自救能力，一旦产生自杀意念，及时实施自我救助，如转移注意力，避开刺激环境等。

第二节　危机与危机干预

人们在日常的工作和生活中随时可能遇到各种事件，如交通事故、地震、火灾、洪水等，也可能因为人际关系、工作压力或家庭纠纷、严重疾病等造成焦虑、恐慌和不知所措，甚至产生自杀等急性心理危机状态。下面介绍一种处理心理危机状态的方法，即危机干预。

一、危机与危机干预的概念

(一) 危机的概念

由于突如其来的严重应激事件，病人运用自己寻常的方式，不能应对所产生的内外困扰时的反应。

当病人的心理或生理受应激事件影响，超过自身的承受能力时，将造成病人自身与环境的平衡紊乱，如果不能用寻常的应对机制解决，就会产生焦虑、紧张、害怕、无助感，还可能产生自杀、攻击等行为。经过危机干预与恢复心理平衡状态这一过程，大部分病人可以度过危机。危机持续的时间一般不超过6~8周。

(二) 危机干预的概念

危机干预就是对处于危机状态的病人进行及时而有效的帮助，使他们顺利度过心理危机，很快恢复到危机前的心理、生理和社会功能水平。危机干预是短程和紧急的心理治疗，以解决问题为主，鼓励病人发挥自己的潜能，提高病人的适应能力。

二、危机的类型和结局

(一) 危机的类型

1. 发展性危机：人们在正常成长和发展过程中，因急剧的变化或转变而导致的异常反应，如移民、升学、退休等。

2. 境遇性危机：遭遇到罕见或异乎寻常的事件，如交通事故、地震、火灾、洪水等，它是随机的、突然的和灾难性的。

3. 存在性危机：人生的重大问题，如人生的目的、责任、独立性、自由和承诺等出现的内部冲突和焦虑。

(二) 危机的结局

1. 有效应对和度过危机，获得了新的应付技能。

2. 暂时度过危机，即危机造成的影响未彻底解决好，留有一些认知、行为、人格问题等，任何单一的、小的、额外的刺激都可以打破平衡，重陷于危机状态之中。

3. 心理、生理崩溃，导致物质依赖与滥用、自杀、攻击或精神疾病等。

三、危机干预的目的、方式与步骤

(一) 危机干预的目的、方式

1. 目的：改变病人对危机事件的认知态度，结合自己的应对方式、社会支持和环境资源，促进病人的自主控制，度过危机、减轻心理创伤的严重程度，恢复心理平衡。

2. 方式：电话热线、咨询门诊、社区网络、现场干预、家庭干预。

（二）危机干预的步骤

1. 及时接触、保持联系

治疗者应迅速与病人建立一定的关系，及时介绍干预的目的，表现出主动帮助病人的意愿，取得病人的信任。

2. 危机评估，确保安全

迅速评估危机的严重程度及病人的情绪状态，确定是否应用药物及其它医疗措施，为确保病人的心理、生理安全提供必要的保证和支持。

3. 指定干预目标

应根据病人的实际情况制定切合实际的、可操作的、能够实现的目标，最终目标是帮助病人解决危机，恢复心理平衡及社会功能，提高病人的应付机制。

对病人进行全面评估后，要与病人及家属制定明确而又切实可行的干预措施，尽快缓解病人的危机状态。

4. 实施干预

需要治疗者、病人及家属共同努力、积极配合，要让病人勇于面对现实，接受创伤事件所造成的痛苦，树立信心并认清解决问题需要时间。

短期目标与长期目标相结合，有步骤逐一实施。随着病人应付机制的提高及支持系统的加强，病人将逐渐恢复危机前的状态。

干预措施包括：让病人了解情感活动对危机的正常反应；与病人讨论对危机的感受；帮助病人理智地面对危机、现实及痛苦；提高病人的应付机制；树立战胜危机的信心。

5. 实现目标与随访

治疗者在危机干预过程中，找出病人在认知和行为方面的共同问题，然后寻找解决问题的方法。要根据病情变化，对干预目标进行验证和调整，要及时鼓励病人所取得的点滴进步，不断增强病人的应付能力及适应能力，树立对处理将来的应激事件的自信心。在治疗过程中，注意防止不良移情或依赖现象。

思考题

1. 自杀的危险评估及预防措施。

2. 危机的类型。

3. 危机干预的目的及步骤。

（刘　臣　吕高明）

第十五章 精神药物治疗

随着精神医学迅速发展和医学理论研究的不断深入，促进了精神药理学的发展，新药层出不穷，老药日益更新，药物治疗学的内容不断丰富和更新，已经成为当前治疗精神疾病的主要手段。精神药物治疗是以化学药物为手段，对紊乱的大脑神经化学过程进行调整，达到控制精神病性症状，改善和矫正病理性思维、心境和行为异常，预防复发，并提高社会适应能力以及病人生活质量为最高目的的一种治疗方法。

精神药物指主要作用于中枢神经系统并影响精神活动的药物，大致分为两类：①使正常精神活动变为异常的称拟精神药物，也称致幻药；②使异常精神活动变为正常的称抗精神异常药物，主要包括抗精神病药物、抗抑郁药、抗躁狂药、抗焦虑药和益智药等。

（一）抗精神病药

酚噻嗪类、硫杂蒽类、丁酰苯类及其它。

（二）抗抑郁药

单胺氧化酶抑制剂类、三环类、其他类。

（三）抗躁狂药或心境稳定剂

碳酸锂、抗癫痫药。

（四）抗焦虑药

苯二氮䓬类、阿扎哌隆类。

（五）中枢神经兴奋药

苯丙胺类、其它。

（六）促智药、脑代谢促进药

胆碱脂酶抑制剂、氢麦角碱、其它。

第一节 抗精神病药

氯丙嗪是于 1952 年被引入精神科临床的第一个经典抗精神病药，它的临床应用预示了精神分裂症临床治疗学的革命性突破，被誉为与血型、DNA、抗生素、避孕药齐名的对人类影响最大的五大医学发现之一。以后又陆续开发了很多作用相同但化学结构不同的硫杂蒽类，丁酰苯类等抗精神病药，它们都属于第一代抗精神病药，又称传统、经典或典型抗精神病药。1959 年合成的氯氮平，在化学结构上属于二苯氧氮平类药物，是第一个既具有较强的抗精神病作用而又不引起锥体外系症状的药物。也被称为非典型抗精神病药或第二代抗精神病药。在 90 年代以后，逐渐推出了一些其他的新型抗精神病药物，被认为是具有广谱的临床效应和较少的锥体外系反应危险性的抗精神病药。近年来经典抗精神病药的临床使用逐渐减少，特别是在发达国家和地区更为明显。但又因其价廉物美，在经济欠发达国家和地区至今仍占有比较重要的地位。（表15-1）。

表 15-1 抗精神病药

类　别	药　名	剂量范围（mg/d）	镇静
酚噻嗪类			
脂肪胺类	氯丙嗪	200～800	＋＋＋
＋＋	＋＋		
哌啶类	硫利达嗪（甲硫达嗪）	25～60	＋＋＋＋
＋	＋＋＋		
	哌泊噻嗪	10～60	＋＋
＋	＋		
哌嗪类	奋乃静	8～60	＋＋
＋	＋＋		
	氟奋乃静	2～40	＋
＋＋＋			
	三氟拉嗪	10～60	＋
＋＋＋	＋		
硫杂蒽类	氯丙噻吨（泰尔登）	50～400	＋＋＋
＋＋	＋＋		
	三氟噻吨（复康素）	5～40	＋
＋＋＋	＋		
	氯噻吨（高康素）	20～150	＋＋
＋＋＋	＋		
	替沃噻吨（氨砜噻吨）	5～30	＋
＋＋＋	＋＋		
丁酰苯类			
	氟哌啶醇	4～40	＋
＋＋＋	＋		
二苯丁哌啶类			
	哌迷清	2～12	＋
＋＋＋	＋		

续表 15-1

类别	药名	剂量范围 (mg/d)	镇静
	五氟利多	20～100/周	+
+++	+		
二苯氧氮平类			
0	氯氮平	100～450	++++
	+++		
	氯沙平	40～100	+
++	++		
苯甲酰胺类			
	舒必利	200～1000	+
+	++		
	舒托必利	200～1200	+++
+	+		
	瑞莫必利	60～300	+
+	+		
	雷可必利	2～10	+
+	++		
氧化吲哚类	阿米必利	100～800	
	吗茚酮，吗林酮	50～250	++
++	+		
苯丙异恶唑类			
	利培酮（维思通）	2～12	+
+	+／++		
噻酚苯二氮嗜类			
	奥兰扎平（奥氮平）	5～20	++
+	++		
其它			
	齐哌西酮	80～160	++
+	++		
	佐替平	50～450	++
+	++		
	喹硫平	150～750	++
+	++		

一、经典抗精神病药

酚噻嗪类

（一）体内过程

口服或注射均易吸收，大部分经肠肝循环，一部分经胆汁至十二指肠重吸收。口服氯丙嗪 2~4 小时血药浓度达到高峰，5~10 天达稳态水平。肌内注射可直接进入大循环，生物利用度比口服的大 3~4 倍。血浆蛋白结合率约为 98%，因此，过量时透析不易清除。因亲脂性高，容易通过血脑屏障（BBB），也有利于在组织内贮存，但甲硫哒嗪及其重要活性代谢物美索哒嗪除外，因其是一种极性水溶性分子，故不易通过 BBB。氯丙嗪主要在肝脏代谢，多数氧化代谢物无活性，但 7-羟氯丙嗪的药理活性较高。半衰期约为 8~35 小时，主要从尿排出，少数从粪排出。氯丙嗪诱导肝药酶，可加速自身代谢，巴比妥类和某些抗帕金森药也可加速氯丙嗪的代谢，而三环类抗抑郁药因与相关酶竞争，可减慢氯丙嗪代谢。故此，临床应用时应予以注意。

（二）药理作用

抗精神病药药理作用广泛而复杂，现简述如下：

1. 中枢神经系统

（1）镇静作用：服药后病人表现安静、嗜睡，自发性活动减少。镇静作用通常在静脉注射数分钟，肌内注射 15~30 分钟，口服 1~1.5 小时内出现，药效可持续 4~6 小时左右。镇静作用强弱与药物种类有关，也与剂量和个体敏感性有关。可以产生耐受性，开始用药时镇静作用往往较明显，以后会逐渐减轻或消失。

（2）加强中枢抑制药效应：抗精神病药能强化镇静催眠药、镇痛药和麻醉药的效应，临床应用时应予以注意。

（3）镇吐作用：很多抗精神病药都有镇吐作用，动物实验表明其能拮抗去水吗啡对狗引起的呕吐。

（4）降低体温：多数抗精神病药对下丘脑体温调节中枢有抑制作用，从而降低体温调节功能，因此可用于人工冬眠和低温麻醉，与物理降温同时应用，可产生协同降温作用。

（5）痉挛作用：吩噻嗪类抗精神病药加强杏仁核自发放电，当剂量加大，杏仁核自发放电增强，波及皮层运动区，即可出现癫痫样发作。癫痫病人并非抗精神病药禁忌，此时可联用抗癫痫药。痉挛作用大小因药而异，氯氮平和氯丙嗪较多见，与剂量大小、加药快慢及个体敏感性也有关，所幸的是在一般治疗剂量范围内，痉挛作用并不常见。

2. 植物神经作用

吩噻嗪类抗精神病药，既有外周抗胆碱能作用，又有 α-肾上腺素能受体阻断作用。因其具有抗胆碱能作用可导致视力模糊、排尿困难和便秘。

331

3. 心血管系统

吩噻嗪类抗精神病药对心血管系统的作用既有直接作用，也有中枢和外周植物神经的间接作用，因此可引起心电图改变和对心血管系统的广泛影响。

4. 内分泌和代谢

多数抗精神病药对下丘脑有直接作用，间接影响垂体前叶内分泌功能，最突出的是刺激催乳素分泌。临床可见泌乳、男子乳房女性化。抗精神病药还抑制黄体激素（LH）和卵泡刺激激素（FSH）的分泌，因此，可引起月经不调、闭经和性功能障碍。

(三) 临床应用

1. 适应症：吩噻嗪类抗精神病的适应症非常广泛，几乎涵盖所有的精神病性症状，包括精神运动性兴奋、幻觉妄想、各种思维障碍、情感意向及行为障碍等。临床主要用于治疗各种类型的精神分裂症，也广泛用于心因性精神障碍、症状性和器质性精神障碍以及老年和儿童期精神障碍的治疗。一般而言，对精神分裂症的阳性症状效果较好，而对淡漠、退缩等为主的阴性症状的效果较差。

2. 禁忌症：

(1) 严重的心血管疾病；

(2) 急性肝炎；

(3) 严重的肾病、肾功能不全；

(4) 严重的感染性疾病；

(5) 血液病、造血功能不良；

(6) 各种原因引起的中枢神经系统抑制或昏迷；

(7) 抗精神病药过敏者；

(8) 老人、孕妇、儿童慎用。

3. 用药方法：口服法最简便和常用，根据剂量大小，可日服一次或分次服。对兴奋躁动的急诊病人或拒绝服药的病人可采用注射法。既往推荐用氯丙嗪肌内或静脉注射，但有呼吸抑制和低血压等缺点。新近趋向中等剂量抗精神病药合并苯二氮䓬类药，此种方法往往比大剂量抗精神病药能更快产生镇静作用，也更安全有效。常用的方法有氟哌啶醇 2 ~ 10mg，安定 5 ~ 10mg 或罗拉西泮 1 ~ 4mg，氯硝安定 2 ~ 4mg 口服或肌注咪达唑仑，后者为一种短效的苯二氮䓬类药，其特点是起效快（约 15 分钟），因此，可用于急诊治疗。因安定肌注吸收差，同时还有呼吸抑制，特别是在老年人和有躯体疾病者更为明显，所以，使用时应予以注意。

4. 疗程：精神分裂症首发病例，经治疗症状缓解后一般应维持治疗 1 ~ 2 年，再发者需 3 ~ 5 年，甚至更长。

5. 换药问题：凡经足够剂量、适当疗程（6 ~ 8 周）治疗无效时方可考虑换用另一种抗精神病药。未经充分治疗（剂量不足，疗程短）而轻易放弃治疗和频繁换药都是不适宜的。

（四）副作用

抗精神病药无成瘾性，虽可能产生某种程度躯体依赖，如突然停药可能引起焦虑不安、失眠等，但不构成严重戒断综合症。无致癌作用，可以长期服用。实践证明只要合理用药，一般是比较安全的。很多抗精神病药不仅作用于脑，也不仅影响单个神经递质系统，还涉及外周和多种神经递质系统，因而可能会出现各种与治疗无关的副作用，虽多数并不严重，而且往往可以通过减药、换药或用对抗药消除，但也可能带来一些不良后果，如恶性综合征、粒细胞缺乏，严重者可致死亡。

1. 精神方面副作用

（1）过度镇静：治疗剂量约半数以上病人出现乏力、思睡。轻者不必处理，重者应予以减药，同时应告诫病人勿驾车及操纵机器，以免发生意外。过度镇静多见于治疗开始时，以后可因产生耐受和适应而逐渐减轻或消失。过度镇静的发生与药物的种类有关，其中以氯丙嗪、氯氮平多见，同时还与药物的剂量、个体差异等因素有关。

（2）精神运动性兴奋：与过度镇静相反，少数病人治疗过程中出现明显兴奋躁动，尤其在刚开始治疗时。通常表现为焦虑不安、激动、敌意，冲动和攻击行为。主要是病人对药物过分敏感或不适应所致，也可能是原来精神症状的加剧。

（3）认知损害：认知损害主要表现为过度镇静、注意力不集中、记忆力受损和谵妄。抗组胺能和抗胆碱能作用可能导致过度镇静和迟缓的精神状态。一般在治疗早期症状表现比较明显，之后会逐渐耐受。中枢抗胆碱能作用是药物引起谵妄的主要原因，由于谵妄有较高的致残和致死率（高于20%），临床上应引起高度重视。此种情况一般多见于①用药早期。②剂量过大或在剧增骤停或更换新药时。③联合用药特别是与三环类抗抑郁药和抗胆碱能药联用时。④老年人、脑器质性病变或伴有躯体疾病的患者。症状具有波动性，呈昼轻夜重的节律性变化。此时，应减药或停药，并做对症处理，一般使用毒扁豆碱有可能会使上述症状逆转。

（4）药源性抑郁状态：临床表现为焦虑、烦躁、心境恶劣、快感缺失、消极悲观。如既往无抑郁发作史或无其他明显诱因，应考虑为是药源性的。此时，应及时减药、停药或加用抗抑郁药，同时进行心理疏导。

2. 神经系统副作用

（1）惊厥：抗精神病药、抗抑郁药都有诱发癫痫的可能，以氯氮平较多见。与剂量和加药过快及个体易感性有关。应减药、换药或加用抗癫痫药。同时应做详细的神经系统和躯体检查，以排除器质性疾病的可能。

（2）锥体外系反应（EPS）：锥体外系不良反应是由于经典抗精神病药对黑质-纹状体多巴胺通路的 D_2 受体的过度拮抗而引起。当多巴胺 D_2 受体的阻断

或药物对 D_2 受体的占有率超过 78% ~ 80% 时，EPS 的发生率将会明显升高。EPS 在高效价药物如氟哌啶醇等使用情况下尤易发生。

①急性肌张力障碍：多见于青少年、儿童和男性，随着年龄的增加，发生率将逐渐下降，45 岁以上极少发生，男性比女性易感，高效价比低效价药物易感，特别是带有氟基的经典抗精神病药尤易引起肌张力增高。通常发生在开始治疗、快速增量或安坦类药物减量 7 天内。其主要临床特征是个别肌群的持续痉挛，以面、颈、唇、舌肌多见，表现为各种奇怪动作或姿势。如双眼上翻、斜颈、吐舌、面肌痉挛、角弓反张和脊柱侧弯等，应与癔症、脑炎、癫痫、破伤风及低钙血症相鉴别。如曾有近期服用经典抗精神病药史者常有助于诊断的确立。肌肉注射氢溴酸东莨菪碱 0.3 ~ 0.5mg 后，上述症状即可迅速缓解。

②静坐不能：发生率可达 20% ~ 40%，以中年女性为多，随年龄的增加而逐渐减少，年轻人可高达 90% 以上，65 岁以上老年人可降至 15% 以下。且多发生于开始用药的第 2 ~ 3 周时，表现为无法控制的激越不安、不能静坐或静卧、反复走动或原地踏步走，可伴有不自主运动、自伤或攻击行为。易误诊为精神病性激越或精神病症状加剧，从而错误地增加抗精神病药剂量，而使上述症状进一步恶化。静坐不能是直接导致患者服药依从性差的主要原因，并会增加患者自杀发生的风险。一般服用心得安 30 ~ 80mg/d 一日三次，或赛庚啶 4mg 一日三次，或安坦 2mg 一日二次，均可使上述症状得到明显缓解。

③药源性帕金森综合征：约发生在 15% 患者的用药早期，以女性和超过 40 岁的中、老年患者较易发生。临床表现与震颤麻痹相似，特征为：a 运动不能。b 肌肉强劲。c 震颤。d 植物神经功能紊乱。服用安坦 2mg，一日二次，一般皆能得到缓解。如仍不能缓解，再减少抗精神病药剂量，如因减药而不能控制精神症状，可添加或换用锥体外系反应轻的抗精神病药，如氯氮平或奎硫平。

(3) 迟发性运动障碍（TD）：TD 系长期大剂量服用经典抗精神病药引起的特殊而持久的锥体外系不良反应，一般在服药 3 个月后发生，发生率为 15% ~ 40%，女性多于男性，并随着年龄增高而增加，40 岁以上人群明显增多。临床上以不自主的、有节律的刻板样运动为特征，其严重程度波动不定，睡眠时常消失，情绪激动时则加重。最早的症状常是舌或口唇周围的轻度震颤，谓之口-舌-颊三联征，重者可致构音不清、影响进食，谈话时亦可表现为肢体的不自主摇摆、舞蹈指划样动作、手足徐动或四肢和躯干的扭转等。治疗：a. 去除引发因素：抗精神病药减量、停药或换用阻断 D_2 受体作用弱的抗精神病药（如奎硫平），并停用抗胆碱能药物（如安坦）。b. 抗组胺药：如非那根 25 ~ 50mg，一日三次；赛庚啶 4mg，一日三次。c. 拟 γ-氨基丁酸能药：如安定 2.5 ~ 5mg，一日三次；丙戊酸钠 0.2 ~ 0.4g，一日三次。d. 抗多巴胺 D_2 受体药物：如氟哌啶醇 2mg 一日三次，但因此类药物只能掩盖症状而不能消除症状，一般停药后迟发性运动障碍会更加严重。因此，目前临床上已不再应用。e.不典型抗精神病药：氯氮平对舞蹈病样迟发性运动障碍有效。

（4）恶性综合征（NMS）：恶性综合征是一种少见的而又严重的不良反应，发生率仅为 0.5% ～ 1.5%。主要临床表现为锥体外系功能失调，骨骼肌高张力，自主神经调节异常，高热，意识改变，并可能伴随有肌肉溶解症和肾功能衰竭。最常见于氟哌啶醇、氯丙嗪和氟奋乃静等药物治疗时。其发生发展可能与药物剂量加得过快、用量过高、非口服途径用药、患者存在脱水、营养不良、合并躯体疾病以及气候炎热等因素有关。实验室检查可以发现肌酸磷酸激酶浓度明显升高，但这并不是确诊的必要条件。NMS 的死亡率很高，因此，应积极地预防和治疗。治疗原则是应首先停用抗精神病药，同时给予积极的支持性治疗，可以使用肌肉松弛剂丹曲林和促进中枢多巴胺功能的溴隐亭治疗来缓解肌强直和高热等症状。

（5）心血管系统：体位性低血压较常见，发生率估计约 4%。肌内注射半小时，口服约 1 小时即可出现降压反应。年老体弱、基础血压偏低者较多见。与药物种类（氯丙嗪、氯氮平较多）、剂量和给药途径有关。肌肉注射，尤其静脉注射时尤易发生。原因可能为 α_1-肾上腺素能受体阻滞。临床表现为头晕、眼花、心慌、脸色苍白、脉速，尤其在突然改变体位时，上述症状会更加明显，严重者可导致晕厥、摔伤和休克。治疗上，轻者置病人头低足高位，重者可用哌醋甲酯 10 ～ 20mg 肌内注射，或使用 α-肾上腺素能受体激动剂间羟胺（阿拉明），因其可对抗药物的 α-受体起阻滞作用。平时应告诫病人服药后卧床 1 小时，起床宜慢，不应猛然改变体位。

心动过速颇为常见，一般 80 ～ 100 次/分，常无主观症状，不必处理。如心率超过 120 次/分，或有心悸、胸闷等症状，可用 β-受体阻滞剂心得安或氨酰心安。

酚噻嗪类抗精神病药可引起各种心电图异常，如 T 波改变（增宽、低平、倒置、切迹）、ST 段下移、QT 间期延长以及心率失常和传导阻滞。高龄或原有心血管疾病者应慎用，如使用剂量宜少，加药应缓慢，一般而言，应尽可能选用对心血管影响小的药物；需定期监测心电图；尽量避免多药联用；如出现心率失常、传导阻滞或病人有胸闷、心悸等主诉，应减药、停药或换药并应密切观察。

（6）抗胆碱能副作用：约 20% 病人有口干、鼻塞症状，约 15% 有扩瞳、视力模糊，并可加剧青光眼症状。便秘和排尿困难亦很常见，高龄或前列腺肥大病人可能导致尿潴留和梗阻性肠麻痹。应停药并急诊处理。

（7）肝脏损害：氯丙嗪等所致的胆汁淤积性黄疸的发生率约为 0.1% 左右，而无黄疸性肝炎较之更为常见。其发生系过敏所致，停药 1 ～ 2 周后可恢复，临床上应与传染性肝炎相鉴别。

（8）代谢和内分泌：DA 张力性抑制垂体前叶催乳素分泌，抗精神病药阻断垂体 DA 受体,因而血浆催乳素升高。少数病人可引起乳房肿胀、乳溢,如严重可减药或换药。因抑制黄体激素和卵泡刺激素,可引起闭经和性欲减退。23%~54%男性可出现阳萎和射精困难,与剂量有关。体重增加在所有抗精神病药中均不同程度存在,是治疗依从性差的原因之一,并且容易并发其它躯体疾病,如糖尿病、高血压等,平均体重增加可达 1~4 公斤,部分病人体重增加更多甚至会出现肥胖症。其与摄入多、运动少也可能有关。特别是青年女性患者更应注意。

(9)造血系统:氯丙嗪可引起粒细胞缺乏,发生率无准确资料,估计为万分之一。高危因素有老年妇女。白细胞计数偏低或伴有全身疾病者较易发生,多于治疗头 6~12 个月出现,与剂量无明显关系。

(10)皮疹:如斑丘疹、多形性红斑或荨麻疹。可用抗过敏药扑尔敏 4mg,每日 2~3 次。剥脱性皮炎现已罕见,如出现,应停药并及时处理。(表 15-2)。

表 15-2　酚噻嗪类抗精神病药的副作用

副作用	特　征	发生率	危险因素	处　理
急性肌张力障碍	动眼危相,构音障碍,颈、躯干痉挛	2%~90%	青年男性,高效价药	减量或换药,加抗胆碱能药
帕金森征	震颤,肌肉强劲,动作迟缓	2%~90%	与剂量有关	减量,用抗胆碱能药
静坐不能	主观和客观运动不安	35%	与剂量有关	减药,换药,或安定 2mgTid,心得安 10~40mgBid
迟发性运动障碍	不自主指划或舞蹈样运动,外周和口	5%~50%	女性,年龄,脑病	减药或停药 VitE 面部震颤 400~1200mg,VitB2β-阻断剂,GA-BA 能药(depakote 400~1000mg)
抽搐	大发作,肌阵挛	0.1%	剂量有关,易感素质	减量,加用抗惊厥药
恶性综合征	高烧,肌强劲,植物神经紊乱,意识模糊,肌酸磷酸激酶升高	0.1%~1%	大剂量,增量过快	排除其它原因,停药,支持治疗,DA 激动机(溴隐亭 5~30mg/d),肌松药(硝苯呋海因 100~400mg/d)
镇静	无力,嗜睡	70%	老年人	减量换镇静作用小的药
低血压	头晕	10%~30%	老年人,体位改变	减量或换药
抗胆碱能	视力模糊,口干,便秘,小便困难,认知障碍	60%	与剂量、药物种类有关,老年人易感	减量或换药
体重增加		15%~20%		节食,适当活动

硫杂蒽类

硫杂蒽类(噻吨类)的化学结构和酚噻嗪类相似,差别在于酚噻嗪环上第·

十位的氮原子为碳原子取代，而保留第五位的硫原子。是第一个非酚噻嗪类抗精神病药，因侧链不同而有各种衍生物，如泰尔登为脂肪胺侧链；氟哌噻吨、氯哌噻吨、硫噻吨为哌嗪侧链。

硫杂蒽类的药代动力学、药理作用、副作用和酚噻嗪类抗精神病药相似。硫杂蒽类的主要代表药物有泰尔登（chlorprothixene，Tardan），其特点是有中度镇静作用和抗幻觉、妄想作用，同时有较好的催眠作用和抗焦虑作用，还有一定程度的抗抑郁作用。

丁酰苯类

丁酰苯类是在镇痛药物哌替啶的结构改造过程中发现的一种抗精神病药，化学结构和酚噻嗪类迥异，但药理作用和临床用途相似，具有较强的镇静作用，又有明显的抗幻觉、妄想作用，极易引起锥体外系反应，但对心血管系统的影响较少。与吩噻嗪类的主要区别在于无明显外周植物神经系统作用，无抗组织胺作用，抗肾上腺素作用非常弱。而抗吗啡引起的呕吐，抗苯丙胺的刻板动作，抑制条件回避反应等作用强于酚噻嗪类。这一类的衍生物很多，如三氟哌丁苯（三氟哌啶醇）、苯哌利多（苯哌啶醇）、美哌隆等，国内常用的仅为氟哌啶醇。

氟哌啶醇（氟哌丁苯）是第一个合成的丁酰苯类，是丁酰苯类药的典型代表，口服易吸收，约92%与蛋白结合，口服约 5 小时血药浓度达峰值，生物利用度为 40% ~ 70%，表面分布容积为 10 ~ 35L/kg 体重，半衰期 15 ~ 25 小时。主要在肝脏代谢，仅羟基代谢物具有弱的药理活性。氟哌啶醇的个体血药浓度相对稳定，活性代谢物少，因此，有利于血药浓度和药代动力学方面的研究。

氟哌啶醇有较好的抗幻觉妄想和抗躁狂作用。适用于精神分裂症，也可用于躁狂症治疗，对多发抽动秽语综合征也有效。口服有效剂量为 4 ~ 40mg/d，急性兴奋病人可肌内注射 5 ~ 10mg/次，每日 2 ~ 3 次，氟哌啶醇癸酸酯为长效制剂（哈利多），本药镇静作用较酚噻嗪类小，对肝、心血管副作用较轻，但 EPS 较重。

二苯丁哌啶类

二苯丁哌啶类化学结构与丁酰苯类相似，药理作用也与丁酰苯类相似，属于这一类的有匹莫齐特（哌迷清）、氟司必林和五氟利多。这类药具有一个共同的特点是作用时间长，例如哌迷清单次口服作用时间为 24 小时，故日服一次即可。它们既是 DA 受体阻滞剂，又是钙离子通路阻断剂，其它抗精神病药无此作用，但钙离子通路阻断在抗精神病药中所起的作用尚不清楚。

五氟利多：是这一类中最常用的品种，口服易吸收，服药 7 小时血药浓度达峰值，半衰期长达 65 ~ 70 小时，故可每周服药一次，是唯一的口服长效抗精神病药。药理作用和丁酰苯类相似，无抗肾上腺素作用，镇静作用轻。特点为抗精神病作用强，作用时间长，对急、慢性精神分裂症都有效，尤其适用于精神分裂症维持治疗和拒服药的病人。口服每周剂量为 20~80 mg，缓慢加量，剂量大时可每周分 2 次服。副作用以静坐不能较明显，多数病人需同时用安坦或普萘洛尔以缓解 EPS 副作用。

苯甲酰胺类

苯甲酰胺类的母体是普鲁卡因酰胺，是一种局麻药。它的同系物甲氧普胺(胃复安，灭吐灵)有中枢镇静作用及强止吐作用，拮抗阿朴吗啡所致呕吐比氯丙嗪强。1960 年首次用于内科胃肠疾病及止吐。因和氯丙嗪一样能增高大脑 DA 更新，推测可能是一种新的抗精神病药。

这一品种较多，如舒必利、瑞莫必利、雷可必利、氨磺必利，因 EPS 少，被视为非典型抗精神病药。

舒必利(止吐灵)：是苯甲酰胺类的代表药，口服吸收较其它抗精神病药慢，3~8 小时达峰值，半衰期约为 8 小时。舒必利不易入脑，故通常需用较大剂量。舒必利和其它苯甲酰胺类药共同特点是：①对 D_2 受体特异性高，为高选择性 D_2 受体拮抗剂，对其它受体如 D_1 受体亲和力小，因而镇静催眠作用小；②EPS 小，原因尚不清楚，可能为作用于中脑边缘(A10) DA 系统之故；③镇静作用，体位性低血压和抗胆碱能副作用少。

舒必利具有精神镇定作用，情感激活作用。无镇静催眠作用和抗兴奋躁动作用，用药后不明显影响正常活动。常用于精神分裂症偏执型、紧张型和多动秽语综合征。对幻觉、妄想、情绪抑郁、淡漠孤僻、接触被动等症状具有较好的疗效。对内源性抑郁症，抑郁性神经症和心身疾病伴抑郁状态、伴抑郁性木僵的精神障碍，老年期精神障碍，酒精中毒性精神障碍及精神发育迟滞伴人格障碍等，也有一定疗效。此外，本品的镇吐作用比氯丙嗪强 166 倍，小剂量可治疗呕吐及胃、十二指肠溃疡等疾病。

不良反应：失眠、烦躁、多梦、倦怠、食欲不振、溢乳、月经失调、性功能改变、体重增加。一般 EPS 轻，但剂量大时也可出现。EKG 可出现 T 波改变、ST 断下移和束支传导阻滞。也可出现一过性 GPT 升高。

二、长效抗精神病药

长效抗精神病药是抗精神病药在剂型和方法上的重要改进。20 世纪 60 年代问世以来得到广泛应用，不仅适用于慢性精神分裂症的维持治疗，也用于某些急性病例，特别是对于服药不依从和拒药的病人来说，尤具优点。

(一) 口服长效制剂

五氟利多是唯一也是最常用的口服长效制剂，对急、慢性精神分裂症都有效，起效时间 2~4 周，剂量 20~80mg/周，副作用以 EPS 为主。

(二) 注射长效制剂

多为酯化物油剂，注射后在体内缓慢释放，使血药浓度长期保持较高水平，现将几种常用的长效制剂列表如下(表 15-3)：

表 15-3　常用的长效抗精神病药

类别	药　名	脂肪酸数	作用时间(周)	给药途径	剂量(mg)
二苯丁	五氟利多		1	口服	20 ~ 80
哌啶类	氟司必林		1	肌注	2 ~ 12/次
酚噻嗪类	哌普嗪十一烯酸酯	11	2 ~ 3	肌注	60 ~ 80/次
	哌普嗪棕榈酸酯	16	4	肌注	50 ~ 200/次
	氟奋乃静庚酸酯	10	2 ~ 3	肌注	
硫杂蒽类	三氟噻吨癸酸酯	10	2 ~ 3	肌注	20 ~ 40/次
丁酰苯类	氟哌啶醇癸酸酯(哈利多)	10	2	肌注	50 ~ 100/次

　　长效制剂的疗效、副作用与母药相同，EPS 往往在注射后第 2 ~ 4 天最重。也可引起低血压，年老、体弱病人对该药耐受性差，临床使用时应注意，首次注射剂量宜小，根据病情和副反应随时调整剂量或注射间隔时间。

三、非典型抗精神病药

　　非典型抗精神病药是相对于典型抗精神病药，如酚噻嗪类、丁酰苯类而言的，泛指药理上和典型抗精神病药有别而 EPS 小的新一代抗精神病药。经典的抗精神病药都是强 DA 受体阻滞剂，锥体外系副反应明显。DA 阻滞和 EPS 密不可分，长期被视为抗精神病药的一种固定模式。随着医药科学发展，传统模式被打破，涌现出了一批不拘一格、药理作用迥异又具特色的新型药，称为非典型抗精神病药，也称第二代抗精神病药。临床上常用的有氯氮平、利培酮、奥氮平、齐拉西酮、喹硫平、阿立哌唑等。

　　典型抗精神病药改善阳性症状的效果较好，但对阴性、认知和抑郁症状的效果较差，易引起锥体外系反应和高催乳素血症，长期使用较易出现 TD。相反，非典型抗精神病药既能改善阳性症状，又能改善阴性、认知和抑郁症状，极少引起锥体外系反应，长期使用也不易引起 TD。

　　非典型抗精神病药对注意、语意记忆、再现记忆、空间和工作记忆等认知功能的改善，可能得益于 EPS 少、合并抗胆碱能与帕金森药少有关，而不是对认知本身的增强作用。(表 15-4)。

表 15-4　典型和非典型抗精神病药的比较

	典　型	非典型
镇静作用	较强	较弱(氯氮平除外)
受体作用	窄,以 D_2 为主	广,5-HT > D_2
催乳素升高	较多见	较少(利培酮同瑞莫必利除外)
疗　效	佳	相当或更优

续表 15-4

	典 型	非典型
靶症状	窄	广
阳性症状	好	好
阴性症状	差	较好
认知症状	差	较好
EPS	明显	较轻
TD	多	少或无
有效剂量	较大	一般较小
依从性	差	较好
耐受性	差	较好
体重增加	明显	明显(齐哌西酮可能除外)
价 格	低廉	昂贵

氯氮平

二苯氧氮平类药物是三环类结构化合物，属于这一类的有洛沙平和氯氮平，后者为二苯二氮䓬类。氯氮平和洛沙平的不同在于中央环为 N 而非 O_2，另外侧链也不同。这些不同使氯氮平具有多种递质受体亲和力，而成为非典型抗精神病药的原型，洛沙平则属典型抗精神病药。

氯氮平的非典型特点主要表现在：①EPS 轻或无；②很少出现或无 TD，甚至可用于 TD 病人的治疗；③对精神分裂症阳性和阴性症状均有效；④对30%～50%典型药无效或部分有效的难治病例，或不能耐受典型药者也有效；⑤反复用药不升高血清催乳素；⑥病人的社会适应能力、生活质量和就业潜力较佳。

(一) 药代学

口服吸收快而完全，单次或多次剂量给药 1～4 小时后血药浓度达峰值，吸收不受食物限制。生物利用度因肝脏首过代谢的影响，约为口服剂量的50%。代谢酶主要为细胞色素 P450 1A2 酶、细胞色素 P450 2D6 酶、P450 3A3酶也参与代谢。精神病人每天用药 0.5～1.2mg/d，剂量和稳态血浓度呈显著线性关系。治疗的血药域值为 350ng/ml。

精神病人用同等剂量的药物，其血药浓度在个体与个体之间、同一个体的不同时间差异很大。另外，血药浓度还受性别、年龄、体重和吸烟等因素影响，男性比女性约低 30%，中年（45～54）比青壮年（18～35）约高 2 倍。吸烟者血药浓度明显低于不吸烟者，尤其是男性。血浆蛋白结合率约为 90%，表面分布容积男性约为 5L/kg 体重。氯氮平在体内广泛代谢，主要代谢物为无活性的 N-氧化氯氮平和活性弱的 N-去甲基氯氮平。50%经尿排出，30%由粪便排出。清除 T1/2 约为 12 小时（范围 6~33 小时），一周内达稳态。

（二）临床应用

1. 适应症

主要适应症为精神分裂症和分裂-情感性障碍的急性期和维持期、难治性精神分裂症的治疗，作用谱性较广，对精神分裂症阴性症状和阳性症状都有效，对难治性患者的有效率约达 30%。很多开放和随机平行及交叉研究都证实，其对 1/3 的难治性精神分裂症患者有效。该药比其它典型抗精神病药优越，包括对阴性、阳性症状的疗效方面。其在改善认知功能（如注意力不集中、概念分类、执行功能和社交活动）、提高生活质量方面也优于氯丙嗪。氯氮平不仅适用于精神分裂症急性期治疗，也适用于长期维持治疗。除明显抗精神病作用外，尚有抗躁狂和一定的抗抑郁作用。对躁狂症、精神病性抑郁、难治性双相障碍，特别是快速循环或慢性难治性躁狂和难治性精神分裂症同样有效。经治疗，部分病人的躁狂和抑郁症状改善，快速循环周期消失。

2. 剂量和用法

治疗前应详细进行体格检查、血常规、血压、ECG、EEG 和肝功能检查。有效剂量 200~400mg/d，无反应或部分反应者 500~800mg/d 可能会收到较好的疗效。应分次服，因镇静作用强，晚上剂量宜大。最佳剂量取决于临床反应、副作用和病人的耐受性。氯氮平最好单用，尽量不要与其他抗精神病药联用。注意个体差异，有报告该药代谢速率可有 70 倍之差。

对情感或双相障碍的病人，当单用氯氮平无反应或不能很好控制情感症状时，与锂盐、丙戊酸盐或抗抑郁药联用可能会有所帮助。但氯氮平合并锂盐时，会增加神经系统方面的副作用，临床上应予以注意。虽然氯氮平与各种抗抑郁药都可以合用，但一般而言，因 SSRI 类药副作用小，所以合用的比较多。

3. 副作用

氯氮平和典型抗精神病药的副作用有两点明显不同：①EPS 少。②高催乳素血症致内分泌和性功能障碍较少。但流涎、镇静、心动过速、低血压、抽搐和粒细胞缺乏症（文献报告 40%~80%发生在治疗的前 5 个月）较多。这是氯氮平应用受限的主要原因。

（1）运动系统副作用 与典型抗精神病药相比，氯氮平 EPS 发生率低，静坐不能约 6%，震颤 6%，强直 3%，无急性肌张力障碍的报道，也没有肯定的 TD。单用氯氮平时，很少有典型的 NMS 发生的报道，但与锂盐联用有 2 例报道，且这 2 例在用经典抗精神病药时曾发生过 NMS，因此，当患者既往有 NMS 病史时，最好不要选择与锂盐联用。氯氮平的某些不良反映如发热、谵妄、多汗、流涎、心动过速、肌酸磷酸激酶增高和白细胞增多与 NMS 十分相似，故应特别警惕。

（2）中枢神经系统副作用 过度镇静、思睡、乏力较常见。也可出现头疼、头晕。多在治疗早期，可产生耐受而渐趋减轻或消失。镇静作用与药物具有较强抗组胺和抗肾上腺素能作用有关。

脑电图异常如 α 节律不规则、尖波及慢波活动等较典型抗精神病药多。氯氮平降低痉挛阈，可以引起抽搐，且与剂量明显相关。多出现在 450mg/d 以上，小于 300mg/d 者的发生率约为 1%，300～600mg/d 者的发生率为 2%～7%，大于 600mg/d 者升至 4.4%，此为最易发生癫痫的剂量范围。因此，具有痉挛素质、脑外伤、脑电图异常或癫痫史者最好不用氯氮平。宜缓慢加量，如发生抽搐，应减量或加用抗癫痫药，但禁用卡马西平。谵妄和精神错乱与中枢性抗胆碱能作用有关，与剂量也有关。老人、脑损伤或与其它抗胆碱能药联用者发生较多。

(3) 植物神经副作用　氯氮平是一种强抗胆碱能药，矛盾的是往往引起流涎过多。是治疗早期常见的副作用，且往往持续存在，晚上较明显，枕旁大量分泌物可能导致吸入性肺炎，应予注意。此外，尚有口干、多汗、视物模糊等副作用。

(4) 心血管系统副作用　体位性低血压、窦性心动过速和 ECG 改变较常见，一般出现在治疗早期。心动过速与剂量相关，平均心律增加约 20～25 次/分，可能因胆碱能阻滞，继发性引起迷走神经抑制所致。可产生耐受，如持续存在，最好减量或加用 β-受体阻滞剂，必要时换药。窦性心动过速是最常见的 ECG 改变，偶见可逆性非特异性 ST-T 波改变，T 波平坦或倒置，多数情况下不必处理。治疗早期可出现体位性低血压，可伴有晕厥，偶有循环虚脱合并呼吸抑制或停止的报道，故应小剂量开始，逐渐增量。少数报道可引起血压升高。体位性低血压和心动过速常见，且有潜在危险，临床上应严密监测。

(5) 胃肠道和泌尿系统副作用　常见有恶心、呕吐、便秘等不良反应。多在治疗初期，数周后往往产生耐受，严重者可引起肠梗阻。这是因为药物的抗胆碱能作用导致肠蠕动减少的缘故。应多饮水及进食纤维多的饮食。也有尿频、尿急及尿潴留的报道。

(6) 体重增加与脂质代谢、糖代谢异常　和多数抗精神病药一样，体重增加很常见，这是因为氯氮平有较强的 5-HT$_1$ 和 H$_1$ 受体的亲和力。体重增加还与疗程有关，长期治疗时比较明显。如出现肥胖而饮食控制无效，可能需停药或换药，但应权衡利弊，以免精神症状复发。

氯氮平治疗可明显增加患者的血三酰甘油水平，血三酰甘油水平升高可加大发生体重增加、心脑血管疾病的风险性。糖尿病是与体重增加关系最为密切的后果之一，氯氮平所致新发糖尿病的报道越来越多，常发生于氯氮平治疗开始后 6 个月内。服用非典型抗精神病药患者的糖尿病患病率要高于服用经典抗精神病药的患者，其中以氯氮平、奥氮平和喹硫平与糖尿病的高患病率呈显著相关性，而利培酮未显示这种相关性。

(7) 造血系统　最大缺点是对骨髓造血功能抑制，可出现白细胞或粒细胞的减少或缺乏，粒细胞缺乏症是指粒细胞计数 < 500/mm³。粒细胞减少症是指粒细胞计数 < 1500/mm³。白细胞减少症是指白细胞计数 < 3500/mm³。治疗早期白细胞计数常有明显波动，升高或降低，不一定是粒细胞缺乏或败血症。如白细胞降至 3000/mm³，或粒细胞降至 1500/mm³ 应停药。氯氮平在临床应用早期（6 个月内），易发生粒细胞缺乏症，且死亡率较高，约为 40%，因此，应早期发现、早期诊断、早期治疗，以减少死亡率。理论上尽管出现粒细胞缺乏，但白细胞总数可能在正常范围。定期进行血常规和白细胞分类检查具有一定意义，但发现白细胞进行性减少或核右移时应提高警惕。如病人出现发烧、咽炎等感染症状或明显疲劳而无其他原因时，应立即进行血常规检查。如确诊为粒细胞缺乏，应立即停药并进行积极治疗，并立即给予升白细胞药物如沙肝醇、维生素 B_4 等。有临床发现中药参芪片可快速有效提高白细胞。

总之，从临床角度分析，氯氮平的主要优势如下：①对难治性精神分裂症患者约 30% ~ 60% 可能有效，对其他经典抗精神病药无效或仅部分有效的患者也可能有效；②EPS 少见；③TD 极少见；④依从性相对较好，有利于维持治疗；⑤对阳性症状和阴性症状有效，对原发性抑郁症状也可能有一定效果，因而适用于有自杀危险性的患者。因存在粒细胞缺乏症、心肌损害和癫痫发作等严重甚至致命性潜在危险，故应只限于第二线甚至第三线用药，也就是说主要用于难治性病例的治疗。但无论氯氮平剂量多大，疗程多长，估计仍约三分之一患者对氯氮平的治疗效果并不明显。

利培酮

利培酮属苯丙异恶唑衍生物，由氟哌啶醇发展而来，是继氯氮平之后第二个非典型抗精神病药。

（一）药理学

利培酮与氯氮平作用机制有相同之处，主要在于利培酮具有一种很强的拮抗 5-HT 能作用、较强的拮抗 DA 能和肾上腺素能受体的作用，特别是高 5-HT_{2A} 和 D_2 受体拮抗比率也是目前非典型抗精神病药最为重要的药理作用之一，其 5-HT_{2A} 的拮抗比值显著大于 D_2 的拮抗。在非典型药中，利培酮和奥氮平都是相对强的 D_2 受体拮抗剂，氯氮平和喹硫平相对较弱。α_1、H_1 受体拮抗作用也较强，而无 M_1 受体拮抗作用。从中可大体估计可能的副作用。

利培酮具有氯氮平某些非典型药特点，即低剂量时（< 6mg/d）EPS 少，对阳性、阴性症状都有效，难治性病例可能比典型药好，但有明显刺激催乳素分泌作用（甚至低剂量时），因而被视为部分非典型抗精神病药。

（二）药代学

口服吸收迅速而完全，2 小时达高峰，食物和吸烟不影响吸收。与血浆蛋白和 α_1 酸性糖蛋白结合，血浆蛋白结合率为 88%。生物利用度平均为 82%，体内分布迅速，分布容积 1 ~ 2L/kg。在肝脏代谢，主要代谢酶为 CYP2D6，如同时服 CYP2D6 抑制剂，则利培酮血药浓度升高，副反应增多，肝功能不全者，利培酮游离部分增加，作用加强。羟基化和 N-去氧烷基为主要代谢途径，唯一重要代谢物为 9-羟利培酮，具有母药药理活性，因此抗精神病活性药理分子为母药和 9-羟利培酮。清除 $T_{1/2}$ 为 3 小时，9-羟利培酮的清除 $T_{1/2}$ 要比利培酮长得多，为 24 小时。血浆母药和主要代谢物浓度与剂量平行，分别在 1 天和 4～5 天内达稳态。单次剂量一周内 20% 从尿排出，14% 由粪便排出。

(三) 适应症

利培酮作为广谱的新型抗精神病药，主要用于精神分裂症的治疗，包括急性期和慢性期、初发和复发病例、阳性症状和阴性症状为主及难治性精神分裂症的治疗和预防复发，都是其适应症。一般对睡眠障碍、激越和攻击性行为的疗效较快，幻觉、妄想等阳性症状起效次之，约需 2～6 周，阴性症状的疗效最慢，至少为 6～12 周以后。另外，利培酮还可用于治疗分裂-情感性精神病、精神病性抑郁和难治性双相情感障碍、器质性精神障碍和老年期精神障碍、痴呆患者的精神和行为障碍（BPST）和儿童期精神行为障碍。

(四) 剂量和用法

从 0.5～1mg/d 开始，间隔 3～4 天增加 0.5～1mg，每日 1～2 次，如服药后困倦可晚上服。约 75% 病人剂量为 ≤4mg/d。平均治疗剂量为 2～6mg/d，此时对中枢 D_2 受体的占有率约为 70%～80%，此剂量范围足以产生抗精神病效应而 EPS 相对较少。年老体弱者剂量应减半，初始剂量也应减少，如从 0.25mg 开始。由于持续大剂量时 EPS 的发生率较高和可能有发生 TD 的危险，所以待症状缓解后应试行下调剂量。一般不主张和其它抗精神病药联用，如病人出现焦虑、激越、失眠可合并苯二氮䓬类药，如氯硝安定和罗拉肌注或口服。

(五) 副作用

1.EPS：与剂量相关，小剂量时 EPS 比典型抗精神病药少，需用抗帕金森药也少，但仍有约 20% 患者需合用抗帕金森药。剂量大于 6mg/d，EPS 发生率和氟哌啶醇相当，也可出现急性肌张力障碍和静坐不能。

2.TD：因 EPS 少，TD 也较少，发生率约 0.6%/年。NMS 的发生率约 0.019%/年。可出现恶心、呕吐、腹痛，主要副作用为失眠、焦虑、激越、静坐不能、头晕、低血压、反射性心动过速以及体重增加、月经周期紊乱、溢乳、阳萎和射精障碍。可以引起 QT 间期延长，发生率约 0.0017%/年，无重要临床意义。少数病人转氨酶升高和出现低钠血症。白细胞减少罕见。

奥氮平

奥氮平（再普乐）是噻酚苯二氮䓬类衍生物，由氯氮平分子结构改造发展而来，药理作用也和氯氮平相似，有镇静和较轻的抗胆碱能作用，对催乳素影响较少，最大优点是具有氯氮平相似疗效而无粒细胞缺乏，因此安全性比氯氮平优越。是 20 世纪 90 年代开发的新型非典型抗精神病药。

（一）药理学

具有非典型药的一般特征。与 D_2、D_3、D_4 和 D_1 受体、5-HT$_2$、M 型胆碱受体、H_1 受体和 α_1 受体具有高度的亲和力，即所谓多受体作用药物。体内即使小剂量 5mg/d，5-HT$_2$ 占有率都在 90% 以上，大于 D_2 受体占有率。D_2 占有率比氯氮平大，和利培酮相似，随剂量增加而增高，5mg/d 平均为 55%，10mg/d 为 73%，15mg/d 为 75%，20mg/d 为 76%，30mg/d 为 83%，40mg/d 为 88%。总之各剂量均显示 5-HT$_2$ > D_2 占有率。氯氮平在治疗剂量下 D_2 占有率平均为 30% ~ 60%，奥氮平治疗剂量为 70% ~ 80%。如产生抗精神病反应的阈值是 D_2 受体占有率为 60%，小于 60% 时不足以引起抗精神病反应属实的话，那么氯氮平就不符合引起临床反应的经典 D_2 受体占有率机制，而奥氮平是符合的。

（二）药代学

口服易吸收，不受食物影响。口服 4.9 小时达高峰，在组织中分布广泛，分布容积大（10.3 ~ 18.4L/kg），在肝脏代谢，主要代谢酶为 CYP1A2 和 CYP2D6。代谢产物至少有 10 种，均无活性，主要经尿排出。

（三）适应症

主要用于治疗精神分裂症和其它各种精神行为障碍，包括精神病性抑郁和躁狂、老年和儿童精神行为障碍。因价格昂贵，眼下尚难在我国普遍推广。剂量范围：5 ~ 20mg/d，起始剂量 5 ~ 10mg/d，剂量按 5mg 幅度递增，间隔至少一周。多数专家推荐治疗剂量至少 10mg/d，阴性症状 15mg/d 可能优于 10mg/d，难治者剂量应稍大。维持量 5mg/d，可晚上顿服或分次服。

（四）副作用

奥氮平的耐受性好，因副作用脱落者少。主要不良反应为头晕、嗜睡、心动过速、口干、便秘、焦虑、失眠，也可出现震颤、静坐不能等轻度 EPS，长期治疗 TD 仅 1%。NMS 未见报道。食欲增强和体重增加较多见，对生命体征无重要影响，也可引起一过性催乳素升高，有报道长期服用（2.5 ~ 17.5mg/d）约 22% ~ 46% 催乳素升高。奥氮平尚未发现对血液系统的不良反应，既往用氯氮平粒细胞缺乏病人，改用奥氮平，未见粒细胞缺乏复发。

阿立哌唑

阿立哌唑系一种喹诺酮类衍生物，其对多巴胺的 D_2、D_3 以及 5-羟色胺的 5-HT$_{1A}$、5-HT$_{2A}$ 受体均有很强的亲和性，对多巴胺的 D_4 以及 5-羟色胺的 5-HT$_{2C}$、5-HT$_7$ 以及 α_1 肾上腺素、组胺 H_1 受体有中等的亲和性，对 5-羟色胺再摄取位点也有中等的亲和性，对胆碱能毒蕈碱样 M 受体无明显的亲和力，是 D_2、5-HT$_{1A}$ 受体的局部激动剂和 5-HT$_{2A}$ 受体的拮抗剂。阿立哌唑的药代动力学不受患者的性别、年龄、种族、吸烟及肝、肾功能状况等因素的明显影响。老年人、肝病患者、肾功能不全患者通常不需要调整剂量。口服吸收良好，口服后 3~5 小时可达血药浓度峰值，绝对生物利用度为 87%，吸收不受食物影响。临床上适用于精神分裂症的阳性、阴性症状，认知障碍以及伴发的抑郁症状，此外，还适用于情感障碍的躁狂发作。起始剂量为 10~15mg，一日一次，逐渐增至有效剂量（10~30mg/d），起效时间为 1 周。该药在治疗剂量范围内不良反应少而轻。在治疗初期可有焦虑、头痛、失眠、头晕、嗜睡、恶心呕吐，随着治疗时间延伸可逐渐减轻或消失。亦可引起体位性低血压。EPS 很少，未见有 QTc 延长和血清泌乳素增加。

喹硫平

喹硫平（quetiapine，商品名：思瑞康，Seroquel），于 1984 年被发现，主要成分为富马酸喹硫平，为二苯噻氮卓类衍生物，化学名为 11 - ｛4 -【2 -（2-羟乙氧基）乙基-1-哌嗪基】｝二苯并（b，f）（1，4）硫氮杂卓富马酸盐，化学结构与药理学特性与氯氮平较相似，具有多种受体亲和作用，包括 5-HT$_2$、D$_1$ 和 D$_2$ 受体，但对 M 型胆碱受体无亲和力，也没有治疗意义的活性代谢产物。喹硫平一次口服可以快速且完全吸收，其血浆浓度达峰值时间为 1~1.5h（Wong1997）。在治疗剂量范围，喹硫平呈线性药代特征，与血浆蛋白的结合率约为 83%。喹硫平主要通过细胞色素 P450 3A4 同工酶代谢，另外 P450 2D6 酶也参与其代谢。喹硫平 73% 从尿中排出，21% 从粪便中排出，清除半衰期约为 6 小时。食物和吸烟对喹硫平的剂量和代谢没有明显影响。喹硫平适用于精神分裂症急性期、慢性精神分裂症伴急性复发或慢性精神分裂症长期治疗，对躁狂发作疗效显著。喹硫平的治疗起始剂量为 100mg/d，剂量按 100mg 幅度递增，间隔至少一天。目前多数专家推荐的治疗剂量至少为 600mg/d。一般常见不良反应为：嗜睡（17.5%）、头晕（9.6%）、口干（6.5%）、一过性谷丙转氨酶升高（6.1%）、体重增加（2.0%）和直立性低血压，喹硫平是否引起粒细胞减少症和粒细胞缺乏症，目前尚无肯定的证据。喹硫平作为新型非典型抗精神病药在安全性方面更表现出突出的优势，包括 EPS、高催乳素血症的发生率极低，对体重、糖代谢和脂质代谢的影响明显低于氯氮平和奥氮平，也不导致治疗相关的 Q-Tc 延长。

齐拉西酮

齐拉西酮（ziprasidone，商品名：Geodon），是一种有效的新型多巴胺 D$_2$ 受体和 5-HT$_2$ 受体的平衡拮抗剂。齐拉西酮的化学名为 ｛5 -【2 -｛4 -【1，2-苯基异噻唑基-3-yl-1-哌嗪基】乙基｝-6-氯-1，3-二氢-2H-吲哚-2-单盐酸盐，一水化物】｝，具有新型非典型抗精神病药的重要特征——高 5-HT$_{2A}$/D$_2$ 拮抗比率，此外，它还具有 5-HT 和 NE 再摄取抑制作用而显示对 5-HT$_{1A}$ 的部分激动作用，其清除半衰期为 3.2~10 小时，它是一种具有独特作用的选择性单胺类递质阻断剂，对 5-HT$_{2A}$ 受体的亲和力远高于奥氮平、喹硫平、氟哌啶醇及氯氮平；对 D$_2$ 受体的亲和性也高于奥氮平、喹硫平及氯氮平，但低于氟哌啶醇。对 5-HT$_{2A}$ 受体的亲和力是 D$_2$ 受体的 10 倍。另外，对 5-HT$_{2c}$、5-HT$_{1A}$、5-

$HT_{1B/1D}$也有很高的亲和性。齐拉西酮还与α_1肾上腺素能受体结合，并与H_1-组胺受体有微弱的亲和性，几乎不与毒蕈碱样受体（M_1）结合。齐拉西酮通过对D_2受体、5-HT_{2A}、5-HT_{2C}、5-HT_{1A}和5-$HT_{1B/1D}$等受体的联合阻断作用来发挥其临床作用。由于齐拉西酮的5-HT_{2A/D_2}亲和力比值高，发生EPS的不良反应的发生率也较小。齐拉西酮的血浆蛋白结合率大于99%，在肝脏中代谢，共有12条代谢途径，其中有2/3经醛氧化酶参与的M_9途径来完成，其代谢产物为S-甲基-2-氢-齐拉西酮；其余1/3由肝脏细胞色素P450酶系统中的P3A4酶来完成，代谢产物为齐拉西酮的硫氧化物、苄基异噻唑基哌嗪硫氧化物和苄基异噻唑基哌嗪亚硫氧化物。齐拉西酮主要以代谢产物的形式排出体外，只有不到1%～4%以原药的形式经尿液和粪便排出体外。齐拉西酮适用于治疗急性、慢性精神分裂症和分裂-情感性精神障碍以及其他疾病伴发的各种精神病性症状，包括明显的阳性症状（如幻觉、妄想、思维紊乱、敌意和偏执）和阴性症状（如反应迟钝、情绪淡漠以及社交退缩、少语等），也可减轻与精神分裂症有关的情感症状（如抑郁、负罪感、焦虑等），双相躁狂发作等一般情况下，齐拉西酮片剂在餐中或餐后服用均可，口服起始剂量为40mg/d，剂量可以逐渐加至160mg/d，应尽量从小剂量开始，并逐渐增加到治疗剂量120～200mg/d。急性控制时，可选择肌内注射方式。现有的临床试验资料表明，齐拉西酮较少引起体重增加，是目前非典型抗精神病药中对体重影响最小的药物，对糖代谢、脂质代谢和糖尿病的影响也低于其他非典型抗精神病药，EPS发生率与安慰剂相近。最常见的不良反应是头痛（17.0%～30.8%）、嗜睡（18.9%～19.2%）、眩晕（9.4%～16.3%）、恶心（6.7%～14.2）和消化不良（9.4%～13.5%）。1.9%～6.7%的患者出现锥体外系症状。直立性低血压、心动过速和性功能障碍为少见的不良反应，发病率约为1%～2%，其中性功能障碍可能与催乳素水平升高有关。较易诱发心律失常，如果Q-Tc超过500ms时，应该停止齐拉西酮的治疗。

第二节 抗抑郁药

一、概 述

抗抑郁药是一类治疗各种抑郁障碍的药物，通常不会提高正常人的情绪。部分抗抑郁药对强迫、惊恐和焦虑情绪有治疗效果。在使用过程中，少数患者可因疗效差而需合并用药，此时，应尽可能选择化学结构不同、药理作用不同的两种药物并用。一般使用常规剂量，特殊情况下，医师可根据病情增大剂量。目前，国内常用的抗抑郁药有如下几类：

（一）混合的再摄取抑制剂：多数叔胺类 TCAs。

（二）选择性 NE 再摄取抑制剂：马普替林、去甲丙米嗪、去甲替林等。

（三）选择性 5-HT 再摄取抑制剂（SSRIs）：氟西汀、帕罗西汀、舍曲林、氟伏沙明、西酞普兰。

（四）5-HT 和 NE 再摄取抑制剂（SNRIs）：万拉法新。

（五）NE 和特异性 5-HT 抗抑郁药（NaSSAs）：米他扎平。

（六）混合的 NE/DA 摄取抑制剂（NDRIs）：布普品。

（七）α_2-肾上腺素受体拮抗剂和 5-HT$_2$、5-HT$_1$ 受体拮抗剂：米安舍林。

（八）5-HT$_{2A}$ 受体拮抗和弱的 5-HT 摄取抑制剂（SARIs）：曲唑酮、奈法唑酮。

（九）MAOIs：苯乙肼、超苯环丙胺。

（十）可逆性单胺氧化酶 A 抑制剂（RIMAs）：氯吉林、吗氯贝胺。

二、三环类抗抑郁药（TCAs）

（一）化学结构

TCAs 是由两个苯环和一个咪嗪中央环构成，中央环上有一个氮原子。这一类衍生物较多，化学命名也较混乱，一般简称为三环类抗抑郁药。TCAs 亦可按侧链氨基上的氮为一个或二个甲基取代分为：叔胺类，包括丙咪嗪、阿米替林、多虑平；仲胺类，有去甲丙米嗪、去甲替林、马普替林等，多为叔胺类去甲基代谢物。

（二）体内过程和药代学

TCAs 的吸收、分布及代谢和酚噻嗪类相似，口服吸收快，血药浓度 2～8 小时达高峰，主要分布于脑、心、肝等组织，脑中以新皮质、旧皮质、海马和丘脑含量较高。有两个主要代谢途径，即 10-羟基化和侧链 N-去甲基化。TCAs 约 90％与血浆蛋白紧密结合，仅 10％是游离的，故急性中毒时用血液透析不易清除。50％丙咪嗪通过胆汁再经肝肠循环，最后约 2/3 随尿排出，其余经肠道排出。TCAs 血浆清除半衰期平均为 30～48 小时，仲胺类较长。

（三）药理学

TCAs 的药理作用可从突触前和突触后两个方面讨论。

1. 突触前作用：TCAs 阻断 NE 和 5-HT（DA 较少）摄取，就突触前摄取抑制选择性而言，他们并无严格区分，如氯丙咪嗪是强的 5-HT 摄取抑制剂，而其活性代谢物去甲氯丙咪嗪却是同等强的 NE 摄取抑制剂。丙咪嗪也是如此，去甲丙米嗪虽对 5-HT 摄取抑制剂比氯丙咪嗪强，但对 NE 作用更强。

2. 突触后作用：TCAs 阻断突触后 Ach-m、H-、α-、β 和 5-HT 受体，对 DA 受体阻断作用小。药物药理作用的相对大小叫强度（效价）。选择性指强度的比值，无论强度或选择性都必然与临床作用相关。副作用也可根据它们对突触后受体的作用进行预测。

（四）作用机理

抗抑郁药的作用机理，普遍认为是对 NE、5-HT 摄取抑制，但摄取抑制作用发生快（数天甚至数小时），而临床起效一般为 2~4 周。

（五）临床应用

1. 具体适应症如下：①抑郁症。②重性抑郁症。③焦虑性抑郁④非典型抑郁⑤精神病性抑郁⑥双相抑郁⑦慢性抑郁和心境恶劣⑧老年期抑郁⑨儿童和青少年抑郁障碍⑩强迫障碍、惊恐障碍、注意缺陷多动障碍等。

2. 禁忌症：严重心、肝、肾脏疾病、癫痫、急性闭角型青光眼、TCAs 过敏者禁用。12 岁以下儿童、孕妇、老年人、前列腺肥大者慎用。

3. 剂量和用法：TCAs 的治疗指数低，剂量范围受镇静、抗胆碱能和心血管毒副作用限制，一般为 50~250mg/d，分次服。

4. 血药浓度与疗效和副作用的关系：血药浓度受遗传、代谢多种因素影响，个体差异大，代谢速度缓慢者在常规剂量下可能出现潜在的中毒危险。

（六）副作用

1. 神经系统：多数 TCAs 都有强弱不等的镇静作用，以阿米替林、多虑平、氯丙咪嗪镇静作用为强。约 10% 老人可出现细颤。少数病人可引起强直—阵挛性抽搐，阿莫沙平过量抽搐发生率最高，马普替林（剂量 > 250mg/d）、氯丙咪嗪也有剂量相关的抽搐发作，去甲丙米嗪对痉挛阈影响相对少。所有抗抑郁药均可诱发轻躁狂、躁狂、心境恶劣—激越或躁狂抑郁混合状态，被称为"开关"或"转躁作用"，药物所致躁狂发生率尚无一致意见。

2. 抗胆碱能副作用：TCAs 有外周和中枢抗胆碱能作用，可引起口干、扩瞳、视物模糊、青光眼加剧、便秘、排尿困难。注意力、记忆力减退也较常见，发生率约 10%，大于 50 岁者的发生率 > 30%，常被忽视或误认为是原发疾病的一部分，尤其老年人。重者出现定向力障碍和谵妄，是一种中枢抗胆碱能综合征或抗胆碱能危象，多见于老年人和多种抗胆碱能药联用的病人，小量毒扁豆碱可能有助于诊断（拟胆碱药）。一旦出现应停药和对症处理。尿潴留可用外周胆碱能激动剂氨甲酰甲胆碱（乌拉胆碱）25~50mg，一日两次或一日三次肌注。

3. 心血管副作用：TCAs 除引起血压（低血压）、心率（心动过速）外（抗胆碱能作用大者，心动过速发生率较高），又因阻滞 Na+ 快速通道，可引起传导阻滞和心率减慢，如 PR 间期，QT 间期延长，QRS 波增宽，室内和房室传导阻滞。TCAs 的心脏传导延缓可见于治疗范围血浓度，并且直接与血浓度有关，当 TCAs 血浓度 > 治疗水平时，心脏毒性发生率和严重程度随之升高； > 300ng/ml 约 70% 年轻抑郁病人出现 I 度心脏传导阻滞。儿童对 TCA 心脏毒性和抽搐特别易感，曾有数例用去甲丙米嗪后出现猝死的报道。表 15-5 为 TCAs 常见和不常见副作用。

表 15-5　TCAs 常见和不常见副作用

	常见	不常见
拟交感胺作用	心动过速	激越
	震颤	失眠
	多汗	精神病性症状加剧
抗胆碱能	视物模糊	青光眼加剧
	便秘	麻痹性肠梗阻
	排尿困难	尿潴留
	脑子不清醒	谵妄
心血管	体位性低血压	传导阻滞
	ECG 异常	心律失常
		猝死
神经系统	镇静,震颤	抽搐
	EEG 改变	
	头疼	
代谢内分泌	体重增加	男子女性型乳房
	性功能障碍	闭经
其它	体重增加	皮疹、胆汁淤积性黄疸、粒细胞缺乏症

(七) 停药反应

长期大量 TCAs 治疗，突然停药出现的停药反应并非少见，常被医生和病人忽视。主要为胆碱能活动过度或反跳，临床表现主要有：

1. 睡眠障碍，易醒、噩梦；

2. 情绪波动，包括情绪不稳定，易激惹，焦虑和轻躁狂；

3. 胃肠道不适，肠蠕动增强，腹泻，周身不适。

4. 运动障碍，常为停药相关的抽动。

此外还有特发性停药症状，如抽搐、唾液增多和心律失常。症状多在末次服药 12~48 小时后出现，可持续达 2 周之久。故减药宜慢（数天至数周），如症状严重，应暂停减药，重新选择适当剂量抗抑郁药或用抗胆碱能药。母孕期服药，新生儿也可能出现停药反应，症状为呼吸急促、紫绀、易激惹、吸吮反射迟钝。TCAs 可从母乳排出，但量很少，未见哺乳婴儿不良反应报道。

(八) 过　量

TCAs 能增强神经的兴奋性并有心脏毒性。一次吞服 2 周处方药量或 2000mg 即可致死，1000mg 可出现严重中毒症状，死亡原因主要是心脏毒性和传导障碍，也可因中枢神经抑制出现昏迷而死亡。EKG 表现 QRS 波和 QT 间期增宽。凡有自杀企图者每次处方量不宜过多。

三、选择性 5-HT 再摄取抑制剂

选择性 5-HT 再摄取抑制剂（SSRIs）是近年来开发和研制的新型抗抑郁药。因其具有较好的药代学和药效学特点，同时还具有疗效好、毒副反应小、服用简便等特点，因此发展非常迅速，品种多达 30 余种，目前国内常用的有五种。（表 15-6）

表 15-6　SSRI 剂量和用法

药　名	剂量(mg/d)	用法	常用治疗量(mg/d)	最高剂量(mg/d)	血药浓度(ng/ml)
氟西汀	20	Qd	20～40	60	100～300
帕罗西汀	20	Qd	20～30	50	30～100
舍曲林	50	Qd	50～100	200	25～50
氟伏草胺	50	Qd 或 Bid	100～200	300	250
西酞普兰	20	Qd	20～60	120	60

（一）氟西汀

氟西汀（优克，百忧解）为第一个进入美国市场的 SSRIs，20 世纪 70 年代初研制，1988 年批准临床应用。

1. 药代学

吸收：食物不影响吸收，可与食物同服，单次服药后达峰时间 6～8 小时。分布：厂方资料母药及其代谢物分布容积为 20～45L/kg，95％与蛋白结合，分布广，乳汁中也有少量。清除：在肝脏通过去甲基生成去甲氟西汀；氟西汀 $T_{1/2}$ 为 2～3 天，代谢物为 7～9 天；多次剂量 4 周内达稳态，反应其代谢物 $T_{1/2}$ 长；肝硬化及其它肝病，可使清除期显著延长，为健康人的 1.5～2.5 倍；肾透析病人单次剂量的动力学无改变，无反复用药资料；老年人单次剂量动力学亦无改变，长期用药和年轻人无明显不同。

2. 药效学

主要药理作用是选择性抑制 5-HT 重摄取，对其它一些重要递质受体无阻断作用或作用轻微，因此很少有相关副作用。剂量少至 5～10mg/d，最佳 20～40mg/d，推荐起始量为 10～20mg/d。如能耐受，20mg/d 应维持 3 周，然后逐渐加量，多数抑郁病人每日不超过 40mg，有些病人＜10mg 或更少。可将 20mg 胶囊溶于水或饮料中分次服，溶液应置冰箱内保存。由于氟西汀 $T_{1/2}$ 长，可隔日服一粒，国外有 20mg/5ml 水剂。

3. 临床应用

主要用于治疗抑郁症。此外，对强迫障碍、惊恐障碍、进食障碍（贪食和神经性厌食）、边缘性人格障碍与愤怒、创伤后应激障碍、经前期紧张障碍、

早泄、疼痛障碍、肥胖症等均有一定疗效。

4. 副作用

(1) 心脏：不引起明显 EKG 改变。

(2) 呼吸系统：除偶尔过敏（如皮疹）反应泛化，引起呼吸短促和肺纤维变改变外，对呼吸系统无特殊作用。

(3) 皮疹常见（约 3% ~ 4%），因过敏反应可能累及肺，导致呼吸困难，药厂建议凡出现任何过敏现象应停药。但有些过敏性皮疹病人而无呼吸困难者，继续治疗并未恶化或引起泛化。

(4) 胃肠：厌食、恶心，常与剂量有关。机理与恶心反应中枢和外周 5-HT 活性增高有关。体重下降与厌食主诉往往无关，也并非因为恶心的缘故。也可出现口干、腹泻、上腹不适。

(5) 血液：早期有几例低钠血症的报道，服抗利尿药的老年人、戒酒的病人用氟西汀，此反应的风险较高。但并不常见。

(6) 中枢神经系统：镇静作用轻，可有头痛、失眠和类似静坐不能的焦虑，紧张不安、激越。抽搐发生率约 0.2%，和其它抗抑郁药相当，轻躁狂少于 1%。

(7) 性功能障碍：发生率约 4% 或更高。

(8) 其它：尚有多汗。糖尿病病人应注意出现低血糖。用利尿剂或抗利尿激素分泌异常的病人，可能诱发低钠血症，出现恶心、呕吐、激越、不安、轻躁狂和抽搐等症状。

(二) 帕罗西汀

1. 药代学：吸收快而完全，食物不影响吸收。

(1) 分布：因亲脂性易于分布外周组织和透过血脑屏障（BBB），分布容积大约 3 ~ 28L/kg。蛋白结合率为 95%，乳汁浓度和血浆相同，哺乳婴儿可能摄入母亲日量的 1%。

(2) 清除：和其它 SSRIs 一样在肝脏代谢，经首过效应氧化为一个不稳定的儿茶酚中间物，然后甲基化并结合为无活性的葡萄糖醛酸化合物和硫酸盐代谢物。主要代谢物体外抑制 5-HT 摄取强化比母药至少低 3000 倍。多数代谢物经肾从尿排出。健康人反复用药平均清除 $T_{1/2}$ 约为 24 小时。老龄、严重肾病、肝病 $T_{1/2}$ 延长，故起始量应小，剂量调节更应保守。达稳态时间约为 5 ~ 14 天。

2. 药效学：为最强的 5-HT 摄取抑制剂，体内体外阻断 5-HT 摄取比舍曲林约强 7 倍，23 倍于氟西汀。虽反复用药不下调 β-肾上腺素受体，但可下调 5-HT 自调受体，使更多 5-HT 释放。和其它 SSRIs 一样，对其他递质受体如 H_1、D_2 和 α-受体亲和力低，对毒蕈碱受体亲和力比 TCAs 低，但比其它 SSRIs 高，可引起较多抗胆碱能副作用。

3. 血药浓度：帕罗西汀的血药浓度变异较大，因此很难确定血药浓度和临床反应及副作用的关系。一定剂量帕罗西汀的个体间差异也颇大，常规测定血药浓度无重要意义。

4. 临床应用：主要用于防治重性抑郁障碍，对各种类型抑郁，包括老年抑郁障碍、儿童和青少年抑郁障碍均有效。难治性抑郁可能也有效。(1) 惊恐障碍。(2) 强迫症，焦虑症，社交焦虑障碍。(3) 慢性疼痛。(4) 肥胖和进食障碍。(5) 物质依赖。(6) 双相抑郁障碍。(7) 内科疾病伴发抑郁障碍。

5. 剂量和服法：20mg/d 既是最小有效剂量，也是多数成人抑郁最佳剂量。老年人、肝、肾功能障碍者初始量和维持量应小，如 20mg/d，2 周无效，可隔周增加至 40mg/d。有失眠体验者应早餐后服，白天嗜睡者，宜晚上服。尚无致畸证据，对胎儿确切风险尚不清楚。服药期间最好不要哺乳，因为即使 < 1% 日剂量对婴儿的影响尚不清楚。

6. 副作用

中枢神经系统：可以引起兴奋、激越，可能与剂量相关，事实上该药对伴有焦虑和激越的抑郁是有效的。也可出现嗜睡和失眠，帕罗西汀可减少总 REM 睡眠。震颤约 10%，往往较轻，与剂量相关，40mg 比 20mg 多一倍，一般不需停药。头痛为第 2 个常见副作用，发生率约 18%，大致和安慰剂相同。心血管系统：和其它 SSRIs 一样具有良性心血管作用，多数研究未发现血压、心律、收缩期间隔或传导时间明显改变。胃肠道：恶心约 23%，是最常见脱落原因。腹泻和安慰剂发生率一样，便秘约 12%，口干 17%。性功能障碍和泌尿系统副作用：男性约 9% 射精延迟，女性性感缺失 3%，排尿困难 2%。

7. 过量

过量引起恶心、呕吐、瞳孔散大、窦性心动过速和嗜睡。过量应洗胃，最好在头 24 小时用活性炭或活化的活性炭，每 6 小时反复洗，保持呼吸道通畅。血液透析和利尿收效不大。

（三）舍曲林

1. 药代学

口服 6～8 小时达高峰，蛋白结合率 98%，分布容积 > 20L/kg。经首过代谢，主要代谢物 N-去甲基舍曲林，活性比母药小，二者在体内进一步代谢，然后以羟基化代谢物排出。由尿和粪排出，清除 T1/2 约 26 小时，可日服一次。

2. 药效学：抑制 5-HT 摄取到纹状体突触体的强度为氟西汀的 5 倍，氟伏沙明的 10 倍，丙咪嗪的 60 倍。对 NE/5-HT 摄取抑制的选择性比其它药都高。

3. 临床应用

（1）适应症：主要为抑郁障碍的治疗和预防。也适用于强迫症、社交焦虑障碍、心境恶劣障碍、非典型抑郁和惊恐障碍。

（2）剂量和用法：开始 50mg/d，约 2～4 周生效，有时疗效出现较快。可间隔 1～2 周调节剂量，最高剂量 200mg/d，最佳剂量为 50～100mg/d，约 2/3

病人50mg/d效果满意,饭后服,根据睡眠情况早晚服均可。

(3)副作用:副作用和其它SSRIs类似,一般较轻。主要副作用有恶心、厌食、腹泻、失眠和性功能障碍,通常为射精延迟。很少有肝转氨酶升高,即使有停药后也会很快恢复。血清尿酸减低约7%,临床意义不清楚。约0.4%有躁狂或轻躁狂体验。

总之,各种SSRIs对抑郁障碍疗效基本相当,副作用也大同小异,但舍曲林有较优的药代学特点,半衰期适中,少或无活性代谢产物,清除不受年龄影响,对P450酶系干扰少和线性药代学,因此更适宜于同时服较多其它药的老年患者及患躯体疾病的病人。是目前一种比较理想和安全有效的抗抑郁药。

(四)万拉法辛

万拉法辛(博乐新)是一种新二环结构的苯乙胺抗抑郁药,具有NE和5-HT摄取抑制双重作用,称为5-HT和NE摄取抑制剂(SNRIs)。

1. 药代学:口服易吸收,在肝脏广泛首过代谢,活性代谢物为氧-去甲基万拉辛(ODV)。蛋白结合仅27%,ODV为30%,表明不会引起与蛋白结合有关的药物间相互作用。该药及代谢物呈线性药代学。清除$T_{1/2}$为4~5h,ODV为10~11h,比TCA短,因此应分次给药,以维持适当的血药浓度。

2. 作用机理:因抑制5-HT和NE再摄取,推测作用机制和具有双重单胺作用的TCAs相似。动物试验很多抗抑郁药长期治疗可下调β-受体,而万拉法辛单次剂量即可下调,这在抗抑郁药中是较为独特的,可以解释该药生效时间较快。

3. 适应症:主要有抑郁障碍、伴焦虑症状的抑郁障碍、广泛性焦虑障碍(GAD)和社交焦虑障碍(SAD)等。

4. 剂量:最小有效剂量75mg/d,范围为75~375mg/d,一般为200mg/d,分2~3次服。严重抑郁应在一周内迅速加至200mg/d,减药宜慢。缓释胶囊每粒75ng或150mg,每日服一次。

5. 副作用:因无H_1、α_1和H受体亲和力,故抗胆碱能、镇静、体位性低血压等症状较轻。多数病人耐受好,副作用少。主要副作用为软弱无力、出汗、恶心、便秘、呕吐、厌食、嗜睡、口干、头晕、焦虑、震颤、视物模糊、阳痿和射精障碍等,多出现在治疗开始时,治疗1~2周后明显减少。有些副作用与剂量有关(>200mg/d)。轻度血压升高(舒张压上升1~7.5mmHg)约3%。少数病人转氨酶和血清胆固醇升高,一般无临床意义。

(五)米氮平

米氮平(瑞美隆)是近年开发的具有NE和5-HT双重作用机制的新型抗抑郁药。和米安舍林有相似之处,但也有不同。米安舍林不影响5-HT系统,但增强NE传导,米他扎平对NE和5-HT传导都有增强作用。

1. 药理作用

(1)和米安舍林一样,对α_2-肾上腺素受体亲和力高(为自调受体,控制神经元放电率和神经末梢 NE 释放，起负反馈调节作用)。米氮平阻断该受体，增高大脑 NE 水平。

(2) 5-HT 系统的作用：①解剖上在缝际脑区 5-HT 神经元和 NE 神经元紧密比邻。5-HT 神经元既含有 α_1-肾上腺素受体，又含有 α_2-肾上腺素受体。释放到突触的 NE 作用于 5-HT 神经元上的 α_1-肾上腺素受体，增强 5-HT 神经元放电，脑中 5-HT 释放增多。②正常情况下，释放到海马和其它脑区的 NE，通过 5-HT 神经末梢上的 α_2-肾上腺素异受体，抑制 5-HT 释放（负反馈）。米氮平阻断该受体，增强放电率，促进 5-HT 释放，升高大脑 5-HT 水平。

(3) 米氮平抑制 5-HT$_2$ 和 5-HT$_3$ 受体，这些受体的激活，与某些抗抑郁药的副作用有关（如 SSRI)，阻断之可避免副作用的产生。

(4) 对 H$_1$ 受体也有阻断作用。

2. 药代学：口服吸收快而完全，几乎不受食物影响。清除 $T_{1/2}$ 20 ~ 40h，血浆蛋白结合率 80%，生物利用度 50%。去甲基和氧化为主要代谢途径，去甲米氮平活性比母体低 3 ~ 4 倍。主要由尿排泄。对 P450 同工酶 CYP1A2，CYP2D6 和 CYP3A4 的抑制作用弱。

3. 适应症：(1) 重型抑郁障碍。(2) 焦虑障碍。(3) 心境恶劣。(4) 创伤后应激障碍。(5) 疼痛障碍。(6) SSRI 治疗无效的抑郁障碍。(7) 伴性功能障碍的抑郁症。(8) 老年期抑郁症。

4. 剂量与用法：开始 15mg/d，4 天后可增至 30 ~ 45mg/d，可日服一次。

5. 副作用：本药耐受性好，副作用少，抗胆碱能作用不明显。心、肝、肾影响少，但有镇静、嗜睡、头晕、疲乏以及食欲和体重增加副作用。粒细胞缺乏虽罕见，停药可恢复，但临床应用时仍需谨慎。

第三节　心境稳定剂

心境稳定剂亦称情感稳定剂，既往称为抗躁狂药，除抗躁狂作用外，对双相情感障碍尚有稳定病情和预防复发作用，故又称情感稳定剂。属于这一类的药物主要有碳酸锂和抗癫痫药酰胺咪嗪、丙戊酸钠，以及拉莫三嗪、托吡酯。锂盐尚可用于治疗抑郁，酰胺咪嗪和丙戊酸盐的抗抑郁作用未获公认。

一、锂　盐

锂是一种碱金属，一价阳离子，在周期表中和钠、钾、铷、铯同族。锂化学性质活泼，自然界中无游离锂，而是以锂离子或锂盐形式存在，具有其他单价和双价阳离子如钾、钠、钙、镁的某些理化性质，对大脑有复杂的生理和药理作用。

(一) 药代学

锂在肠道吸收快,标准制剂 1~1.5h 达峰,控释剂为 4~4.5h。迅速分布全身,但不能很快透过血脑屏障,因此锂中毒需要一定时间才能完全恢复。锂可通过胎盘进入胎儿体内。锂不与血浆蛋白结合,也不参与代谢,无代谢产物。全部从尿排出,少量从粪便排出 (<1%),也可从乳汁排出,故服药病人不宜哺母乳,也可从汗液 (4%~5%) 排出。唾液浓度约为血浓度的 2 倍,眼泪浓度和血浓度相当,故可用作肾浓度监测。约 80% 从肾小球滤出的锂在近曲管和钠竞争重吸收,缺钠和肾病肾小球滤出减少可导致体内锂潴留,排钠利尿剂和噻嗪类利尿剂,增加钠排泄而不增加锂排泄,可使血锂升高至中毒水平。渗透性利尿剂如乙酰唑胺和茶碱增加肾锂排出,但对锂中毒治疗帮助不大。某些非甾体类抗炎药消炎痛、保泰松可促进近曲管重吸收,可使血锂升高至中毒水平。锂的半衰期约 20h,达稳态时间 5~7 天。肾廓清率约为肌酸酐的 20%,每分钟 15~30ml,老年人肾锂廓清率下降,可低至 10~15ml/分。食盐摄入和血锂水平呈负相关,增加钠摄入可促进锂排出,缺钠则锂潴留,使血锂升高达中毒水平。

(二) 药效学和机理

1. 锂和神经递质

(1) 5-HT:锂影响 5-HT 摄取、合成、代谢和释放,短期和长期治疗可增高突触体和脑组织色氨酸摄取和/或含量,因而对大脑 5-HT 功能有明显加强作用,可能与锂的抗抑郁和抗攻击作用有关。

(2) DA:用 DA 离子透入或静脉注射阿朴吗啡研究发现,锂可阻止氟哌啶醇引起的 DA 受体上调和超敏,这与躁狂发作时 DA 受体超敏的假说相符,但锂治疗未见 D_1 或 D_2 受体密度一致性改变。

2. 锂和信号传导

(1) 磷酸酰肌醇 (PI) 系统:治疗浓度的锂,是细胞内磷酸酰肌醇 4,5-二磷酸 (PIP2) 水解通路中肌醇单磷酸酯酶强抑制剂,引起磷酸酰肌醇堆积和游离肌醇生成减少。大脑肌醇主要来源为再循环的磷酸肌醇,因此,脑细胞必须保持足够肌醇供应来合成 PI,并维持信号传递的有效性。

(2) 腺苷酸环化酶 (AC) 系统:锂对生成环腺一磷 (cAMP) 的 AC 有重要作用。治疗浓度的锂抑制 cAMP 生成,但敏感性比 PI 系统差。锂对血管加压素敏感,对促甲状腺素敏感的 AC 的抑制作用,可能与肾源性糖尿病尿崩症和甲状腺功能低下等副作用有关。

(3) G 蛋白:G 蛋白在调节受体—效应器和调节神经元功能上有重要作用,从而在脑内各递质系统间维持功能平衡,这可以解释为什么锂作为一种情感稳定剂对躁狂和抑郁都有效,起双相调节作用。

(4) 锂和基因表达:长期用药可以引起体内生化改变,表明这种改变可能在基因组水平,越来越多证据证实,锂通过蛋白激酶 C-中介机制,影响包括大脑在内不同细胞 fos 的 mRNA 表达，但其性质和意义尚不清楚。

（三）适应症

1. 情感障碍

（1）急性躁狂：这是锂的主要适应症，对典型（或单纯）躁狂效果最好，疗效可达 90%。对病程从抑郁发作到正常再出现躁狂的病人比直接从抑郁发作到躁狂者好。心境恶劣的躁狂或混合性躁狂效果差。快速循环无论急性治疗或预防治疗效果都不好。

（2）急性抑郁：双相抑郁的药物治疗和单相抑郁相似，但有某些变通。锂对双相约 78% 有效，单相为 36%。很多学者倾向于双相抑郁首选锂，因为常规抗抑郁药有诱发躁狂或快速循环的危险。然而锂的抗抑郁作用往往在治疗 3～4 周才显现出来。常规抗抑郁药无效的难治性抑郁。联用锂盐约半数在 1～2 周内有效。对双相较好，单相也有效。

（3）双相障碍的预防和维持治疗：在情感障碍急性发作得到控制后，必需要重视预防和维持治疗的重要意义。锂盐是这一治疗阶段中研究得最为透彻的药物。有人发现，锂盐长期应用（1 年以上）可以有效减少情感障碍的频繁发作以及双相 I 型和双相 II 型障碍患者的"时间病"。锂盐的疗效在伴有精神病性症状或混合型、快速循环型、或更多典型分型之间并无显著差异。长期治疗并不降低疗效。尽早开始锂盐治疗以及明确双相 II 型障碍诊断可能会有较好的预后。

2. 精神分裂症：锂只对精神分裂症情感症状有效，对核心症状无效。分裂情感约 77% 有效，但往往需和抗精神病药联用。

3. 冲动攻击行为：多数资料表明锂可减轻冲动攻击性，抗攻击是除了双相障碍外锂的另一公认作用，适用于精神病人的攻击行为、儿童行为问题、精神发育迟滞病人的暴怒。一些研究发现 5-HT 与攻击性和冲动障碍可能有关。锂的抗攻击性可能因锂加强了 5-HT 功能。

4. 自杀：有 25%～50% 的双相障碍患者在他们的一生中企图自杀。对双相障碍患者的死亡研究表明，平均有 19% 的患者自杀成功。有研究表明，终止锂盐治疗之后，死亡率则增加。与未采用锂盐治疗者相比，采用锂盐预防性治疗的患者较少企图自杀或实施自杀。

5. 其它：锂有升高造血干细胞如集落形成单元-干细胞（CFU-S）、祖代粒细胞-巨噬细胞和祖代巨核细胞等的作用，可用于抗癌放疗和化疗以缓解对骨髓造血细胞的抑制。锂还有抗病毒作用，可抑制某些 DNA 病毒复制，可用于单纯疱疹的治疗。

（四）禁忌症

老年人如无器质性病变并非锂盐治疗禁忌，但老年人因内科疾病及所用药物、饮食及年龄相关的肾小球滤过率降低，以及对副作用敏感性增加而复杂化。老年人锂清除 $T_{1/2}$ 随年龄增长而增高，达稳态时间比年轻人长，停锂后血锂下降慢，副作用消退时间较长，故用量宜小。锂可通过胎盘，妊娠头 3 个月是否用锂，应权衡利弊，如有可能，最好不用，如继续用锂，应密切监测血锂和进行胎儿心脏超声检查，并使用最小的剂量。为减少新生儿中毒风险，分娩前应减量或暂停用药（胎儿血锂水平和母亲血锂水平相近）。乳汁锂水平约为母血锂水平的一半，哺乳婴儿血锂约为母血锂水平的 10% ~ 50%，故不宜哺乳。表（15-7）。

表 15-7　碳酸锂的禁忌症

禁忌症	相对程度
肾功能衰竭	+ + +
心力衰竭	+ + +
急性心梗	+ + +
室性早搏	+ + +
病理窦性综合征	+ + +
缺钠或低盐饮食	+ + +
重症肌无力	+ + +
妊娠头 3 个月	+ + +
心脏传导障碍	+ +
帕金森症	+ +
癫痫	
糖尿病	
甲状腺功能低下	+
溃疡性结肠炎	
银屑病	+
老年性白内障	+

＋＋＋禁忌　　＋＋密切监护　　＋慎用

(五) 治疗方法

治疗前应详细进行躯体和神经系统检查，肝、肾功能和血、尿常规检查，血钾、血钠、血糖、心电图或脑电图检查。维持治疗的病人应定期进行甲状腺功能和肾功能检查。

碳酸锂与其它锂制剂如醋酸锂、枸橼酸锂相比，吸湿性小，胃肠道刺激小，半衰期较长，临床最为常用。急性躁狂治疗量门诊 750 ~ 1500mg/d，住院病人 1250 ~ 2000mg/d，维持量 500 ~ 1000mg/d，青年和肥胖者药量大些。因 $T_{1/2}$ 短，可分 2 ~ 3 次口服，饭后服可减轻胃肠道刺激，3 ~ 5 天酌情加到治疗量。症状缓解后缓慢减量，老年人及体弱者剂量宜小。一般认为治疗抑郁症的剂量比治疗急性躁狂的量要小。

由于碳酸锂的治疗量和中毒量比较接近，故最好对血锂进行监测。首次应在治疗第 4～7 天测定，以后每周 1 次，共 3 周；如达到满意稳态水平，则每 6 周查 1 次。如无其它临床指征可 2～3 月 1 次。为使血锂值可信，应在末次服药 12 小时后取血，因此时摄入和排出量几乎相等，能较好反映稳态血浓度。

急性期治疗最佳血锂浓度为 0.8～1.2mmol/L，多数病人可获得满意效果。维持期治疗为 0.4～0.8mmol/L。1.4mmol/L 为有效浓度上限，超过此值容易中毒。但血清锂浓度及对锂的耐受性个体差异非常大。有些病人尤其老年人血清锂浓度在治疗范围以下即可显效，而另一些病人在治疗浓度内即可出现中毒症状。因此，剂量调节不能单凭数值，更应着重临床观察。

锂治疗显效比较缓慢，故常在早期合并抗精神病药或苯二氮䓬类药，以期快速控制急性兴奋症状。一旦症状缓解，即可逐渐减量或停用。联合用药一般安全有效，但联合应用高效价的氟哌啶醇时应予以注意。有报道在联合应用氟哌啶醇的病例中，有 40 多例出现震颤、EPS、发热、肝功升高，可能为非典型 NMS，此时应停药。还应注意抗精神病药对呕吐中枢的抑制，可能掩盖早期中毒症状，也可能把乏力、困倦、震颤等锂盐早期中毒症状误认为是抗精神病药引起的。虽与苯二氮䓬类药广泛联用，但很少出现不良反应。

锂与 TCAs 抗抑郁药联用一般较安全，且可能有协同抗抑郁作用。锂可加强 5-HT 功能，与 MAOI 或 SSRI 联用引起 5-HT 综合征风险增大。

（六）不良反应

约 20% 病人无副作用，仅 30% 主诉有较重副作用。多数副作用与剂量有关，且为一过性。不良反应和中毒的危险因素有：肾病、低盐饮食和/或腹泻的躯体疾病，利尿药和妊娠。治疗早期因钠排出，可有轻度多尿。其它常见副作用有手颤、口干、口有金属味、肌无力和疲乏感。多数病人能适应手细颤，也可用心得安 10mg 每日 2～3 次（哮喘，房室传导阻滞禁忌）。

（七）锂中毒

当锂摄入量大于排出量，血清锂浓度上升到 1.4mmol/L 以上，体内蓄积过多锂时可出现锂中毒。而老年或易感病人血清锂 0.5mmol/L 时即可出现锂中毒，低盐饮食、某些利尿剂、发烧、腹泻、脱水均可诱发中毒。治疗中出现的锂中毒往往有先兆或早期中毒症状，例如反复出现呕吐和腹泻，手细颤变为粗颤，极度无力，困倦、烦躁不安和轻度意识障碍。这些症状并非同时出现，且不良反应与中毒之间并无截然分界线，应记住严重不良反应可能就是锂中毒的先兆。典型中毒的表现为急性器质性脑病综合征，出现不同程度的意识模糊、构音困难、反射亢进、共济失调、粗颤、肌阵挛、抽搐。病情进一步发展可出现昏迷、血压下降、心律失常、蛋白尿、少尿或无尿。中毒程度往往与血锂水平呈正相关，1.4～2.0mmol/L 为轻度，2.0～2.5mmol/L 为中度，2.5～3.0mmol/L 为重度，3.0mmol/L 以上可危及生命。锂盐中毒机制尚不清楚，由于中毒前锂指数往往升高，推测可能与锂从细胞内排出功能障碍有关。锂中毒关键在于预防，预防关键在于严格掌握治疗适应症和禁忌症，正确进行剂量调节，详细临床观察和定期血锂监测。表（15-8）。

表 15-8　锂中毒的症状和体征

轻至中度中毒（锂水平 1.4～2.0mmol/L）
胃肠道：呕吐、腹痛
神经系统：头晕、眼颤、吐字不清、肌乏力、共济失调、嗜睡或兴奋
中至重度中毒（锂水平 2.0～2.5mmol/L）
胃肠道：厌食，持续性恶心呕吐
循环系统：血压低，心律失常和传导异常
神经系统：视力模糊、痉挛、肌纤维自发性收缩、谵妄、四肢阵挛性运动、昏厥、腱反射亢进、EEG改变、舞蹈指划运动、木僵、昏迷
重度中毒（锂水平＞2.5mmol/L）
全身痉挛
少尿和肾功能衰竭
死亡

（八）锂中毒的治疗

锂中毒无特殊解毒剂，处理措施应立即停药和清除过多的锂如洗胃、输液、矫正脱水、维持适当体液和电解质平衡。严重中毒可用血液透析，因锂为水溶性，不与蛋白结合，结构简单又无代谢物。透析后因锂从组织中再分布至血，故血锂可反跳上升，必要时可反复透析，同时应 4～6 小时重复测锂使血锂保持在 1.0mmol/L 以下，锂从中枢神经系统清除较慢，临床症状改善往往滞后于血锂下降。其它为支持和对症治疗。

二、酰胺咪嗪

酰胺咪嗪（卡巴咪嗪，卡马西平，痛痉宁，carbamazepine，CB2 tegretol）是一种广谱抗癫痫药。酰胺咪嗪化学结构和三环类抗抑郁药近似。

（一）体内过程和药代学

因水溶性差，胃肠溶解率低，口服吸收慢而不规律，个体差异很大。口服 4～8 小时达峰，可迟至 26 小时。生物利用度无精确资料，估计为 75%～85%。吸收后迅速分布全身组织，70%～80% 与血浆蛋白结合，脑脊液浓度占血浆游离药物浓度的 27%～31%。体内分布不均匀，脑、肝、肾浓度较高。经肝脏代谢，有很多代谢物，多数有抗癫痫作用，主要有 10，11-环氧化酰胺咪嗪，进一步代谢为无活性化合物后，主要与葡萄糖醛酸结合，从尿排出，亦可通过结合和羟基化灭活。酰胺咪嗪清除半衰期范围 18～55h，成人长期用药过程中半衰期为 10～30h。长期治疗可诱导自身代谢，$T_{1/2}$ 可低至 5～26h，10，11-环氧化酰胺咪嗪 $T_{1/2}$ 比母药小得多，为 6～7h。

（三）作用机制

作用机制有两个：

（1）作用于神经元钾、钠离子通道，降低高频重复放电。

（2）作用于突触和突触后传导。

（四）适应症

酰胺咪嗪有明显急性和预防抗躁狂作用，是锂盐治疗和预防躁狂的补充。对混合性躁狂、重症躁狂、焦虑/心境恶劣躁狂和快速循环效果较好，且有预防作用，对抑郁效果较差。

1. 躁狂：起效比锂盐快，耐受性较好，通常 1～2 周显效。和其它情感稳定剂锂盐和丙戊酸钠及抗精神病药有协同作用，如单用该药无效，和这些药联用可能显效。

2. 抑郁：对照研究少，少数报道有效，但不及对躁狂的效果。

3. 对双相障碍的预防：其预防作用不及急性治疗的作用，对抑郁也不如对躁狂疗效好。

总之，酰胺咪嗪在急性治疗和预防躁狂以及锂盐治疗无效时，不失为一种安全、有效的锂盐替代和辅佐药物。

（五）禁忌症

严重心、肝脏疾病和对酰胺咪嗪过敏者禁用。老年人宜慎用。酰胺咪嗪有致畸作用，特别是受孕头 3 个月服药可导致胎儿发生神经管缺陷（脊柱裂）、颅面缺损、指甲发育不全和发育迟滞的危险性较大。据报道，受孕前预防性使用大量叶酸，可减少神经管缺陷的发生率。

（六）剂　量

因剂量、血药浓度水平个体差异较大，剂量应个别化。开始 100～200mg/d 分次服，缓加至 1000mg/d 分次服，常可避免或减少常见胃肠刺激、镇静、认知迟钝等副作用。治疗血药浓度和治疗癫痫水平相似 4～12μg/ml。预防剂量 200～600mg/d，血药水平 6μg/ml。通常在治疗 4～8 周出现肝药酶诱导，因此需经常测定血药水平，以保证血药水平在治疗范围内。

（七）副反应

约 33%～50% 病人出现副反应。常见者有恶心、呕吐、口干、嗜睡、头晕、头疼、视力模糊、复视、眼球震颤。通常历时短暂，往往与剂量有关，减药或停药可减轻或消失，但老年人敏感。

三、丙戊酸盐

二丙基乙酸钠（DPA）又称丙戊酸钠（VPA），是一个分链羧基酸，其结构与现有抗癫痫药截然不同。1995 年美国首次批准丙戊酸盐用于治疗躁狂。现在，丙戊酸盐以及其他剂型治疗躁狂已在绝大多数发达国家得到批准。

(一) 体内过程和药代学

丙戊酸盐所有制剂的生物利用度可达到100%。除了双丙戊酸钠外，所有口服制剂摄入后均能快速吸收。丙戊酸钠和丙戊酸均在2小时内达到血清峰浓度。双丙戊酸钠在3~8小时内达到血清浓度。口服易吸收且完全，正常情况下，抗癫痫药的副作用或与高峰浓度有关（如震颤），或与吸收快慢和部位有关（如恶心和胃痉挛）。VPA现有4种制剂，不同制剂吸收形式有很大不同，达峰时间1~6h，耐受性也较好。但各种制剂的药代学无明显差异。

VPA和蛋白高度结合，结合率为80%~95%，主要和血清白蛋白结合。循环中白蛋白低的病人（严重营养不良、严重肝或肾病等）药物游离部分增多，当同时用其他与蛋白结合的抗癫痫药时，由于结合性竞争，蛋白结合高的VPA可使蛋白结合较小的酰胺咪嗪游离部分增多，可能导致酰胺咪嗪中毒水平。VPA主要分布于肝、肾、胃肠和脑组织，易通过胎盘进入胎儿体内。血浆$T_{1/2}$正常人为9.5~17.7h，癫痫患者平均为9h。肝病患者$T_{1/2}$延长。VPA在肝脏代谢，有两种主要途径，即P450微粒体酶系统和线粒体β-氧化系统，均可生成代谢物。约40%~60%的药物与葡萄糖醛酸结合排出，部分以羟基化物和二丙基戊二酸形式排出，少量由乳汁和粪排出。

(二) 药理作用

VPA是广谱抗癫痫药，对多种实验性癫痫模型均有不同程度对抗。对啮齿动物超强电休克惊厥（MES）有强对抗作用，可完全抑制MES的强直相，并能提高电休克发作阈值。但对士的宁、印防己毒素和可卡因引起的惊厥无效。在抗惊厥作用剂量下，较少引起镇静作用是其优点。丙戊酸盐尚有抗点燃特点，防止猫癫痫波扩散。

(三) 作用机制

丙戊酸的抗躁狂作用机制和其它情感稳定剂一样，尚不十分清楚。抗癫痫和稳定情感的作用机制主要与其增加脑内GABA含量有关。VPA的抗惊厥作用可能因抑制GABA-T和SSAD活性，从而使脑内GABA含量增加，另外也与VPA抑制琥珀醛还原酶活性，减少GABA代谢形成γ-羟基丁酸衍生物和其它醛类还原形成的一些致惊产物有关。

(四) 适应症

1. 急性躁狂。2. 急性重性抑郁。3. 双相障碍的预防治疗。4. 继发性躁狂。5. 儿童及青少年的双相障碍。6. 老年期双相障碍。7. 冲动攻击行为。8. 精神分裂症的增效治疗。

(五) 剂 量

开始200~400mg/d，缓增至800~1200mg/d分次和饭后服，以减少胃肠刺激症状，血药水平和抗癫痫作用及情感稳定效应的相关性较差，推荐治疗情感障碍的血药水平为50~120μg/ml。维持剂量和血药浓度水平与急性期治疗相同或稍低。

（六）副作用和毒理学

VPA 一般耐受性好，副反应发生率低。和其他抗癫痫药比较，很少引起认知障碍，和酰胺咪嗪一样，VPA 很少产生肾脏和甲状腺副作用。VPA 和多数抗癫痫药的副作用大体可分为与剂量相关、与剂量无关和特发性 3 种。常见的与剂量相关副作用多为良性，如胃肠激惹症状（厌食恶心、胃痉挛、呕吐、腹泻）、良性转氨酶升高、脱发和神经科症状（常见者有镇静和震颤）。大多数出现在治疗早期，减量和/或继续治疗可减轻或消失。与剂量无关者有体重增加。特发性副作用有肝功能衰竭（＜1/118000）、胰腺炎、粒细胞缺乏，可致死，应予注意。VPA 过量可导致昏迷和死亡，可用血液透析或血液灌注以减少血药浓度，也可用纳络酮逆转昏迷。

四、新型抗癫痫药

理想的情感稳定剂应具备以下特点：（1）对躁狂、双相抑郁、混合状态、快速循环治疗有效并有预防作用；（2）无或很少引起时相转换；（3）不加速疾病循环；（4）耐受性好，严重副作用少；（5）较好的药代学特点；（6）无药物间相互作用。下面简要介绍两种新型的抗癫痫药。

1. 拉莫三嗪：作用机制和苯妥英钠和 VPA 相似，可能和谷氨酸神经递质相关，口服吸收快，1.5~4h 达峰，蛋白结合率 55%，在肝脏代谢，$T_{1/2}$ 约24h。适用于双相抑郁和双相快速循环。剂量：50~100mg/d 开始，最高 400~500mg/d。副作用：恶心、头晕、头痛、复视、共济失调，少数病人可出现嗜睡、皮疹。

2. 托吡酯（TPM，妥泰）：1979 年合成的新型广谱 AED，适用于难治性癫痫、全身性和部分性癫痫、儿童 Lennox-Gastaut 综合征。在所有新型 AED 中，TPM 具有较高的癫痫治疗效能。对双相Ⅰ型急性躁狂、双相抑郁、双相快速循环、分裂情感障碍有效，一般可在原用药基础上加用此药。剂量：开始 25~50mg/d，以后每 1~2 周增加 25~50mg。有效剂量 200~400mg/d。副作用：耐受性较好，主要副作用有感觉异常、头晕、嗜睡、精神运动迟滞、肾结石和体重减少，这一点和很多其它 AED 不一样。

第四节 抗焦虑药

一、概 述

抗焦虑药是一类主要用于减轻焦虑、紧张、恐惧、稳定情绪，兼有镇静、催眠、抗惊厥作用的药物。包括：苯二氮䓬类（benzodiazepines，BDZ）、三环苯二氮䓬类、非典型 BDZ 类、氮卓融合类、苯氮卓类、BDZ 受体的配体类、开环 BDZ 类、二苯甲烷衍生物、哌嗪羟酸盐类、哌啶羟酸盐、类脂肪族化合物、蒽类衍生物等。以往常用的巴比妥类药物因中枢抑制作用明显、治疗安全指数较低和有成瘾性，目前较多用于抗癫痫和静脉麻醉等。抗焦虑药和抗精神病药、抗抑郁药不同，一般不引起植物神经系统症状和锥体外系反应。多数 BDZ 吸收较快（60~90 分钟以内），按 $T_{1/2}$ 长短分为短效、中效和长效三类。短效：三唑仑、去甲羟西泮、咪唑西泮。中效：艾司唑仑、阿普唑仑、羟基西泮、氯羟西泮。长效：地西泮、硝基西泮、氯硝西泮、氯硝基西泮、氟基西泮、氟硝西泮。BDZ 广泛分布于脑与其他组织，脂溶性高的 BDZ 在体内分布快，多数经肝脏药物酶代谢。主要药理作用是抗焦虑、镇静、催眠、抗惊厥和中枢性骨骼肌松弛作用。各种 BDZ 药理作用近似但有强弱之分，临床宜根据其不同特点选择使用。主要不良反应有宿醉、记忆障碍和戒断反应，尚有谵妄、焦虑、抑郁、精神运动性损害、行为失控等。

二、苯二氮䓬类（BDZ）

（一）药代学

口服吸收快而完全，口服达峰时间为 0.5~8h。安定口服吸收最快，儿童可快至 15~30min 达峰。氯硝西泮、奥沙西泮吸收慢，阿普唑仑、哈拉西泮和罗拉西泮居中，但安定肌注吸收不佳。BDZ 的血浆蛋白结合高，安定为 98%，阿普唑仑为 70%，故急性中毒透析作用有限。除奥沙西泮外，BDZ 脂溶性高，能迅速入脑，但这也意味着肥胖和老人 BDZ 作用可能延长，因为他们往往有较高脂肪组织比值。主要在肝脏代谢，多数经氧化Ⅰ期代谢，少数如罗拉西泮、氯甲西泮经结合生物转化为无活性葡萄糖醛酸盐、硫酸盐和醋酸盐化合物，即Ⅱ期代谢。有的 BDZ 如利眠宁、安定、氟安定经过Ⅰ期和Ⅱ期代谢。很多 BDZ 作用时间更多取决于其活性代谢物的 $T_{1/2}$，如氟西泮虽 $T_{1/2}$ 仅 2~3h，但其主要代谢物 N-去烷基氟安定 $T_{1/2}>50$h。安定代谢物也如此，如用氟安定催眠可能引起负面作用如困倦。如安定用于抗焦虑，其代谢物半衰期则可能是一个缓解焦虑的有利因素，不需每天多次服药。

影响清除和半衰期的其他因素中，还有服药时间长短和每日服药次数等因素。如因失眠每晚或必要时服安定，比长期服药或日服多次者具有较短 $T_{1/2}$。

BDZ 的药代学还受年龄影响，新生儿由于肝脏发育不完善 $T_{1/2}$ 较长。成人安定的 $T_{1/2}$ 为 20~43h，老人和新生儿为 40~160h。肝、肾疾患者延缓 BDZ 清除，但对奥沙西泮/替马西泮和罗拉西泮影响较少。少量分次服用，相对比较安全，因三者都是安定最终代谢产物，不需在肝脏代谢而直接与葡萄糖醛酸结合排出。BDZ 能诱导肝药酶（动物），但人体此诱导作用较少。

（二）药效学

几乎所有 BDZ 都有相似药理学特点，都有镇静作用，此外还有抗惊厥和肌肉松弛作用，它们之间只有作用强弱之分，而无本质差别。一般而言，高效和 $T_{1/2}$ 短（<12h）的较易产生依赖和戒断。长 $T_{1/2}$ 的优点为不需每日多次服药，突然停药戒断症状较轻，但却可能引起过度镇静且易在体内蓄积。

1. 抗焦虑作用：这是 BDZ 主要作用。动物电击实验致"焦虑状态"，小剂量 BDZ 即可解除此种焦虑，此作用为 BDZ 所特有，抗抑郁药、抗精神病药和巴比妥类均无此作用。

2. 镇静催眠作用：BDZ 的催眠作用研究得比较多，中等剂量 BDZ 即具有明显镇静催眠作用。对各期睡眠都有不同程度影响。因此病人感到服药后睡眠时间延长，睡眠质量改善。原来睡眠时间越少的病人催眠作用也越大，首次用药的作用明显，连续用药后可能产生耐受。

3. 抗惊厥作用：几乎所有 BDZ 都升高痉挛阈并有较强抗惊厥作用。对多种实验性癫痫模型如戊四唑、印防己毒素、士的宁和电休克都有拮抗作用。和苯妥英钠一样，对病灶本身无直接作用，不能消除癫痫病人异常放电，而是抑制异常放电向外扩散。

4. 松弛骨骼肌作用：小剂量 BDZ 即可抑制脑干网状结构下行激活系统对脊髓运动神经元的激活，大剂量加强脊髓突触前抑制，从而抑制多种突触反射。

5. 其他作用：BDZ 能加强麻醉药、巴比妥类和酒精的抑制作用。

（三）作用机理

1. GABA 受体：BDZ 加强 GABA 能神经传导，从而间接改变其它递质如 NE 和 5-HT 功能。GABA 的抑制作用是 Cl$^-$ 通道介导的，当 GABAa 受体为 GABA 或 GABA 激动剂如毒蕈碱占据时，则 Cl$^-$ 通道开放，氯离子内流，形成超级化，从而减少去极化的神经兴奋作用。

2. BDZ 受体：又称 Omega 受体，也有两种即 BDZ$_1$（或 ω_1）和 BDZ$_2$（ω_2）受体，二者都与 GABAa 受体有关。BDZ$_1$ 受体主要分布于小脑，BDZ$_2$ 受体主要在边缘结构。BDZ 对 GABA 受体复合物的作用通过复合物上的 BDZ 受体介导。BDZ 高亲和地与 BDZ 受体结合。从分子水平 BDZ 激动剂可诱导受体分子构象改变，激活特异性 BDZ 受体，促进抑制性 GABA 神经传导而发挥其镇静、催眠和抗焦虑作用。其它镇静催眠药如巴比妥和酒，通过直接与 Cl$^-$ 通道相关位点的作用，也促进 GABA 能神经传导。

3. 外周和中枢 BDZ 受体：氯硝西泮和氟吗噻尼对中枢 GABA-BDZ 受体亲和力高，外周型 BDZ 受体（PBRs）亲和力低。在 CNS PBRs 水平和 GABA-BDZ 受体一样高，甚至更高。BDZ 在 CNS 也可能与 PBQs 结合，引起继发性行为作用。

4. BDZ 受体配体：利眠宁、安定是 BDZ 受体激动剂，因可加强 GABAa 受体功能。其他物质 β-卡波林-3-羧酸也可与 BDZ 受体高亲和结合，也是 BDZ 受体激动剂。但产生相反的作用（拮抗 GABA 的抑制作用），具有致焦虑、致惊作用，称为反向激动剂。1992 年 Rothstein 等报道发现一种与 GABA a-BDZ 受体结合的内源性配体焦虑肽和安定一样作为受体的正变构调剂增强 GABAa 受体功能。

(四) 适应症和禁忌症

1. 焦虑症：BDZ 治疗焦虑比其它药如 TCAs、MAOIs、SSRIs 副作用小，且起效快，治疗头一周即可见明显改善。药物选择应根据焦虑性质、药代学知识和病人的反应和副作用而定。如持续高度焦虑则以安定、氯卓酸较适宜，可间断或必要时用药。如为发作性，最好用奥沙西泮和罗拉西泮，在应激事件发生或预期将发生前服用。阿普唑仑是一种高效 BDZ，可用于惊恐障碍，其它高效药如氯硝西泮对惊恐障碍也有效。如焦虑和抑郁合病，则应首选抗抑郁药如 TCA、SSRI。

2. 失眠：BDZ 对各种原因引起的失眠都有效，理想的催眠药应能迅速诱导睡眠而无宿醉作用。入睡困难者可选 $T_{1/2}$ 短的 BDZ，如替马西泮、舒乐安定、三唑仑。早醒者可用氟安定、硝基安定。氟安定有助入睡和维持睡眠时间，副作用较少，长期应用较其它 BDZ 耐受性好。三唑仑是作用时间最短的安眠药，因很快在体内清除而无白天困倦受到欢迎。BDZ 可能增加呼吸暂停频率，特别是慢性气管炎病人，虽有很多有关报道，但结论尚不十分清楚。明智的办法是睡眠呼吸暂停病人最好不用 BDZ。

3. 抗癫痫：可选用硝基安定、安定和氯硝安定，安定对癫痫持续状态也有较好效果。

4. 内窥镜检查及麻醉前诱导：常用作用快的咪达唑仑、罗拉和安定。

5. 戒酒：因和酒精有交叉耐受性，而 BDZ 的心血管毒性和呼吸抑制作用轻，又有抗惊厥和缓解焦虑作用，故可作为戒酒标准治疗。

6. 社交恐怖症。

7. 创伤后应激障碍。

8. 躁狂发作：苯二氮䓬类药物可用于躁狂发作的紧急处理，与在急性期用低剂量的抗精神病药一样，由于其可使患者迅速入睡，而用于躁狂发作时的早期处理。氯硝西泮就显示出这样的疗效特点。与锂盐相比更有效，且起效更快。

9. 急性精神病性障碍：在处理急性期精神病性激越时，肌注氯硝西泮与肌注氟哌啶醇相比，氯硝西泮能有效缓解激越，而氟哌啶醇的起效则更为迅速。

10. 其它：氯硝西泮起效快，可作为锂和抗精神病药的辅佐药，以控制急性躁狂和兴奋躁动的精神病人。

（五）副作用

安定的抗焦虑血药浓度水平为 300~400ng/ml，但此血药浓度水平可出现镇静和精神运动障碍。血药浓度水平 > 900~1000ng/ml，可导致中枢神经系统中毒。一般来说，BDZ 的耐受性好，副作用小，但剂量大或敏感病人可出现以下副反应。

1. 神经系统：主要为镇静、困倦、嗜睡、头晕。因可能影响协同运动和判断功能障碍，对操纵机器、驾车具有潜在危险。大剂量尚可引起共济失调、口齿不清和意识障碍，严重者可致昏迷，特别是老年人、肝肾功能损害以及和其它镇静药联用时，上述不良反映加重。少数病人可引起脱抑制现象，如失眠、恶梦、焦虑、激越、恐惧、愤怒和敌意。脑器质性疾病和既往有冲动行为者攻击行为发生率较高。静脉注射 BDZ 可引起顺行性遗忘，这对手术和心脏复苏的病人有利。

2. 心血管和呼吸系统：治疗剂量对健康人的心血管和呼吸系统作用轻微，对心率、节律、肺功能均无明显影响，故较安全。BDZ 对心脏和呼吸功能的作用取决于剂量和给药途径，大剂量或静脉给药可能引起血压降低、心率加快、脑血流减少和心肺功能抑制或停搏。慢性阻塞性肺病患者或睡眠呼吸暂停患者，甚至用小的治疗剂量，即可引起呼吸困难、呼吸暂停发作频率增多。

3. 胃肠系统：少数病人服 BDZ 后可有腹部不适、腹痛、腹泻、恶心或呕吐等症状。饭后服药以上症状可减轻或消失。

4. 泌尿系统：老年人可引起尿失禁，或加重原有的尿失禁，往往与 BDZ 所致的意识错乱状态有关。治疗剂量的 BDZ 也可引起性功能障碍，如性欲减退、阳痿或性快感缺失。可能与剂量有关，减量或换用另一种 BDZ 可能有效。

5. 其它：较少见的有关节疼痛、肌无力、多汗、呼吸困难、中性白细胞减少。也可能出现寒战、皮疹、发热、口干、体重增加。静脉注射可能出现静脉炎或静脉血栓形成。

（六）耐受性和依赖性

本药最大缺点是其多种药理作用均易产生耐受性，长期应用可产生依赖性，包括精神依赖和躯体依赖，骤停可引起戒断症状（如失眠、焦虑、激越、紧张、不安、流泪、鼻塞、畏光、听觉过敏、头疼、恶心、多汗、震颤、癫痫样发作和各种幻觉）。短作用 BDZ 于停药 2~3 天内发生，长作用者可在 7 天内发生，一般可持续 3~10 天。戒断症状及严重程度与疗程、剂量、停药速度和药物半衰期有关，$T_{1/2}$ 短者较易出现。由于很多戒断症状和焦虑症状相似，临床上很难判断是 BDZ 的停药症状还是焦虑表现。处理方法可将短作用 BDZ 改为长作用的安定，采用每 2~3 天递减总量的 10%。关键在于预防，如对有药物依赖史者慎用，（可用镇静作用的抗组胺药如苯海拉明或异丙嗪，因无滥用潜力），短期间断用药，不应长期用药和骤然停药。

三、非 BDZ 类抗焦虑药

很多镇静药也可用于焦虑病人，早期用于抗焦虑的巴比妥类和眠尔通现已废弃，抗组胺药羟嗪（安泰乐）也不是一种有效抗焦虑药。心得安和其它 β-受体拮抗剂虽可减轻社交恐怖伴随的植物神经症状。但对广泛焦虑和惊恐障碍的疗效有限。

（一）阿扎哌隆类

阿扎哌隆类是近年推出的新一类抗焦虑药，以丁螺环酮为代表，丁螺环酮的药理学特点和 BDZ 及抗精神病药不同，体内抗 DA 能作用很弱，不引起 EPS，也不与 BDZ 受体结合或促进 GABA 作用，也非抗惊药，无耐受性或戒断反应，和 BDZ 或其它镇静剂无交叉耐受。阿扎哌隆对 5-HT$_{1A}$受体有选择性亲和力，对 5-HT$_2$受体亲和力弱，对突触前 5-HT$_{1A}$自调受体的激动作用为减少背缝 5-HT 能神经元放电，5-HT 合成或释放，对突触后 5-HT$_{1A}$受体有拮抗作用。阿扎哌隆也与大脑 DA 和 NE 能系统有中等相互作用，它不与 BDZ 结合位点竞争或促进 GABA 的抑制作用，相反对 GABA 能传导有一定程度拮抗作用。

丁螺环酮对 GAD 效果不及 BDZ，但对程度轻的广泛焦虑有效，对既往用 BDZ 无效者 60%～80%可望有效。对伴惊恐发作的严重焦虑不如 BDZ 和某些抗抑郁药。单用丁螺环酮无抗强迫症作用，但有报道与 5-HT 能抗抑郁药合用有抗强迫作用。起效慢，约 2～4 周，长者 7 周方起效。其优点是镇静作用弱，运动障碍轻，对记忆影响小，无滥用潜力，无交叉耐受性，也无 BDZ 对呼吸的抑制作用，因而对呼吸系统疾病的焦虑病人比较安全。丁螺环酮不能对抗骤停 BDZ 出现的戒断性焦虑，中枢肾上腺素能作用可能使 BDZ 戒断反应更重。

剂量：丁螺环酮从 5mg/d 每日 2～3 次开始，一周后如能耐受可每 2～4 天增加 5mg，直至 10mgTid，至少用 6 周，最高 30～90mg/d，因 T$_{1/2}$短，故常多次给药。30～60mg/d 对重症抑郁可能有效。

孕妇、哺乳期妇女禁用，心、肝、肾功能障碍者慎用，老年人应减量，禁与 MAOI 联用，因可能升高血压。

副作用轻，头晕约 12%，头疼 6%，恶心 8%，紧张不安 5%，激越 2%，患者对副作用可能产生耐受，处理可减量，增量宜缓。

（二）作用于 BDZ 受体上的非 BDZ 催眠药

20 世纪 80 年代后期开发了两种化学上无关的咪唑吡啶佐必坦（思诺思）和环吡咯佐匹克隆（亿梦返）具有 BDZ 样特点的有效镇静安眠药，还研制了与 BDZ 结构不同药，如三唑达嗪，作用于 BDZ 受体，对人有抗焦虑作用。

佐必坦和佐匹克隆半衰期短，分别为 3h 和 6h，特异性激动中枢 ω$_1$（佐必登）和 ω$_1$及 ω$_2$（佐匹克隆）受体，为短效催眠药，起效迅速，增加总睡眠时间，延长 2，3，4 期睡眠期，用药 6 个月后停药未发现戒断和反跳现象。主要用于失眠症，不用于儿童、孕妇和哺乳期妇女。呼吸功能不全者慎用，肝功不全者应减量，服药期间不宜操纵机器或驾车。主要副作用有眩晕、困倦、乏力、恶心、呕吐、头疼等，与其他中枢神经抑制剂联用可有叠加作用。佐必坦剂量 5～10mg 睡前服，最高 15～20mg/次。佐匹克隆剂量每晚 7.5～15mg。这两种药在治疗失眠上是否优于中、短 $T_{1/2}$ BDZ 尚需较长时期临床观察。

思考题
1. 吩噻嗪类抗精神病药的适应症和禁忌症。
2. 典型和非典型抗精神病药物的区别。
3. 锂中毒的症状和体征。

（贾　宏　任　义）

第十六章　电痉挛治疗

第一节　概　述

　　早在 70 多年前，就已经发现了电痉挛治疗（ECT）对抑郁症、躁狂症和精神分裂症的治疗具有肯定的疗效。由于抗精神病药的疗效存在一定的局限性，从 1970 年后，又重新重视了对 ECT 的研究，主要涉及 ECT 的临床作用特点，包括优化治疗技术、减少心脏和认知功能方面不良反应的方法及治疗的作用机制等方面的研究。自 1980 年后，在 ECT 治疗的同时使用心肺功能及脑电图的监测、麻醉剂的应用等，并合理地选择了短脉冲的刺激，使 ECT 治疗的安全性有了进一步的改善。如今 ECT 已成为难治性心境障碍的急性发作和维持治疗最为有效的治疗方法之一。传统的电痉挛治疗中如电量掌握不当，患者的意识丧失不全，可使患者产生极度的不适或恐惧感，又可造成骨折等较多的并发症，因此，目前传统的电痉挛治疗已被改良的电痉挛治疗逐渐取代。

　　电痉挛治疗是用短暂适量的电流刺激中枢神经系统，造成中枢神经系统，特别是大脑皮质的电活动同步化，同时引起病人意识短暂丧失，以达到治疗精神症状的一种治疗方法。

第二节　适应症和禁忌症

一、适应症

　　1. 严重抑郁，有强烈自伤、自杀行为或明显自责自罪者。
　　2. 极度兴奋躁动、冲动伤人者。
　　3. 拒食、违拗和紧张性木僵者。
　　4. 精神药物治疗无效或对药物治疗不能耐受者。
　　5. 帕金森综合征。
　　6. 急性肌张力障碍。
　　7. 迟发性运动障碍。
　　8. 癫痫。主要治疗癫痫发作期间出现的抑郁、焦虑、易激惹，特别是有

370

明显的自杀企图等难以控制的患者；以幻觉、妄想、行为障碍以及明显的朦胧状态为临床表现的患者，在各种药物治疗难以控制症状时可使用电痉挛治疗；ECT 可以提高抽搐阈值，可以中断癫痫的持续状态和顽固性癫痫发作。

二、禁忌症

改良电痉挛治疗无绝对禁忌症。尽管如此，有的疾病可增加治疗的危险性（相对禁忌症），必须高度注意。具体如下：

1. 颅内高压，包括颅内占位性病变、脑血管意外、颅脑损伤和炎症等情况以及其他情况所引起的颅内高压。

2. 严重的肝脏疾病、营养不良或先天性的酶缺陷，可能会造成血清假性胆碱酯酶水平下降或缺乏，从而导致琥珀酰胆碱作用的时间延长而发生迁延性呼吸停止。

3. 心脏功能不稳定的心脏病。

4. 出血或不稳定的动脉瘤畸形。

5. 视网膜脱落。

6. 嗜铬细胞瘤。

7. 严重的肾脏疾病、严重的呼吸系统疾病、严重的消化系统疾病。

8. 新近或未愈的骨关节疾病。

9. 12 岁以下的儿童、60 岁以上的老人和妊娠期的妇女，如出现严重的自杀企图、严重的兴奋躁动或严重的冲动伤人行为、木僵等情况可以权衡利弊后，做出是否对患者施行电痉挛治疗的决定。

第三节 治疗方法

一、改良电痉挛治疗

（一）治疗前准备

1. 设施、设备及人员的配备

（1）治疗室应安静、宽敞明亮，并备好各种急救药品和器械。室温保持在摄氏 18~26 度左右。

（2）治疗室里应备有治疗台、电痉挛治疗机、人工呼吸机、多功能监护仪、抢救车以及常规抢救药品，各种规格的气管插管和塑料口腔保护器等基本设备和物品。

（3）工作人员的条件是应有一个由一名精神科医师、一名麻醉师、两名注册护士及一名护理人员组成的电痉挛治疗工作小组，其主要任务是确保 ECT 治疗的顺利实施和在治疗工作中获得最大的治疗效果。

2. 患者的准备

(1) ECT 治疗前应详细了解既往麻醉史和用药史，同时进行系统的体格检查和神经系统检查，应特别注意患者的体重、有无义齿及牙齿的松动．脊柱及四肢有无畸形，并进行血液常规、生化常规、肝肾功能、心电图、胸片等实验室检查。

(2) 获得家属或本人的知情同意书。向家属交代进行该项治疗的必要性和疗效及可能出现的不良反应和风险。

(3) 接受治疗前，通常要求患者空腹 12 小时，以免患者在接受治疗过程中发生呕吐，导致呼吸道的阻塞。

(4) 治疗前测查血压、体温和心率。

(5) 排空小便，使膀胱空虚。

(6) 取走义齿、义眼、发夹、眼镜等。

(二) 治疗技术

1. ECT 治疗一般在上午进行。治疗时病人仰卧于治疗台上，四肢自然伸直，两肩胛间垫一沙枕，使头部过伸，脊柱前突。

2. 静注阿托品 1mg 以减少呼吸道分泌物及防止通电时引起的迷走神经兴奋所造成的心脏骤停。

3. 静注 2.5% 硫喷妥钠 9 ~ 14ml（约 5mg/kg），静注速度前 6ml 约为 3ml/min，以后 2ml/min，直至病人睫毛反射迟钝或消失，呼之不应、推之不动为止。

4. 硫喷妥钠静注 7.5 ~ 10ml 左右（约为全量 2/3）时给氧气吸入。

5. 静注 0.9% 氯化钠 2ml 防止硫喷妥钠与氯化琥珀酰胆碱混合发生沉淀。然后，氯化琥珀酰胆碱 1ml（50mg）以注射用水稀释到 3ml 快速静注（10 秒钟注完）。注药后 1 分钟即可见自颜面口角到胸腹四肢的肌束抽动（终板去极化），随后全身肌肉松弛，腱反射消失，自主呼吸停止。此时为通电的最佳时间。

6. 在麻醉后期，将涂有导电胶的电极片紧贴于病人头部双颞侧（双侧电极放置）或对右利手者将电极置于左侧顶颞部（非优势单侧电极放置），局部接触要紧密，以减少电阻。

7. 停止供氧。用牙垫置于病人一侧上下臼齿间，用手紧托下颌。电量调节原则上以引起痉挛发作阈值以上的中等电量为准。根据不同的治疗机可适当确定通电参数，如交流电疗机一般为 90 ~ 110 ~ 130mA，通电时间为 3 ~ 4 秒。如通电后 20 ~ 40 秒内无抽搐发作，或产生非全身性抽搐时间短暂，可重复一次，每次治疗通电次数不得超过 3 次。

8. 当颜面部和四肢肢端抽搐将结束时，用活瓣气囊供氧并做加压人工呼吸，约 5 分钟自主呼吸可完全恢复。

9. 治疗结束后如病人意识模糊，兴奋不安，应注意护理以防意外。

10. 治疗一般为隔日一次，每周 3 次。急性重症病人可每日 1 次，根据病情连续治疗 3~6 次后改隔日 1 次。疗程视病情而定，一般为 6~12 次。

11. 本治疗可以与抗精神病药并用，剂量以中小剂量为宜，但不可与利血平、锂盐并用。治疗前一般应停用系统治疗的精神药物 1 次。

12. 已接受过治疗的病人应详细检查上次治疗记录，根据痉挛发作的时间长短和呼吸恢复情况增减电量和时间。电量过小，不足以引起充分的痉挛发作，影响疗效。过大则抽搐时间过长（个别也可能过短），可加重认知障碍和其它副作用。抽搐阈的大小因病人性别、年龄、体型和应用影响抽搐阈的药物而不同，例如年轻男性，未用过镇静抗痉药，术中麻醉药用量较小者，抽搐阈较低，反之较高。

目前，通常使用的治疗仪是醒脉通治疗仪，其在改良电痉挛基础上还可以同时进行心电、脑电监护，使用起来更为安全可靠。

二、传统电抽搐治疗

不使用静脉麻醉剂和肌肉松弛剂，其治疗过程如下：

1. 患者卧于床上，在枕部下垫一个小沙袋，便于固定患者的枕部；两个助手分别站于患者的两侧，保护患者的肩、肘、髋、膝等关节，防止抽搐过程中出现关节脱位和肌肉拉伤；

2. 用 75% 的酒精擦拭需放置电极部位的皮肤，起脱脂作用；

3. 用包裹纱布的橡皮牙垫置于患者的两侧牙齿间，并让患者咬住；

4. 施术者一手的拇指与食指固定牙垫，其余手指和手掌托患者的下颌以防牙齿的损害、唇舌的咬伤及下颌脱位；

5. 施术者将电极板紧紧地固定在头部电极放置部位；

6. 直流电治疗机电流量为 80~110mA，通电时间为 1~3 秒。原则上采用引起抽搐发作的最低电量，首次治疗应从低量开始，以后根据上次的治疗情况进行调整；

7. 给予通电治疗。通电后，即出现类似癫痫强直-阵挛发作的现象，发作一般分为强直期、阵挛期、意识朦胧期及意识恢复期等。强直期一般持续 10 秒左右，患者意识完全丧失，呼吸停止，全身肌肉处于持续收缩状态。患者可出现角弓反张，由于咽喉部肌肉收缩，可发出尖叫声，由于颌面部肌肉收缩，会出现先张口后突然闭嘴的现象，如保护不当会导致患者的口唇舌的咬伤。阵挛期一般持续 30~50 秒，此时可出现全身肌肉的大幅度震颤和抽搐，此时应注意保护患者的各主要关节，防止强烈的肌肉收缩导致的关节脱位。朦胧期一般持续 10~15 分钟，个别患者持续时间更长。抽搐完全停止后，表现结膜充血，有水平眼震和垂直眼震，有的患者可出现兴奋躁动。此时应防止患者跌伤和其他伤害。患者的自主呼吸一般在 1~2 分钟以内恢复。为促进患者的自主呼吸恢复可对患者进行人工呼吸，并用吸痰器吸净患者的口鼻处的分泌物。

第四节 并发症及处理

1. 常见症状：头疼，恶心及呕吐，不必特殊处理，重者对症处理。记忆减退多在停止治疗后数周内恢复。

2. 呼吸暂停延长：一般有抽搐电痉挛治疗在抽搐停止后 10～30 秒钟内呼吸自行恢复，无抽搐电痉挛治疗 5 分钟内呼吸自行恢复。如未及时恢复，则应立即进行人工呼吸，输氧。引起延长的原因可能为中枢性抑制、呼吸道堵塞、舌后坠或使用镇静剂过多。

3. 骨折和脱位：有抽搐电痉挛治疗由于肌肉突然剧烈收缩可引起骨折和脱位。脱位以下颌为多，骨折以第 4～8 胸椎压缩性骨折最为多见。

思考题

1. 改良电痉挛治疗的适应症。
2. 改良电痉挛治疗的禁忌症。
3. 传统电痉挛治疗的并发症。

（贾　宏）

第十七章　心理治疗

　　心理治疗，又称精神治疗，是治疗者应用心理学的原则和方法，通过与病人密切沟通的方式，治疗其心理、情绪、认知与行为等有关问题，促进病人的人格成熟和完整，改善病人的适应行为和人际关系。

第一节　支持性心理治疗

一、定义与概念

　　支持性心理治疗是基础性的心理治疗模式，其主要特点是提供心理支持，运用病人的潜在资源与能力，帮助病人渡过危机，以有效的方式去处理所面对的困难和挫折。

二、方　法

（一）建立良好的医患关系

　　首先治疗者要有良好的沟通能力，医患双方的关系应是平等、和睦与协作的关系，和病人要像知心朋友一样交谈沟通，在交往中要充满关心、理解和体贴入微的同情心，让病人感到治疗者非常关心他、重视他，可以信任治疗者。交谈时治疗者应做到谨慎、周到、细致、耐心，使病人感到没有约束，使其情绪放松，同时鼓励病人自由倾诉，要注意其谈话内容、神情、姿态和表达方式，分析其弦外之音、言外之意，要注意病人真正关心的关键所在。要从病人自身的角度出发，设身处地地为其考虑问题。在没有完全掌握病情之前，不能过早地下断言，避免产生误解。交谈中运用语言要简练、明确、通俗易懂，让病人准确理解治疗者所说的话，让病人感到治疗者已充分了解了他的问题，并在想办法帮助解决问题和精心治疗。只有这样，才能使病人相信治疗者，积极地配合治疗。

　　良好的医患关系是成功治疗的第一步，没有感情融洽、心情舒畅的医患关系，治疗就不可能成功。如果病人感到他的问题已经被治疗者充分了解和注意，并将得到关照，这使病人会将不愿意向别人谈论的问题，自愿地谈出来，并有信任感和安全感，相信治疗者能很好地为其保密和处理存在的问题，因此会进一步接受治疗者的劝告和依从医嘱。

（二）倾听与指导

治疗者必须乐于助人，同情地、理解地倾听病人诉说，不要轻易打断病人谈话。这种倾诉常能减轻病人的不良情绪。病人能把积累在内心的烦恼、苦闷、气愤等发泄出来，可以使病人马上觉得心情舒畅许多。可是单单倾诉宣泄，还是不能起到治疗效果，最重要的是在倾诉过程中，去了解和分析病人的心理与行为，研究有什么地方值得改变。治疗者能让病人倾诉内心的痛苦与烦恼事，可发生情感的"宣泄"作用。有些人心理上有许多烦恼时，却没有亲近的人可以诉苦，或由于特别的理由，不能随便向他人开口或倾诉，不得不积累在心里，很苦闷。治疗者能让这样的病人在被保护的治疗会谈环境里尽量倾诉发泄，有治疗的功效。治疗者应向病人保证医务人员对病人保护"隐私权"的职业义务，让病人无所顾忌地谈出心事。

但是，对病人毫无顾虑的诉说，有时也需节制。例如，一个愤怒的病人有时在交谈过程中会失去控制，这时不应当鼓励病人把愤怒情绪爆发出来，而应灵活地采取其他方法使其情绪平息，可冷静而关心地向病人表示治疗者愿意倾听他要诉说的问题，并愿意设法帮助他解决问题等。有些人因性格刚强，或很要面子，向他人透露内心情感、表露心情弱点而感到尴尬或后悔，产生负性作用，宜慢慢进行。有少数人在向你透露了很隐私的心事时，潜意识地要求治疗者能对他保持很密切的私人关系，容易产生治疗者与病人关系上的扭曲。这时应明确医患关系，避免这种关系走入歧途。还有些病人，如精神病患者或边缘人格障碍的病人，与外界现实接触不好，自我控制能力差，在治疗上，其目的不是让他胡言乱语，而是帮助他控制自己，脚踏实地地面对现实。有表演型性格的病人，表现为把故事说得有声有色，一面哭泣，一面笑，像演戏似的描述事情，而且常喜欢说一些你喜欢听的故事，来吸引你的注意和关心，对这样的病人，治疗者应小心处理，否则会被有这种性格倾向的人拖得团团转，无法应对。治疗者除了细心倾听病人诉说外，也得考虑病人有多少成分是真的感到难受而哭泣，也得研究为什么非常容易暴露隐私，讨别人喜欢等。千万不能毫无思索地伸出双手，有时等到后来才发现病人把事情夸张了，以至于弄得无法处理下去。

总之，倾诉，是心理治疗的初期阶段，不仅了解了病情，还可以使病人觉得受到了关心，病人因而感到安慰和放心，这是治疗上的基本效果。

有些烦恼是由于病人缺乏相应的知识或受错误观念的影响造成的。例如年轻人对性自慰的错误认识可能产生焦虑；对自己过分严格要求而产生强迫症状；老年人对退休后的生活感到苦闷、不适应等可能产生抑郁情绪。治疗者可提供相应的医学知识，解除病人不必要的担忧。

（三）鼓励与培养信心

当一个人面临困难和痛苦时，特别需要别人的支持和鼓励。治疗者可以结合自己的成功经验或求助者既往成功的实例去鼓励其建立信心，不要做空泛的、不切实际的鼓励。在支持与鼓励的过程中，治疗者应随时评估病人的自我能力，不能过分保护，避免让病人产生依赖。

当人们在困难与痛苦面前没有足够的信心和希望去克服它、战胜它时，就会犹豫不决、畏首畏尾、停滞不前，甚至产生焦虑和抑郁。心理治疗的基本功能就是帮助病人建立信心和希望，教病人勇敢地面对困难和痛苦。治疗者应具体地指出病人的优点、优势及解决问题的关键，并给予恰当的支持，共同去处理问题，让病人感到生机的存在，产生动机去尝试。治疗者应注意不能凭空保证，要实事求是。

（四）调整观点、善用资源与改变环境相结合

对于遭受挫折或遇到困难，其严重程度随个人的主观感受不同而不同。同样丢失 100 元钱，有的人会丧气几天，而有的人会吸取教训，以后加倍小心。遇到同样的困难，有人会怨天、怨地、怨别人，而有的人会分析解决困难的关键所在，寻找有没有更好的方法去解决。支持性心理治疗的技巧之一就是帮助病人对应激或挫折重新做出评估和了解，减轻对应激的反应，提高自身分析问题和解决问题的能力。

当困难或挫折来临的时候，治疗者应帮助病人认识和分析自己有何种优点、优势去克服它，同时分析和总结病人的家人、同事、朋友可提供何种协助，看看是否充分运用了可用的资源，以预防资源利用不充分，减少了应付困难或挫折的力量与资源。

有时客观的困难超出病人的能力去处理时，治疗者可把工作范围扩大，指导和帮助病人改变外在的困难，好让病人可以应付。例如老年人生活自理困难时，可搬到子女附近居住，或与子女同住，或请保姆帮助料理。夫妻因事业或工作繁忙，没有时间做家务，在经济条件允许的情况下，可购买相应的家用电器，如全自动洗衣机、吸尘器等

（五）提高自控能力与社会适应能力

有些人，尤其一些年轻人，冲动、任性、随心所欲，办事不考虑后果，造成人际关系紧张，同时自己也感到烦恼。治疗者应帮助病人提高自我管理的能力，加强自我控制和训练，选择较成熟的适应方式，善用行为治疗的原则来改善行为，这也是支持性治疗的一种治疗任务。

心理治疗的最终目的是完善病人的人格，提高其社会适应能力，提高其解决问题的能力，使病人能以较成熟的方式去处理问题或解决所面对的应激。这也是支持性心理治疗的主要原则。

三、适用范围

（一）面临急性的挫折、重大的创伤或应激时。

（二）患精神疾病或躯体疾病治疗时期，帮助病人了解病情，了解药物治

疗的功效与用法。

（三）慢性精神障碍患者或人格障碍患者，提高其社会适应能力，减轻或避免病情恶化。

第二节　行为疗法

一、定　义

行为疗法是基于实验心理学的成果，帮助病人消除或建立某种行为，从而达到治疗目的的一门医学技术。

二、行为疗法的发展过程

行为治疗最初产生于上世纪20年代。巴甫洛夫的动物实验性神经症的模型以及早期行为主义者华生等人的儿童强迫性恐怖症的模型都为行为治疗的理论与实践打下了良好的基础。当时有很多人试图解释人们的行为和精神异常现象，并对不正常行为做了矫正和治疗的尝试。但由于当时弗洛伊德的精神分析治疗占据着统治的地位，所以行为治疗还无法作为一种心理疗法被推广和传播。直到上世纪50年代，新行为主义者斯金纳提出了操作条件反射原理或称条件强化学说，并应用于医疗实践；英国著名临床心理学家艾森克也结合临床实践提出了行为学习过程的新理论；著名精神病学家沃尔帕把行为治疗技术系统地应用到病人的临床实践以后，极大地推动了行为治疗的进一步发展。到了上世纪60年代，随着现代科技的进步，使行为疗法与现代科学技术有机地结合起来。生物反馈治疗技术的出现，使行为治疗作为心理治疗领域中的一个治疗方法，被广泛地推广和运用起来。到了上世纪70年代，行为治疗成为心理治疗领域的一个主要疗法，其影响超过了精神分析治疗，占据了压倒性的优势地位。

三、理论基础

行为疗法的主要理论基础是巴甫洛夫首创的条件反射理论和桑代克的强化理论、华生的学习理论以及斯金纳的操作条件反射理论。上述各种理论构成了行为疗法的理论基础，它们的共同特点是：行为是通过后天的学习获得的，不正常的行为是在不良的环境影响下的不适当学习的结果。通过改变不良的环境条件，运用相应的教育、强化和训练等治疗措施，即通过系统的学习过程，就可以矫正病人的不正常行为，达到适应环境的目的。所以行为疗法又称条件反射疗法或学习疗法。

四、基本治疗方法

行为疗法是一种合作性的和以不良行为为中心的治疗方法，病人在治疗过程中起着积极的作用。与其他心理疗法不同，行为疗法不对不良行为背后的潜意识和动机进行探讨和分析。下面介绍几种方法：

（一）系统脱敏疗法

医生要深入了解和掌握病人的不良行为和焦虑、恐惧等不良情绪是由什么样的刺激所引起的，然后将焦虑或恐惧反应按其严重程度由弱到强的顺序排列次序，再教会病人如何缓解和消除焦虑、恐惧反应，即松弛反应。使病人感到轻松从而解除焦虑、恐惧感。这样循序渐进，系统地把那些由不良条件反射而形成的、强弱不等的焦虑、恐惧反应，由弱到强逐一消除。没有焦虑、恐惧反应做基础，不良行为就无法存在。病人重新建立了一种接触不良刺激也不再焦虑、恐惧的正常行为，这就是脱敏疗法。

（二）冲击疗法

冲击疗法又称暴露疗法或满灌疗法，就是让病人较长时间地暴露于严重的恐怖环境中，让恐惧感自行耗尽，从而达到治疗恐惧的目的。治疗前要向病人认真介绍冲击疗法的原理和过程，告诉病人在治疗中必须付出痛苦代价。病人及家属要在治疗协议上签字，要进行必要的躯体检查，排除心血管、癫痫等重大躯体疾病，排除重性精神障碍，如精神分裂症。

（三）厌恶疗法

厌恶疗法就是让病人的不良行为与某种使人厌恶的或惩罚性的刺激结合起来，通过条件反射，逐渐减少和消除病人的不良行为。厌恶刺激可采用疼痛刺激、催吐剂、难以忍受的气味或声响等。

（四）代币疗法

代币疗法就是通过奖励措施，在病人有良好的表现时，能马上获得奖励，使良好的行为得到强化。反复强化，病人就会形成良好的习惯，同时不良行为会逐渐消退。代币法作为阳性强化法，可以用不同的形式，如记分卡、筹码和证券等，代币疗法具有钱币样的功能。

（五）消极练习法

消极练习法的原理是通过多次重复一个动作，而引起明显的厌烦情绪，达到减少和消除不良行为的目的。例如有一个小女孩，喜欢看火柴杆上的火苗，家长给她一包火柴让她点着看火苗，看过若干次后，小女孩产生了厌烦火苗的情绪，感到看火苗没意思了，就停止了这种不良行为。

消极训练法与厌恶疗法不同，它没有给病人附加另外的痛苦的刺激。

（六）认知行为疗法

认知行为疗法就是将认知疗法与行为疗法相结合而产生的新的疗法。行为的改变会引起认知的改变，而认知的改变，同样能引起行为的改变，它们是互为因果的关系。在认知行为疗法的应用中，医生应与病人探讨引起不良行为的思维过程，找出不良思维习惯，同时应用认知疗法和行为疗法，以改变不良行为。

五、行为疗法的特点

（一）以不良的行为为目标，这种行为是可以观察到的。不良行为被认为是心理状态的具体表现。

（二）治疗只针对病人的不良行为进行，不对其不良行为的潜意识、动机等进行探讨和分析。

（三）行为疗法是从实验中发展起来的，是以实验为基础的。

（四）医生根据病人的不良行为，将采用相应的治疗方法。

六、行为疗法的现状

由经典的行为主义者指导设计出来的各种行为治疗技术，其突出的优点是方法简单，能够规范化和程序化，易于掌握，实施简便，容易执行，在疗效方面也是肯定的。但是，由于行为治疗只注意行为反应与引起这种反应的环境刺激，而忽视了人脑内部的复杂过程，即人的内心世界的作用。因此，行为治疗作为一种心理治疗方法就有着明显的不足，即长于治"标"，失于治"本"。即使把病治好了，也是常常容易复发，不易达到彻底治愈的效果。正是由于这个原因，行为治疗往往受到其他心理治疗派别，特别是精神分析治疗学派的批评。

今天的行为治疗，在认知心理学和社会学理论的影响下，从理论到方法也在发展、变化。许多行为治疗家已放弃了经典的行为主义理论及单一的、片面的强化观点。重视环境刺激和反应之间的调节因素的作用，如人的认知情绪、动机和意志等因素。不能把人看作是一个对外界环境刺激或心理应激的被动反应者，其行为和心身活动都不是被动地受影响的，而是通过环境变化转化为认知变化的，并由情绪的变化导致人的行为的改变。人们本身就具有认知调整、自我指导和自我控制行为改变的能力。行为治疗就是要通过对行为的评价以及行为学习模式，帮助患者去调动这些能力，来改变那些不良的或不正常的行为；以建立新的、健康的行为去取代不正常的行为。

行为治疗的种类和应用范围正在日益增多和扩大，不仅在临床实践中广泛地应用，而且已成为一个跨学科的研究领域，在现代临床精神病学、社会精神病学、行为医学、心身医学和临床心理学等领域都受到高度的重视。

七、适应症与禁忌症

（一）适应症

1. 恐怖症、强迫症、焦虑症等；
2. 抽动症、口吃、遗尿症等；
3. 药物依赖、烟酒依赖、毒品成瘾、神经性厌食；
4. 阳痿、早泄、手淫与性乐缺乏；
5. 恋物癖、窥阴癖、露阴癖、异装癖、同性恋；
6. 精神分裂症病人的不良行为；
7. 精神发育不全的不良行为。

（二）禁忌症

1. 严重的认知功能受损的病人，如脑器质性疾病；
2. 严重的躯体疾病的病人，如心肌梗塞、心脏功能不全的病人。

第三节　生物反馈疗法

一、概　念

生物反馈疗法是借助仪器，即生物反馈仪，将人体有关生物活动信息，例如皮肤电、肌电、心率，动态地加以记录、放大和转换，并反馈给病人，病人通过对这些反馈信号加以认识和体验，学会有意识地自我控制这些生物活动，从而达到调整机体功能和防病治病的目的。

二、理论基础与心理生理机制

（一）理论基础

实际上是一种通过学习来改变自己内脏反应的认知行为疗法。其主要原理涉及：1. 内脏操作条件反射：1967 年米勒等对动物进行内脏操作条件反射的训练，通过对各种内脏反应的研究，发现许多本来由植物神经系统支配的不受人的意志所控制的内脏功能，通过学习也可变成可以随意控制的功能。这就为生物反馈提供了重要的理论基础。2. 信息论和控制论：根据 20 世纪 40 年代兴起的"控制论""信息论"的观点，机体本身就是一个"自动控制"系统。由其控制部分（中枢神经系统）发出的信息对受控部分（受调节器官）的活动进行调节，受控部分也应不断将信息反馈给控制部分，以不断纠正和调整控制部分对受控部分的影响，两者之间进行信息传递，才能达到精确的调节。所以反馈联系在机体自动控制训练过程中是非常重要的。

（二）心理生理机制

临床实践和大量实验证明，大脑皮层和皮层下组织是无法分离的，它们有着丰富的神经联系。神经系统控制的能随意活动的骨骼肌和不能随意活动的内脏，它们之间也存在密切的联系和相互影响。大脑边缘系统既能调节情绪，又能调节内脏功能；简而言之，神经系统是相互联系的。随意控制的骨骼肌活动能够影响内脏活动。情绪变化也能影响内脏功能。生物反馈的作用就是用能随意控制的活动，去影响和控制不能随意控制的内脏功能。边缘系统的功能表明，心理活动影响内脏活动是有解剖学基础的。大量的临床实践病历也证明心理活动影响内脏活动。剧烈的情绪变化，比如能使人大喜大悲的情绪，能够诱发心绞痛发作或出现心肌梗死，或通过血压变化，发生脑血管意外。许多事实证明，心理社会因素通过情绪反应，能够使一些不受随意控制的内脏活动发生变化，导致疾病。生物反馈疗法就是通过学习，掌握神经系统的内部联系，建立新的行为方式，通过训练，学会控制内脏活动，达到防病治病的目的。

三、种 类

（一）肌电反馈

肌电反馈是目前国内应用最多的一种。它利用肌电生物反馈仪将骨骼肌兴奋收缩时产生的肌电活动及时地检出，并转换为可察觉的信息。使患者根据所反馈出来的信息对骨骼肌进行加强或减弱其运动的训练。直接用于治疗各种肌紧张、痉挛或用于某些瘫痪病例的治疗。适用于失眠、焦虑状态以及紧张性头痛、原发性高血压等心身疾病。

（二）皮肤电反馈

皮肤电反馈往往能反映个体情绪活动的水平。通过反馈训练可直接达到调节情绪的目的，也可间接用于克服焦虑状态（如运动员）和降低血压等。

（三）心率、血压反馈

直接将收缩压、舒张压或者脉搏速度的信息反馈出来，通过训练可学会调控心率或血压，可用于高血压病的治疗。

（四）正/负反馈

当膀胱排尿时，尿液刺激了膀胱壁和尿道内感受压力的装置，通过反射，中枢发出的神经冲动使膀胱逼尿肌收缩加强。这时尿液排出加快，对膀胱壁和尿道内感受压力的装置所产生的刺激也随之加强，使排尿过程越来越强。这就是体内出现的正反馈现象。

当人们由于活动增加、情绪波动等原因而使血压暂时升高时，主动脉弓区的感受器会因压力的改变而产生更多的传入冲动。通过反射，中枢发出"指令"使心脏收缩减弱及部分血管扩张，使原来上升的血压受到限制，起到稳定血压的作用。当原来升高了的血压逐渐下降时，减弱了对感受器的刺激，向中枢发出的冲动相对减弱，中枢发出的"减压指令"也相应减少，血压便稳定下来，这就是负反馈现象。

（五）皮肤温度反馈

皮肤温度反馈是指把被试者的皮肤温度变化呈现给被试者，被试者操纵所知觉到的温度变化，从而改变自己身体某一部分温度的一种反馈方法。

（六）呼吸反馈

呼吸反馈是把被试者的呼吸情况提供给他本人的一种反馈方法。呼吸反馈可有两种表现形式：一种是把呼吸曲线呈现给被试者，另一种是向被试者显示吸气量的大小。呼吸反馈训练可以用来治疗哮喘。

四、方法与技术

1. 在适应症范围内常需选择有求治动机、学习训练能积极合作、并具备有一定悟性和想象力的对象。

2. 选用正确的反馈信号，肌电、皮温、皮电、心率、血压、脉搏等仪器所反馈的信号应与疾病症状相关。一般多选择特异性强的，例如治疗高血压反馈指标是血压，治疗紧张焦虑反馈指标多选额部肌电等。

3. 治疗前向患者介绍治疗的特点及要求，取得信任，排除干扰，充分说明其优越性和安全性，打消顾虑并提出要求，如饭后 30 分钟进入训练，禁用酒、咖啡、茶等刺激性饮料，并介绍信号的识别等细节。

4. 治疗开始，在指导语的暗示下，通过身体感觉沿反馈信号要求的方向变化，通过反复训练，形成一种固定的随意习得的行为。

5. 坚持训练，巩固新建立的行为活动模式，改变原有状态，便能扭转疾病进程，消除症状，达到防治疾病的目的或其他既定目标。

五、适应范围

（一）与自主神经系统功能障碍有关的"心身疾病"，包括紧张性头痛、血管性偏头痛、闭塞性脉管炎、原发性高血压、雷诺病、心律紊乱、十二指肠溃疡、支气管哮喘、阳痿、早泄等。

（二）功能性或器质性肌肉痉挛和不全麻痹，如面肌抽动及瘫痪、嚼肌痉挛、痉挛性斜颈、卒中后遗症等。

（三）神经症性障碍如焦虑症、恐怖症等，可用于治疗失眠、缓解紧张焦虑等情绪障碍。

（四）有助于慢性精神分裂症患者社会功能的恢复。

（五）此外，还适用于歌唱家的声乐练习如爬音阶，运动员的技能训练等。

第四节 森田疗法

一、概 述

森田疗法是 20 世纪初期，日本的森田正马先生在对神经症进行了各种治疗方法实验以后，自己创造出来的新的心理治疗方法。其本质是通过亲自体验，去理解"顺其自然，为所当为"的正确含义，以达到治疗目的。森田先生将当时的主要治疗方法，如安静疗法、作业疗法、说理疗法、生活疗法等，取其优点合理组合，创建了森田疗法。

二、森田疗法的理论

(一) 神经质

森田认为正常人都有"生的欲望"。正因为有这种精神活动，才能促进社会的发展，人们才有动力去追求更美好的生活。正常人都能正确对待自己的"生的欲望"。而有疑病素质的人，生的欲望比较强烈，自己又不善于正确对待和正确利用这种欲望。在一定条件下，有疑病素质的人，就会将求生欲望这种正常的精神活动指向自己，指向自身的健康和身心的各种变化，怀疑自己是否患有疾病，怀疑有些不适感是病态。越注意这些不适感，这些不适感越明显、越经常出现，造成恶性循环。当不适感达到一定严重程度时，就产生了神经症。疑病素质是产生神经症的根源。森田正马称神经症为神经质，其弟子高良武久将森田的神经质称为神经质症。森田概括的神经质包括：①普遍神经症（神经衰弱）；②强迫观念（恐怖症）；③发作性神经症（焦虑症）。

(二) 疑病素质

有一些人经常关心和注意自己身体、心理的微小变化，稍有不适感，则投入更多的关注，甚至将正常人都有过的、偶尔的头、胸、腰、腹等不适感或正常的体验、想法和情绪变化都认为是病态。越注意这种感觉，这种感觉越敏感，越敏感则更加怀疑是病态。森田将具有这种现象的人称为疑病性素质，并认为疑病素质是产生神经质的基础。

(三) 生的欲望和死的恐怖

森田认为生的欲望应包括：有安全感的欲望；食色等本能的欲望；得到人们的认可、社会的认同以及获得较高社会地位的欲望。而神经质的人"生的欲望"过分强烈，又不善于正确对待和利用这种欲望，在追求"生的欲望"过程中，害怕遇到挫折和失败，害怕失去自己心理认为有价值的东西，同时产生对死亡的恐怖，这种恐怖是伴随着各种害怕而产生的，此种恐怖可以称为焦虑，它是引起神经症的病态症状的根源。

（四）精神交互作用和思想矛盾

精神交互作用，是指在疑病素质的基础上产生一些不适的感觉。如果注意力集中在这些感觉上，会使这些感觉过分敏感，过分敏感会使注意力更加集中，并逐渐固定，进而形成症状，产生疾病。这就是精神交互作用。而病人的主观与客观、情感与理智、理解与体验之间常有一些不一致和矛盾，森田称之为思想矛盾。精神交互作用是一种心理机制的表现，而思想矛盾是使精神交互作用发生和持续下去的动力机制。

森田的继承者对他的理论不断进行修改和发展，被称为新森田疗法。森田的高徒高良武久认为，神经质者受疑病情绪的影响，对事实的判断产生了误差，所以患者的主诉与事实不相符，高良武久称它是"神经质者的虚构性"。

高良武久的弟子大原健士郎认为，疑病性是精神能量的源泉。精神能量指向外界，就形成正常人的状态；精神能量指向自身变化，就会形成病态。森田疗法就是将指向自身的精神能力转变成指向外界的一种心理疗法。

三、森田疗法实施

（一）森田疗法的操作

1. 住院式

住院前应向患者介绍疾病的性质和预后，说明住院治疗的经过及要求，基本不回答患者的疑问。

（1）第一期绝对卧床期：除吃饭、上厕所或洗漱外，不论能否睡着觉，必须静卧于床上。要想什么都可以，若有烦闷就任其烦闷，让患者体验到：让苦闷顺其自然。通过情感变化的自然规律，苦闷自然会减弱和消失。绝对卧床期禁止会客、读书、吸烟及其他消遣活动。第一期一般4天到1周。

（2）第二期轻作业期：这一期间同样实施隔离，禁止与别人交谈或娱乐，也不要无目的的散步、唱歌、哄小孩等。每天保持7~8个小时的睡眠。白天要坚持在空气新鲜、阳光充足的户外活动，不允许一个人在室内休息。每天晚饭后要写日记，记录当天的活动情况。在此期间，对待自身的苦闷或不适，要静心忍耐、顺其自然地任其发展。轻作业是指力所能及的细致工作，如拾落叶、拔草、削牙签、糊纸袋等手工作业活动。关键是工作要细致，而不注重工作量的多少。此期主要是促进患者的自发活动，使患者越来越渴望参加较重的体力活动。第二期一般4天到1周。

（3）第三期重作业期：让患者参加重体力劳动，包括：拉锯、劈柴、田间作业、挖土坑、洗汽车等。此期主要培养患者对工作的持久耐力和自信心，并不断体验工作成功的喜悦。期望患者在以后的工作、生活中如果遇到困难，就会产生克服困难的持久耐力和自信心，勇于面对现实，敢于向困难挑战，避免出现逃避行为。第三期一般需要1到2周。

(4) 第四期生活实践期：此期主要是如何适应外界变化、如何处理人际关系中所遇到的各种问题的训练，为回归实际生活做准备。这时期患者可以写信、打电话、会客、读书等。读书不要在意地点和数量，不要刻意要求读书地点要安静、书本的内容有价值等，以克服患者的完美欲，增强其顺其自然和适应环境的能力。至此，患者能体会到，以前把一切苦闷和不适感都看成了病态，并被病态所束服。通过治疗，自己有了顺其自然的心态，并提高了自然治愈的能力。

2. 门诊式

就是将森田疗法的治疗原则应用到门诊患者的治疗中。其方式还包括通信治疗、生活指导、集体治疗、生活会等形式。治疗期间，一定让患者理解和掌握"顺其自然"的原则。不论症状如何变化，都要像健康人一样生活，要坚持不懈，症状就会减少，最终消失。门诊治疗也可让患者写日记，医生用评语指导，每周一次门诊面谈。

门诊治疗的重点是：

(1) 详细体检，排除躯体疾病，解除患者疑虑；

(2) 要求患者接受自身症状，顺其自然，不要企图排除症状；

(3) 要求患者带着症状去做日常事物，让苦闷体验通过情感的自然规律逐渐减少和消失；

(4) 要求患者不要注意症状的变化；

(5) 要求家属不要与病人谈论病情，要像对待正常人那样对待病人；

(6) 要求患者每次都有日记交给医生，医生要按时批阅患者的日记。

(二) 新森田疗法

森田疗法的继承者们，根据森田疗法的原则，结合自己的工作经验，不断地修改和发展该疗法，创造出新的森田疗法，即新森田疗法。新森田疗法运用森田的理论，将绘画疗法、音乐疗法、娱乐疗法及体育疗法等结合到治疗中，甚至合并抗焦虑药物进行治疗。治疗中各期没有严格界限，但仍有明显疗效。新森田疗法的适应症不限于神经症，还包括药物依赖、酒依赖、精神分裂症、抑郁症等，都有治疗效果。其中精神分裂症和抑郁症的治疗，病情应达到缓解期以后进行，并且直接进入作业期，这些病人不适合卧床期。住院时间由森田规定的 40 天改为大约 3 个月。

新森田疗法的住院式也分为四期：

第一期：绝对卧床期；

第二期：轻作业期；

第三期：重作业期；

第四期：社会实践期。

四、森田疗法的特点

（一）不问过去、注重现在

森田疗法不追究过去的生活经历，而注重现实生活，鼓励患者从现在开始，通过现实生活去获得体验性认识，让现实生活充满活力。

（二）不问症状、重视行动

森田疗法认为，情绪不是自己能左右的，症状是情绪的表现形式，而行动是自己能控制的，故应引导患者积极行动。"行动改变性格""顺其自然""事实唯真""照健康人那样做，便成为健康人"等是该疗法中的治疗原则。

（三）生活中指导、现实中改变

森田疗法不需要特殊设施，也没有专门设备，主要是让患者像正常人一样生活，给予患者以生活指导式的治疗，逐步改变患者的不良行为和认识，让患者在生活中治疗，在现实中转变。

（四）陶冶性格、扬长避短

性格不是固定不变的，也不是主观意志能随意改变的。无论什么性格都有优点和缺点，神经症性格更是如此。神经症性格的优点有：反省力强、做事认真、踏实、勤奋、责任感强；缺点是：过分细心谨慎、自卑、夸大自己的缺点、追求完美等。通过指导患者积极参加社会生活训练，发扬性格中的优点，避免性格中的缺点，扬长避短、陶冶性格。

五、森田疗法的适应症

（一）神经症、癔症；
（二）人格障碍；
（三）药物依赖；
（四）行为障碍；
（五）躯体形式障碍；
（六）躯体疾病伴发的心理障碍；
（七）精神分裂症与抑郁症的恢复期或慢性期。

附1：关于森田疗法的"顺其自然"

"顺其自然""为所当为"是森田疗法的基本原则。正确理解"顺其自然"是有效治疗的先决条件。"顺其自然"当中的"自然"，指的是自然规律，比如天有阴晴，月有圆缺，这是大自然的规律，是不能人为控制的，我们必须遵循和接受这些规律才能正常生活。如果有人认为不应该有天阴和月缺，而认为天始终是晴的，月始终是圆的，那就违背了自然规律，就会产生苦闷和焦虑。

人们本身也存在一定的自然规律，比如情绪，就不是我们随意控制的，它有一套从发生、发展、消退的程序。接受它、遵循它，它很快就会走完自己的程序。反之，去注意它，试图控制它和赶走它，人就会产生焦虑和苦闷。比如建筑工人为抢工期而感到工作紧张、压力大，有焦虑情绪，这是很正常的心理反应。如果不去注意紧张和焦虑，而是抓紧时间，努力工作，那么紧张和焦虑会很快消失。如果认为自己不应该出现紧张和焦虑，就会去注意它，试图控制它，赶走它，那么就违背了情绪的自然规律，紧张和焦虑就会越来越重。

人们本身还有一个自然现象，就是经常出现一些古怪的、离奇的或可怕的、肮脏的杂念，这是现实中人们头脑中常有的现象。杂念也和情绪一样，有它自身的发生、发展、消失的程序。如果接受它的存在，不去注意它，不理会它，并知道它是毫无意义的，那么它就不会影响情绪，并且会很快消失。如果注意它，试图控制它，赶走它或与其理论，那就违背了"自然规律"，就会产生紧张和焦虑。比如一个孩子的妈妈，在哄孩子过程中，有一天突然产生了杂念："我的双手放在孩子的脖子上，稍用力就能掐死他。"这个杂念使她非常害怕，觉得自己不应该有这样的杂念，自己怎么会有这样的想法呢？所以不断地自责，并试图控制杂念，想赶跑杂念，结果越加注意这个杂念。逐渐产生了紧张、焦虑，认为自己不配作母亲，并且不断谴责自己。如果事前孩子的母亲知道人们会经常产生杂念，那么她就不会注意这个杂念了，也就避免了产生紧张、焦虑和自责。如何能正确理解"顺其自然"呢？那就是在尊重自然规律的基础上，对那些有自然规律的不良情绪和杂念，采取不注意、不关心、不拒绝的态度，任其产生、发展和消失，这就是"顺其自然"。

为了让"顺其自然"产生理想的疗效，"为所当为"起到了重要作用。即在"顺其自然"的同时，把自己的注意力放在客观现实中，做自己应该做的事情，像健康人一样去工作和生活。治疗刚开始时，可能有些杂念和不良情绪还会让自己感到苦闷，但要坚信他们迟早会自然消失的，同时做好现实中自己应该做的事情。在自己认真做事的过程中，这些不良情绪和杂念就会在不知不觉中逐渐消失。

附2：关于森田疗法的"自我实践"

充分理解和正确认识"自我实践"，将在森田疗法治疗疾病过程中有重要作用。体力劳动是最有效的实践方法，他比脑力劳动有更好的疗效，能有效地打破精神交互作用。正确认识"自我实践"，需要注意以下几点：

1. 体力劳动是森田疗法治疗疾病过程中的重要方法，它能将投向症状的注意力转为投向劳动。劳动从整理家庭卫生开始，每天做些力所能及的工作。

2. 做应该做的事情，坚持日常的工作和学习，像健康人一样的生活，而不能根据情绪的好坏去选择劳动，这是森田疗法的关键。但是，如果为了锻炼，自己去做与自己意愿相反的事情，则不是为所当为的真正含义。

3. 劳动的强度宜从轻到重，或轻重适宜。不要超出自己的体力。同时减少睡眠时间，白天尽量不睡觉，治疗期间尽量不要一个人在屋里，白天要不间断地做事情。

4. 禁止消愁解闷的各种活动，消愁解闷的活动不能等同于劳动或者运动，它只是情绪上的暂时转换，只能解决一时性的问题，待时过境迁，就会重新恢复到原来的状态。消愁解闷的各种活动不能从根本上解决情绪问题。

5. 带着症状坚持劳动。对待症状要坚持不拒绝，不注意，不关心的态度。不拒绝就是能正确地面对症状，接受症状，而不能将注意力投向症状或关心它，自己不再评价和感受它，症状将被孤立、被忽视，失去了存在的基础，它很快走完了自己的程序，逐渐减弱或消失。如果偶尔感到自己的情绪好了，症状消失了，这时应注意，这只不过是一过性的感觉，注意力还没有完全投入外界。从疾病的角度看，良好的情绪和不良情绪性质相同，一种良好状态出现后，其不良状态不久就会出现。当患者完全不在意情绪好坏的感觉之后，患者才真正恢复了健康。

6. 正确理解森田疗法的实质。住院的第一期不能阅读任何书籍。从第二期开始，每晚应抽出一定时间阅读有关森田疗法的书籍，其目的就是能认真理解该疗法的实质，在治疗中和以后的生活中能正确应用。不能将自己的情况机械地与理论对照，造成生搬硬套，牵强地认为自己哪一方面有好转，哪一方面无变化等。而应顺其自然，保持安心生活的情绪状态，逐渐领会森田疗法的实质，在此基础上才能有正确的体验。森田把住院治疗时间规定为40天，新森田疗法的住院治疗时间大约3个月。只有在住院治疗的末期或门诊治疗的相应阶段，才可能有一定的正确体验。

第五节　催眠疗法

一、定　义

是应用催眠术使病人进入催眠状态，并以暗示进行治疗的一种方法。由于在催眠状态，病人能顺从医生的指令，所起的效果比意识清晰状态下的暗示更好。

二、催眠的理论

（一）部分退化理论

催眠使受试者思维退化至某种较幼稚的阶段，失去了正常清醒时所具有的控制，落入一种较原始的思维方式，因而凭冲动行事并出现幻想与幻觉的状态。

(二) 角色扮演理论

认为是受试者在催眠者的诱导下过度合作地扮演了另外一个角色。受试者对角色的期望和情景因素，使他们以高度合作的态度做出了某些动作。因为即使最合作的受试者，在清醒的状态下也不会同意在不给麻醉药的情况下进行手术。

(三) 意识分离理论

有实验观察，认为催眠将受试者的心理过程分离为两个 (或两个以上) 同时进行的分流。第一个分流是受试者所经历的意识活动，性质可能是扭曲的；第二个分流是受试者难于观察、被掩蔽的意识活动，但其性质是比较真实的。意识分离是生活中一种经常出现的正常体验，例如长途驾车的人对路上状况作出了一些反应但多不能回忆，就是由于当时意识明显地分离为驾驶汽车与个人思考两部分。

三、催眠的特点和分类

(一) 催眠的特点

1. 人们经历催眠的能力是相对的，行为-情感因素或学习观察过程不能提高催眠感受性。

2. 催眠感受性在人群中呈正态曲线分布。

3. 催眠状态各异，不是单一的，而是存在多种形式，并非所有人的经历都一样。

4. 催眠感受性在性别上没有差别，而在年龄上有所不同。一般来说，儿童的感受性高于成人，其高峰在 7~11 岁，随后逐渐下降，中老年感受性降低。

5. 催眠不能使人超越正常心理或精神能力以及使人违背道德规范。

6. 催眠时的许多行为是由受试者本身的角色所致。受试者的过去经历和知识以及催眠师和环境的明暗决定了这种角色。

7. 催眠状态时的脑电图变化与睡眠脑电图不同。

8. 在催眠镇痛的研究中发现，催眠的麻醉镇痛作用大于安慰剂。

9. 催眠状态与睡眠所不同的地方是意识并没有完全消失。催眠状态与清醒所不同的地方是意识虽然存在，但自发的意识活动几乎全无，更接近于意识恍惚的状态。

(二) 催眠的分类

催眠的方式方法很多，名称繁杂，迄今尚无统一的分类方法。为了便于理解和掌握，现按不同的属性分类如下。

1. 按言语性暗示配合不同的感官分类

(1) 言语性暗示加视觉　集中注视离病人眼睛约 30cm 处医生手持的一发

亮物体数分钟,然后用言语暗示。

(2) 言语性暗示加听觉 在言语暗示的同时,让病人听节拍器或感应器发出的单调的声音或滴水声。在暗示时还可以加上数数。

(3) 言语性暗示加皮肤感受 使用轻微的皮肤感受刺激作为诱导催眠的方法。医生可用温暖的手做同一方向、缓慢均匀的摩擦其面部、双颊到双手的皮肤。同时使用言语暗示。

2. 按人数分类

(1) 个别催眠 术者对病人进行单独催眠。

(2) 集体催眠 对一组病人同时进行催眠。

3. 按距离分类

(1) 近距离催眠 直接对病人进行单独催眠。

(2) 远距离催眠 施术者与病人相隔两地施术进行催眠。这种方法实际是经暗示后病人根据既往催眠时的经验,按施术者的指令在家中施行的一种"自我催眠法"。也有通过谈话进行远距离催眠的。

4. 按意识状态进行分类

(1) 觉醒状态下催眠 在意识清晰状态下对病人进行催眠。

(2) 睡眠状态下催眠 对一些暗示性不强或 7 岁以下的小孩或不合作者,利用夜间熟睡之后进行催眠。

(3) 麻醉药物催眠。

四、催眠感受性的测定法

催眠感受性,是指受试者对催眠暗示性的敏感程度,或者进行催眠状态的难易程度。容易进入催眠状态者,其催眠感受性强,反之则低。

(一) 注视转睛法 受试者凝视施术者上下、左右移动着的手指。如能久凝而不他视则评为高度。如偶有他视则评为中度。经常他视不能集中注意力则为低度。

(二) 闭眼法 令受试者微闭双眼勿睁。若持久微闭无眨眼且无眼球转动者为高度。微闭眼但眼球频频转动者为中度。闭眼不自然,且经常眨动或时有睁眼动作为低度。

(三) 摇手法 分别握受试者左右手上下摇动数次,如无抵抗,甚至自行摇动说明感受性高。无自行摇动为中度。如不能自行摇动且有抵抗者为低度。

(四) 摆手法 令受试者站立,左右手同步前后摆动,当主试者令停时即停而不动者为高度。如停后回复到垂直位置时为中度。不听令停止者为低度。

(五) 后倒法 受试者站立,告之不要怕,尽量后倒。主试者轻扶其头部令其后倒,如毫无顾虑往后倒为高度;慢慢后倒者为中度;不敢后倒或倾斜在主试者身上或脚步先移动再后倒者为低度。

(六) 前倾法 与后倾相反,评定记分与后倾法相同。

（七）嗅觉检验法　分别用三管无味白水，令受试者分辨哪一管是酒精，哪一管是汽油，哪一管是白水，如能分辨三管者为高度；仅分辨出两管者为中度；均不能分辨或都认为是无味者为低度。

（八）通电法　无电源之电极放于病人手上（或颈部），然后给予暗示说："电极能通过高频电流，使你的手背热得发烫！"如果被试者感到热得发烫，就说明受试者的暗示性是高的，否则就是低的。

五、影响催眠的因素

（一）生理和心理状态

1. 老年人及学龄前儿童催眠感受性较低。最高峰在 7 ~ 11 岁之间，依次是 12 ~ 20 岁、30 ~ 40 岁、50 岁以上。

2. 女性感受性大于男性，尤其是女性性格特征较为突出的，感受性最高。

3. 自愿接受催眠术者，尤其是要求迫切者，容易进入催眠状态；被动者，甚至对催眠术有反抗情绪者，难以催眠成功。

4. 催眠者对催眠师有高度信赖，已接受过催眠术并已成功者，容易进入催眠状态；反之，对催眠术并不理解，处于紧张、激动状态时，则催眠的成功率低。

5. 有一定文化素养的人易于接受催眠暗示，能充分理解催眠的指导语并按照执行；文化水平低者，尤其是智力水平低下的人难以接受催眠暗示，不易进入催眠状态。

（二）环境因素

环境对催眠成功与否产生重要影响。幽静整洁的催眠室和具有催眠气氛的环境易于促进催眠状态的产生。

（三）催眠的语言

选用催眠暗示语要符合受术者的心理状态，施术时要根据不同的对象，运用安慰、同情和支持的语言增强受术者的信心，提高催眠暗示性。运用语言作为催眠暗示性时，应掌握好语言的节奏和声音的高低。用词应简单悦耳、吐词清晰，用语要坚定而有指向性。注意节奏感，必要时重复持续地给予暗示。

六、催眠的临床适应症、不良反应和禁忌

（一）催眠疗法适应症

1. 减轻或消除心理应激，治疗神经症，改善病人的情绪和睡眠，提高社会适应能力和身体的免疫功能，防治各种身心疾病，诸如原发性高血压，支气管哮喘等。

2. 培养学习兴趣，增强记忆力、注意力，提高学习效率。

3. 矫正各种不良习惯，如戒除烟酒及控制儿童多动、厌食、偏食等行为，

也可用于减肥。

4.治疗性功能障碍及痛经、盆底肌松弛、经前期紧张症及更年期综合征等。

（二）催眠的不良反应及禁忌

1.催眠的不良反应

催眠中可以出现下列不良反应，也可通过再一次催眠消除。

（1）情绪的剧烈变化　在催眠中可由于涉及受术者心理创伤而引起潜意识的情绪激动。病人突然对医生表现出不友好的态度，甚至谩骂。有人在催眠中谈及自己的痛苦体验时痛哭不止，此时医生要以诚恳和支持的态度，用婉转动听的言语进行暗示使其平静下来。

（2）感知障碍　在催眠中因暗示语言不当或感觉改变，会出现不同情况的感知障碍，这时通过暗示性指令使其消失。

2.催眠治疗的主要禁忌症

（1）精神分裂症和其他重性精神障碍。

（2）严重的心血管疾病如冠心病、脑动脉硬化症等。

思考题

1.行为疗法的特点。

2.生物反馈的概念。

3.森田疗法的特点。

（刘　臣　吕高明）

第十八章　心理咨询

第一节　心理咨询概述

一、定　义

心理咨询是通过语言、文字等媒介，给咨询对象以帮助、启发和教育的过程。通过心理咨询，可以使咨询对象的认识、情感和态度等有所变化，解决其在生活、学习、工作、疾病和康复等方面出现的问题，从而更好地适应环境，保持和增进身心健康。

心理咨询的对象主要是正常人及能够接受咨询帮助的轻度精神障碍者。幼儿以及不能自诉、交谈的精神障碍患者，通常不能作为咨询的直接对象，但可以通过其父母、亲属、同事或其他人的协助、陪同，进行间接的心理咨询。

心理咨询的范围十分广泛，涉及学习方面、工作方面、人际关系方面、社会行为方面、生活方面等等。

二、心理咨询与心理治疗

心理治疗（psychotherapy），又被称为精神治疗，是以一定的理论体系为指导，以良好的治疗关系为基础，应用心理学方法技术，影响或改变来访者或病人的感受、认识、情绪及行为等，从而达到调节个体与外在环境之间平衡的目的。以下几点标准，有助于我们更好的理解心理治疗的定义：第一，心理治疗是持续在两人或多人之间的特殊的人际关系，重点是强调了人际关系色彩。第二，心理治疗师必须经由专业培训，还应该有多样化的、深刻的人生经历。这强调的是经验性特征。第三，求助者或病人是出于对自身或外部环境的不满才加入治疗关系，这体现了自愿原则。第四，治疗所应用的方法，实际上是心理学的技术。其操作程序主要依据心理障碍理论及对心理障碍的成因分析而进行。第五，治疗目标是改善当前的问题和困难。

从上面的阐述可以发现，心理治疗与咨询的关系极为密切。几十年以来，众多学者都试图给二者之间划出一道清晰的界限，但没有成功的先例。其原因很简单，心理咨询与治疗的联系过于紧密，几乎是你中有我，我中有你，强行的概念剥离会破坏任何一方的完整性。在我国心理学界，一向也是将二者合并在一起研究和应用，近年来，随着学术交流的密切，已经有中青年学者尝试对心理治疗单独进行探讨，特别是在心理病理方面的应用。

但心理咨询和心理治疗还是有所区别，可以从以下几方面来加以了解：

1. 工作对象　心理治疗的对象大体可称之为病人或患者，即心理障碍、心身疾病、神经症及精神病康复期病人等。而心理咨询的服务范围涵盖精神心理状况大体健康的群体，即在适应和发展方面发生困难的正常人。

2. 工作者特征　心理治疗多由临床心理医生或精神科医生来操作，而心理咨询由咨询心理工作者即可以完成。

3. 工作任务　心理治疗主要应对心身疾病、行为问题、人格障碍及性心理问题，心理咨询多涉及学习、生活中发生的适应不良和人际困难等。

4. 工作方式　心理治疗强调不良情绪的调整、人格的重塑、行为模式的矫正及最终身心健康。心理咨询则偏重于教育和发展，达到自我成长。

5. 工作时间　心理治疗费时较久，多在几周至几年之间，而心理咨询往往在数次内结束。

6. 工作场所　心理咨询应用广泛，包括医院、私人诊所、学校、社区、职业培训机构等。心理治疗绝大多数情况发生在医学心理门诊，有条件的发达地区则集中在心理科住院病房。

但从本质上来说，心理咨询和心理治疗都是应用心理学理论和技术，为求助者提供帮助和支持的操作过程，根本目标是一致的。在具体实施过程中不可能严格加以区分，即在咨询过程中会发生必要的治疗行为，而治疗过程又是以咨询为前提来发现和处理问题的。因此，作为临床心理工作者，特别是医学心理从业人员，在工作实践中，应该依据实际情况加以灵活应用，更好的为病人或来访者提供专业帮助和支持。

第二节　心理咨询的原则、内容和形式

一、原　则

不同历史时期学术界对于心理咨询必须坚守的原则有着不同的理解，国内目前对此达成的基本共识大体有以下几点：

1. 尊重病人或来访者，严格保守秘密　坚持以病人为中心的观点，同时对咨询过程中涉及的隐私性内容，包括对方的姓名、单位、具体困扰等问题均不得随意向他人透露。如有需要其他咨询人员知晓时，须征得病人或来访者同意。

2. 热情耐心疏导，提供有力支持　临床心理工作者必须在具备坚实的基础知识前提之下，富有同情心，诚挚而认真地倾听病人或来访者的诉说，尽可能不任意打断对方的谈话，具有热忱的助人态度。使对方看到希望，增强自信。

3. 保持客观中立，推进病人自我成长　咨询专业人员来自不同文化水平，当然具有不同的认知评价体系，但在面对病人或来访者时，要尽可能去除带有个人色彩的见解和评论，不代替对方做决定，促使对方积极掌握问题的主导权，避免陷入是非争论而偏离对核心问题的处理。

4. 行为举止得体，解释应对审慎　有针对性的进行科学释义，同时根据病人或来访者的不同文化背景、理解能力提供咨询意见，同时以切实可行的原则来规划咨询进程和目标。

5. 严格行业自律，自觉规范从业　除咨询过程所需要的接触之外，尽可能减少与来访者建立非咨询个人关系的可能性，时常提醒自身，及时认真处理病人的移情现象。遵守职业道德，切不可与对方发生感情纠葛。

二、内　容

《韦氏字典》对咨询（consultation）的解释是："咨询是一种磋商行为，磋商的目的在于通过对事情的商讨，有关意见的交换，以达到增长见闻、获取建议的目的。"可见"心理咨询"是一个合作的过程，只有通过咨询过程，才能实现其健康维护及人格成长的目的。心理咨询的范围日益广泛，包括人际关系、学习困难、职业选择、社会适应、家庭关系等等，而医学心理咨询，特别是综合性医院及专科医院的心理门诊所着力处理的包括以下几个方面：

1. 躯体疾病所伴发的心理反应。
2. 睡眠障碍，如入睡困难、多梦、早醒、梦游等。
3. 躯体形式障碍、抑郁或焦虑性障碍、恐怖性神经症及强迫性神经症等。
4. 神经性贪食及厌食问题。
5. 性心理障碍及心因性性功能障碍。
6. 学业障碍、人际困难及各个年龄阶段的心理卫生知识。
7. 症状不明显的精神疾病的早期诊断及转诊。

三、形　式

从咨询场所来看，心理咨询可以分为门诊咨询、院内咨询、访问咨询等形式。从载体手段来看，还可以分为电话咨询、网络咨询（即聊天方式）、信件咨询（普通信件及电子邮件）、媒体咨询等。下面就具有代表性的几种作以简单介绍。

1. 门诊咨询　包括医学心理门诊和非医学心理门诊两种，二者最主要的区别在于，前者从业人员均具有医学背景，多为临床心理专业或精神病学专业。后者从业人员多为教育学家或党政思想工作者。而非医学心理门诊不能为病人提供药物及医学物理治疗。门诊一般为长期性，具有预约性质，保证相对完整的咨询病历或记录。这种形式所接待的来访者直接见面，能进行面对面的对话，故咨询较深入，效果较好。

2. 电话咨询　电话咨询在我国心理咨询的发展过程中具有非常重要的作用，在心理门诊未能普及的时代，危机干预主要依靠电话咨询得以实现。在国外，这种电话心理咨询往往专业化，24 小时均设人值班，接到电话呼救后，立即派出人员稳定其情绪，制止自杀或自伤行为。它具有节约资源、快速应对的特点，至今仍拥有广大的应用前景，取得了良好的社会效益。

3. 访问咨询　近来这一形式得到了较大发展，心理咨询人员，特别是高年资心理专家深入到企事业单位、大中专院校提供有针对性的不同群体心理健康讲座。这是普及心理知识、预防心理障碍的良好形式，具有主动性、集中性和即时性的优点。近年来，越来越多的单位通过这一方式发现和处理了员工心理隐患，更好的保证了各项工作的正常运行。

4. 网络咨询　随着互联网的飞速普及，人与人的交流模式发生了翻天覆地的变革，即时聊天工具的应用，给众多无法面对面求得心理帮助的病人和来访者提供了便利的咨询手段。现在专科医院的心理咨询部门基本都开通了"QQ 咨询"或聊天室咨询，对患者的来诊、预约、定期回访均有辅助效果。

四、心理咨询的从业要求

由于我国心理咨询事业相对落后，专业的心理咨询人员十分缺乏，而医学心理工作者更是不能满足人民群众心理健康维护的现实需要。根据医学心理咨询的具体要求，可由专科医院的临床心理工作者及精神科医师担任专业咨询人员。或是由综合性医院与高等校院合作，建立由临床医师、心理学教师及护理工作者组成的咨询团体来负责具体日常工作。

对于心理咨询人员的要求，大体可以从专业知识和技能，个人综合素质两方面来考虑。欧美国家规定心理咨询工作者须具有心理学或教育学硕士以上学位，拥有可证明的、多达上千学时的理论学习，及坚实可靠的专业操作技能培训经历。目前我国尚无法实现上述条件，但从业人员也须具备医学、心理学或教育学本科以上学历，通过心理咨询理论学习和技能培训，在专业心理机构中从事相关工作满一年以上，才可以参加初级心理咨询员的执业考试（详见国家心理咨询师考试规定），通过之后方可以从业。其掌握的专业知识包括基础心理学、发展心理学、社会心理学、变态心理学、人格心理学、心理测量等，对于医学心理工作者，还必须具有扎实的临床医学知识，最好来自精神病学与精神卫生学专业，有一定的临床经验，才能更好的完成精神疾病和心理问题的区分和重症精神障碍转诊工作。

同时，心理咨询工作的特殊性，对从业人员的人格完整性和心理健康程度提出了较高的要求，咨询人员面对的是人类精神世界中最繁杂、最痛苦的层面，时时接触人类灵魂中最丑恶、最肮脏的污垢，心理工作对精力、体力和情感的负荷都是超出其他工作数倍之上的。所以必然要求心理咨询人员，特别是医学心理工作者具有清醒的自我认识，正确认识自身的特长和缺陷，才能更好的投入到对方的问题当中而不迷失和慌乱。更要有良好的心理健康状态，表现为相对稳定的情绪，优秀的智力结构，敏锐的观察力和感受能力，较为完善的人格特征等。因为在我国的文化氛围之下，非指导性咨询仍不能占据主导地位。来访者多数相信总体上比自己更健康、更坚强、更乐观、更睿智的咨询师，他们对咨询人员的信任都是来自将自身与对方的比较结果，这是我国心理事业现阶段的特点决定的。

第三节　心理咨询的实施过程

一、普通心理咨询的阶段

国内外公认的心理咨询流程，多为以下几个步骤：

1. 收集个人信息　心理咨询需要掌握的病人信息量是很大的，因为咨询人员的建议是根据所了解的病人各方面情况而做出的。所收集的情况越全面、越准确，那么对问题的处理和提供的治疗就会越有针对性和有效性。同时，这也是咨询人员与来访者或病人建立良好关系的最重要时期，对心理工作者的第一印象，往往决定了咨询的成败。面对初次相识的来访者，我们应该认真倾听对方的陈述，理解对方的痛苦，接纳对方的缺点和不足，关注对方此时此地的内心感受，才能使求助过程得以维系进行。除了对来访者的动作举止、表情神态进行关注之外，更要注意其情绪状态和思维内容，并表达以适当的关切。

2. 评估个人信息　在病人情况的了解过程结束之前，咨询人员就应该着手对资料进行详细的整理和分析，并做出科学实际的评价。包括对各种症状及其成因、可能使症状消除的因素、来访者是否应该首先接受医学帮助、是否可以建立有效的咨询关系等几大方面的评估。这一阶段里，心理工作者最重要的任务就是帮助来访者认识自身，并确认客观存在的心理困扰，促使对方充分地表达自我，有效地宣泄不良情绪，深刻地进行反思和总结，从而为咨询目标的确立打下良好基础。

3. 形成咨询协议　即在建立了相互了解的前提之下，双方达成对来访者目前状态及实施帮助方式的共识，包括会面的时间、地点、频度、费用、原则等内容。以及咨询人员对来访者处于求助状态的角色期望，更包含有来访者或病人对咨询效果的预期。最重要的是双方确定咨询目标及其操作形式，这往往决定咨询过程的成败。在这个时期，咨询工作者要注意强化对方的信心，并反复说明心理咨询并非都是令人愉快的过程，帮助对方理解阻抗的产生机制，并在咨询人员帮助下正确对待和处理因咨询而发生的种种不良情绪，为咨询计划的顺利实施提供保证。

4. 改变不良行为　这一阶段集中了以下几个方面的内容，即首先要确立来访者或病人对自身问题和困扰的责任，并要求和帮助对方勇敢承担下来，为自己的问题负责。并通过各种心理咨询和治疗技术的应用，逐步实现不良行为和错误认识的转变。其具体着眼点有：引导对方了解自己的思维模式和价值取向，纠正致使功能失调的不良信念；将咨询目标分期分批加以实现并巩固已经取得的成效；选择行之有效的方法和途径，并立即进入行动阶段；不断激励对方，提供咨询所必要的支持；根据实际情况进行效果评估，进而调整行动计划。

5. 适时终止咨询　当双方对咨询目标的实现达成共识，即可以考虑结束咨询关系，并把心理咨询的过程过渡到定时回访等方式。

二、医学心理咨询的过程

我国目前的医学心理门诊咨询，除具有以上所述的心理咨询工作共同特征之外，还拥有其作为医学机构和独特视角的流程，大体表现在以下几个方面：

1. 病人首先在综合性医院或专科医院心理门诊进行挂号，领取门诊手册并填写咨询记录卡，并由导诊护士引导至候诊区。如果是预约病人，可直接按时前来就诊，多不经由排队等候阶段。

2. 心理咨询的初始，是病人表述心理困扰并提出相关问题，临床心理医师注意接受和筛选信息，并进行必要的躯体检查和心理测查，做出初步诊断。

3. 依据所诊断的心理问题的性质和程度，对病人实施适时的干预，在有效沟通的前提下，争取与对方商定咨询计划，并提供必要的医学帮助，比如药物和物理治疗等，以求缓解急性期病人的症状。

4. 在咨询过程中及时调整实施计划，如果发现病人问题含有精神疾病的可能，即时转诊，以免延误病情。

5. 当咨询达到既定目标，或是取得阶段性成果后，与病人及家属协商咨询的终结时间和方式。

三、心理咨询过程中的注意问题

心理咨询是一种非常特殊的工作，它必须由具有高度专业化技能的咨询工作者来从事，它的成功与否还取决于咨询关系的性质及来访者的个人特质，它的实施过程受到诸多的外界因素所左右。因此，在实践中必须注意以下一些问题，并加以正确处理和把握。

1. 不断提高咨询人员的自身素质　这不仅仅要求心理工作者加强业务学习，积极掌握国内外先进知识和技术，不断从工作实践中总结经验，更需要认真严格树立以来访者或病人为中心的指导思想，无论面对何种咨询对象，均要保持诚挚、开放的态度，特别是要提高耐性和热情程度。

2. 转诊问题　这在医学心理门诊中几乎不存在，因为具有医学背景的临床心理工作者对幻觉、妄想等精神症状的认识较为系统，遇到相应情况均能及时转介。但社会上其他性质和形式的心理咨询机构，由于种种原因，对此类问题的处理多不尽人意，有待于行业内的规范和加强。

3. 重视心理咨询和治疗技术　与上一点正相反，医学心理门诊的从业者，多数来自于专科医院精神科医生群体，生物医学模式在他们身上留下的烙印至今清晰可见。在处理问题时，往往忽视心理学技术的应用，而是注重药物治疗。在这一方面，医学心理门诊的进展不如教育或心理背景的心理机构。

4. 积极处理咨询过程中产生的阻抗，严守职业道德　这两点的重要性在前面已经详细介绍和阐述，在此不再重复，但将其单独再次强调，是因为我国现阶段心理咨询事业的发展现状决定的。在咨询队伍快速壮大的同时，一些因缺乏约束和规范而产生的问题也随之而来，这更加要求咨询心理工作者要加强自律，用自己的言行来维护行业的风气，更好的为社会服务。

第四节　咨询过程的相关技术

心理咨询的实用技术与一般心理治疗大体相同，但特别强调晤谈技能，也可以称为"ABCDE"技巧，即咨询人员应注意的态度（attitude）、基本会谈方式（basic way of talking）、集中注意（concentration）、指导（directing）和解释（explanation）。这几点包含了咨询工作的重点。现在从以下几个方面具体探讨实施的技术：

一、心理咨询技能

在咨询过程中，咨询人员务必要排除外界干扰，全神贯注地看着来访者或病人，证明自己在认真仔细地听其诉说，这种倾听是发自内心的，绝不可能是敷衍。在倾听的同时，还要采用轻声应答、微微点头及真诚的目光接触等方式来促进对方更为开放内心，使信息的收集更为便利。心理工作要求从业者面对来访者或病人时，必须保持"非评判性态度"，即无论来咨询和求助的个体是具有多么不同的特征，他们的价值观和行为模式与咨询人员本身有多大的差异，咨询者都不可以带有任何感情色彩地评论对方，本专业的态度只能是中性的。具体可以这么表达："我十分理解你的处境和心情""换了是别人，也可能会这么选择"等等。

1. 建立关系所需的咨询态度

所谓的咨询关系，是指咨询双方的相互关系，任何形式的心理工作，都要以沟通顺畅、平等互信的关系为平台，因此建立良好的咨询关系是心理咨询成败的关键。这取决于来访者或病人的咨询动机、合作态度、自我觉察水平、行为模式以及对咨询人员的感受性等。更取决于心理咨询从业者所持有的咨询态度。咨询的态度不仅仅做为技巧而存在，还是对专业人员职业理念和人格魅力的表达，具体概括为如下几方面：

（1）尊重　除了上面提到的完整接纳之外，还要对来访者或病人一视同仁，以礼待人、信任对方。当然，心理咨询工作者也是正常的人类个体，也有其固有的价值观，如果当发现自己实在很难接纳对方，则必须考虑适当转诊，这不但是对自身的实事求是，更是对来访者或病人的负责和更深刻的尊重。

（2）热情　这一咨询态度充满了感情色彩，咨询人员的热情可以体现在适当的询问、适时的关切，咨询结束时的送别及其他语言或肢体信息，使对方感受到心理工作者有别于其他行业具有特征性的关爱，非常的有利于咨询效果。

（3）真诚　可以理解为咨询人员不带防卫和伪装，而是表里如一，真实可信地进入咨询关系。真诚的态度可以为对方提供自由和安全的氛围，同时咨询人员坦白的表露也给对方带来了良好的示范作用，推动咨询关系的深入发展。

（4）共情　共情（empathy）又被叫做神入、同情心、通情达理、投情等，按人本主义的观点来看，共情是指体验他人内心世界的能力，在咨询过程中的作用非常重要。这要求咨询人员要尽可能设身处地进入对方的角色，同时还要仔细考虑对方的个性特征和文化背景。

（5）积极关注　其定义大体可以理解为对来访者或病人言行的积极面加以关注，从而强化正向价值观。这一态度本身就具有很好的咨询作用，只要咨询人员相信每个人都是可以发生变化的，相信他们都有优点和潜力，在自己的帮助下，对方一定能活得比现在要幸福，那么积极关注就可以促进沟通，完善咨询关系。

2. 对会谈内容的选择也具有原则性：

（1）在初步了解来访者或病人基本情况的前提下，选择符合对方认知水平和文化层次的谈话内容，尽可能接近对方的兴趣以利于良好咨询关系的建立。

（2）会谈的内容对病因具有针对性，心理咨询人员的专业性要求在限定的时间之内，最大程度地围绕对方求助的核心问题进行探索和分析，从而明确问题的关键部分。

（3）会谈的内容一定要对改变对方的不良认知具有积极的作用。可以帮助对方正确理解自身处境和内心体验。

（4）会谈所涉及的一切都为对方的个性发展提供了可能。

3. 另外要避免过早封闭式提问形式，即不要提出只能用"是"或"否"来回答的问题，这样子会使咨询陷入呆板的困境。心理咨询要求从业人员掌握并在会谈中熟练运用"开放式提问"，即能够使对方围绕问题的回答阐述较多的内容和信息。

4. 在咨询过程会产生许多对关系的建立不利的提问，需要我们加以注意，

401

如过多的提问，会让对方觉得处于被"逼问"的位置，不自觉的心生对抗和防卫，同时还会使对方过分依赖咨询师，放弃主动寻求解决困难的努力。

5. 经常使用有关于"为什么"的问题，这种问法对来访者或病人而言，具有很强的暗示性，即表达指责，逼迫对方辩解。如果改成"怎么了？出什么事了？"的形式，效果会较为理想，可以更好的引导对方进行自我探索。同时，还要避免多重选择性的问题，比如："你感觉怎么样，是悲伤还是愤怒？""你打算和他在一起还是分开？"等，这种问题给对方以强烈的限定，同时收集的信息也会受影响，可以改为"你有什么感觉？说说看。""为了你们的以后，你都做了什么？"等。还要注意提问的速度，切不可提问过快，更不能一连串地问出几个问题，让对方难以作答。最后要慎用解释性的问题，这对来访者或病人的自我探索作用有限，尽可能不要将谈话引离具体问题，变成空洞和抽象的讨论，这些对咨询都是没有益处的。

6. 医学心理咨询过程中，从业人员还要注意探索躯体症状的心理社会原因，排除器质性障碍的可能性。对于某些神经症患者的会谈，应该在适当的时候将开放式会谈转为封闭式会谈，以免陷入过多无关问题的重复性讨论，从而控制咨询方向。临床心理工作者对会谈中对方无意暴露的有关于自杀、自伤或是危害他人可能性的蛛丝马迹要具有高度的敏感性，这些表现可能通过病人的言语不自觉地体现，这种敏感性要在一定的临床经验和理论水准之上产生。当感觉病人可能有此方面的危险性，临床心理医生要沉着冷静应对，争取在不引起对方警觉的情况下，尽可能通过谈话了解到有关信息，防止意外事件发生。

二、初步的心理诊断技术

在完成了信息的收集之后，咨询人员要对所掌握的资料进行综合分析，以确定对方的问题所属范围，即进行心理诊断。

所谓心理诊断（psychdiagnosis），可以简单理解为在心理咨询过程中，运用心理测量方法及其他临床心理学应用技术对各种心理障碍进行确诊的工作。目前心理诊断仍通过观察法、会谈法、实验法、测量法等手段来实现。概括地说，适合心理咨询工作要求的，有一般心理问题，如人际困难、学习障碍、婚恋问题等。某些较重的心理问题，如急性应激障碍、性心理问题等。至于人格障碍，心理咨询的作用较为有限，而精神疾病则更是需要第一时间转诊至精神科。以下将几种诊断应用技能作一简单介绍：

1. 明确来访者或病人的核心问题

将收集到的临床资料分门别类整理，先按时间顺序把临床表现进行排列，然后再把所掌握资料中与临床表现有关的部分，一一对应症状来列出，认真、反复进行对比和分析。然后在众多病因的可能因素当中，找到引起心理问题的核心部分，也可称之为"关键点"。这一核心部分具有两方面特征：

（1）该因素与大多数临床表现具有内在联系，甚至说可以较为直观地确定该因素就是大多数临床表现的直接原因。

（2）该因素在来访者或病人的个体发展过程中，持久地存在且其本身固有属性保持不变。

在寻找核心问题的过程中，必须认真验证所收集资料的可靠性及真实性，未经明确验证的资料不可作为依据。同时，咨询人员要力争做到客观分析，不能带有主观随意性。

2. 判断来访者或病人问题的性质

（1）首先要掌握判定心理活动是否正常的原则

第一，主观世界与客观世界的统一性，任何正常心理活动和行为，都必须在形式和内容方面与客观现实保持一致，都离不开个体所处的社会历史条件和民俗文化背景。如果咨询人员所面对的人类个体，其精神及行为与外在环境失去了一致性，就一定给人沟通不畅和理解困难的感觉。如果对方已经丧失了自知力，即其内心体验与客观世界的同一性产生严重缺陷，那么就应该建议到精神专科诊治。第二，精神活动的内在协调一致性原则。人类的精神心理活动可以简单划分为认识、情感、意志等几部分。但精神活动具有整体性，各种心理过程之间具有协调一致的关系，这种一致性保证了个体对外界刺激的反应是准确和有效的，能趋利避害。但如果个体的心理过程失去了协调性，那么其精神活动就可能转入异常状态。第三，个性的相对稳定性原则。人类个体在长期的成长过程中，均会渐渐形成异于他人的独特个性特征，这种特征在形成之后，特别是成年期后，具有相对的稳定性。在没有发生重大挫折事件或其他危机情况之下，如果某个人的个性特征发生明显的变化，那么其精神活动就可能出现异常。以上这三个标准，是区分精神活动正常与否的原则，在实际工作中要注意以此为依据。

（2）判断特异行为　在临床工作中，咨询人员时常会遇到非常典型的心理行为，比如兴奋性增高、讲话滔滔不绝、对自己评价过高、思维奔逸等躁狂症的特征性症状，非常易于观察到，因而具有诊断和鉴别诊断的意义。

（3）是否具有主动求医意愿及行为　许多人因受心理问题的长期困扰，具有主动的寻求医学或心理学帮助的意愿，特别是神经症病人，这种求医愿望非常强烈而促成了频繁的求医行为，而患有重症精神疾病的病人则缺乏这种意愿。

（4）自知力评定　精神医学中所谓"自知力"的定义，是指来访者或病人能否客观认识到自己的心理行为异常，以及对这些异常能否加以使他人易于接受的解释。具有一般心理问题的人能认识自身问题的存在，并在大部分情况下能分析其成因，并希望通过心理学或医学帮助而获得解脱。而严重心理问题的病人，对自身症状也非常了解，有时也能找到问题的原因并加以分析，即可以简单理解为"承认病情，但对病因了解总体欠佳"。而重性精神疾病患者则完全没有对自身问题的认识，其对客观世界的错误和荒谬认知极为固化，即经常被评定为"自知力丧失"的状态。

3. 对心理健康总体水平进行评估

在进行心理诊断的同时，评估来访者或病人的心理问题严重程度、心理健康是否受损及其程度也非常重要。这除了咨询人员与对方面对面得到的主观印象之外，更为主要的是心理测量工具的应用，因为心理评估最客观，最量化的标准，均来自于心理测量，科学的、经过广泛应用加以检验的量表，是异常心理及行为最佳的度量工具。

下面推荐几类心理门诊常用的测验：

(1) 症状自评量表（SCL-90）

(2) 明尼苏达多向个性调查表（MMPI）

(3) 抑郁自评量表（SDS）

(4) 焦虑自评量表（SAS）

(5) 生活事件量表（LES）

(6) 社会支持评定量表

得到测量结果之后，再结合整理分析后的临床资料，咨询人员就可以对来访者或病人的心理问题和行为问题进行归类诊断，大体了解其心理健康现实水平，并为治疗及干预提供了依据。

4. 具体的诊断

(1) 一般心理问题

归入此类的心理问题，多是指近期发生，内容指向较单一，情绪反应强度中等的问题。而且在咨询过程中非常容易找到相关成因，来访者不具有明显的思维障碍，人格特征也未发现明显异常。对于这类问题，心理咨询的效果较佳，因此构成了心理咨询工作范围的大部分内容。在实践中要注意掌握首要症状，即指来访者感到痛苦而急切要求解决的问题。许多首要症状是具有诊断意义的。

(2) 严重心理问题

在诊断的过程中要注意对以下问题的分析：来访者是否经历过强烈的现实刺激、其心理冲突是否具有现实意义、其他生理和心理及社会功能是否受损、是否可以排除躯体病变、是否具有主动求医行为及与精神疾病进行鉴别等。

三、应用心理治疗技术

既然心理咨询和心理治疗是不可分割的，那么在咨询过程中适时切入心理治疗是无可回避的，且极为必要。因为很多来访者是抱着试试看的心态来到心理门诊，如果在可实现的条件下，尽快地缓解和处理其困扰，可以保证咨询关系的顺利建立，更好的为对方提供帮助。对于经典的心理治疗方法，比如认知疗法、行为疗法、以人为中心疗法等，限于篇幅的要求，在此不予详述，请参看专门论著，例如由北大医学部胡佩诚教授主编之《心理治疗》等，现仅将更加适用于医学心理门诊的、新兴的"焦点解决短期治疗"为例，加以简介：

所谓焦点解决短期治疗（Solution-focused Brief Therapy，SFBT），是一种以寻找解决问题为核心的短程心理治疗技术，于20世纪80年代由Steve.de.Shazer及其夫人创立，其基本观点是：

（1）"事出并非一定有因"与其在心理咨询和治疗的过程中耗费大量的时间和精力去探求成因，不如指向现时目标，尽快解决面临的问题。SFBT着眼于解决方法及其实施，而不看重深久的原因。治疗的重点就是帮助来访者或病人规划未来，并更好的利用手中的条件为此而努力。

（2）"不当的解决方法是心理问题的根本"SFBT假设心理症状或难题多是由于人们应用错误的方法所带来的。问题本身不能成为困难，而是解决之道的失当，才导致各种各样的问题。

（3）"你是自己问题最权威的专家"即最了解问题的一定是来访者本人或病人自己，他（她）们与困扰共同生活着，朝夕相处，也具备改变现状的资源。咨询人员的任务只是"引发"对方的潜力来产生改变。

（4）"星星之火可以燎原"如果在咨询和治疗的过程中，取得了小小的成功，那么这就会带来"骨牌效应"，小的成功会带动更大的成功，可以提供更多的信心和力量，促使对方勇敢地走下去，为了自己的人生而努力。心理工作者要培养对方对微小成就的感受性。

焦点解决短期治疗被广泛应用于青少年心理问题、焦虑及抑郁障碍、药物滥用和部分行为障碍方面。同时，这一新兴疗法也在众多的报道中被证明是快速而有效的，十分适合于应用在我国现阶段的医学心理咨询门诊之中。其操作流程如下：

建构解决的对话阶段（建立关系、设定目标、假设解决方案等）：30分钟左右。

正向回馈阶段（正性鼓励、暗示、布置作业）：10分钟左右。

思考题

1. 心理咨询的概念，心理咨询与心理治疗的区别。
2. 心理诊断包括哪些技术内容。
3. 心理门诊常用的测量工具。

（桑　红　徐福山）

第十九章　精神障碍的预防与康复

第一节　精神障碍的预防

预防精神病学（preventive psychiatry）是临床精神医学的重要组成部分。随着社会的不断发展和医学科学的不断进步，精神障碍的预防日益受到各国、各地医学专家们的密切关注。目前所做的是结合各自不同的社会制度、文化、民族特点，多方并举，综合性的开展精神障碍的预防工作。

精神疾病是人类常见病、多发病之一。以精神分裂症为例，在美国和欧洲大部分国家中的患病率为1%，而散居院外、病情潜隐者未包括在内。我国在1982年对国内十二个地区所做的精神病学流行病学调查显示，精神分裂症患病率为4.75‰。在以精神发育迟滞为例，各型精神发育迟滞的患病率，在发展中国家为4.6%，发达国家为0.5%～2.5%。我国十二地区精神疾病流行病学调查中，重度精神发育迟滞患病率为2.88‰。老年性痴呆在国外进入老龄化的国家和地区，65岁人群患病率为5%，80岁以上人群患病率可高达20%。此外还有心因性疾病及各种神经症等等，可见精神疾病已是人类健康的一大威胁。然而，对精神疾病的预防工作目前仍处于探索阶段，尚未形成规律性的理论和实践。要从根本上预防精神疾病的发生有待于对精神疾病病因及发病机理的阐明和精神病及其他相关学科的进一步发展。

精神疾病对病人及家庭和社会的影响是显而易见的。精神疾病不但给病人造成巨大的痛苦，同时也给社会带来沉重的负担，有的甚至危害社会，所以预防精神疾病不但是医学上研究的重要课题，全社会和政府部门都应给予更多的关注。

在精神疾病预防工作的方法上，一般从三个方面展开：

1. 预防精神疾病的发病。

2. 早期发现，早期治疗，争取完全缓解与良好的预后，防止复发。

3. 做好已患病者的康复安排，减少疾病导致的社会功能丧失。

一、一级预防

即为病因预防，通过消除病因或致病因素来预防精神疾病的发生，这是最根本、最有效的预防方法。但是由于医学科学还没有达到能完全揭示精神疾病病因和发病机理的水平，所以许多精神疾病的病因目前尚不清楚，要达到真正意义上的一级预防是非常困难的。但有些精神疾病的病因和致病因素还是基本清楚的，所以我们可以从以下几方面着手进行预防工作

1. 许多精神疾病的发生与人的生长发育、病前性格、心理健康水平等有密切的关系。要注重不同年龄阶段的生理健康和心理卫生。在胎儿时期凡是影响母体健康的有害因素都可能影响胎儿的发育，甚至造成神经系统的损害。所以孕妇应尽量避免诸如感染、接触有毒物质、药物滥用及产伤等不利因素。从幼儿时期开始就要注意培养孩子开朗的性格，优秀的思想品质，良好的人际关系及社会适应能力。更年期是处于生理和心理变化的重要时期，在这一阶段要加强锻炼和身心健康。老年期要注意身体保健，防止动脉硬化，预防痴呆发生。还要开展老年心理卫生的宣传和咨询，增强老年人的适应能力。

2. 对一些病因比较明确的器质性精神障碍或精神发育迟滞，应采取果断措施，杜绝疾病的发生，如某些病毒、细菌感染引起的精神障碍，要尽量避免感染机会。一些躯体疾病伴发的精神障碍要积极治疗原发病，控制疾病的发展。缺碘引起的精神发育迟滞，就要从补碘入手加以预防。

3. 有些精神疾病与遗传有明确的关系，如精神分裂症、躁郁症等，要通过制定法律、法规等，对有高度遗传危险性的患者限制其生育。同时要避免近亲结婚，倡导优生优育。要扩大宣传，开展遗传咨询，进行保健检查等防止这类精神障碍的发生。

4. 由于社会竞争加剧，生活节奏加快，人际关系复杂化，与应激相关的精神疾病逐渐增多。因此，要加强精神卫生知识的宣传普及，提高人们的心理应急能力。同时要提供心理咨询服务，有效地防止外界因素的侵扰，从而减少各种精神与心理疾病的发生与发展。

5. 加强精神医学基础理论的研究工作，通过与医学遗传学、医学影像学及医学心理学等分支学科的合作，深入探讨精神障碍的病因和发病机理，这是从根本上预防精神障碍发生的坚实基础。

6. 定期进行精神障碍的流行病学调查，研究精神障碍在人群中的发病率、发病规律、影响因素及分布情况等，结合地区人口构成的变化，相关部门制定规划、进行决策，为从宏观上预防精神障碍的发生提供依据。

二、二级预防

二级预防着重对精神障碍的早期发现、早期诊断、早期治疗，并争取在疾病缓解后有良好的预后，防止复发。众所周知，不少精神障碍亚急性或慢性起病，症状隐匿，临床表现缺乏明确的特征性，往往失去及时干预、及时处理的机会。如能早诊断、早治疗则不致延误病情。为此精神障碍的二级预防应采取如下具体措施：

1. 大力普及精神卫生知识。充分利用各种宣传渠道，积极、深入且有计划地向广大群众宣传精神障碍的有关知识，让人们能初步认识精神疾病，为早期发现、早期治疗奠定基础；同时改善对精神障碍以及精神疾病患者的不正确看法，消除社会偏见，把疾病控制在萌芽或初发状态。

2. 对已经发现的精神障碍患者应尽早进行正规有效的治疗，争取使疾病达到完全缓解，同时积极进行随访与巩固治疗，减少复发。

3. 对病情已经好转的病人，应进行多种形式的心理治疗和康复训练。让患者正确认识疾患，进一步正确认识自己，锻炼自己的性格，正确应对现实生活中的各种社会心理因素。

4. 推广对综合性医院医务人员普及精神医学知识，要在综合性医院设立精神科、心理咨询门诊，定期举行各种类型的培训班，系统地介绍精神疾病的主要症状、常见精神疾病的诊断要点、常见的治疗方法、精神药物的使用原则及药物不良反应的识别与处理，提高精神疾病的诊断及治疗水平。

5. 关心并满足精神障碍患者的合理要求，重视心理、社会环境因素对疾病预后、复发等的影响。做好病人出院后的各种合理安排，避免不必要的生活事件应激，尊重病人的人格，要在全社会营造关心精神障碍病人的良好氛围。

三、三级预防

三级预防的重点是做好精神残疾者的康复训练，最大限度地促进患者的社会功能恢复，减少精神疾病的复发，并把这一工作深入到初级卫生保健系统之中。

1. 各级政府部门应高度重视精神障碍的康复工作，成立精神障碍防治康复的协调工作领导小组，逐步形成政府主管部门主持、相关系统协作的精神障碍防治康复体系，如工作人员、康复机构、康复措施的安排等。这一体系对巩固治疗效果，减少复发，减少精神残疾，减少社会负担，提高人们生活质量和精神健康水平会起到积极的作用。

2. 强调住院康复。住院治疗是精神障碍康复的第一步，在住院期间积极开展对患者生活自理能力、人际交往能力、职业操作能力的训练，促使病人能够顺利地从医院过渡到社区。

3. 动员家属成员支持并参与精神障碍患者的康复活动。家属的积极投入、认真照顾，恰当的情感表达并以正确的态度对待患者，可显著减少来自家庭和社会环境的不良影响，促进患者康复。目前，国内较多开展的精神障碍患者家属联谊会，定期对家属们进行系统的心理卫生知识、如何正确对待病人、怎样减轻对病人的精神压力以及如何促进病人的康复、巩固治疗效果、减少疾病复发等基础理论教育，并进行积极的交流，是十分有效的预防方式之一。

4. 妥善解决精神障碍患者以及精神残疾者恢复工作或重新就业，这对支持其心理处境并投身于社会大环境接受锻炼有着相当重要的作用。

四、关于危机干预（心理热线）

危机干预有多种方法与策略，电话危机干预又称"心理热线"，是近十余年我国部分城市精神卫生服务中新发展的一种公益救助形式。由于通过"心理热线"施行危机干预，有着简便、及时、经济及保密性强等优点，故有着广阔的发展前途。危机干预的重点对象是灾后人群，其适用范围包括：①丧失因素：即求助者面临居丧、破产、失窃、下岗、失业、离异、患病、地位和尊严的丧失以及事业和追求的受挫等危机突发事件等。②适应问题：多指重大变迁后，面对陌生的新环境，超出个人的适应能力，一时难以适应，如新生入学、战士复员、干部退休、移民等。均可产生应激性精神障碍。③矛盾冲突：人际关系紧张诸如夫妻、婆媳、上下级、同事等之间的严重或持久的纠纷等都可导致精神障碍的发生。面对危机干预的基本方法为倾听、复述、评价及针对性地心理治疗。基本策略包括：①调整认知偏差；②改善应对技巧；③指导松弛训练；④丰富生活内容；④扩大人际交往，建立支持系统。

第二节　精神障碍的康复

精神康复医学（psychiatric rehabilitation）是康复医学的一个分支，它的发展是随着康复医学的迅速发展以及精神医学的不断进展及精神卫生服务的不断深化而蓬勃兴起的，特别是近年来各级政府部门及广大医务工作者对精神疾病康复问题热切关注。使这门学科已逐步走向成熟及初具规模的发展道路。它的服务对象重点是各种类型的精神疾病，其中大部分为重性精神疾病病人，并且主要为慢性精神疾病病人。

对于精神障碍的康复工作，不能局限在医院内进行。病人的家庭成员，朋友及社会各界人士与医务人员的密切配合是保证康复工作顺利进行的关键。应动员社会各界力量广泛参与其中。精神障碍康复有三项基本原则，即功能训练、全面康复、回归社会。一要认真训练生活、学习、工作方面的行为能力，尽可能地恢复患者参与社会的功能及重建独立的生活能力。二是要改善生活环境条件，改善人际关系，积极谋求社会的同情和支持。三要充分动员家庭成员、亲友等参与，发挥家庭、社区、基层机构以及患者亲友的"联谊"作用，促使家庭担负起应尽的责任。四要创造条件在社会中建立有利的康复设施，如工疗站、医院等，使患者逐步达到康复与重返社会的目标。主要是努力改善患者的社会地位、经济条件及健康状况，为重返社会提供必要的条件。

精神障碍的康复分为院内康复与社区康复两部分。目前我国的现状是急性期病人、病情严重的病人及慢性精神疾病病人大多在精神病院或精神病疗养院接受住院治疗。由于目前的医疗水平有限，许多病人达不到完全缓解的水平，许多病人存在心理上及社会功能上的缺陷，因而长期滞留在医院，加之社会上对精神病人的歧视和偏见，不能顺利地重返社会，参与到社会的活动中来。加之长期住在封闭的医院环境中，许多病人出现了人格改变甚至精神残疾。因此住院康复是避免精神残疾的重要一环。院内康复主要采取以下措施：1. 改善住院环境，倡导开放式管理模式，逐渐扩大病人的活动空间与接近现实社会的疗养环境。2. 开展丰富多彩的工疗项目，如音乐疗法、书法、绘画、各种体疗项目等。提高患者的生活兴趣、促进其身心健康。日常生活能力训练，主要对慢性病人及长期住院的病人，训练其个人卫生及自理个人生活。3. 简单作业训练。让精神疾病病人从事简单、技术要求低、形式较单一的一些劳动训练。如编织、工艺品制作、服装裁剪等，逐步提高其职业技能。

社区康复是以社区为基础的康复。启用和开发社区的资源，将残疾人及其家庭、社区视为一个整体。对残疾人进行康复和预防病情复发的工作。社区康复要达到的目的是提供精神残疾病人所需要的各种康复服务，恢复和最大程度地提高精神残疾者的各种社会功能，以达到患者病情稳定，可以较好地充当其社会角色，回归社会的目的。

完善的精神障碍社区康复与防治工作，不仅是辖区人群的精神卫生和心理保健水平的显著标志，而且很大程度上体现了政府领导下地区卫生事业发展的业绩，也反映出地区经济发展所需的社会秩序的安全程度。是衡量社会主义精神文明建设的重要指标之一。各级政府务必给予高度关注，在人力、财力、物力等方面给予支持。要建立完善的社区康复工作体系，加大人员培训力度，建立切实可行的长效运行机制。

社区康复的形式和内容：

1. 基层专科　由基层人员，尤其是初级医疗保健机构的医务工作者，经过短期的专业知识培训后，成为专职或兼职的精神科医务工作者。为精神障碍的病人提供持续的综合性康复服务。同时对精神障碍早期出现、早期诊断、早期治疗提供保证。应设立专科门诊，开设家庭病房，定期随访，并进行精神障碍新知识的宣传工作。

2. 建立精神病人工疗站和福利工场　以职业康复为主进行综合康复。一般由街道（乡镇）办事处和民政福利部门主办与管理。接纳那些病情基本稳定，且有一定劳动能力的病人。工疗站的主要康复内容有职业康复、医疗康复和心理社会康复。一方面参加劳动与文娱体育活动，一方面接受药物维持治疗与支持性心理治疗。

3. 群众性看护小组　是一种群众性、社会性的支持系统，属于自助性群众组织。即对辖区内不能来工疗站康复的病人，在精神卫生防治机构的指导下建立群众性的看护小组。主要任务是定期访视、观察病情、随时与专业医务人员保持联系，督促病人按时服药，帮助病人解决生活问题。对处于发病期的病人及时监护，防止肇事肇祸。对周围群众进行宣传教育，使他们正确对待精神障碍病人。

4. 家庭病房　对病情严重，但尚能在院外接受治疗的患者，或由于条件限制不能到医院治疗的患者以及新近出院的患者，可在家庭病房进行系统治疗，可充分利用社会、家庭的有利因素，促进病情好转，进行康复训练。

5. 医院　即在专业机构中设立治疗中心，让病人白天在医院接受系统治疗与康复训练，晚上回家为回归社会做好前期准备。

6. 精神病人亲友协会　这是近年来一些地区成立的社会团体组织。通过专业技术人员对精神病人及亲友进行精神卫生知识的讲座。开展各种联谊活动，相互交流沟通，对精神障碍康复工作起到良好的促进作用。

思考题

1. 精神障碍预防工作的方法。
2. 简述危机干预的基本策略。
3. 简述精神障碍康复的基本原则。

（赵立中　左玉明）

第二十章　司法精神病学鉴定

第一节　司法精神病学概述

司法精神病学是临床精神病学的一个分支学科，他研究对象是涉及刑事、民事、刑事诉讼、民事诉讼中有关精神疾病问题。1989 年，由最高人民检察院、最高人民法院和司法、公安、卫生等部门颁布的有关规定指出，司法精神病学鉴定的根本任务是"根据案件事实和被鉴定人的精神状态作出鉴定结论"，精神疾病司法鉴定的中心内容是"为委托鉴定机关提供有关法定能力的科学证据"。具体可以概括为以下几方面：①对怀疑有精神异常的刑事被告和犯罪嫌疑人，确定其行为当时的精神状态，有无精神疾病，以及精神疾病与其危害行为的关系，并对其责任能力提出意见。②对怀疑有精神疾病的民事当事人，判定其有否行为能力、诉讼能力、遗嘱能力和妇女的性自卫能力等。③对怀疑有精神疾病的受害人、证人、检举人、自首人进行精神检查，以便确定其陈述的可靠性。

司法精神病学鉴定是一项极其复杂和实践性较强的工作，较一般精神病学临床检查诊断工作更为复杂。因此要求司法精神病鉴定人必须具有丰富的临床精神病学理论知识、技能和临床经验，必须从事精神科临床工作多年及主治医师以上的精神科医生来担任。同时必须有一定法学知识，必须具有客观性和公正性，公正无私。根据我国具体情况，司法精神病学鉴定人符合以上条件还需个人申请，由省级以上司法部门发放资格证书，才具有鉴定资格。

司法精神病鉴定人有权了解有关案情及鉴定所需的材料，鉴定人在客观材料不足或本人技术能力不够时，可以谢绝委托。鉴定人有义务出庭做证，宣读鉴定结论，答复法庭质疑。鉴定人的各种人身权利，必须受到法律保护。

承担司法精神病学鉴定的机构称鉴定机构。我国所修订的刑法、诉讼法第 120 条规定"对精神病的医学鉴定，由省级人民政府指定的医院进行"，所以承担司法精神病鉴定的医院依法必须经省级人民政府指定授权后，才具有法定的司法精神病学鉴定机构资格。

第二节 责任能力及其评定

一、刑事责任能力及其评定

刑事责任能力，是指行为人能够正确认识自己行为的性质、意义、作用和后果，并能够依据这种认识，而自觉的选择和控制自己的行为，从而对自己所实施的刑法所禁止的危害社会行为承担刑事责任。一般来说，刑事责任能力就是辨认和控制自己实施危害社会行为的能力，这种能力可能因患有精神疾病而完全丧失或部分丧失，成为无责任能力或部分责任能力。有责任能力者，可以成为犯罪主体，并被追究刑事责任。而无责任能力者，即便实施了刑法所禁止的危害行为，也不能成为犯罪主体，不负刑事责任，不受刑法制裁。

我国新刑法第 18 条明确规定："精神病人在不能辨认或者不能控制自己行为的时候造成危害结果，经法定程序确认的，不负刑事责任，但是应当责令他的家属或者监护人严加看管和医疗，在必要的时候，可以由政府强制医疗"。所以说，刑事责任能力的评定是以精神病人实施危害社会行为时有无辨认能力或控制能力受损为依据。按照我国刑法规定，精神病人对自己所实施的危害行为，不能辨认或不能控制，均可构成免除刑事责任能力的条件。目前我国司法精神病学鉴定将责任能力分为三级，通常将无辨认能力或控制能力者评为无刑事责任能力。辨认能力不全或对自己行为虽能辨认，但控制能力明显不全者，评为部分责任能力。行为当时辨认或控制能力均无障碍者，评定为完全刑事责任能力。间歇期精神病人在精神正常时犯罪，应负刑事责任，醉酒人犯罪应负刑事责任。神经症、人格障碍、性变态患者一般属于完全责任。中、轻度精神发育迟滞，病人大多自知力良好，一般程度保留对本人行为的辨认控制能力，这种病人多属于部分责任。而重度精神病，如精神分裂症、情感性精神障碍等，辨认能力和控制能力明显丧失，通常属于无责任能力。

其他刑事法律能力评定①受审能力评定，主要分为有受审能力和无受审能力两种，主要评定依据是被鉴定人有否精神病，是否了解自己在受审时能否为自己辩护，能否与自己的律师合作；②服刑能力评定，主要鉴定在服刑期间被鉴定人有否精神疾病，所患精神病是否影响本人或他人的服刑改造。判定为有、无服刑能力；③诉讼能力评定，是指本人履行诉讼权利和民事诉讼义务的能力，一般来讲，具有行为能力人，同时具有诉讼能力，但二者又不完全相同，诉讼能力只有评定有和无诉讼能力之分。精神病人发病期是无诉讼能力，可由法定代理人代替这些人进行诉讼活动；④妇女性行为能力的判定，是指在无强迫的非婚性关系中，患有精神疾病的妇女，对其性行为的性质及后果有无认识，所实施的性行为是否真正处于自己的意愿，所患精神疾病对其所实施性行为的意思表示能力有无其实质性影响。不能了解性行为性质者为无性行为能力，虽然了解性行为性质，但不了解性行为的后果者，为限定性行为能力。性行为不违反妇女意愿，而且所患精神疾病并不影响其意思表示能力者为完全性行为能力。

二、民事行为能力及其评定

民事行为能力指自然人能够以自己的行为，按照法律规定行使权利和承担民事义务，包括婚姻能力、继承与遗嘱能力、合同订立能力、诉讼能力等资格。精神病人因精神疾病而完全丧失或减弱而成为无民事行为能力或限制民事行为能力。

《中华人民共和国民法通则》第 13 条规定，"不能辨认自己行为的精神病人是无民事行为能力人，由他的法定代理人代理民事活动。不能完全辨认自己行为的精神病人，是限制民事行为能力人，可以进行与他的精神健康状况相适应的民事活动；其他民事活动由他的法定代理人代理，或者征得他的法定代理人的同意"。民事行为能力的评定，患有精神疾病的人在进行民事活动中，对所处理的事物或自己行为的认识能力与预期能力均丧失，对自己的合法权益不能保护者，为无民事行为能力，如：行为人确实患有精神疾病且处于发病期或行为当时因严重精神病性症状而不能辨认。最高人民法院《关于贯彻执行中华人民共和国民法通则若干问题的意见（试行）》第 5 条规定："精神病人（包括痴呆病人）如果没有判断能力和自我保护能力，不知其行为后果的，可以认定为不能辨认自己行为的人。对比较复杂事物或比较重大的行为缺乏判断能力和自我保护能力，并且不能预见其行为后果的，可以认定为不能完全辨认自己行为的人"。为限判民事能力，如轻度精神发育迟滞，一般归为限判行为能力。而神经症一般属于完全行为能力。

第三节 各类精神障碍法律能力评定

一、精神分裂症

在各类精神疾病中，精神分裂症与犯罪的关系最为密切，其违法行为占司法精神病学总数第一位。精神分裂症病人发病期存在精神病性症状，在它们的作用及影响下，实施危害行为。对所做行为丧失辨认和控制能力，可评定为无责任能力。处于发病期，但违法行为与精神症状不直接相关，或精神分裂症不完全缓解期及残留期，虽对本人危害行为有一定辨认能力，但有部分精神症状，其危害行为带有某种冲动性，激惹性增高，焦虑症状，一般评定为部分

（限定）责任能力较为适合。精神分裂症只有少数案例评定为完全责任能力。需精神症状消失后长期处于稳定状态，人格损害不明显，保持病前劳动能力和工作能力，才考虑判定完全责任能力。行为能力评定原则与责任能力评定原则大体相同。

【典型案例】被鉴定人张某，34 岁，已婚，初中文化，农民，患精神分裂症半年，曾住院治疗。表现独语，疑心大，认为妻子与兄弟有不正常关系，曾拿刀砍伤弟弟。怀疑邻居偷他的东西经常骂人。出事前，看妻子不正常，认为妻子手上抹了药，药抹在他的牙上，脸也肿了，觉得妻子要害他，要杀死他，很紧张，趁妻子睡觉时拿菜刀将妻子连砍数刀致命，事后报案说自己杀人了，是自己防止妻子杀他，才将妻子杀死。审讯时，对杀人经过供认不讳，认为自己先下手为强，杀死她就不能再害我了。张某作案时，是在妄想状态支配下，出现杀人行为，丧失辨认和控制能力，属于无责任能力。

二、心境障碍

心境障碍中躁狂发作病人由于情感高涨、思维奔逸、活动增多、夸大妄想、性欲亢进、挥霍浪费、行为不检点，有时可产生欺诈伤害、侵权等违法行为，由于性欲亢进还可出现性行为放荡，产生流氓行为。而抑郁症与躁狂症相反，主要表现精神运动性抑制，悲观厌世、思维缓慢、自责自罪，产生自杀企图和行为。近年来，抑郁症病人的暴力行为越来越受到国内外学者的重视。提出抑郁症病人"扩大性自杀"。由于病人存在强烈的自杀观念，又出于对配偶和子女处境的怜悯，认为自己无能为力和不想抛弃亲属，而在自己自杀前杀死配偶和子女及最亲近的人，实行所谓"扩大性自杀"。病人杀死亲属后，本人也随着自杀。在司法鉴定中，对抑郁症患者判定责任能力时，一般是根据抑郁症病情的严重程度，如是否伴有妄想，是否伴有强烈或反复自杀企图和行为，存在上述情况应属于严重抑郁症。在判定责任能力时应特别慎重。在责任能力判定上具有抑郁妄想症的患者，往往对自己的行为丧失辨认能力，一般判定为无责任能力。而具有焦虑性（或激越性）抑郁症病人，对自己的行为往往存在辨认能力或辨认能力下降，一般可评定为完全责任能力或部分责任能力。当然在判定辨认和控制能力损害程度时，还必须要对被鉴定人与被害人的关系与原来的人格联系起来，以及作案后是否采取保护措施等多方面因素来考虑。如果能掌握细致、详尽的调查材料，细心观察和检查，责任能力判定一般并无很多困难。

三、癫痫所致精神障碍

癫痫是一组反复发作的脑异常放电导致的精神障碍，可分为发作性和持续性精神障碍两类。前一种表现为一定时间内的感觉、知觉、记忆、思维等障碍，心境恶劣，精神运动性发作，或短暂精神分裂症样发作，发作具有突然性、短暂性及反复性特点。后一种表现为分裂症样障碍、人格改变或智能损害。癫痫急性发作性精神障碍多伴有意识障碍，在司法精神病学鉴定中较为多见。症状复杂、多样，如精神运动性发作（又称为颞叶癫痫）自动症，癫痫性意识朦胧状态，其中癫痫性意识朦胧在癫痫急性发作性精神障碍中最为常见，表现意识范围缩小，意识清晰度下降，常伴有幻觉、错觉及妄想，精神运动性兴奋，恐惧或暴怒产生冲动、暴力行为，发作一般持续10分钟左右，也有延续1~2日，突然清醒，事后完全遗忘或部分遗忘。该类急性发作性精神障碍由于发作时存在意识障碍，对危害行为不能辨认，一般都鉴定为无责任能力。

癫痫持续性精神障碍，一般持续时间较长，少数可持续数月，多的可持续数年，主要表现为人格改变、智能障碍及分裂样障碍。人格改变表现为易激惹，做事带有攻击性，固执、思维粘滞、自私，常为小事暴怒而伤人毁物。人格改变责任能力评定，一般常评定为完全责任能力或部分责任能力。

癫痫性精神病可出现精神病性症状，有幻觉妄想存在，诊断可根据癫痫病史、病程发作特征、特殊脑电图表现、综合分析、判断、细致密切观察方可诊断。作案时，危害行为和精神疾病有直接相关时，可评定为无责任能力，程度较轻可评定为部分责任能力。

癫痫性智能障碍（癫痫性痴呆），其产生与癫痫发作时间（病程）、发作频率有关。一般病史较长，10~20年病史约有半数产生智能障碍，30年以上有3/4产生。发作频率越高越易产生。表现为计数、理解、记忆等认识功能障碍，常伴有人格改变和活动能力下降。容易受人利用而犯罪，也可遭受人身侵害，女性常受到性侵害而要求鉴定性防卫能力。防卫能力评定可参照精神发育迟滞严重程度来评定。

四、精神活性物质所致精神障碍

精神活性物质所致精神障碍最常见为酒精中毒所致精神障碍。酒精中毒与违法犯罪行为关系极为密切。在我国将酒精中毒所致精神障碍分为急性酒精中毒与慢性酒精中毒。急性酒精中毒又分为普通醉酒和复杂醉酒、病理性醉酒。普通醉酒表现为大量饮酒后发生兴奋、自控能力下降、易激惹、吐词不清、共济失调等，一般不影响辨认能力，常出现打架斗殴、交通肇事等违法行为。由于普通醉酒在饮酒前被鉴定人就应预见饮酒后可能出现的后果，应加以约束，所以普通醉酒被评定为完全责任能力。

复杂醉酒 表现为在一次饮酒后突然出现意识障碍、错觉、幻觉、被害妄想、精神运动性兴奋、暴怒，常做出危害社会行为与平时人格大不相同。由于实施危害行为时，其辨认能力和控制能力均减弱或丧失。复杂醉酒在司法精神病学鉴定中常评定为部分责任能力。

病理性醉酒 在小量饮酒后突然发生严重意识障碍，常为意识朦胧状和谵妄状态、幻觉妄想、定向力丧失，可以出现突然冲动作案，其危害性完全不可理解，最后进入睡眠状态，醒后完全不能回忆。病理性醉酒在司法精神病学鉴定中一般评定为无责任能力。

慢性酒精中毒，如酒精中毒幻觉症、酒精中毒妄想症、震颤性谵妄等疾病。可在幻觉妄想支配下，出现违法行为。如与精神症状有直接关系，不能辨认其行为实质，可评定为无责任能力。

五、精神发育迟滞

精神发育迟滞指一组精神发育不全或受阻的综合症，其特征为智力低下和社会适应困难。按照精神发育迟滞的智力受损严重程度分级：①轻度智力发育迟滞，智商范围为 50～69 之间，学习成绩差或工作能力差，能自理生活，无明显言语障碍，但对言语的理解和使用能力有不同程度的延迟。②中度精神发育迟滞，智商范围为 35～49 之间，不能适应普通学校学习，可进行个位数的加减法计算，可从事简单劳动，但质量差、效率差，可学会自理简单生活，但需督促帮助，可掌握简单生活用语，但词汇贫乏。③重度精神发育迟滞，智商在 20～34 之间，表现显著的运动损害或其他相关缺陷，不能学习和劳动，生活不能自理，言语功能严重受损，不能进行有效的语言交流。④极重度精神发育迟滞，智商在 20 以下，社会功能完全丧失，不会逃避危险，生活完全不能自理，大小便失禁，言语功能丧失。

在鉴定的案例中，最多见的是轻度和中度精神发育迟滞患者。本症患者的违法和犯罪多由简单的原因所引起或在愤怒的激情状态下实施报复行为，常表现为纵火、偷窃、性放纵等。由于这类患者辨认和控制能力减弱，容易接受暗示和教唆犯罪。女性精神发育迟滞患者，在鉴定案中多以强奸案的被害人身份出现，而要求鉴定其性防卫能力，以明确犯罪嫌疑人的法律责任。

精神发育迟滞的责任能力要结合精神发育迟滞等级和智商来判定，智商在 50～69 之间，轻度精神发育迟滞，大多数评定为完全责任能力。智商在 35～49 之间，中度精神发育迟滞，大多评定为部分责任能力。而智商在 34 分以下重度精神发育迟滞，评定为无责任能力。女性精神发育迟滞患者评定性防卫能力，轻度或中度精神发育迟滞，多数判定为部分性自卫能力。

六、人格障碍和性心理障碍

人格障碍指人格特征明显偏离正常，使患者形成了一贯的反映个人生活风格和人际关系的异常行为模式，明显影响其社会功能和职业功能，造成对社会环境的适应不良，病人本身感到十分痛苦。

（一）反社会性人格障碍　这种类型病人早在青年或青少年时就说慌、偷窃、打架斗殴、攻击行为，经常违法乱纪，行为不符合社会规范，成年以后，缺乏亲情感、责任感、义务感，而且是屡教不改，多见于刑事犯罪。

（二）偏执性人格障碍　这种类型病人主要表现敏感多疑、固执，常认为周围人对自己怀有恶意,对自己不公平,产生被害、嫉妒的超价观念,易与人发生冲突,产生暴力行为。此型病人常表现为病理性诉讼者,到处告状,为案件而奔波不停,流连于各司法机关,老年后可减少这种行为。

(三)表演性人格障碍　在司法鉴定中,此型也不少见,这种类型病人常以幻想性说慌或病理性谎言形式出现,是一种习惯性说慌,不能加以抑制。

(四)冲动性人格障碍　这类病人存在不稳定情绪,以情感暴发伴有明显的行为冲动为特征,有突发暴力倾向,对冲动行为不能自控,人际关系紧张,面临应激时,可产生暴怒性的激情发作,可出现自杀和自伤行为。

人格障碍患者大多数对自己的行为有充分辨认能力,人格障碍程度越严重,越具有冲动性、危害社会性,治疗效果不佳,一般评定为完全责任能力,但有时在某些精神病理情况下产生暴力行为,也可以考虑限定责任能力,但应非常慎重。

性心理障碍,是指以两性行为的心理和行为明显偏离正常,并以这类性偏离做为性兴奋、性满足的主要或唯一方式为主要特征的一组精神障碍。性心理障碍类别多,与犯罪关系差异性很大,在司法鉴定中常见的类型有露阴癖、窥淫癖、恋物癖、性施虐癖、恋尸癖等。这类病人在实施违法行为时,意识清晰,有明确的作案目的,能辨认行为是违法和不道德的,因此一般评定为完全责任能力。

七、神经症

神经症是一组表现为焦虑、抑郁、恐惧、强迫、疑病症状或神经衰弱症状的精神障碍。一般神经症的焦虑症、恐惧症、强迫症大多与犯罪无直接关系。而癔症可出现违法行为。癔症在一般情况下,能保持一定的辨认和控制行为的能力,因此,大多数情况下是评定为完全责任能力。但癔症性意识朦胧,可出现意识清晰度下降,意识范围缩窄,出现暴力行为,但此时也不是完全丧失辨认和控制能力,而是由于其辨认和控制能力减弱,可评定为部分责任能力,不宜评定为无责任能力。

思考题

1. 何谓司法精神病学鉴定。
2. 刑事责任能力和民事责任能力评定的依据。
3. 精神分裂症与心境障碍犯罪刑事责任能力评定原则。

(蔡　芳　赵　鹏)